PRÉCIS

DE

THÉRAPEUTIQUE

CHIRURGICALE

PAR

Le Docteur PAUL DECAYE

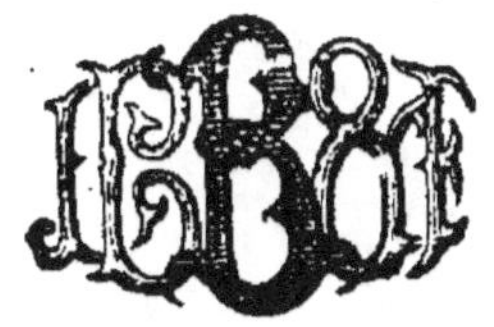

PARIS

LIBRAIRIE J.-B. BAILLIÈRE et FILS

19, rue Hautefeuille, près du boulevard Saint-Germain

1882

PRÉCIS

DE

THÉRAPEUTIQUE

CHIRURGICALE

PRÉCIS

DE

THÉRAPEUTIQUE

CHIRURGICALE

PAR

Le Docteur PAUL DECAYE

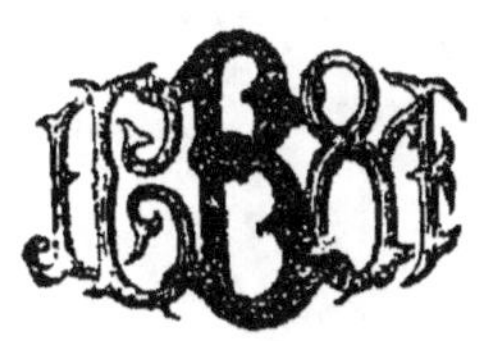

PARIS

LIBRAIRIE J.-B. BAILLIÈRE et FILS

19, rue Hautefeuille, près du boulevard Saint-Germain

—

1882

Tous droits réservés

PRÉFACE

La chirurgie a été, de tout temps, regardée comme une des branches les plus importantes de l'art de guérir; de plus, on lui a toujours accordé cette supériorité sur la médecine proprement dite, de se prêter plus facilement aux règles fixes, ce qui ne veut pas dire immuables, et de conduire d'une façon plus certaine à des résultats plus facilement prévus: en d'autres termes, le chirurgien, tout en conservant la spontanéité et la personnalité d'action qui, suivant l'expression de Trousseau, fait de la médecine un art plutôt qu'une science, doit, moins que le médecin, compter avec l'imprévu, et peut, en face d'un malade dont il a entrepris la cure, lui appliquer un traitement, sinon mathématique, du moins basé sur des règles qui seront presque toujours identiques dans un cas déterminé et dont la fixité relative les rend pour ainsi dire codifiables.

Malgré l'état empirique et aléatoire dont elle commence à peine à se dégager de nos jours, ou peut-être même à cause de ce caractère fâcheux, la thérapeutique médicale a été l'objet de nombreux travaux didactiques, d'œuvres magistrales qui marquent ou ont marqué le point où l'ont fait arriver les efforts de nos devanciers et

a

de nos contemporains; elle a eu la bonne fortune d'inspirer à des hommes comme Trousseau et Pidoux, comme Gubler, Garrod, Wood, Stillé, etc., ces traités impérissables qui, tout en rattachant l'histoire des médicaments aux notions anatomo-physiologiques et cliniques sans lesquelles leur emploi ne saurait être scientifique et rationnel, étudient les moyens pharmaceutiques en eux-mêmes, et supposent connues les maladies auxquelles ils s'appliquent, pour ne s'occuper que des indications auxquelles ils répondent.

La thérapeutique chirurgicale, au contraire, n'a pas, que nous sachions, rencontré d'historien depuis de longues années, si toutefois on accorde à cette expression le sens que nous lui donnons. Nous voyons en effet, dans la bibliographie contemporaine, de nombreux et volumineux traités de pathologie externe, qui, commençant l'étude d'une lésion chirurgicale quelconque par les causes et le mécanisme qui l'ont engendrée, étudient les altérations anatomiques et physiologiques auxquelles elle donne lieu, passent en revue tous les symptômes locaux et généraux qu'elle détermine, la suivent dans sa marche, posent les règles diagnostiques qui la différencient de toute autre, établissent le pronostic qu'elle comporte, et terminent par des considérations thérapeutiques qui manquent ainsi du relief auquel elles auraient droit : méthode très précieuse et très fructueuse pour l'étudiant qui doit apprendre à connaître tout ce qui constitue l'histoire d'une maladie ou d'un traumatisme, mais évidemment défectueuse pour le praticien, jeune ou vieux, curieux de connaître les procédés actuels de traitement chirurgical, ou désireux de se remémorer les moyens que la science contemporaine met à sa disposition dans une circonstance donnée.

Après ces traités didactiques trop longs, trop complets, pour se prêter à la prompte recherche du traitement désiré, on trouve les observations, les inventions dont fourmillent les journaux et les revues, et qui donnent tant d'intérêt à la lecture des comptes rendus des sociétés savantes : mais où trouvera-t-on réunies, de façon à en tirer l'enseignement qu'elles comportent, ces discussions destinées à faire jaillir la lumière? Comment pourra-t-on lire les monographies, les mémoires originaux dont le nombre rend plus obscure la question qu'elles traitent, si un résumé n'en donne une vue d'ensemble?

Enfin, une troisième catégorie d'ouvrages chirurgicaux se joint aux précédentes, et celle-là se rapproche beaucoup par le but qu'elle se propose du présent ouvrage : ce sont les traités de médecine opératoire, qui se bornent à décrire le manuel opératoire d'une ligature, d'une amputation, etc., sans s'occuper des affections vasculaires ou osseuses qui les auront nécessitées, et sans établir les indications auxquelles ces opérations répondent.

On voit, en résumé, que l'extension dans un cas, la brièveté dans un autre, la dispersion pour le reste, ont interdit jusqu'ici aux travaux de pathologie externe toute analogie avec les traités de thérapeutique médicale, et qu'il y a là une lacune pour la science chirurgicale : c'est cette lacune qu'il nous a paru possible, en même temps qu'utile et intéressant, de combler, ce qui explique la publication de ce *Précis de thérapeutique chirurgicale* dont le but se trouve suffisamment expliqué par ce qui précède.

C'est donc, nous le répétons, aux praticiens que ce *Précis* s'adresse : il leur fournira le moyen de trouver, sous une forme condensée, tous les procédés thérapeutiques s'appliquant à l'affection qu'ils auront reconnue, en les débarrassant des recherches toujours longues, souvent difficiles, quelquefois matériellement impossibles, que nécessite l'exercice de la chirurgie lorsqu'elle n'est pas pratiquée d'une façon spéciale et exclusive.

Le but de ce *Précis* étant établi, il reste à tracer la méthode suivant laquelle il a été conçu, et qui découlera naturellement des considérations précédentes.

Malgré sa forme didactique, il doit se prêter aux recherches rapides, et se rapprocher du dictionnaire par la lucidité de ses divisions. Or un certain nombre d'affections chirurgicales se rencontrent dans tous les tissus de l'économie; d'autres se trouvent dans certains tissus seulement; enfin chaque appareil, chaque région emprunte à l'arrangement de ses éléments un cachet spécial qui lui donne à l'état sain une fonction, un rôle particulier, et qui, à l'état morbide, modifie les phénomènes qui s'y produisent d'une façon assez tranchée pour nécessiter une étude distincte. De là trois sections principales correspondant à ces trois ordres de lésions.

La première comprendra uniquement l'*inflammation* d'une part, les *plaies* et *contusions* réunies sous le titre de *lésions traumatiques*, d'autre part. Ces deux ordres d'affections résument pour ainsi dire la chirurgie, et se rencontrent partout et toujours avec les modifications qui découlent de leur siège, avec les conséquenses qu'elles entraînent : la suppuration, les abcès, l'infection purulente et putride, la gangrène, les fistules, les ulcérations, l'hémorrhagie, etc., ne sont que des lésions consécutives à l'inflammation et aux plaies, et qui comme elles peuvent se trouver en chaque point de l'organisme. Il est indispensable de connaître les moyens thérapeutiques qu'il est possible de leur opposer en général, avant d'étudier les cas particuliers qui nécessitent une intervention spéciale. Les tumeurs ou pseudoplasmes et les accidents syphilitiques peuvent sans doute apparaître dans toute partie du corps et devraient à ce titre être considérés aussi d'une façon générale ; pourtant nous ne l'avons pas fait, parce que, d'une part, s'il y a intérêt à étudier les caractères anatomiques d'une tumeur prise isolément, il n'en saurait être de même pour les indications thérapeutiques qu'elle comporte et qui varieront avec son siège, autant peut-être qu'avec sa nature ; et que, d'autre part, pour les lésions vénériennes, le traitement interne seul est général, tandis que les soins chirurgicaux qui leur conviennent, sont, comme dans le cas qui précède, variables avec le terrain de leur évolution. C'est donc dans les deux sections suivantes, consacrées aux tissus et aux régions, qu'il faudra chercher ce qui est relatif aux pseudoplasmes et à la syphilis.

Dans la deuxième section, nous passerons successivement en revue tous les *tissus* qui constituent l'organisme, en allant de la surface à la profondeur, de la peau au squelette : nous y retrouverons à la vérité l'inflammation et les lésions traumatiques, mais spécialisées pour ainsi dire, par suite de leur localisation, et nous chercherons d'ailleurs à éviter les répétitions inutiles. C'est dans cette section surtout que nous aurons à parler des indications que comportent les manifestations syphilitiques si variables suivant le tissu où elles se montrent.

Nous les retrouverons enfin avec les tumeurs dans la troisième et dernière section consacrée à l'étude des *régions ;* la tête, le cou, le thorax, l'abdomen, les membres supérieurs et inférieurs, les organes génitaux, forment des segments assez distincts pour qu'il y ait lieu de les étudier séparément dans leurs rapports avec la thérapeutique chirurgicale.

Était-il possible de supprimer absolument de ce traité toute considération d'ordre clinique, et de s'occuper exclusivement du traitement, sans énoncer au moins les symptômes de l'affection à combattre, sans mettre ces symptômes en regard des indications qu'ils fournissent? Nous ne l'avons pas pensé, et nous avons jugé que cette comparaison des manifestations cliniques avec les moyens thérapeutiques était de nature à faire mieux comprendre l'utilité de ces derniers, à déterminer un choix raisonné, scientifique, et à ne rien laisser au hasard. Aussi ne sera-t-on pas surpris de trouver, immédiatement après la définition d'une affection quelconque, un résumé aussi court que possible des signes extérieurs par lesquels elle se manifeste et qui sont la base, en même temps que le point de départ, de la médication. Cette considération symptomatique nous montrera toujours, ou presque toujours, deux ordres de signes distincts, les uns généraux, les autres locaux, et chacun de ces ordres est susceptible d'une subdivision en signes primitifs et consécutifs : de là des soins généraux et des soins locaux, variables suivant l'époque et la marche de l'affection.

Telles sont les considérations qui nous ont déterminé d'une part à publier un *Précis de thérapeutique chirurgicale*, d'autre part, à suivre dans sa rédaction le plan tracé plus haut.

Une dernière remarque est nécessaire : n'ayant d'autre prétention que de présenter un tableau exact et concis des moyens thérapeutiques dont peut disposer le praticien sur le terrain chirurgical, ce *Précis* devait être une œuvre pour ainsi dire impersonnelle : aussi nos efforts ont-ils tendu à présenter un résumé impartial des conseils donnés, et de la pratique suivie par les chirurgiens contemporains, français ou étrangers, dont le talent et l'expérience reconnus de tous couvrent de leur autorité les méthodes qu'ils préconisent. Aucune discussion théorique ne pouvait trouver place dans un livre dont le seul rôle est de répondre aux exigences pratiques de chaque jour. Nous avons donc soigneusement écarté tout ce qui n'aurait pas concouru à ce but modeste mais utile, et notre unique ambition est de présenter au public médical un *vade-mecum* de la chirurgie qui ait la fortune des formulaires de médecine, ses aînés.

P. DECAYE.

1ᵉʳ *Juillet* 1882.

PRÉCIS

DE

THÉRAPEUTIQUE CHIRURGICALE

PREMIÈRE SECTION

MALADIES COMMUNES A TOUS LES TISSUS ORGANIQUES

Nous étudierons ici, dans quatre chapitres distincts :

1° L'*inflammation* en général, et les *abcès* dont elle peut être le point de départ ;

2° Les *lésions traumatiques*, et les *accidents* qui peuvent les compliquer ;

3° Les *lésions consécutives* au traumatisme et à l'inflammation ;

4° Les *maladies virulentes*.

CHAPITRE PREMIER

INFLAMMATION, ABCÈS.

ARTICLE I. — Inflammation.

Une partie est dite enflammée lorsqu'elle est rouge, chaude, tuméfiée, douloureuse, et qu'elle est devenue le siège d'un travail particulier d'exsudation.

Cette définition est en même temps le résumé de la symptomatologie locale de l'inflammation, qui présente, en outre, des symptômes de voisinage, parmi lesquels la douleur tient le premier rang ; et des symptômes généraux, dont les principaux dépendent de l'appareil circulatoire (sang, pouls, température) et du tube digestif (troubles gastro-intestinaux).

Dans tous les tissus, l'inflammation présente une grande tendance à se propager aux parties voisines, que le chirurgien doit avoir présente à l'esprit.

Délitescence, résolution, suppuration, gangrène, induration, hypertrophie, atrophie : telles sont les terminaisons possibles de l'inflammation.

La thérapeutique de l'inflammation, ou traitement antiphlogistique, sur lequel nous aurons bien souvent l'occasion de revenir, comporte un grand nombre de moyens, généraux et locaux, qui ont pour but de s'opposer à l'extension du travail phlegmasique. Celui-ci étant souvent occasionné et entretenu par une cause toute physique et mécanique, il faut d'abord chercher si une cause de cette nature existe, et la faire disparaître : c'est ainsi qu'on a vu des kératites, déterminées par le frottement intempestif d'un cil, céder immédiatement après l'ablation de ce corps irritant.

I. TRAITEMENT GÉNÉRAL. — Il est surtout diététique. Ainsi le *séjour au lit* sera prescrit dans toute inflammation présentant un certain degré d'intensité et d'étendue.

Le *régime* bien entendu a une grande importance. La diète a l'avantage de dégorger les capillaires en appauvrissant le sang, elle serait donc plus fâcheuse qu'utile chez les individus affaiblis. On se bornera d'ordinaire à diminuer la quantité des aliments, et à conseiller des boissons abondantes, émollientes et légèrement acidulées.

Les *purgatifs doux* sont souvent indiqués pour maintenir la régularité des garde-robes.

Les *mercuriaux* ont été donnés à l'intérieur comme contre-stimulants : c'est à l'usage du calomel à doses fractionnées qu'on aurait recours de préférence.

La *saignée* paraît convenir très bien dans les inflammations étendues ou très intenses ou très douloureuses, comme celles de l'œil et de l'oreille ; elle sera large, de 2 à 600 grammes (Follin), plutôt que petite et à répétitions (Lisfranc). Une constitution affaiblie, une inflammation à tendance gangréneuse, sont des contre-indications formelles des émissions sanguines, générales aussi bien que locales.

II. TRAITEMENT LOCAL. — Les *sangsues* ou les *ventouses scarifiées* conviennent chez ceux qui ne supportent pas facilement une perte de sang, dans les phlegmasies qui envahissent les organes rapprochés de la peau, enfin dans certaines inflammations thoraciques qui exigent une répétition fréquente de ces émissions sanguines (Follin).

L'*élévation des parties* a une action très salutaire, surtout dans les inflammations phlegmoneuses des membres, en neutralisant l'influence de la pesanteur (Nélaton) : elle contribue à diminuer la douleur et le volume des parties affectées.

La *compression* (Velpeau), si régulière, si méthodique qu'elle soit, avec des bandelettes de diachylon ou des bandelettes de toile, ne saurait être appliquée que dans certaines régions. Le collodion, employé aussi comme agent compresseur depuis quelque temps (surtout dans l'érysipèle, dans l'orchite), a l'inconvénient de se fendre par places, et d'étrangler la peau à travers ces fissures.

Les *débridements* s'opposent à l'extension du travail inflammatoire en prévenant l'étranglement des tissus, et en permettant aux parties congestionnées d'occuper la place que réclame leur augmentation de volume. Pour réussir, ces incisions doivent être faites de très bonne heure. Nous verrons ailleurs les cas qui nécessitent les débridements.

Les *topiques* antiphlogistiques sont nombreux. Les uns sont *répercussifs* : telles sont les *substances styptiques ou acides*, tels sont surtout les *réfrigérants*, parmi lesquels la glace et l'eau glacée tiennent le premier rang, et qui rendent de grands services, à condition d'être appliqués d'une façon prolongée, et d'être employés avec discernement ; c'est ainsi qu'ils ne conviennent guère aux inflammations très étendues ou ayant une tendance à se terminer par induration. Les autres sont *émollients* : cataplasmes, fomentations, injections, et conviennent à tous les genres d'inflammation.

Associés ou non aux précédents, les *narcotiques* sont d'un usage fréquent, indispensable si la phlegmasie s'accompagne de vives douleurs locales ou de voisinage : toutefois il ne faudra pas oublier que l'opium a une influence fâcheuse sur toute affection à tendance gangréneuse.

Par les *révulsifs*, nitrate d'argent, vésicatoires, employés à propos, on substituera une inflammation franche, artificielle, et dont on sera maître, à une phlegmasie naturelle, à marche hésitante et subaiguë.

Enfin le mercure peut être employé topiquement sous forme d'*onctions mercurielles* larges et répétées.

ARTICLE II. — Abcès.

On désigne sous le nom d'*abcès* toute collection de pus dans une cavité accidentelle (Follin), ou mieux dans une cavité de nouvelle formation (Terrier).

Ces collections purulentes forment quatre espèces distinctes d'abcès :

chauds, froids, métastatiques, par congestion. Nous ne nous occuperons ici que des deux premières espèces.

§ 1er — ABCÈS CHAUDS.

Ce sont ceux qui succèdent à une inflammation aiguë : aussi leur formation est-elle annoncée par l'exagération des phénomènes locaux inflammatoires, douleur, chaleur, rougeur, tuméfaction (avec frissons et chaleur fébrile) ; l'apparition du pus est marquée par un signe nouveau, la fluctuation, et suivie d'une détente locale et générale.

Les uns se développent spontanément : abcès primitifs, idiopathiques ; — les autres, déterminés par une altération de l'économie, sont dits secondaires, consécutifs.

Très rarement le contenu d'un abcès se résorbe spontanément ; le plus souvent, le pus marche vers l'extérieur. Quant à à la résorption artificielle, elle a pu être obtenue par l'application répétée de *vésicatoires volants* sur des collections de petit volume (Velpeau) : mais ce résultat est trop exceptionnel, pour que la révulsion puisse être érigée en méthode de traitement.

I. TRAITEMENT GÉNÉRAL. — Il est celui qui convient à l'inflammation.

II. TRAITEMENT LOCAL. — Il consiste presque toujours dans l'*ouverture artificielle de la poche* et dans l'évacuation du liquide au dehors. Cependant quelques chirurgiens ont recommandé d'attendre l'ouverture spontanée (Hildebrandt, Sam. Cooper) : or il est certain que les abcès profonds doivent toujours être ouverts par le chirurgien ; et que, si les abcès superficiels et de petit volume peuvent sans grands inconvénients être abandonnés à eux-mêmes, l'incision, même dans ce cas, aura de grands avantages sur l'expectation : elle évitera au malade une douleur plus ou moins longue ; elle préviendra le décollement et l'absorption ulcérative de la peau, et, par suite, les difformités qui en résultent ; enfin, elle arrêtera les progrès du mal.

C'est en général du 3e au 5e jour que l'abcès pourra et devra être ouvert (Després), sans qu'on puisse ici formuler de règle absolue. Ainsi il faudra éviter, dans certains cas, d'ouvrir la poche trop tôt, lorsque le pus est encore infiltré dans le tissu conjonctif (Terrier). Au contraire, l'ouverture prématurée sera indiquée si l'abcès est profond, ou s'il siège dans des points où le recollement est difficile (aisselle, périnée), s'il comprime un organe important, s'il peut se faire jour à tra-

vers un organe ou dans une cavité, s'il faut donner issue à
des liquides épanchés dans le tissu cellulaire qu'ils peuvent
mortifier, tels que l'urine (Terrier), enfin si les aponévroses
de la région, cou, doigt, l'empêchent de tendre à s'ouvrir au
dehors (Després). La nécessité de créer au pus une route artificielle étant admise pour la plupart des cas, trois indications
sont à remplir :

Il faut vider l'abcès ;

Il faut prévenir les récidives ;

Il faut hâter la cautérisation de l'ouverture spontanée ou
artificielle.

1° On peut vider l'abcès par les *caustiques* ou par le *bistouri*.

a) Les *caustiques* sont rarement employés : ils conviennent
surtout à l'ouverture des collections situées profondément, des
abcès du foie, par exemple : ici ils provoqueraient une inflammation adhésive des deux parois de la séreuse péritonéale,
qui préviendrait l'épanchement du liquide dans cette séreuse.

b) Le *bistouri* est d'un usage fréquent. Tantôt il sert à passer
un séton filiforme (de Saint-Germain), ou un drain (Després),
à travers la poche, dans les régions où il y a intérêt à prévenir les cicatrices difformes, comme au visage, au cou.

Tantôt il sert à faire soit une ponction, soit une incision, directe ou couche par couche. Souvent le trocart sera substitué
au bistouri avec avantage pour ces diverses opérations. Si
l'instrument tranchant donne lieu à une hémorrhagie, on s'ef-
force d'arrêter celle-ci par le tamponnement et la compression, et on évitera l'emploi des substances styptiques, qui fe-
raient naître une nouvelle inflammation (Després).

Il faut se garder d'introduire les doigts dans la poche pour
détruire les brides qui la traversent, ces brides portant des
vaisseaux qui seraient une source d'écoulement sanguin. L'o-
pération terminée, les soins consécutifs sont des plus simples :
une mèche enduite de cérat, des cataplasmes, des bains locaux ou généraux, les constituent.

2° La mèche ou le drain sont quelquefois insuffisants à assurer l'évacuation du pus et à prévenir les récidives. C'est
dans ces cas qu'on a proposé la *cautérisation des bords de
l'ouverture* par le nitrate d'argent (Nonat).

La *position* et une douce *compression* réussissent souvent à
empêcher la rétention du liquide purulent et la formation
des clapiers. Si ceux-ci tendaient à s'établir, il faudrait pratiquer une *contre-ouverture*, et c'est alors que le passage d'un
tube en caoutchouc à travers la poche serait spécialement
indiqué : outre que ce drain faciliterait l'écoulement du pus,

il servirait à faire dans l'abcès des injections détersives, excitantes, antiseptiques.

3° Enfin, l'abcès peut être entretenu, et la cicatrisation retardée par plusieurs causes :

S'il s'agit d'un corps étranger, il faut l'*extraire*;

S'il y a décollement et amincissement de la peau, il faudra l'*exciser*, au moins au niveau des bords de l'ouverture;

Si les parties sont trop mobiles pour que le contact et l'affrontement soient naturels, il faudra chercher à les obtenir par l'*immobilité* la plus complète;

Enfin à la fonte du tissu cellulaire on opposera des *toniques* et un *régime substantiel*.

<h3 style="text-align:center">§ 2. — ABCÈS FROIDS.</h3>

Ce sont des collections purulentes qui se développent lentement, sans travail inflammatoire manifeste, et sans douleur.

Les uns sont idiopathiques : les autres sont symptomatiques d'une affection locale ou générale; parmi ces derniers, les plus fréquents sont les abcès par congestion, que nous verrons en étudiant les maladies du tissu osseux.

I. TRAITEMENT GÉNÉRAL. — Il a ici une grande importance : il sera dirigé contre les causes probables de l'abcès, et, comme la scrofule en est l'origine ordinaire, c'est à la *médication tonique* et *antiscrofuleuse* qu'il est indiqué d'avoir recours : iode, fer, quinquina, bains sulfureux, alimentation reconstituante, etc.

II. TRAITEMENT LOCAL. — Il comporte deux indications :

1° *Favoriser la résorption du liquide*, au moyen de topiques fondants, résolutifs ou révulsifs, tels que *pommades iodées*, à l'iodure de plomb ou de potassium, *teinture d'iode*, *vésicatoires*, etc.

Il ne faut pas plus compter sur cette heureuse terminaison pour les abcès froids que pour les abcès chauds.

2° Aussi sera-t-on le plus souvent forcé d'arriver à la seconde indication, qui est d'*évacuer le pus au dehors*.

Pour cela, le chirurgien a plusieurs moyens à sa disposition :

a) Les *caustiques*, potasse, pâte de Vienne, chlorure de zinc, sont employés ici avec plus de succès que dans les abcès chauds, parce qu'ils ont l'avantage de déterminer une légère inflammation des parois qui favorise la cicatrisation (Terrier, Després).

Ils peuvent être combinés à l'incision (Denonvilliers).

b) La *ponction* oblique avec un bistouri étroit (Boyer) ou sous-cutanée avec un trocart (J. Guérin), ou mieux encore avec l'appareil aspirateur de Dieulafoy, réussit très bien à condition d'être répétée un nombre de fois suffisant : rarement une seule ponction amène une guérison complète.

c) L'*incision* (Flaubert) amène une guérison plus rapide. Elle doit être assez étendue et assez profonde pour permettre l'introduction dans la poche d'un corps étranger, tel que de la charpie imbibée d'un liquide irritant, capable d'en déterminer l'inflammation : mais l'étendue de l'incision ne permet pas de la pratiquer dans les régions à découvert, telles que le visage et le cou.

d) L'*excision* est une méthode très exceptionnelle, qui ne convient que dans les cas où les parois de la cavité sont très limitées et notablement altérées.

e) Les *sétons* filiformes (de Saint-Germain, Després) répondent ici aux mêmes indications que dans le cas d'abcès chauds. Il faut avoir soin, à chaque pansement, de faire mouvoir l'extrémité du séton et de presser sur la collection pour éviter la rétention du pus.

Le drain en caoutchouc a sur le séton l'avantage de permettre plus librement l'écoulement du pus (Chassaignac).

f) La combinaison du *drainage* et des *injections irritantes* est excellente. Avec un ou plusieurs tubes, on peut pousser dans la poche des liquides vineux, aromatiques, chlorurés, phéniqués, iodés, qui déterminent cette irritation nécessaire au rapprochement et à l'accolement des parois.

Tous ces moyens guérissent, mais leur valeur absolue et leur valeur relative aux cas où on peut les employer ne sont pas exactement déterminées (Gerdy).

CHAPITRE II

LÉSIONS TRAUMATIQUES.

Une lésion traumatique est une affection circonscrite, primitivement locale, succédant à une violence venant du dehors ou du dedans (Verneuil). La lésion fondamentale consiste en une diérèse, c'est-à-dire une séparation d'éléments réunis primitivement : il y a solution de continuité ou de contiguïté.

La lésion peut être simple, ou compliquée par la présence d'un corps étranger, par l'étendue de la perte de substance, par l'altération chimique du foyer (fer rouge, caustiques, etc.), par l'intoxication de l'économie (virus, venins), par une maladie antérieure des tissus divisés ou du blessé, par une altération du milieu où se trouve le patient (Verneuil). Il est hors de doute que le traumatisme est influencé par un grand nombre d'états généraux : scrofule, syphilis, rhumatisme, diabète, alcoolisme, scorbut, albuminurie, affections chroniques du foie, maladies du cœur, retardent ou empêchent la guérison, et déterminent l'apparition d'accidents locaux, érysipèle, hémorragies, inflammations diffuses et nécrosiques, etc. ; d'autre part, le traumatisme peut être la cause du réveil des diathèses et de leur détermination locale (Verneuil).

Ces notions sont évidemment de nature à modifier dans bien des cas la conduite du chirurgien ; elles sont encore trop récentes pour qu'on en puisse tirer des déductions certaines et absolues, mais leur connaissance est indispensable au point de vue thérapeutique.

Nous diviserons ce chapitre en deux parties : l'une comprenant les *plaies de toute nature*, les *accidents* qui peuvent les compliquer, et la *pathologie des cicatrices* qui leur succèdent ; l'autre comprenant les *brûlures* et les *froidures*.

ARTICLE I. — **Plaies.**

§ 1er — PLAIES PAR INSTRUMENTS TRANCHANTS.

Ces plaies déterminent des phénomènes *locaux* et *généraux*.

Les premiers sont *primitifs* (écartement des bords de la plaie, écoulement de sang, douleur) ou *consécutifs* (modifications par lesquelles passe une plaie en voie de cicatrisation); celle-ci se fait suivant deux modes principaux :

1° Par *première intention, réunion immédiate*, sans suppuration. Cette cicatrisation est exempte de douleurs, de réaction inflammatoire, d'affaiblissement par suppuration ; mais, si elle échoue, elle prédispose à l'érysipèle, à la phlébite, à la pyohémie par stagnation du pus au fond d'une plaie réunie par ses bords, d'où la nécessité de la surveiller (Follin)

2° Par *réunion médiate, secondaire*, avec suppuration.

Ici la cicatrisation se fait par des bourgeons charnus qui augmentent de volume et s'élèvent au niveau des téguments, de manière à former un tissu cicatriciel, peu abondant si la plaie est peu étendue (cicatrisation par deuxième intention), bien plus vaste dans le cas contraire (cicatrisation par troisième intention); cette subdivision a peu d'importance pratique (Terrier).

Il est deux autres modes de cicatrisation tout à fait exceptionnels

1° *Cicatrisation sous-crustacée* (J. Buisson), bien moins commune chez l'homme que chez les animaux ;

2° *Réunion secondaire par première intention, réunion immédiate secondaire*, dans laquelle deux surfaces bourgeonnantes opposées et appliquées étroitement l'une contre l'autre peuvent se réunir immédiatement entre elles (Billroth).

Quant aux *phénomènes généraux*, ils n'existent pas si la réunion par première intention a réussi.

Ils apparaissent, au contraire, du deuxième au quatrième jour, au moment où la suppuration commence, si l'adhésion primitive a échoué ou n'a pas été tentée.

C'est à leur ensemble qu'on a donné le nom de *fièvre traumatique ;* elle est bien distincte de l'infection purulente et des autres complications fébriles, et se montre avec d'autant plus d'intensité que les phénomènes d'irritation locale sont plus prononcés (Lucas-Championnière) ; aussi est-elle réduite au minimum par les pansements d'A. Guérin et de Lister.

I. Traitement général. — Le genre d'*alimentation* à prescrire aux blessés est un point capital, qui a été diversement apprécié par les chirurgiens, les uns prescrivant une diète sévère (Hippocrate, Celse, Gallien, Paré, Lisfranc, Blandin), les autres s'opposant à un régime aussi rigoureux (Velpeau, Malgaigne). L'état des fonctions du blessé paraît être le meilleur guide pour lui donner de la nourriture, de la viande même et du vin s'il ne répugne pas à les prendre (Verneuil, Després) ; l'alimentation sera d'ailleurs subordonnée à l'âge, à la constitution, aux habitudes du blessé, à l'état de la plaie, à l'existence de la fièvre traumatique (Follin).

Un *repos* absolu du corps et de l'esprit, une *aération* pure et bien entendue de la chambre du malade, complètent le régime diététique.

S'il y a de l'embarras gastro-intestinal, on fera prendre un *purgatif.*

Si l'estomac présente une susceptibilité particulière, la *glace* et les *opiacés* seront conseillés. Dans d'autres cas, on aura recours à une médication tonique, excitante même (*alcool*).

Une fièvre traumatique énergique indique l'usage des boissons délayantes, des bouillons ; mais rarement des émissions sanguines, qui dépriment les forces du blessé.

II. Traitement local. — Il a pour but de favoriser les phénomènes physiologiques de la réunion des plaies, et de combattre les accidents qui peuvent l'interrompre. Il est deux lois qu'il faut appliquer pour les plaies immédiatement réunies ou non réunies :

Favoriser l'écoulement des liquides ;

Tenir la blessure dans une immobilité absolue.

Et une loi plus générale encore : se placer dans les conditions les plus voisines de celles qui existent au moment du développement du tissu, c'est-à-dire appliquer un pansement humide (Després).

1° *Réunion par première intention.* — Elle peut être tentée, en règle générale, toutes les fois qu'une plaie a intéressé des tissus semblables, qui mettent un temps à peu près égal à se réparer (Després). De plus il est nécessaire, pour que la réunion réussisse, que la plaie soit récente (vingt-quatre heures au plus), nette, à bords non contus ou du moins peu contusionnés, sans perte de substance ni caillots sanguins ; il faut encore que la circulation et l'influx nerveux conservent leur action sur les lèvres de la plaie (Terrier, Follin). Cependant des parties entièrement séparées ont pu être affrontées et réunies au bout d'un temps très court. Enfin des trois zones qui peuvent apparaître autour d'une plaie, l'une traumatique simple, l'autre stupéfiée, la troisième gangrénée, la première seule, la zone traumatique, permet la réunion par première intention (Verneuil).

On l'obtient par le repos, la position, les agglutinatifs, les serre-fines, les sutures, les bandages, la compression.

a) Le *repos* est une condition essentielle, qui prime toutes les autres.

b) La *position*, très importante aussi, doit mettre les bords de la plaie en contact : flexion dans les plaies transversales, extension dans les plaies longitudinales. En tout cas, c'est le relâchement des parties qu'elle doit avoir pour but.

c) Parmi les *agglutinatifs*, le diachylon est le plus anciennement employé. Le taffetas d'Angleterre, le collodion appliqué directement sur les lèvres ou par l'intermédiaire d'un linge fin coupé en bandelettes étroites, peuvent le suppléer.

d) Les *serre-fines* conviennent surtout dans les régions où la peau est très fine, au prépuce, aux paupières.

e) Les *sutures* sont le plus solide moyen de réunion. On y aura recours toutes les fois que les plaies intéressent une partie dans toute son épaisseur, ou que les moyens précédents sont insuffisants. Elles seront faites :

Avec des fils de lin ou de soie (*suture à points séparés ou entrecoupée ; suture à points continus ou en surjet ; suture enchevillée ; suture à points passés ou en zigzag ; suture à anses ; suture en bourse*) ;

Avec des épingles, *suture entortillée* ;

Avec des fils métalliques, d'or ou de fer recuit (*suture en bouton* de Bozeman) ;

Enfin il sera quelquefois nécessaire de joindre des *sutures profondes* aux superficielles.

f) Les *bandages unissants*, auxiliaires des agglutinatifs, sont rarement employés. Leur caractère varie presque avec chaque cas particulier.

g) Enfin une *compression* douce et élastique, au moyen de bandages, de compresses graduées, est un bon adjuvant, qui agit surtout comme antiphlogistique.

2° *Réunion médiate, secondaire, par deuxième intention.* — Si une plaie, même régulière, a intéresé des parties inégalement promptes à se réparer, la réunion complète sera sévèrement écartée, afin que la suppuration ou l'exsudation des parties lentes à se réparer puissent s'écouler au dehors (Després). De même, si la plaie ne se trouve pas dans les conditions que nous avons précédemment indiquées comme nécessaires pour la réunion primitive immédiate, ou si celle-ci a échoué par suite d'inflammation, de phlegmon, d'érysipèle, etc., on emploiera un ou plusieurs des nombreux pansements qui favorisent la réunion par deuxième intention.

Ces pansements peuvent être rangés en quatre groupes :

Pansements simples et *renouvelés* ;

Pansements rares ;

Pansements antiseptiques ;

Pansements spéciaux et *exceptionnels* (Terrier).

Le pansement rare ne doit pas être adopté en principe (Després).

a) *Pansements fréquents.* — Le plus simple est le *pansement à l'eau* qui peut être employée froide ou chaude ; sous forme de compresses souvent renouvelées, d'irrigation continue, froide ou dégourdie (Désormeaux), de bains permanents d'eau tiède (Langenbeck). On la réserve, en général, pour les plaies contuses ; cependant elle peut être appliquée aux plaies réunies, dont elle n'empêche pas la cicatrisation immédiate, comme aux plaies exposées, dont elle retarde la suppuration et rend les bourgeons plus vermeils (Follin).

Les *corps gras* en général, le *cérat* en particulier, ne possèdent par eux-mêmes aucune propriété spéciale. Le cérat serait plutôt nuisible, par la difficulté qu'on éprouve à l'avoir pur, par l'épaisseur de la couche qu'on emploie, par son incompatibilité avec les liquides d'exsudation inflammatoire, par sa dessiccation en croûte malpropre (Trélat, Gillette).

Mieux vaut employer la *glycérine* qui entretient une plaie humide et propre ; ou le *glycérolé d'amidon*, seul, ou mélangé au tannin et à différents extraits qui font, suivant les besoins, des pansements inertes, ou antiphlogistiques, ou désinfectants, ou coagulants (Désormeaux).

Mieux vaut encore, si l'eau ne suffit pas, employer pour les pansements fréquents les différentes substances antiseptiques dont il sera parlé plus bas.

b) Pansements rares. — L'occlusion prolongée, qui est le but de cette méthode, peut être obtenue soit par une *cuirasse de diachylon* (Chassaignac), soit par une application de *collodion*, soit enfin par le *pansement ouaté* (A. Guérin). Celui-ci agit non seulement comme pansement rare, et en tamisant l'air qui arrive au contact de la plaie, mais aussi comme compresseur élastique, qui constitue un obstacle au pus s'il tend à fuser dans les parties voisines. Il doit aussi ses bons effets à l'élévation et à l'uniformité de la température qu'il entretient dans la plaie (Verneuil). Il est applicable aux amputations, aux plaies contuses, aux fractures compliquées de plaies, aux plaies articulaires ; le thermomètre est le guide le plus sûr pour savoir s'il faut laisser ou retirer le pansement (A. Guérin, Lucas-Championnière).

La ouate peut être phéniquée ou salicylée, de manière à rendre le pansement antiseptique.

c) Pansements antiseptiques. — Les substances antiputrides, antifermentescibles, antiseptiques, qu'on emploie pour le pansement des plaies, sont extrêmement nombreuses et variées : nous ne citerons que les principales.

Tels sont : l'*alcool rectifié* à 30°, pur ou étendu d'eau, dont on imbibe une ou plusieurs compresses, ou qu'on emploie en irrigation continue (Nélaton, Batailhé, Demarquay, M. Sée) ;

L'*eau-de-vie camphrée* pure (Nélaton, Delens), ou étendue d'eau (Le Fort) ;

Le *chlorure de zinc*, en solution aqueuse (1/50), additionné d'alcool (1/20) (Polaillon) ;

Le *chloral*, en solution aqueuse (1/100) (Périer) ;

L'*huile phéniquée* (1/8), l'*acide salicylique* en poudre ou en solution (2 ou 3/100) ;

Le *permanganate de potasse* en poudre, ou en solution aqueuse (1/100) (Demarquay) ;

La *teinture d'eucalyptus*, désinfectant d'odeur agréable, en même temps que tonique et excitant (Demarquay) ;

La *solution phénico-alcoolisée* (4/100 d'acide phénique, 30/100 d'alcool) (Trélat).

Ces liquides et d'autres encore servent à imbiber le linge troué et la charpie qui doivent être en contact direct avec la plaie, et qui sont recouverts de charpie sèche, de compresses, enfin d'un tissu imperméable, toile gommée ou caoutchouc laminé (Trélat, Le Fort.).

Ils servent encore à tremper les éponges ou à charger la seringue avec lesquelles on lave la plaie au moment du pansement, qui doit être répété toutes les vingt-quatre heures au moins. Il faut éviter de toucher, de sonder la plaie, de faire saigner les bourgeons charnus.

Il nous reste à parler du pansement antiseptique par excellence, du pansement ou mieux de la *méthode de Lister* dont nous empruntons la description à M. Lucas-Championnière. Résultat immédiat des découvertes de M. Pasteur, qui a montré que la fermentation est impossible dans l'air pur, et que partout l'air est impur, surchargé de germes, dans les lieux habités et encombrés, ce traitement repose sur trois données capitales :

On détruit les germes par les antiseptiques ;

On évite l'excès de tension dans les tissus, cause de suppuration, en assurant l'écoulement des liquides ;

On évite l'irritation directe des tissus vivants par la réunion des plaies qui met à l'abri de toute action intempestive les éléments organiques, en éloignant tout corps étranger septique, en protégeant les plaies de l'action directe permanente des antiseptiques.

On *détruit les germes* :

Avant l'opération, en plongeant tous les objets qui doivent venir au contact d'une plaie dans une solution forte d'acide phénique (5/100), et en nettoyant le point où l'opération sera faite, et les parties voisines, ainsi que les mains de l'opérateur et des aides, par la solution faible (2,50/100) ;

Pendant l'opération, en pulvérisant de l'eau phéniquée au-dessus du champ opératoire ;

Après l'opération, en entretenant autour de la plaie une atmosphère antiseptique par le pansement proprement dit.

On place un morceau d'étoffe de soie, dit *protective*, très mince, imperméable, et préalablement trempé dans la solution faible en contact direct avec la plaie, qu'il dépasse très peu ; puis on applique par-dessus le protective quelques fragments de gaze antiseptique trempés dans la solution faible ; enfin on superpose huit feuillets de gaze antiseptique qui dépassent très largement la plaie, après avoir glissé entre les septième et huitième feuilles l'imperméable ou mackintosh, avec sa surface lisse tournée vers la plaie.

Le pansement est fixé par plusieurs tours de bande de gaze. Ce pansement est renouvelé après vingt-quatre heures, plus rarement après quarante-huit heures, il est fréquent au début, on le raréfie plus tard.

On *favorise l'écoulement des liquides* par l'introduction de tubes en caoutchouc qu'on place debout dans l'ouverture, qu'on retire à chaque pansement pour les laver, et qu'on remet en place après les avoir diminués proportionnellement à l'augmentation de volume des bourgeons qui les chassent.

Enfin, pour *éviter l'irritation directe des tissus*, on cherche la réunion la plus rapide possible, en pratiquant toujours la suture immédiate, superficielle, et souvent profonde. De plus, cette irritation est évitée par le procédé de pansement, et surtout par la présence du protective, qui empêche le contact des points dénudés avec des substances irritantes.

Il est évident que le pansement s'applique à toute plaie accidentelle aussi bien qu'aux plaies opératoires.

Avec ce pansement, tous les points joints par la suture se réunissent ; les phénomènes de réparation sont très rapides et prennent une uniformité très remarquable, quel que soit le tissu ; au contraire, les phénomènes d'élimination sont réduits au minimum, ainsi que la fièvre traumatique. Il y a absence de douleur, de complications locales ou générales (Lucas-Championnière).

d) Pansements spéciaux et exceptionnels. — Tels sont l'*incubation*, qui consiste à tenir la partie malade enfermée dans des boîtes où la température est maintenue constamment à 36° par un courant d'air chaud (J. Guyot) ;

la *ventilation* des plaies qu'on pratique en dirigeant sur elles un courant d'air au moyen d'un soufflet ordinaire ou d'un éventail, et qui a pour but, par l'exsiccation qu'elle produit, de favoriser la cicatrisation sous-crustacée (Bouisson) ;

Les *bains d'acide carbonique,* par lesquels on maintient les parties plongées dans une atmosphère carbonique, qui aurait une action stimulante et modificatrice (Demarquay et Lecomte).

§ 2. — PLAIES PAR INSTRUMENTS PIQUANTS.

Ces plaies, n'étant pas irritées par l'air extérieur, ne comprenant qu'une zone traumatique simple et pas de zone stupéfiée (Verneuil), guérissent en général vite et bien par première intention, en vingt-quatre heures au plus. La réunion se fait avec du *diachylon,* un *taffetas gommé,* un *linge collodionné,* aidés d'une *légère compression* ; la suture est inutile.

C'est ainsi que les choses se passent lorsque la piqûre a été faite par un instrument acéré et d'un petit volume, ou par un instrument à la fois piquant et tranchant. La guérison est aussi très rapide et très simple dans les plaies sous-cutanées chirurgicales, par occlusion de la piqûre.

Il n'en est plus de même pour les blessures faites par un instrument mousse (clou, dent de fourche), les plus graves, quand elles sont profondes, parce qu'elles déchirent et contondent fortement les parties, et qu'elles peuvent amener des accidents inflammatoires qu'il faut prévenir par un traitement antiphlogistique : *sangsues, irrigation continue, bains tièdes prolongés*, et surtout *débridements*. C'est ainsi qu'on évitera le phlegmon diffus.

On appliquera le même traitement, l'*incision* principalement, si la partie est pourvue de nerfs et d'aponévroses, comme la main, s'il y a menace de douleurs et d'étranglement.

Enfin les plaies par instruments piquants sont souvent compliquées de *corps étrangers* qu'il faut chercher à extraire avec des pinces ou par un débridement, et qui, s'ils ne peuvent être extraits, provoquent la suppuration qui les entraîne au dehors.

§ 3. — CONTUSIONS, PLAIES CONTUSES, PLAIES PAR ARMES A FEU
PLAIES PAR MORSURES.

I. — *Contusions.*

Lésion produite par un coup ou une pression subite, sans solution de continuité des téguments, et accompagnée d'extravasation des liquides de l'économie, surtout de sang et de sérosité.

D'après la force d'action du corps vulnérant, la contusion présente un des quatre degrés suivants (Dupuytren) :

1° Rupture de vaisseaux très fins, sans altération de structure ;

2° Rupture de vaisseaux plus volumineux, altération de structure, réunion du sang en foyers ;

3° Altération plus profonde, mortification imminente

4° Broiement des parties.

Au premier degré appartient la simple *ecchymose ;* dans les autres degrés se rencontrent les *épanchements traumatiques de sang*, de *sérosité* et d'*huile*, les *bosses sanguines* et les *dépôts sanguins*.

Le traitement varie nécessairement avec les lésions et symptômes qui différencient les degrés de la contusion.

1er DEGRÉ. — Ici l'*expectation* seule suffit fréquemment.

On favorise la résorption du sang extravasé par le *repos* ;

Les *résolutifs*, le froid uni aux astringents, tels que l'eau blanche, l'eau-de-vie camphrée, etc. ;

Une *compression* douce et méthodique.

S'il y a des douleurs et de la tendance à l'inflammation, on les combat par les *cataplasmes opiacés*, une ou plusieurs applications de *sangsues* ou de *ventouses scarifiées*.

Ce n'est qu'exceptionnellement qu'on aura recours aux *révulsifs*, aux vésicatoires.

2ᵉ DEGRÉ. — La principale indication est de chercher à obtenir la résorption de la bosse et du dépôt de sang. On y parvient quelquefois, comme pour l'ecchymose, par les *résolutifs* unis à la *compression* : pour éviter tout ce qui pourrait amener l'inflammation des téguments, on écartera la saignée locale.

La compression, très bonne dans certains cas, peut être insuffisante : alors, si la résorption s'arrête, on cherche à ramener les dépôts sanguins à l'état d'infiltration par une *pression brusque*, par des *manipulations répétées* (Champion, de Bar-le-Duc) suivies d'une compression légère ; par des ponctions fines et répétées (Voillemier); ou par plusieurs *incisions* pratiquées sur la paroi interne du kyste à l'aide d'une ponction sous-cutanée (A. Bérard).

Si ces moyens ont échoué, si on ne peut espérer la résorption du sang épanché, il faut lui donner issue, non par de larges incisions, mais par des *ponctions* obliques, et mieux encore par l'*aspiration sous-cutanée* lorsque le sang a conservé sa liquidité.

3ᶜ DEGRÉ. — Bien que la mortification soit imminente, on aura recours aux *excitants locaux* si la partie lésée peut revenir à la vie.

Dans le cas contraire il faut surtout s'attacher à modérer les phénomènes inflammatoires et réactionnels qu'amène fatalement l'élimination des éléments : le traitement *antiphlogistique* est donc de rigueur.

4ᵉ DEGRÉ. — La stupeur générale, commune dans cette période, est combattue par les *cordiaux* à l'intérieur, et par des *frictions* générales, sèches et stimulantes.

Localement, la médication *antiphlogistique* la plus sévère est encore indiquée : repos absolu, position, résolutifs et surtout émollients.

Si la *suppuration* s'établit, il ne faut pas hésiter à intervenir par de larges *incisions*, suivies d'injections excitantes et antiseptiques.

Il nous reste à parler des épanchements de sérosité et d'huile qui accompagnent certaines contusions.

L'*épanchement de sérosité* se produit dans les régions où la peau glisse sur une aponévrose, parce que, le coup frappant obliquement, la peau glisse au delà des limites de son élasticité et se détache, d'où résulte une cavité plus ou moins vaste (Morel-Lavallée).

L'*épanchement huileux* résulterait de l'extravasation des principes gras du sang, mêlés à la graisse du tissu cellulaire sous-cutané (Gosselin). S'il en était ainsi, tous les épanchements séreux devraient contenir de la graisse liquide ; celle-ci provient plutôt des parois modifiées de la poche (Duplay).

Quoi qu'il en soit, tous les efforts du chirurgien doivent tendre à éviter la suppuration dans ces kystes, séreux ou huileux. Si l'épanchement est de petit volume, *expectation*, repos, compression, résolutifs.

Si le liquide augmente, *ponction aspiratrice*, répétée plusieurs fois, et suivie, s'il est nécessaire, d'*injections irritantes* (teinture d'iode).

Enfin, si la suppuration apparaît, larges *incisions, drainage* (Duplay).

II. — *Plaies contuses.*

Elles comprennent deux degrés, suivant leur étendue et leur profondeur : l'*excoriation simple*, la *plaie contuse proprement dite* (Follin).

Pour l'*excoriation*, le traitement, très simple, consiste d'abord dans l'emploi d'*eau froide* destinée à calmer les douleurs et à arrêter l'écoulement sanguin.

Plus tard, on se contente, comme pansement, d'un linge fin et sec ou d'amidon, pour former une croûte artificielle. On ajouterait le repos et une position élevée, si l'excoriation, large, siégeait sur les membres inférieurs.

La *plaie contuse proprement dite* est bien plus grave que les plaies par instruments piquants et tranchants. Rarement il faudra tenter la réunion par première intention, et encore le fera-t-on, si on s'y décide, avec une extrême prudence et une surveillance attentive, à cause de l'inflammation violente et du gonflement ordinaire que présentent les bords de ces plaies.

C'est aux plaies contuses que convient surtout l'*irrigation continue* d'eau froide ou mieux d'eau tiède.

Si la suppuration les envahit, on les pansera comme toutes les plaies qui suppurent.

III. — *Plaies par armes à feu.*

Elles appartiennent au type des plaies contuses, caractérisées par une stupeur considérable, générale et locale, une élimination lente des parties sphacélées, une réaction vive locale et générale : toutes causes possibles de phénomènes graves et de complications parfois terribles (Verneuil).

De ces complications, les unes sont *primitives :* hémorragies (le plus souvent pourtant consécutives), ébranlement nerveux, stupeur ou excitation, présence de corps étrangers ;

Les autres sont *consécutives :* inflammation, gangrène, hémorragies. L'hémorragie consécutive est dite secondaire, si elle a été précédée d'un écoulement sanguin primitif ; et médiate, si elle apparaît d'emblée longtemps après la blessure (Legouest).

Aussi la thérapeutique des plaies par armes à feu est-elle différente de celle des plaies en général.

I. Traitement général. — Il varie suivant la période de la lésion, suivant l'état général du blessé.

Dans la période de *stupeur*, dans les premiers instants, les *cordiaux*, les *excitants* intus et extra sont nécessaires.

Dans la période d'*inflammation éliminatrice*, qui suit la précédente, on s'attache à modérer ces phénomènes par les *antiphlogistiques* locaux ou généraux : toutefois une certaine réserve est nécessaire, surtout dans les émissions sanguines, à cause de l'intérêt qu'il y a à conserver les forces du blessé.

C'est pour rétablir ces forces que les *toniques* sont indiqués dans la troisième période, de *réparation* (Terrier).

II. Traitement local. — S'il y a une *simple contusion*, le traitement est le même qui a été vu plus haut.

Si l'*action contondante* a été *très énergique*, au point de désorganiser profondément les couches sous-cutanées, sans qu'il y ait fracture, de *larges incisions* sont nécessaires, même lorsque la peau est inaltérée (Follin).

En cas de *plaie*, les chirurgiens sont loin de s'entendre sur l'utilité du *débridement préventif* (conseillé par Larrey), incisions pratiquées aux ouvertures ou sur le trajet des balles pour transformer la plaie par arme à feu en plaie par instrument tranchant largement ouverte, pour prévenir la tuméfaction des parties, faciliter leur dégorgement et l'issue des liquides, etc. Si la balle a fait un trajet simple et peu étendu au-dessous des téguments, une plaie cutanée ou sous-cutanée en gouttière, le débridement préventif est inutile ou nuisible ; au contraire il convient aux plaies sous-cutanées très étendues ou sous-aponévrotiques, avec ou sans fracture (Legouest).

Autant il ne faut pas se presser de débrider dans les premiers jours, autant il le faut quand les phénomènes d'inflammation, d'étranglement aponévrotique, apparaissent (Després) : de même, en cas d'hémorragie, de corps étranger. Le débridement est fait par le bistouri boutonné guidé par le doigt.

Une des indications les plus importantes du traitement est d'*extraire immédiatement les corps étrangers*, balles, esquilles, etc. On s'assurera d'abord de la présence de ces corps, et, autant que possible, de leur nature et de leur siège exact, par la palpation extérieure avec les mains, puis par l'exploration du trajet même de la plaie, soit avec le doigt, soit avec une sonde de femme, un stylet, ou un des nombreux appareils, électriques et autres, inventés dans ce but; le doigt, s'il suffit, est supérieur à tous les autres modes d'exploration, à condition que les tissus soient mis dans le relâchement complet, et, ce qui serait mieux, dans la position même qu'ils occupaient au moment où la plaie a été faite. Du reste, si la plaie est trop étroite pour l'exploration ou pour l'extraction, on pourra la débrider, ou la dilater avec une éponge préparée ou une tige de laminaria.

Pour extraire une balle dont la présence est reconnue, on peut se servir de l'orifice d'entrée, si la plaie est superficielle; ou pratiquer une contre-ouverture, ou inciser couche par couche jusqu'au projectile, et agrandir l'incision si on trouve celui-ci irrégulièrement aplati. S'il est enfoncé dans les tissus ou enclavé dans un os, on l'extrait avec le tire-balles, le tire-fond, des pinces droites ou courbes, sans briser les os, et en dégageant au besoin la balle par le trépan ou à l'aide de la gouge et du maillet : toutes ces manœuvres doivent être pratiquées avant l'apparition du gonflement inflammatoire.

Après l'extraction des corps étrangers, vient le *pansement* de la plaie. Il serait dangereux de tenter la réunion immédiate, même par la méthode de Lister. On appliquera simplement des liquides excitants, s'il y a de la stupeur locale; plus tard, des émollients, des sangsues, si l'engorgement inflammatoire apparaît. Le drainage convient s'il y a menace de suppuration, de fusées purulentes, et si on redoute la présence de débris de vêtements, de projectiles. Les pansements alcooliques et antiseptiques sont excellents à toutes les périodes. Enfin, on a vanté l'irrigation continue dans certaines régions, main, pied, jambe, genou, avant-bras, coude.

Les *hémorragies* sont surtout à craindre au moment de la

chute des eschares. S'il se fait une hémorragie capillaire en nappe, les applications styptiques, l'alun, l'acide chlorhydrique, le perchlorure de fer en solution, suffiront à l'arrêter. — S'il se fait une hémorragie artérielle plus considérable, la ligature est nécessaire.

Dans les hémorragies primitives, deux cas sont à considérer : si la plaie est étendue, avec grands délabrements et menace de gangrène, amputation ; — s'il n'y a pas de probabilités de gangrène consécutive, ligature de l'artère principale du membre, ou mieux ligature des deux bouts du vaisseau dans la plaie (Dupuytren).

Si un *os* est simplement *contusionné* ou *écorné*, il n'y a pas lieu d'intervenir avant l'apparition d'accidents. Si l'*os* et le *périoste* sont *enflammés*, cette complication exige une large *incision* s'étendant jusqu'à l'os, et l'application d'une couronne de trépan au besoin, quelquefois même l'amputation. Si un os est *fracturé*, sans esquilles, le membre est placé dans une gouttière, et le traitement est celui des fractures compliquées de plaies. Si enfin il existe des *esquilles*, il faut les enlever toutes, qu'elles soient libres ou adhérentes (Bégin, Legouest).

Les *collections purulentes* exigent une ou plusieurs *contre-ouvertures*.

III. Traitement consécutif. — Il se compose de douches de vapeur, eaux sulfureuses, frictions excitantes, électricité, mouvements artificiels, etc. : tous ces moyens seront combinés et gradués de façon à *rendre aux parties leur mobilité*.

Il peut se faire que quelques mois, quelques années même après la fermeture de la plaie, apparaissent des *phénomènes inflammatoires*, un phlegmon, une fistule, évidemment dus à la présence de fragments de projectiles, d'esquilles, qu'il faut chercher et extraire en débridant suffisamment.

Nous terminerons par l'énumération des cas dans lesquels l'*amputation immédiate* est nécessaire (Larrey) :

Plaie avec fracture comminutive d'une extrémité articulaire et communiquant avec l'extérieur (cependant au membre supérieur on pourrait tenter la résection après l'extraction des esquilles) ;

Membre emporté par un boulet ;

Fracture comminutive, avec contusions et épanchements multiples, amincissement et décollement de la peau ;

Anévrysme faux primitif et ouverture de la veine principale, avec refroidissement des extrémités, avec ou sans fracture ;

Fracture, rupture des nerfs et des vaisseaux, dénudation des os, et dissection des muscles.

Rien n'est plus dangereux que de temporiser quand l'amputation est inévitable (Larrey). On opérera donc après la disparition de la stupeur, avant l'inflammation, sauf à la cuisse où les amputations consécutives ont donné des résultats supérieurs aux primitives (Legouest).

Quant à l'*amputation secondaire*, elle est indiquée par l'insuccès d'une résection, la nécrose totale d'un os, une hémorragie et un anévrysme faux primitif apparaissant du dixième au douzième jour, des spasmes traumatiques irrémédiables (Larrey).

IV. — *Plaies par morsure.*

Ce sont en réalité des plaies contuses, la mâchoire agissant par pression, par secousse violente, par torsion (Gillette).

Leur traitement est le même que celui des contusions et des plaies contuses : *expectation, cataplasmes, résolutifs, irrigation continue.*

Il faut une surveillance active à cause de la possibilité d'un phlegmon, dont la menace exige de larges débridements ; les incisions, et quelquefois le fer rouge, seront nécessaires pour enrayer une gangrène imminente.

On pourra tenter le rapprochement et la réunion des bords de la plaie à la face. L'amputation immédiate sera indiquée par le broiement d'un membre (Gillette).

§ 4. — PLAIES PAR ARRACHEMENT.

Elles sont remarquables par l'irrégularité de leur surface, par l'état frangé de leurs bords, l'absence d'hémorragie, et le peu d'intensité de la douleur comparée à l'étendue des désordres (Follin).

Le traitement est très simple s'il n'y a pas de lambeaux trop irréguliers, ni d'os saillants ou brisés comminutivement dans la plaie. Pansement à l'eau froide d'abord ; plus tard, traitement ordinaire des plaies qui suppurent.

Ici, encore, il faut redouter l'inflammation consécutive et la prévenir.

Exceptionnellement il sera nécessaire de régulariser les surfaces, d'égaliser les bords de la plaie. Les os dénudés devront être réséqués.

Les choses changent évidemment d'aspect si un membre est arraché presque entièrement : l'amputation immédiate est alors nécessaire, surtout si une articulation est ouverte, ou si l'artère principale d'un membre est détruite.

§ 5. — PLAIES EMPOISONNÉES.

Ce sont les blessures au sein desquelles ont été accidentellement déposées des substances vénéneuses, dont on distingue plusieurs espèces (Follin) :

Poisons végétaux ou minéraux, *plaies empoisonnées proprement dites;*

Matières septiques des cadavres, *plaies anatomiques;*

Venins, *plaies envenimées;*

Virus, *plaies virulentes.*

I. TRAITEMENT LOCAL. — Il a pour but de s'opposer à l'absorption du poison, du virus, etc., déposé au sein de la plaie.

Ce but serait parfaitement atteint par la *compression* (Bouillaud) obtenue au moyen d'un lien circulaire appliqué au-dessus d'une plaie faite à un membre. Mais elle ne serait vraiment curative qu'en amenant le sphacèle du membre : aussi ne peut-elle être recommandée qu'à titre provisoire (Follin).

On s'opposera plus efficacement à l'absorption soit en entraînant le poison au dehors, soit en désorganisant les tissus au milieu desquels il se trouve.

1° On entraînera le poison au dehors :

Par des *pressions méthodiques,* qui ne peuvent être efficaces que dans les premiers moments ;

Par des *lavages à grande eau,* qui n'agissent que dans les mêmes circonstances, et si la plaie est superficielle ;

Par la *succion,* supérieure aux autres modes de traitement, mais que la répugnance et la crainte du danger empêchent souvent de pratiquer ;

On la remplace alors par l'*aspiration,* faite à l'aide de ventouses ou d'appareils spéciaux.

2° On emploiera la *cautérisation* pour détruire les tissus dès le début, ou lorsque les lavages et la succion (ou l'aspiration) sont restés insuffisants à enrayer les accidents. Le cautère actuel, et les différents caustiques, potasse, pâte de Vienne, chlorure de zinc, beurre d'antimoine, etc., remplissent cette indication.

II. TRAITEMENT GÉNÉRAL. — Il occupe une grande place dans la thérapeutique des plaies empoisonnées, et doit presque exclusivement attirer l'attention du chirurgien dès que les accidents généraux montrent que l'absorption du poison est accomplie. Deux indications surgissent alors :

Chercher à favoriser l'élimination de la matière toxique par les voies naturelles, au moyen de *vomitifs*, de *purgatifs*, de *diurétiques*, de *sudorifiques* ;

Mettre le malade en état de lutter contre l'action perturbatrice de cette matière, c'est-à-dire relever et entretenir ses forces par les *cordiaux*, les *toniques*, les *excitants*, les *alcooliques* : c'est dans le sens de ces considérations qu'on a tant vanté l'eau de Luce contre la morsure de vipère.

Les indications précédentes s'appliquent à toutes les plaies empoisonnées, qu'elle qu'en soit la nature ou la cause. Celles-ci donnent lieu à quelques indications particulières.

I. — *Plaies anatomiques.*

Ainsi les *plaies anatomiques* sont de plusieurs degrés. La piqûre simple, initiale, peut guérir par le lavage, les succions, les pressions réitérées. Lorsqu'elle est suivie de l'apparition de tubercules anatomiques, ceux-ci seront recouverts de cataplasmes, de teinture d'iode, ou comprimés par le caoutchouc ; s'ils suintent, ils seront pansés avec une pommade au calomel et au précipité blanc. Enfin si elle donne lieu à des angioleucites, à un phlegmon diffus, avec accidents généraux, on commence le traitement local par des onctions mercurielles belladonées, et des bains tièdes permanents ; plus tard, viennent les larges incisions.

II. — *Piqûres d'abeilles, de guêpes, de scorpions.*

Contre les *piqûres d'abeilles*, *de guêpes*, *de scorpions*, quelques lotions froides ou légèrement ammoniacales suffisent.

III. — *Rage.*

Au contraire, la *rage* exige une cautérisation très prompte et très puissante par le fer rouge ou le chlorure d'antimoine, en élargissant la plaie avant de la cautériser si elle est étroite et anfractueuse. Si le chirurgien est appelé plusieurs jours après l'accident, quand la plaie est cicatrisée, il n'hésitera pas à fendre la cicatrice et à y porter le caustique, potasse, chlorure d'antimoine (Boyer, Follin).

§ 6. — ACCIDENTS DES PLAIES.

Les accidents qui peuvent compliquer une plaie sont *locaux* ou *généraux*, *primitifs* ou *consécutifs*.

Les accidents locaux tiennent presque toujours à une anomalie dans l'évolution du travail réparateur, résultant de la nature de la blessure (plaie par arme à feu, etc.) ou de l'état général (Verneuil).

I. — *Hémorragies traumatiques.*

Elles sont dites *primitives* quand elles ont lieu au moment même de la blessure : à ce genre se rattachent les hémorragies prolongées et retardées (Dupuytren), qui paraissent quelques instants plus tard.

Quand elles surviennent plus tardivement, elles sont dites *consécutives*, et distinguées, comme nous l'avons vu, en *secondaires* et *médiates* (Legouest) : elles sont plus difficiles à arrêter que les primitives.

L'écoulement de sang peut être *artériel*, *veineux* ou *capillaire* ; *interne* ou *externe* ; *par épanchement* ou *par infiltration*.

TRAITEMENT. — Les hémorragies primitives retardées, ou récurrentes, sont souvent prévenues si on a soin de laisser les plaies à l'air pendant une heure environ avant de les panser et de faire la réunion : on facilite ainsi la coagulation du sang.

S'il s'agit d'une plaie opératoire faite pendant le sommeil anesthésique, il est prudent d'attendre que le malade soit bien réveillé avant de refermer la plaie (Nélaton, Chassaignac).

Dans le cas d'opération avec hémostase par la bande d'Esmarch, qui donne assez souvent lieu aux hémorragies secondaires, on peut les prévenir, après avoir pratiqué toutes les ligatures possibles, en exerçant une compression directe sur la plaie avec une grosse éponge, qu'on enlève seulement lorsque la rougeur de la peau a disparu (Nicaise).

Si les capillaires seuls ont été divisés, l'air ou l'eau froide suffit à arrêter l'écoulement sanguin.

Il n'en est plus de même lorsque celui-ci est fourni par une artère ou une veine d'un certain volume : c'est alors qu'on a recours aux moyens suivants.

1° Les *réfrigérants*, eau froide, glace, sont un moyen hémostatique très simple, mais qui, hors le cas d'hémorragie capillaire, ne peut être que temporaire.

2° Les *styptiques*, les *astringents*, eau vinaigrée, eau alumineuse, solutions de sulfate de fer, de sulfate de cuivre, perchlorure de fer, alcool, eau de Rabel, sont également incertains et souvent impuissants : de plus, ils sont irritants, douloureux.

3° Il en est de même des *absorbants*, charpie, agaric, éponge, colophane, qui ne conviennent qu'à une hémorragie capillaire peu considérable.

4° La *compression* peut être *directe*, c'est-à-dire faite perpendiculairement au vaisseau ; ou *latérale*, parallèlement à celui-ci.

La compression *directe* n'est qu'un moyen hémostatique provisoire, appliqué surtout dans le cours d'une opération ; les doigts d'un aide suffisent à la maintenir.

La compression *latérale*, parallèle au vaisseau, peut être *immédiate* ou *médiate*. Dans le premier cas, des compresses, de la charpie, une plaque d'amadou sont appliquées dans la plaie même, sur le point d'où le sang s'écoule : ce moyen détermine de la douleur, de l'inflammation ; il n'est que temporaire.

La compression médiate, définitive, se fait sur le trajet du vaisseau et parallèlement à lui, à une certaine distance du point blessé : entre la plaie et le cœur, s'il s'agit d'une artère ; entre la plaie et les capillaires, s'il s'agit d'une veine. Elle s'obtient par des compresses graduées, un disque d'agaric, et un bandage circulaire ; ou par le garrot, le tourniquet, etc.

Souvent suffisante pour une lésion veineuse, elle ne l'est plus pour une grosse artère. Longtemps prolongée, elle est la cause de douleurs, d'excoriation, de sphacèle.

5° La *torsion*, faite avec les mors d'une pince spéciale et très solide (Tillaux), est applicable seulement aux artères. Il faudrait en moyenne de 25 à 40 tours pour une grosse artère comme la fémorale, et l'hémostase pourrait être définitive même pour un vaisseau aussi volumineux (Tillaux).

6° La *ligature* reste le moyen le plus sûr, en même temps que le plus simple, pour arrêter une hémorragie. Elle convient surtout aux artères ; cependant si la compression d'une veine ne suffisait pas à arrêter le sang qu'elle donne, on pourrait la lier, sans craindre tous les accidents qu'on redoutait autrefois à la suite de cette ligature (Nicaise), et qui avaient fait conseiller de lier plutôt l'artère correspondante à la veine d'où vient le sang (Langenbeck). Le lien constricteur, fil ciré de lin, de chanvre ou de soie, sera conduit sur le vaisseau, au moyen d'une pince ou d'un ténaculum, plus ou moins loin de la plaie (Anel) ; ou, ce qui est bien préférable, mais pas toujours possible, directement dans la plaie, sur les deux bouts du vaisseau divisé (Nélaton, Le Dentu).

7° La *cautérisation* par le fer rouge est celle qui convient pour les artérioles profondément situées. Le nitrate d'argent suffit pour les petites plaies saignantes.

Ce moyen ne doit pas être appliqué aux grosses artères, à cause des dangers consécutifs auxquels il expose.

8° La *forcipressure* (Verneuil) arrête provisoirement et même d'une façon définitive l'hémorragie, par le séjour prolongé dans la plaie d'une pince à mors lisse et à action graduelle, ou d'une pince à anneaux, à mors denté, qui aplatit brusquement le vaisseau (sauf exception, le second instrument est préféré). Comme innocuité et efficacité, elle vaut certainement la ligature, si elle ne lui est pas supérieure (Verneuil). Elle convient surtout en cas d'hémorragie consécutive (Verneuil), dans le cours des grandes opérations (Péan), enfin dans le cas d'hémorragies dans la profondeur des cavités, bouche, vagin, où il est si difficile d'apposer une ligature (Gillette).

9° Enfin, dans un cas extrême, on pourrait tenter la *transfusion du sang* à l'aide d'un des nombreux instruments spécialement construits pour cet usage.

II. — Douleur, inflammation.

La douleur est, nous l'avons vu, un des symptômes locaux primitifs de toute lésion traumatique : elle devient une complication de cette lésion, lorsqu'elle est très intense.

De même, l'inflammation est un phénomène nécessaire et fatal des plaies à une certaine période de leur évolution, et lorsqu'elle reste dans une certaine limite. Mais elle peut se prolonger outre mesure ; elle peut réapparaître après s'être calmée ; elle peut donner lieu aux fusées purulentes, à la phlébite, à la lymphangite, etc. : dans ces circonstances, elle devient aussi une complication.

La douleur et l'inflammation sont ordinairement causées par la présence de corps étrangers, par l'interposition de liquide ou de caillots sanguins entre les lèvres de la plaie, par un pansement serré, mal appliqué, fait avec des substances irritantes, par l'étranglement des parties, enfin par les délabrements qu'entraînent certaines blessures (armes à feu).

TRAITEMENT. — Il aura d'abord pour but de faire disparaître la cause des accidents :

Extraire le corps étranger ;

Faire sortir le sang par des pressions répétées s'il est liquide, le chasser en projetant un autre liquide s'il est en caillots ;

Remédier aux vices du pansement ;

Débrider, en cas d'étranglement.

Si, la cause disparue, l'inflammation persiste, on applique la médication *antiphlogistique* ou *susbtitutive*, sangsues, nitrate d'argent.

Enfin la douleur peut être idiopathique en quelque sorte, ou du moins indépendante des causes précédentes. Alors il faudra lui opposer, à l'intérienr, l'*opium*, la *morphine*, le *chloral* ; à l'extérieur, l'anesthésie locale par l'*éther*.

III. — *Délire nerveux traumatique.*

C'est l'ensemble des troubles nerveux qui surviennent chez des blessés, et ne s'accompagnent pas de réaction fébrile (Dupuytren).

Cette forme de délire est assez rare si on le distingue (Dupuytren, Follin) du délirium tremens. Ces deux sortes de troubles intellectuels paraissent identiques (Terrier, Fournier).

TRAITEMENT. — Il consiste dans l'administration des *opiacés :* de six en six heures, un lavement contenant 10 gouttes de laudanum ; ou, par la voie gastrique, 15 à 20 gouttes du même liquide dans un verre d'eau sucrée (Dupuytren).

Qu'on confonde ou non le délire alcoolique avec le précédent, on traitera de même par les opiacés le délirium tremens. On pourra leur joindre l'emploi du *chloral* : chloral, 3 à 6 grammes ; chlorhydrate de morphine en injection sous-cutanée, 1 à 2 centigrammes, en vingt-quatre heures (Panas).

IV. — *Tétanos traumatique.*

Contraction tonique et douloureuse de la plupart des muscles volontaires, commençant d'ordinaire par les muscles de la mâchoire et du cou, s'étendant aux autres muscles, et s'accompagnant de redoublements convulsifs.

Le tétanos apparaît surtout après certaines blessures : plaies contuses, ou compliquées de déchirure ou de morsure, de corps étrangers, de fracture comminutive, plaies simples ou compliquées des doigts et des orteils, plaies des articulations et des nerfs.

L'influence du froid humide est aussi énergique qu'incontestable (Larrey, Legouest).

I. Traitement préventif. — La première indication prophylactique est de mettre les blessés à l'abri de l'action du froid; d'extraire avec le plus grand soin les corps étrangers, si petits qu'ils soient ; de veiller à la façon dont sont faits les pansements.

Dès qu'il voit apparaître le trismus caractéristique, et avant que celui-ci soit complet, le chirurgien doit songer que le malade sera bientôt dans l'impossibilité d'ouvrir spontanément la bouche pour avaler, et aviser au moyen de faire pénétrer des boissons alimentaires et médicamenteuses. Il introduira donc entre les arcades dentaires un coin de liège ou de bois modérément dur qui en facilitera l'écartement ; faute de cette précaution, il faudra introduire les liquides soit par l'ouverture que laisse une dent absente, soit par l'espace vide qui existe entre la dernière molaire et le bord extérieur de l'apophyse coronoïde.

II. Traitement curatif. — Il comporte un grand nombre de moyens d'inégale valeur :

1° Le *débridement de la plaie*, l'*amputation* au-dessus de la blessure (Larrey) ne seraient applicables qu'au tétanos commençant par des spasmes du membre blessé ou de la région intéressée (Follin).

2° L'*anesthésie locale par l'éther* (J. Roux, de Toulon) n'a pas eu de grands succès. Il en est de même de la section des nerfs, de la cautérisation, des vésicatoires ; de même aussi des émissions sanguines (Lisfranc).

3° En tête des remèdes rationnels se placent les *sudorifiques* et en première ligne les bains d'air chaud ; puis les bains de vapeur, les boissons chaudes. Ce qui a fait conseiller, à juste titre, les sudorifiques, c'est le fait que la guérison coïncide assez souvent avec des sueurs excessives.

4° L'*opium* à haute dose est ordinairement uni aux sudorifiques : 15 à 20 centigrammes toutes les trois heures et même toutes les heures, par la voie gastrique ; ou en lavement ; ou mieux en injections sous-cutanées de chlorhydrate de morphine.

5° Le *curare* (Vella, Chassaignac) compte un très petit nombre de guérisons contre beaucoup d'insuccès.

6° L'*inhalation des anesthésiques*, éther, chloroforme (Forjet et Hergott) n'a pas donné les résultats attendus.

7° On a employé, avec des succès divers, le *bromure de potassium*, la *fève de Calabar*, l'*atropine*, l'*aconit*, le *sulfate de quinine*, l'*ammoniaque*.

8° Le *chloral* est actuellement le moyen qui paraît le plus efficace.

Il peut être employé en injections intra-veineuses (Oré, Cruveilhier) ; il est préférable de l'admistrer par les voies digestives (Verneuil, Le Dentu).

Il peut être employé seul, ou associé à la morphine (10 à 15 centigr.), aux bains de vapeur. C'est presque toujours à des doses élevées, quelquefois fort considérables, qu'il a été administré (8 à 30 grammes par jour).

Enfin récemment on a proposé l'emploi simultané du *chloral* et des *courants continus*, faibles et descendants, sur la colonne vertébrale (Legros et Onimus).

En résumé, dans l'état actuel de la science, nous pouvons dire que c'est par un *traitement mixte*, sudorifiques, morphine et chloral (ou bromure de potassium, Panas) qu'on aura le plus d'espoir de guérir le tétanos traumatique, qui, dans la forme aiguë, est très grave ; tandis que dans les cas subaigus ou chroniques il y a quelque espoir lorsque plusieurs jours se sont écoulés, comme dans le tétanos idiopathique.

Si la déglutition est impossible, il faut avoir recours à la sonde œsophagienne introduite par la bouche ou par le nez. S'il y a menace d'asphyxie, la trachéotomie seule pourra prolonger au moins l'existence du malade.

V. — *Érysipèle traumatique.*

On le voit apparaître surtout à la suite de plaies contuses, particulièrement de la face et du cuir chevelu ; après les opérations chirurgicales, principalement à l'hôpital ; et en dehors de toute intervention chirurgicale. Il est souvent épidémique, naît par infection et se propage par contagion (Gosselin).

Les érysipèles dits *opératoires* sont plus rares que ceux qui succèdent à un traumatisme non chirurgical (Després, Gosselin).

I. TRAITEMENT PRÉVENTIF. — Il prend surtout naissance dans les salles d'hôpital encombrées, mal aérées, chez les blessés dont les pansements sont irritants, malpropres, etc. : il en résulte que les meilleurs moyens prophylactiques sont : l'isolement des érysipélateux, l'aération des salles, les pansements humides et bien faits, l'emploi des caustiques, comme moyens opératoires, de préférence à l'instrument tranchant lorsqu'on a quelque raison de redouter cette complication (Le Fort, Verneuil).

II. TRAITEMENT GÉNÉRAL. — Dans les cas simples, il consiste dans une alimentation légère, des boissons fraîches et acides, des purgatifs à petites doses. Si des phénomènes typhoïdes apparaissent, on aura recours, suivant les symptômes prédominants, soit à une médication tonique et antiseptique (quinquina, tannin, sulfate de quinine), soit à une médication excitante (alcool, café, thé). En tout cas, l'aération reste la condition la plus importante du traitement général (Gosselin).

III. TRAITEMENT LOCAL. — L'expectation est la seule méthode à suivre, à peine dissimulée par des applications d'amidon, de poudre de riz, de fécule.

Sans doute on a vanté et employé avec des succès divers un grand nombre de procédés abortifs, fondés sur les idées théoriques des expérimentateurs : vésicatoires volants, azotate d'argent sur les limites de l'érysipèle ; fer rouge, acides caustiques, solution de sulfate de fer (30 gr. pour 1 litre d'eau), onguent napolitain, calomel, collodion associé à l'huile de ricin, badigeonnages avec l'huile térébenthinée, scarifications superficielles, etc.

Mais actuellement nous ne possédons aucun moyen local et certain de faire avorter l'érysipèle ou d'entraver sa marche Gosselin).

VI. — *Pourriture d'hôpital.*

Caractérisé par une exsudation pseudo-membraneuse à la surface d'une plaie ou d'une cicatrice, le ramollissement gangréneux et l'ulcération des parties sous-jacentes à l'exsudation, cet accident peut revêtir quatre formes, vésico-pustuleuse, ulcéreuse, pulpeuse, hémorragique, qui peuvent se succéder, et qui, dans tous les cas, laissent la nature du mal identique à elle-même (Follin).

Ce mal naît sous l'influence des causes insalubres qui trop souvent se trouvent réunies à l'hôpital, dans les ambulances, dans les camps : encombrement, conditions hygiéniques mauvaises, défaut de soins, rareté et insuffisance de pansements ; faiblesse des blessés, état maladif antérieur, affaissement moral, fatigues ou privations.

Il se propage par contagion, et devient épidémique.

I. TRAITEMENT PROPHYLACTIQUE. — Il consiste dans l'isolement des blessés, l'aération, la désinfection ; la propreté des linges, des instruments, des mains, des plaies, obtenue au moyen de lavages avec les liquides antiseptiques ; le régime alimentaire tonique.

II. TRAITEMENT GÉNÉRAL. — La saignée est rarement indiquée : elle diminue sans utilité locale les forces du blessé. Les boissons acidulées, les *vomitifs* et les *purgatifs* sont bien plutôt nécessaires au début, s'il y a des phénomènes inflammatoires, si les voies digestives présentent un état saburral.

Plus tard, c'est principalement sur un *régime tonique* par l'alimentation fortifiante, le vin, le café, le quinquina, etc., qu'il faut insister.

III. Traitement local. — Au début, et dans la forme légère, les *pansements* seront faits avec l'eau vinaigrée, l'acide citrique, l'alun, le sel ammoniac, l'eau chlorurée, les acides acétique, azotique, chlorhydrique, sulfurique étendus, le perchlorure de fer : enfin, de préférence à tout autre pansement, avec le *jus* ou la *pulpe de citron*. Quant aux poudres de charbon ou de quinquina, elles sont bien insuffisantes.

Dans les formes graves, on aura recours à la *cautérisation* par les acides minéraux ou le perchlorure de fer, la potasse étant trop déliquescente, et l'azotate d'argent n'étant pas assez actif. Enfin, dans les cas très graves, il faut, après avoir lavé la plaie, faire passer le fer rouge dans toutes ses anfractuosités.

L'*amputation* est indiquée si la pourriture a complètement envahi un membre, dénudé les os, ouvert une articulation.

VII. — *Emphysème traumatique.*

Infiltration, dans le tissu cellulaire, de gaz formant une tumeur molle, élastique, sans changement de couleur à la peau, et faisant éprouver aux doigts explorateurs une sensation particulière de crépitation sèche et fine (Follin). Elle résulte de l'aspiration de l'air dans une plaie, ou prend naissance dans une altération des liquides épanchés dans la partie blessée.

Si quelques bulles d'air seulement sont infiltrées autour d'une plaie simple sans fracture, une *compression circulaire* autour de la plaie, jointe à une réunion de ses bords, suffira. Si l'emphysème est plus étendu, après la compression et l'expectation viendra une *ponction* avec une lancette, ou une petite incision. S'il y a une violente contusion et du sphacèle en même temps que de l'infiltration gazeuse, on fera de très longues *incisions* au centre et aux limites de l'emphysème ; puis on appliquera le pansement des surfaces gangréneuses.

Enfin s'il y a une fracture en même temps qu'un emphysème étendu, sans espoir de réunion immédiate, l'*amputation* est la seule ressource à tenter.

VIII. — *Infection purulente, pyohémie.*

Cette complication des plaies est produite par l'introduction du pus dans le sang, et caractérisée par des altérations variées, dont le dernier terme est la formation d'abcès multiples, métastatiques (Follin).

Les symptômes généraux tiennent ici la première place.

Le premier et le plus important au début est un frisson violent, de longue durée. Puis viennent : la fréquence des inspirations, l'altération de la face, la petitesse du pouls, la diarrhée, la teinte successivement bistrée et ictérique de la peau, les douleurs articulaires, l'apparition d'abcès en certains points du tissu cellulaire et dans les muscles. La mort survient quelquefois en quatre jours, le plus souvent après huit ou dix jours.

I. Traitement préventif. — Il consiste, d'une part, à éviter l'encombrement, à surveiller l'aération de la salle, l'alimentation du blessé ;

D'autre part, à surveiller la réunion immédiate, à éviter le croupissement du pus par des incisions ou des débridements, à bien panser et désinfecter la plaie (jus de citron, etc.).

Comme pour l'érysipèle, l'emploi des caustiques, dans les opérations, est moins souvent suivi de pyohémie que celui du bistouri.

II. Traitement curatif. — Il doit remplir deux indications :

Empêcher le mélange continu du pus avec le sang ;

Favoriser l'expulsion des principes morbides introduits dans le sang et la guérison des abcès métastatiques.

Pour remplir la première indication, la *cautérisation* en raies ou ponctuée doit être pratiquée dès qu'on soupçonne le début d'une infection purulente, cautérisation par le fer rouge, appliquée sur le trajet des veines qui partent du foyer (Sédillot), ou sur toute la surface en suppuration (Bonnet).

La seconde indication pourra être remplie par les *saignées*, les *purgatifs* répétés, le *tartre stibié*, les *sudorifiques*, les *diurétiques*, les *boissons abondantes*.

Le sulfate de quinine ne peut guère que faire disparaître l'intermittence des frissons (Follin).

Les abcès métastatiques seront ouverts par les caustiques (Sédillot) ou par de petites incisions.

IX. — *Septicémie chirurgicale et infection putride.*

C'est un ensemble d'accidents généraux qui succèdent au traumatisme, et qui offrent de nombreuses analogies avec ceux de la forme ataxo-adynamique de la fièvre typhoïde (Terrier).

Elle revêt une forme aiguë, et une forme chronique, qui n'est autre chose que l'infection putride.

La *septicémie aiguë* n'est qu'une fièvre traumatique grave (Gosselin), une septicémie primitive essentiellement maligne ; opinion qui se rapproche beaucoup de celle qui rapporte la fièvre traumatique à une septicémie bénigne (Verneuil).

Elle résulte d'une intoxication du sang par des matières putrides agissant à la manière des ferments (Billroth).

La *septicémie chronique*, ou infection putride, paraît résulter de l'absorption des principes solubles d'un pus vicié et fétide (Follin).

La première se termine par le coma et la mort en douze ou quinze jours ; la seconde peut avoir une durée de plusieurs mois.

I. TRAITEMENT PRÉVENTIF. — Dans les deux cas, il a pour but d'empêcher le malade d'absorber les matériaux putrides, et de modifier l'état de la plaie de façon à empêcher l'accumulation des matières septiques à sa surface. L'hygiène, l'aération, la nourriture reconstituante, les toniques amers et antifébriles, le sulfate de quinine, sont donc indiqués.

De plus, on évitera l'entrée de l'air dans le foyer par les ponctions sous-cutanées et capillaires des collections purulentes ; on préviendra la décomposition du pus par les pansements antiseptiques et ouatés : on empêchera ce liquide de séjourner par les contre-ouvertures et le drainage.

II. TRAITEMENT CURATIF. — Il est presque nul : on se bornera à insister sur le régime diététique, et à continuer l'usage des antiseptiques. Quelquefois l'amputation est indiquée et peut sauver la vie du blessé.

§ 7. — PATHOLOGIE DES CICATRICES.

Elle comprend l'étude des cicatrices difformes, des maladies des cicatrices, des difformités par cicatrisation (Panas).

I. — *Cicatrices difformes*.

Les *cicatrices difformes* sont celles qui présentent une *coloration* ou une *disposition anormales*.

Le taffetas noir d'Angleterre laisse souvent une *couleur noire* fort difficile à faire disparaître : aussi emploiera-t-on de préférence un agglutinatif ne présentant pas cet inconvénient. Quant à la *coloration* produite par les grains de poudre, il faut, pour qu'elle disparaisse, enlever tous les grains un à un, avec une pointe d'aiguille par exemple.

La *disposition anormale* consiste dans un *enfoncement* ou une *saillie*. L'*enfoncement* est rarement un inconvénient. L'*exubérance*, au contraire, est quelquefois une cause de gêne : on

tentera d'abord, pour y remédier, les applications de teinture
d'iode et une compression douce et méthodique : si ce moyen
ne suffit pas, il faudra enlever avec le bistouri la partie en
relief, et surveiller attentivement la cicatrisation (Panas).

II. — *Maladies des cicatrices.*

Les *maladies des cicatrices* sont les suivantes :

L'*inflammation*, qui sera calmée par le repos, et les applications émollientes et froides ;

Le *prurit*, qui sera également apaisé par les fomentations
émollientes ;

La *douleur*, qui peut être causée par l'hypertrophie d'une
extrémité nerveuse coupée, et qui ne disparaît que par l'excision du nerf ou du névrôme, après incision de la cicatrice.
Parfois il n'y a qu'une névralgie *sine materia*, à laquelle conviennent les narcotiques, la belladone, le chloroforme, le
froid, etc. ;

L'*ulcération*, qui sera traitée comme les ulcères simples ;

L'*hypertrophie*, de degrés variables. Si elle est peu importante, on peut se borner à la garantir contre les violences
extérieures, et à en prévenir l'accroissement par une compression prolongée. Si elle prend des proportions plus sérieuses,
de façon à former une tumeur verruqueuse (kéloïde cicatricielle), l'ablation du tissu cicatriciel est nécessaire.

Il est également indispensable d'enlever les productions
cornées, cartilagineuses, calcaires, et les tumeurs cancroï-
dales, cancéreuses.

III. — *Difformités par cicatrisation.*

Les *difformités* pouvant résulter d'une cicatrisation vicieuse
consistent en *brides, adhérences, rétrécissement* ou *oblitération*
(Panas).

Il est indiqué, pour les prévenir, de surveiller la cicatrisation, de donner aux parties une position opposée à celle qui
favoriserait la cicatrisation vicieuse de la perte de substance
(Dupuytren), de combattre l'adhérence ou l'oblitération des
commissures ou orifices naturels par l'interposition de corps
étrangers, sondes en gomme, éponge préparée, etc.

S'il y a des adhérences anormales et douloureuses à un os,
il faut en faire la section sous-cutanée. Si la rétraction s'exerce
au niveau de certaines parties, comme les · jointures, les

attelles, les bandes élastiques, les appareils à extension continue, la gymnastique, la chaleur et les frictions au niveau des
cicatrices, suffiront quelquefois, à la condition qu'on agisse
lentement, sans brusquerie.

Si ces moyens sont insuffisants, on aura recours à une des
opérations suivantes (Follin) :

Couper directement la bride rétractée, et lutter, pendant la
cicatrisation, contre une rétraction nouvelle, par un des
moyens précédents ;

Pratiquer encore une section, mais s'opposer à l'adhérence
des surfaces suppurantes en détruisant en un point la membrane granuleuse, ou en interposant un corps étranger à la
limite de la ligne où devra porter l'incision ;

Allonger la cicatrice par un lambeau pris dans le voisinage,
autoplastie ;

Enlever la cicatrice et réunir la plaie par première intention.

ARTICLE II. — **Brûlures et froidures.**

§ 1ᵉʳ — BRULURES.

Ensemble de lésions produites par l'action énergique et rapide, ou
faible mais continue, du calorique (Follin).

D'après l'étendue, la profondeur, la nature de ces lésions, la brûlure a pu être divisée en six degrés (Dupuytren) :

Inflammation érythémateuse de la peau ;

Inflammation avec phlyctènes ;

Mortification superficielle du derme ;

Mortification de la totalité de la peau et du tissu cellulaire sous-
cutané ;

Mortification des parties molles, y compris les aponévroses et les
muscles ;

Carbonisation de tout le membre.

Les accidents généraux sont : au début, de la douleur, de l'agitation
ou de la stupeur ; puis une inflammation et une réaction fébrile qui
se traduisent par de vives congestions vers les viscères thoraciques et
abdominaux ; enfin, dans une troisième période, une dépression générale amenée par la suppuration nécessaire des quatre derniers degrés.

I. TRAITEMENT GÉNÉRAL. — Il aura donc d'abord pour but soit
de calmer la douleur et l'agitation par les *narcotiques*, tels que
l'opium à l'intérieur ; soit de réveiller le blessé de la stupeur
où il est plongé, par les *stimulants* et les *excitants diffusibles*,
vin, alcooliques, ammoniaque.

Dans la seconde période, ce sont les congestions viscérales qu'il faut prévenir ou combattre : les mercuriaux et les antimoniaux n'ayant qu'une action très limitée, c'est aux *saignées générales* qu'il faudrait avoir recours : malheureusement elles ne peuvent être employées qu'avec une grande prudence, parce qu'elles augmentent la prostration déjà trop grande des brûlés.

Enfin une *hygiène*, un régime tonique, stimulant, analeptique, sont indiqués dans la troisième période.

II. Traitement local. — Il varie nécessairement suivant que les brûlures peuvent guérir sans suppurer (1er-2e degrés) ; ou qu'elles doivent suppurer, mais sans que les téguments soient entièrement détruits (3e degré) ; ou enfin qu'elles sont profondes (4e 5e degrés).

Premier et deuxième degrés. — C'est la *douleur* qu'il faut s'attacher à calmer par :

L'*eau*, soit froide (bains, compresses, irrigation continue), soit tiède (grands bains à 32° très prolongés, irrigation continue). Le froid pourrait être obtenu par l'alcool, l'éther ;

La *ouate*, appliquée aussi longtemps que possible, en ajoutant chaque jour de nouvelles feuilles si c'est nécessaire (Anderson) ;

Les *topiques gras*, cérat simple ou opiacé, huile, liniment oléo-calcaire. Ils calment la douleur, comme la ouate, en soustrayant les parties au contact de l'air ;

Les *topiques astringents*, extrait de saturne, vinaigre, eau de Goulard, encre, sulfate d'alumine, etc.

C'est aussi pour éviter la douleur qu'on devra couper les vêtements, ou au moins les enlever doucement ; et qu'au lieu de déchirer et d'enlever l'épiderme des phlyctènes, on aura soin d'ouvrir celles-ci avec précaution à leur partie déclive.

Troisième degré. — Ici un nouvel élément intervient, l'*inflammation suppurative* et la *réaction* qui accompagnent l'élimination des eschares superficielles.

Les topiques précédents sont applicables au début, en particulier la ouate, qui active la guérison par l'occlusion. Au moment de la chute des eschares, on traite l'inflammation éliminatrice par les *émollients*, par l'application de *sangsues* sur les surfaces brûlées ou autour des eschares (J. Cloquet). Puis on panse la plaie comme une plaie simple.

Quatrième et cinquième degrés. — Le traitement est le même que celui du troisième degré jusqu'après la chute des eschares. À ce moment surgit une nouvelle indication, celle de *surveiller la cicatrisation*, de manière à modérer la rétraction cicatricielle, à éviter les cicatrices difformes.

Si la brûlure siège autour d'une ouverture naturelle, nez, anus, vulve, etc., s'opposer à l'occlusion à l'aide de mèches ou d'éponges préparées : si elle a atteint des parties contiguës, doigt, orteil, oreille ou téguments du crâne, les maintenir écartées ; si elle occupe, aux membres, le pourtour d'une articulation, du côté de la flexion, maintenir le membre dans l'extension, et inversement.

Les bourgeons charnus exubérants seront réprimés par le nitrate d'argent.

Sixième degré. — L'amputation est nécessaire lorsque le membre est désorganisé dans sa totalité, ou que les lésions sont assez profondes pour le rendre inutile ; lorsque la santé générale est gravement compromise par la suppuration, lorsqu'une grande articulation est ouverte, ou que les vaisseaux et les nerfs sont détruits. Elle sera faite au-dessus des parties mortifiées.

On attendra, pour la pratiquer, que la stupeur ou l'exaltation douloureuse des premiers moments soit dissipée.

§ 2. — FROIDURES.

Ensemble de lésions produites par le froid, dont quelques-unes présentent une grande ressemblance avec les altérations de la brûlure (Gerdy).

Ainsi, dans les effets locaux du froid, on peut distinguer trois degrés (Ballisen) :

1° La rubéfaction et la phlogose tégumentaires ; à ce degré se rapportent les engelures chroniques (Legouest) ;

2° Vésication et ulcération superficielles : crevasses, gerçures, engelures ulcérées ;

3° Formation d'eschares.

Ces deux derniers degrés s'accompagnent souvent d'épanchements séro-purulents ou sanguins sous l'épiderme, dans l'épaisseur du tissu cellulo-adipeux de la plante du pied (Legouest).

Le froid produit aussi des effets généraux, qui portent surtout sur le système nerveux : engourdissement, perte de sensibilité à la pression, quelquefois très vives douleurs ; peu à peu les mouvements sont plus lents, il y a une tendance invincible au sommeil, la chaleur se perd, l'engourdissement augmente, la mort termine la scène (Larrey).

I. TRAITEMENT LOCAL. — *Froid local.* Dans le premier degré, les lotions excitantes, avec du vin chaud ou aromatique, de l'alcool camphré, suffisent ordinairement à faire disparaître la rubéfaction et la phlogose. Si celles-ci augmentaient, il faudrait recourir aux émollients et aux narcotiques.

Les ulcérations du deuxième degré seront touchées avec une solution de nitrate d'argent, et pansées avec du cérat, des bandelettes de diachylon.

Dans le troisième degré, si la gangrène est manifeste, on agira comme nous l'avons dit à propos de la brûlure au moment de la chute des escharès. Si la partie congelée est dure, insensible, sèche, le plus grand danger consiste dans le retour trop brusque de la chaleur et la réaction qui l'accompagne : il faudra donc éviter la chaleur pour les parties atteintes, et les frotter doucement avec de la neige ou des éponges imbibées d'eau très froide ; puis élever peu à peu la température du liquide jusqu'à ce qu'il se manifeste un commencement de réaction spontanée.

II. Traitement général. — *Froid général.* Les individus exposés à une température exceptionnellement basse devront éviter le repos, lutter contre le sommeil, prendre une nourriture tonique, éviter de s'approcher trop vite du feu.

S'il y a commencement d'asphyxie léthargique, le malade sera placé dans une chambre sans feu, frictionné avec de la neige ou des éponges froides, plongé dans un bain froid (12 à 15°) dont on élèvera graduellement la chaleur ; plus tard, viendront les frictions excitantes générales.

Dans les cas graves, il faudra exciter les fonctions respiratoires par des substances volatiles, l'insufflation pulmonaire, la titillation de l'arrière-gorge.

CHAPITRE III

LÉSIONS CONSÉCUTIVES AU TRAUMATISME ET A L'INFLAMMATION

ARTICLE I. — **Gangrène.**

§ 1er. — Gangrène en général.

C'est la cessation de la nutrition dans une partie du corps (Verneuil) ; c'est la mort d'une partie du corps, se traduisant par l'abolition complète du sentiment, du mouvement et de toute action organique dans cette partie (*Compendium de chirurgie*). Cet état se manifeste cliniquement par des symptômes généraux variables, tantôt à forme adynamique, tantôt à forme réactionnelle et fébrile au moment de la chute des eschares ; et par des symptômes locaux consistant d'abord dans des changements de couleur, de consistance, de sensibilité, des parties mortifiées ; puis dans les phénomènes d'inflammation et de suppuration qui accompagnent l'élimination de ces parties ; enfin dans leur réparation.

Les causes de la gangrène forment cinq ordres ou groupes (Terrier) :

Action des agents chimiques ou physiques (caustiques, acides ; feu ou froid ; contusion ou compression) ;

Inflammation intense chez un individu affaibli, ou dans les parties qui, en raison de leur structure, ne peuvent se distendre ;

Causes capables d'interrompre la circulation artérielle, veineuse, ou capillaire, ou au moins d'y mettre obstacle ;

Introduction de substances vénéneuses dans le sang, toxémie (Verneuil) : ergot de seigle, opium, pommes de terre malades ; venins et virus ; albuminurie, glycosurie, typhus, fièvre typhoïde, etc. ;

Action directe d'une lésion nerveuse (probable, mais non démontrée).

En somme, toutes ces sortes de gangrène peuvent être ramenées à trois chefs, sous lesquels nous les étudierons :

1° *Traumatiques*, ou de *cause externe* (*Compendium*), *directes* (Follin) ;

2° *Spontanées*, *indirectes* (Follin) ;

3° *Toxiques*, dont le type est l'empoisonnement par le seigle ergoté.

I. Traitement général. — Pour une gangrène quelconque, il doit être tonique, excitant, antiseptique, si les phénomènes généraux d'adynamie et de septicémie prédominent ; antiphlogistique, si la réaction est trop vive. Il variera donc suivant la période de l'évolution gangréneuse.

II. Traitement local. — Les indications du traitement de la gangrène en général sont les suivantes :

1° *S'opposer au développement de la mortification*. Traitement préventif variable avec les causes.

2° *Arrêter l'extension du mal*. On s'attachera surtout à faire disparaître la cause. Le quinquina n'a qu'une action très limitée à l'intérieur comme à l'extérieur (Follin). Si la gangrène est de cause externe, des incisions faites à propos peuvent supprimer l'étranglement causé par l'inflammation. Si elle est de cause interne, il est impossible d'en borner les progrès, même par l'amputation.

3° *Favoriser la chute des eschares*, tantôt par des sangsues, des topiques émollients, s'il y a une vive réaction inflammatoire, avec gonflement et rougeur ; tantôt par des topiques excitants, onguent styrax, etc., dans le cas contraire.

Si la gangrène est très profonde, l'élimination des eschares trop lente à se faire, l'odeur fétide, si enfin les parties mortiflées sont limitées, on pourra les exciser : en tout cas on les recouvrira soit de poudres aromatiques, ou de charbon, de quinquina ; soit de liquides désinfectants, solution de coaltar au 30°, acide phénique, permanganate de potasse, eau chlorurée, solution d'alun, etc. Si tout un membre est sphacélé, on incisera profondément les eschares, et on remplira les ouvertures de charpie imbibée d'un des liquides précédents.

4° *Après la chute des eschares*, la plaie ne présente pas d'indications spéciales : traitement des plaies qui suppurent.

Si, quoique la gangrène soit limitée, il ne reste aucun espoir de conserver le membre, on attendra l'élimination spontanée de cette partie, en l'embaumant, la momifiant pour ainsi dire par un des désinfectants déjà cités (Broca).

Enfin, lorsque l'épuisement général, l'abondance et la fétidité de la suppuration forcent à amputer, il faut opérer beaucoup plus haut que ne semble l'indiquer la conservation de la chaleur et de la circulation superficielle du membre (Broca).

§ 2. — Gangrènes traumatiques.

Tantôt il y a destruction directe des tissus par contusion, compression, caustiques, chaleur ou froid ;

Tantôt les lésions vasculaires jouent un rôle capital ;

Dans certains cas enfin, le traumatisme amène des accidents gangréneux de nature septicémique (Terrier).

La gangrène par les caustiques, la chaleur ou le froid a été vue plus haut : nous n'y reviendrons pas.

I. — *Contusion.*

Si la gangrène est peu étendue et sus-aponévrotique, on laissera se faire l'élimination naturelle des eschares, en combattant l'inflammation et surveillant la cicatrisation.

Si la contusion est profonde, sous-aponévrotique, un repos absolu, une médication antiphlogistique très énergique, le débridement par de larges incisions, suffiront quelquefois. Mais s'il y a un véritable broiement des tissus, l'amputation immédiate est nécessaire ; elle devra être faite dès que la stupeur sera dissipée.

II. — *Compression.*

Les bandages mal appliqués, la pression permanente supportée par les téguments qui s'appliquent directement sur les os (sacrum, grand trochanter), surtout dans le cours d'une maladie générale de longue durée, sont la cause de cette forme de gangrène.

On veillera donc à l'application des bandages, des appareils à fractures en particulier, au niveau des saillies osseuses surtout. On fera fréquemment changer la position du malade, on insistera sur les soins de propreté. Souvent une ou plusieurs pièces de diachylon, appliquées sur les parties saillantes, ont empêché la gangrène. Les matelas d'eau, les coussins à air rendent de grands services. Enfin les lotions aromatiques et alcooliques sont très utiles.

III. — *Lésions vasculaires.*

Ces lésions sont les plaies, les déchirures des artères, les ligatures artérielles.

Cette forme de gangrène, assez rare, exige une intervention rapide, l'amputation.

IV. — *Gangrènes septiques.*

Elles résultent d'un traumatisme plus ou moins étendu, écrasement, blessure par arme à feu, lésion grave avec fracture et plaie, et s'accompagnent de phénomènes de septicémie aiguë (Chassaignac, Maisonneuve).

L'amputation immédiate est indiquée (Maisonneuve). Si l'opération est refusée ou impossible, il faut pratiquer des scarifications profondes et nombreuses pour faciliter l'écoulement des liquides septiques, désinfecter les parties par les pansements appropriés, insister sur le traitement général.

§ 3. — Gangrènes spontanées, indirectes.

Deux caractères cliniques les réunissent : leur spontanéité apparente, leur brusque début (M. Raynaud).

Leur cause est un obstacle au cours du sang dans les artères, les veines, les capillaires.

I. — *Circulation artérielle.*

Elle peut être entravée par une embolie ou par une artérite (avec athérôme).

a. La *gangrène par embolie* ne saurait être traitée rationnellement que par une régularisation des fonctions cardiaques au moyen du régime, de la digitale, de l'absence d'émotions morales vives.

b. L'*artérite aiguë* donne bien rarement lieu à la gangrène ; celle-ci est plus souvent produite par l'*artérite chronique* avec infiltration athéromateuse et calcaire ; c'est la gangrène dite sénile ou spontanée, bien plus fréquente aux membres inférieurs qu'aux supérieurs.

Il faudra être sobre d'émissions sanguines locales et générales. Il vaut mieux employer le quinquina à l'intérieur ; les fomentations spiritueuses ; les topiques émollients, seulement pour modérer l'inflammation ; la ouate pour soutenir la température du membre et égaliser sa circulation.

L'amputation est généralement proscrite (A. Bérard, Denonvilliers).

De la gangrène par athérôme artériel se rapproche la *gangrène symétrique des extrémités*, ou asphyxie locale. A l'intérieur, on administre l'opium, le chloral, pour combattre la douleur ; localement, les frictions excitantes, aromatiques, sont indiquées. L'électricité par induction a réussi dans un cas. Les bains d'oxygène (Laugier, Demarquay) peuvent aussi être essayés.

II. — *Circulation veineuse.*

La ligature isolée des grosses veines ne produit que très rarement la gangrène. Celle-ci peut survenir dans les cas de compression circulaire qui arrête la circulation veineuse, encore n'est-elle pas fatale. Si elle est imminente, il faut faire disparaître la constriction ; quelques scarifications sur le membre œdématié pourront en retarder la mortification.

III. — *Circulation capillaire. — Inflammation.*

L'inflammation peut produire le sphacèle, soit par sa seule violence, chez un individu débilité, soit en oblitérant un certain nombre de capillaires et même de petites artères.

Les larges saignées, les applications répétées de sangsues, et surtout les incisions longues et profondes, sont le moyen antiphlogistique le plus puissant, et aussi le plus efficace contre cette forme de gangrène.

§ 4. — Gangrène par le seigle ergoté.

La thérapeutique est assez incertaine. En Sologne, on donne d'abord un vomitif, puis du café, et on continue l'usage des excitants et des toniques, ammoniaque, quinquina.

La saignée et l'amputation sont proscrites. Les narcotiques à l'intérieur, les antiseptiques localement, forment le reste du traitement.

Quant à la *gangrène diabétique*, et à celle qui se produit dans certaines fièvres graves, *gangrènes toxémiques* (Verneuil), elles sont du ressort de la thérapeutique médicale : toute intervention chirurgicale, opératoire, serait dangereuse (Verneuil, Demarquay).

ARTICLE II. — Ulcération, ulcères.

L'ulcération est un travail pathologique qui se produit à la surface ou dans la profondeur des tissus, et donne lieu à des solutions de continuité suppurantes avec perte de substance, ulcères, lesquelles tendent à se perpétuer par une désorganisation progressive ou faute d'un travail réparateur. — Les plaies, au contraire, tendent toujours à guérir.

Parmi les ulcères, les uns sont symptomatiques d'une maladie locale, carie, nécrose, corps étranger, et disparaissent avec cette maladie ; d'autres sont produits et entretenus par une affection générale, cancer, syphilis, scorbut, scrofule, et ne nécessitent pas, localement du moins, un traitement spécial.

Nous n'étudierons donc que les ulcères qui résultent d'une désorganisation locale, ou qui se développent sous l'influence d'une lésion traumatique retardée dans sa cicatrisation par la même cause qui aurait produit l'ulcération.

Les uns sont dits *simples ;* les autres sont *variqueux.*

§ 1er. — Ulcères simples.

Ils reconnaissent pour causes prédisposantes l'œdème causé par la déclivité dans la station debout, l'âge avancé, le délabrement de la constitution ; et comme causes déterminantes, la fatigue, une contusion, une plaie, une brûlure, etc.

I. Traitement général. — Il doit le plus souvent être tonique. S'il y a une inflammation vive, la saignée générale, la diète, les boissons rafraîchissantes seront indiquées. S'il y a une atonie générale, on conseillera les boissons amères, les préparations ferrugineuses ou iodurées. On préviendra les récidives en évitant les fatigues, la station debout ; en portant un bas lacé.

II. Traitement local. — On s'attachera à remplir les deux indications suivantes : atténuer les phénomènes inflammatoires du début ; favoriser la cicatrisation.

1° Pour combattre l'inflammation du début, on conseillera :

Le *repos*, indispensable à tous les malades ;

La *position horizontale*, également importante ; la situation du pied plus élevée que la racine du membre serait encore préférable (Broca) : elle favorise la circulation veineuse et fait disparaître l'œdème ;

Les *émollients* et les *antiphlogistiques*, cataplasmes, sangsues ; on ne devra pas les appliquer trop longtemps, parce qu'ils favorisent les congestions passives.

2° La cicatrisation sera favorisée par :

Les *excitants :* onguents styrax et autres, solutions vinaigrées et acides, solution faible d'azotate d'argent ou de perchlorure de fer, eau chlorurée, chlorure de chaux étendu d'eau (Nélaton, Panas), alcool presque pur (Terrier), jus de citron, etc. ;

La *compression* par des bandes de flanelle ou de caoutchouc, par la ouate, et mieux encore par des bandelettes de diachylon ou d'emplâtre de Vigo (Baynton), qui compriment, rapprochent les bords et excitent légèrement la surface de l'ulcère ; on les renouvelle tous les 2 ou 3 jours ;

Les pansements à l'*eau fraîche* (R. Marjolin) au moyen de lotions, de compresses souvent renouvelées, et les bains très prolongés ;

Les *incisions circulaires* pratiquées tout autour de l'ulcère et à une distance de 2 centimètres environ de sa circonférence marginale, et divisant la peau et les tissus sous-jacents jusqu'à l'aponévrose exclusivement (Dolbeau). Elles facilitent le glissement des tissus lorsque la peau est tendue, épaisse, peu extensible, et favorisent la cicatrisation ;

Les *greffes épidermiques*, dermiques, auto-hétéroplastiques (Le Fort, B. Anger, Ollier), par lesquelles on obtient un ou plusieurs îlots de cicatrisation. Il faut que les bourgeons charnus soient de bonne nature, que la plaie soit détergée du pus ou du sang. Les greffes peuvent être empruntées au malade lui-même, ou à un individu sain, ou à un malade dont on vient d'amputer un membre. Elles sont nombreuses et très petites

(J.-L. Reverdin), ou forment, au contraire, de grands lambeaux (Ollier) : elles sont appliquées et maintenues sur l'ulcère avec du diachylon.

Quant à l'*amputation*, elle est indiquée d'une façon très exceptionnelle, si les téguments sont détruits dans une grande étendue ; s'il y a une altération profonde des muscles, des vaisseaux et des os ; si un membre porte plusieurs ulcères rebelles et douloureux (Verneuil) : dans le cas de récidives de l'ulcère et des souffrances, on pourrait réséquer les nerfs sciatiques poplités interne ou externe (Verneuil), ou essayer la dénudation et l'extension du nerf (Nussbaum).

S'il y a complication d'atonie et d'indolence, on la modifiera par des excitants, tels que le nitrate d'argent.

En cas de *fongosités* et de *phagédénisme*, si les simples modificateurs, les excitants ordinaires, ne suffisent pas, il faudra avoir recours au fer rouge.

En résumé, lorsque l'inflammation du début est calmée, le traitement le plus rationnel, dans les cas simples, consiste dans la combinaison du repos, de la bonne position, de la compression par les bandelettes, et des greffes épidermiques (Terrier).

§ 2. — ULCÈRES VARIQUEUX.

La cure radicale ne pourrait être obtenue d'une façon certaine que par la guérison des varices. Cependant le repos, l'élévation du membre, la compression longtemps soutenue, les greffes, les soins hygiéniques, peuvent amener la guérison.

Si l'ulcère est peu étendu, un pansement avec de la charpie imbibée de vin aromatique ou d'eau alcoolisée, peut suffire, aidé d'une compression de tout le membre par un bandage roulé ou par un bas lacé.

On favorisera la cicatrisation par des injections de perchlorure de fer dans les grosses veines variqueuses (Broca) : mais il faut se rappeler qu'elles exposent à l'infection purulente.

Après la guérison, il est nécessaire de faire porter des bas lacés ou élastiques qui facilitent la circulation du sang veineux, et préviennent la déchirure de la cicatrice ou la formation d'une nouvelle ulcération.

ARTICLE III. — **Fistules en général.**

Conduits morbides congénitaux ou accidentels, qui sont entretenus par une altération locale ou générale, dont le trajet a une organisation particulière, et qui donnent passage à du pus, ou à un liquide, excrémentitiel ou autre, dévié de ses voies naturelles.

Il y a deux grandes classes de fistules :

Les unes n'ont qu'un orifice, s'ouvrant sur la peau ou sur une muqueuse : ce sont les *fistules incomplètes, borgnes*, qui proviennent ordinairement de l'inflammation suppurative du tissu cellulaire, et qui sont idiopathiques ou symptomatiques d'une lésion osseuse, d'un corps étranger, etc. ;

Les autres, *complètes*, possédant deux orifices, comprennent plusieurs genres, suivant que les deux ouvertures correspondent à la peau, ou que l'une correspond à la peau, et l'autre à une muqueuse ; ou qu'elles correspondent toutes deux à une muqueuse ; ou enfin que l'une répond à la peau et l'autre à une séreuse (plèvre, articulation).

I. TRAITEMENT PALLIATIF. — Il consiste, d'une part, à empêcher ou à diminuer l'eczéma ou les abcès par de grands soins de propreté, et par des injections ou des lotions adoucissantes ; — d'autre part, à prévenir le rétrécissement du trajet que pourraient amener un corps étranger ou des mucosités, en le dilatant par le laminaria, la racine de gentiane, l'éponge préparée, et au besoin en l'incisant.

II. TRAITEMENT CURATIF. — Il est parfois impossible ou dangereux (fistules déterminées par l'oblitération d'un canal excréteur).

Pour les fistules qui sont guérissables, le traitement est très variable.

S'il s'agit d'une *fistule purulente idiopathique*, on cherchera à rapprocher les parois décollées par une compression douce, et par un embonpoint provoqué ; ou on la convertira en plaie simple par des ligatures ou des incisions convenables ; ou enfin on y provoquera une inflammation adhésive, soit par des injections irritantes et caustiques, teinture d'iode, liqueur de Villatte (Désormeaux), soit par un séton, soit encore par une cautérisation obtenue au moyen d'un fil de platine rougi.

Les *fistules purulentes symptomatiques* sont entretenues tantôt par un corps étranger ou un séquestre qu'il faut extraire ; tantôt par une lésion osseuse dont la disparition seule entraînera celle de la fistule ; tantôt par une diathèse, scrofuleuse, tuberculeuse, etc., qui sera combattue par un traitement général approprié.

Quant aux *fistules occasionnées par une perforation de canaux excréteurs* ou *de réservoirs glandulaires*, par une *lésion du tube intestinal* ou *des voies aériennes*, etc., le traitement est trop variable suivant chaque cas particulier pour que nous puissions faire autre chose que de poser quelques indications générales :

Chercher à tarir la source du liquide, par exemple en comprimant la parotide pour une fistule du canal de Sténon ;

Essayer de détourner le liquide de la voie anormale, soit en rétablissant le cours normal par la dilatation du canal, la cautérisation de la fistule, la suture et l'autoplastie ; soit en créant une voie artificielle aux liquides qui s'échappent par la fistule ; soit en faisant de la fistule et de la cavité voisine un même conduit (fistule recto-cutanée).

S'il y a plusieurs trajets fistuleux, il est utile de les réunir par des incisions préalables.

Les *callosités* qui encombrent parfois les orifices et les embranchements n'exigent pas de traitement spécial : les bains, les topiques émollients, les émissions sanguines locales, et, si elles sont très prononcées, l'ablation par le bistouri, sont indiqués.

Enfin s'il se forme des *clapiers purulents*, on s'empressera de les faire disparaître par l'incision et l'excision combinées.

ARTICLE IV. — Corps étrangers en général.

Les liquides et les gaz forment un épanchement, et ne peuvent être considérés comme de véritables corps étrangers. Les poisons, les venins, les virus, agissent par action chimique ou vitale. Enfin les entozoaires échappent à toute action chirurgicale.

Il faut donc réserver le nom de corps étrangers aux corps solides ou demi-solides qui, ne participant pas à une vie commune, nuisent par leur nombre, leur volume, etc., et non par action chimique ou vitale (Compendium) : les accidents varient suivant les propriétés physiques du corps étranger, et consistent principalement en phénomènes douloureux et inflammatoires.

TRAITEMENT. — Lorsque ces accidents paraissent, il faut s'efforcer d'extraire le corps étranger par des incisions conduites avec ménagement, qui permettent d'aller à la recherche d'esquilles, de fragments de métal, de pièces de vêtements déposés dans nos tissus. Cette opération est indispensable pour le pharynx, l'œsophage, la trachée : elle se pratique par les voies naturelles ordinairement, et par les voies artificielles exceptionnellement.

L'extraction est quelquefois rendue impossible par la position du corps étranger : on est alors réduit à attendre qu'il ait une tendance à se faire jour pour aider sa sortie, et à se contenter jusque-là d'un traitement palliatif.

Enfin, lorsque la plaie s'est cicatrisée au-dessus d'un corps étranger, que celui-ci s'est enkysté et ne produit pas d'accident, on peut le respecter en se tenant prêt à agir si des phénomènes plus ou moins sérieux apparaissent.

CHAPITRE IV

MALADIES VIRULENTES

Affections spécifiques, contagieuses, qui doivent leur origine à l'introduction dans l'économie d'un principe, virus, qni possède la propriété de germer et de reproduire des états morbides analogues à ceux dont il provient (Follin).

La rage et la variole étant du ressort de la médecine, la syphilis ne devant pas nous occuper d'une façon générale, nous n'étudierons ici que les affections charbonneuses et farcino-morveuses.

ARTICLE Ier. — **Affections charbonneuses.**

Affections virulentes et contagieuses qui consistent en une altération du sang sous l'influence de laquelle apparaissent des tuméfactions auxquelles on a donné le nom général de charbon et qu'on distingue en pustule maligne, œdème malin; charbon malin ou symptomatique.

§ 1er. — PUSTULE MALIGNE.

Affection virulente à forme gangréneuse, due à l'inoculation d'un virus spécial, virus charbonneux des animaux, et qui produit des accidents locaux et généraux très graves.

L'évolution se fait en trois périodes :

Incubation, de quelques heures à trois jours, pendant laquelle il n'y a que de la démangeaison locale ;

Éruption, caractérisée successivement par une papule, puis par une vésicule reposant sur un noyau d'induration et entourée d'une aréole rougeâtre qui devient elle-même le siège d'un cercle vésiculaire ; à la circonférence externe de cette aréole commence une inflammation œdémateuse dont l'envahissement progressif s'étend plus ou moins loin. La déchirure de la vésicule centrale laisse à nu une tache brunâtre, eschare, quelquefois très superficielle. Cette période dure de quatre à six jours ;

Intoxication, qui se manifeste, au bout de deux à quatre jours, par des phénomènes d'ataxo-adynamie, et qui se termine par la mort après quatre à six jours.

I. TRAITEMENT PRÉVENTIF. — Il consiste à prendre les plus grandes précautions de propreté quand on touche des animaux vivants ou morts.

II. TRAITEMENT CURATIF LOCAL. — Celui qui compte le plus de succès est l'union des scarifications et de la cautérisation. Le chlorure d'antimoine, les acides azotique et sulfurique concentrés, la potasse, la pâte de Vienne, produisent des eschares molles qui ne s'accompagnent d'aucune réaction inflammatoire ; le fer rouge donne des eschares peu profondes et exige plusieurs applications : mieux vaut donc employer le sublimé, qui ne fuse pas, donne lieu à des eschares sèches et dures, et amène une réaction favorable à la guérison. C'est ainsi qu'agissent les médecins de la Beauce, qui, après avoir incisé crucialement la pustule et excisé les lambeaux, déposent sur la plaie 1 à 2 grammes de sublimé.

III. TRAITEMENT GÉNÉRAL. — La médication interne doit être tonique, excitante, diaphorétique, dans la période d'intoxication.

§ 2. — ŒDÈME MALIN.

Décrit d'abord par J. Bourgeois, cet œdème, qui siège surtout aux paupières, mais qu'on a trouvé aussi au cou, au tronc, à l'aisselle, succède à l'absorption du virus charbonneux à travers une muqueuse, ou une peau fine ou dépouillée de son épiderme.

Au début et tant qu'il n'existe pas d'eschare, les fomentations astringentes et stimulantes, les attouchements avec la teinture d'iode, les pointes de feu, peuvent suffire ; mais dès que les phlyctènes se montrent, il faut se hâter de cautériser comme pour la pustule maligne.

§ 3. — CHARBON MALIN.

Tumeur gangréneuse de couleur noire, se développant spontanément par contagion, mais précédée dans son apparition de symptômes généraux : d'où le nom de *fièvre charbonneuse* (Raimbert), de *charbon symptomatique* (Fournier, 1769).

TRAITEMENT. — Il est le plus souvent impuissant : cependant on emploiera localement celui de la pustule maligne concurremment avec une médication interne stimulante, sur laquelle on insistera particulièrement.

ARTICLE II. — Affection farcino-morveuse.

Maladie virulente, spécifique, transmise des solipèdes à l'homme par contagion et par infection. Elle porte le nom de farcin lorsque les lésions restent limitées aux téguments et aux couches sous-cutanées ; on l'appelle morve si les lésions envahissent des organes plus profondément situés, en particulier les muqueuses nasale et respiratoire. C'est toujours la même unité morbide : une forme peut succéder à l'autre et l'engendrer à son tour. Elles peuvent toutes deux être aiguës ou chroniques.

I. TRAITEMENT PROPHYLACTIQUE. — Il consiste naturellement dans des mesures de police, de surveillance, d'hygiène, etc.

II. TRAITEMENT CURATIF. — Il varie avec la période de l'affection.

S'il n'y a qu'une *plaie infectée* par inoculation du liquide virulent, on l'incisera et on la cautérisera fortement après l'avoir lavée à grande eau ; le traitement consécutif est celui d'une plaie ordinaire.

Les *angioleucites* qui marquent le début du farcin exigent, après cautérisation du point où elles naissent, un traitement antiphlogistique très énergique.

Nous ne possédons pas encore de traitement spécifique contre le farcin et la morve *aigus confirmés* : on se bornera donc à ouvrir les collections purulentes avant qu'elles se soient ulcérées ou gangrenées, et on lavera la cavité avec des liquides excitants et antiseptiques.

Dans leur *forme chronique*, ces affections paraissent présenter de plus grandes chances de guérison. La base du traitement est avant tout un régime alimentaire essentiellement tonique, et une excellente hygiène. On a employé avec quelques succès les préparations mercurielles, sulfureuses, iodées (Monneret, Bourdon), l'hydrothérapie, le carbonate d'ammoniaque, etc.

DEUXIÈME SECTION

MALADIES DES TISSUS EN PARTICULIER

CHAPITRE PREMIER

MALADIES DE LA PEAU.

Les maladies chirurgicales de la peau sont :
Les *affections inflammatoires* ;
Les *lésions traumatiques* ;
Les *tumeurs* et *hypertrophies*.
L'étude des lésions traumatiques a été faite avec celle des plaies en général, des brûlures, etc. ; nous n'y reviendrons pas.

ARTICLE Ier. — Affections inflammatoires.

§ 1er. — ÉRYTHÈMES.

Sous la dénomination générale d'*érythèmes* on comprend plusieurs affections très différentes entre elles par leurs caractères anatomiques, par leur nature, par leurs symptômes, et dont la majeure partie appartient à la pathologie interne.

L'érythème *simple* et l'érythème *nodoso-papuleux* nous paraissent seuls être du domaine chirurgical.

I. — *Érythème simple.*

Éruption caractérisée par des taches rosées plus ou moins régulières, d'étendue variable, qui se confondent insensiblement vers leurs bords avec la couleur normale de la peau, et qui déterminent un léger prurit ou une médiocre douleur ; les symptômes généraux sont nuls ou à peu près nuls.

La terminaison ordinaire est une résolution rapide, accompagnée de desquamation épidermique, lorsque les causes de l'érythème ont disparu.

Ces causes sont : un froid vif ou une chaleur intense ; l'action prolongée d'une éclatante lumière, les poudres irritantes, les liquides âcres, les frottements répétés, etc.

TRAITEMENT. — Il est purement local et doit avant tout faire disparaître les causes de cette irritation externe. On mettra ensuite les parties irritées à l'abri du contact de l'air en les couvrant de poudres sèches, amidon, lycopode, etc. ; les topiques humides ne conviennent pas à cette inflammation cutanée et doivent être proscrits.

II. — Érythème nodoso-papuleux.

Affection précédée ou accompagnée de fièvre, et caractérisée par l'éruption de plaques d'un rouge vif, indurées, douloureuses, qui disparaissent spontanément en quinze jours environ.

L'éruption est, en général, à la fois noueuse et papuleuse : il n'y a, du reste, entre les nodosités et les papules, expression d'une même entité morbide, qu'une différence de forme et de siège, les premières se montrant surtout aux membres supérieurs et inférieurs, les secondes aux membres supérieurs et à la nuque.

Cet érythème, très différent du précédent, ne résulte pas, comme lui, d'une excitation venue de l'extérieur, mais d'une cause interne : le rhumatisme a été surtout incriminé, peut-être à tort ; puis le tempérament lymphatique, un mauvais état physiologique.

TRAITEMENT. — Le repos absolu en est la première condition, et c'est la seule indispensable, la guérison se faisant presque toujours par l'expectation.

Au début, une légère saignée sera indiquée si le malade est d'un tempérament sanguin et si la douleur est très vive. Puis on conseillera des boissons délayantes, des laxatifs, de grands bains.

Notons que le sulfate de quinine n'a pas donné dans cette affection les résultats qu'avait fait espérer sa prétendue analogie avec le rhumatisme.

§ 2. — ÉRYSIPÈLE.

Nous ne mentionnons ici cette inflammation cutanée que pour renvoyer à l'étude qui en a été faite précédemment, à propos des complications des lésions traumatiques.

§ 3. — Furoncle.

Tumeur inflammatoire de la peau, peu étendue, douloureuse, conique, à base large, à sommet acuminé (souvent remarquable par la présence d'un poil (Richet), qui s'accompagne de rougeur et de tension des téguments; elle se termine presque toujours par suppuration lorsqu'elle est abandonnée à elle-même, et laisse échapper avec le pus, du quatrième au sixième jour, une petite masse spongieuse, jaunâtre, le bourbillon, par une ouverture naturelle ou artificielle. C'est une affection essentiellement locale, qui ne détermine de réaction générale que lorsqu'elle a une cause dyscrasique : alors peuvent se montrer des phénomènes graves, ataxo-adynamiques (Denucé). Souvent, en effet, l'apparition d'un furoncle, et plus fréquemment encore d'une série de furoncles, coïncide avec une perturbation dans la nutrition, qui est la cause manifeste de la série furonculeuse : dans le cours ou à la suite d'une fièvre éruptive (rougeole, variole, etc.), d'une fièvre continue (typhoïde), concurremment avec un diabète qui peut être passager et disparaître avec les furoncles (Vulpian), avec un état morbide des voies digestives.

Les causes locales ne sont pas moins nombreuses : malpropreté, topiques irritants, vésicatoires, poussières métalliques, frottements répétés et prolongés, etc.

Enfin on a observé de véritables épidémies furonculeuses (Tholozan, Cazin, etc.).

Aux *lèvres*, à la *face*, au *cou*, le furoncule peut amener des complications graves, souvent mortelles (Verneuil) : phlébite se propageant aux sinus crâniens par la veine ophthalmique; inflammation des méninges, du tissu cérébral; phlegmon du tissu cellulaire, de l'orbite en particulier; phénomènes de septicémie aiguë ou pyohémie avec abcès métastatiques (Verneuil, Denucé, Reverdin, etc.).

I. Traitement abortif. — On a essayé de la *cautérisation avec le nitrate d'argent*, d'application sur la tumeur, au début, de *teinture d'iode*, de compresses d'*alcool rectifié* à 40°, de *mélanges réfrigérants*, de *sangsues* : ces moyens échouent le plus souvent.

II. Traitement général. — Souvent inefficace, il est indiqué seulement quand il y a des *éruptions multiples*, successives, de furoncles. Si ceux-ci sont symptomatiques du *diabète*, il faut surtout traiter la maladie générale ; s'il y a un état morbide des voies digestives, un *purgatif*, un *éméto-cathartique*, seront indiqués. En toute autre circonstance, on se bornera à recommander des modifications hygiéniques d'*alimentation* ou d'*habitation*, à conseiller l'usage des *amers*, des *laxatifs*. Il n'est jamais nécessaire de recourir aux moyens antiphlogistiques généraux, même lorsque le furoncle se montre sur plusieurs points (Nélaton).

On a encore essayé, à l'intérieur, des alcalins, de la levûre de bière, des arsénicaux, 4 à 6 gouttes de liqueur de Fowler par jour (Schweich).

III. TRAITEMENT LOCAL. — Après avoir couvert de *cataplasmes laudanisés*, pendant les premiers jours, la tumeur encore dure et rouge, le seul traitement rationnel, lorsque celle-ci est à maturité, serait de l'inciser. Conseillée par les uns (Dupuytren), proscrite par d'autres (Nélaton), l'*incision simple ou cruciale*, quelquefois nuisible (Denucé), n'avance pas la guérison, mais fait cesser la tuméfaction douloureuse des parties : elle est donc indiquée, pour faciliter la sortie du bourbillon, quand la tumeur est volumineuse ou qu'elle est le siège d'une douleur vive (Follin).

Pour ce qui est des *complications* de phlébite et de pyohémie, on en préviendra souvent les funestes résultats en incisant largement la tumeur dès le début des accidents, et en cautérisant la cavité avec un fer chauffé à blanc (Denucé).

§ 4. — ANTHRAX.

Inflammation spéciale du derme et du tissu cellulaire sous-cutané qui ressemble au furoncle par sa constitution anatomique, mais en diffère par une forme aplatie, un volume plus considérable, et surtout par l'apparition de symptômes généraux graves (Follin). De plus, l'anthrax serait la manifestation locale d'un principe diathésique, et devrait sa gravité à une altération septique du bourbillon au contact de l'air (Guérin).

Les *symptômes généraux*, mal définis au début, prennent plus tard la forme ataxo-adynamique.

Localement, on observe une tuméfaction circonscrite, rouge foncé, douloureuse, dure à la circonférence, moins consistante au centre, avec œdème périphérique diffus. Stationnaire après 8 ou 10 jours dans l'anthrax circonscrit (Trélat), la tuméfaction envahit les parties voisines dans l'anthrax diffus ou envahissant (Denucé). Le derme se perfore en plusieurs points qui livrent passage à une série de bourbillons, les parties intermédiaires aux points sphacélés peuvent aussi se mortifier. Une suppuration intense accompagne l'élimination des bourbillons et des eschares.

La durée, variable, est de 2 mois en moyenne (A. Guérin, Trélat).

Les *complications* possibles sont nombreuses : phlegmon diffus, infection purulente, érysipèle, angioleucite, adénite, phlébite, ouverture des cavités viscérales ou articulaires, asphyxie lorsque la tuméfaction siège au cou, au thorax, etc.

Les causes sont à peu près les mêmes que celles du furoncle : mauvaise alimentation, défaut de propreté et d'hygiène, constitution délabrée, épuisée, dans le cours ou à la fin d'une maladie grave et continue. Les rapports du diabète sont plus étroits avec l'anthrax qu'avec le furoncle : non seulement l'affection générale peut engendrer la lésion locale, mais elle paraît pouvoir se développer sous l'influence de celle-ci.

I. TRAITEMENT GÉNÉRAL. — La médication interne doit varier suivant l'époque de l'évolution des phénomènes généraux. On débutera par l'administration d'un ou plusieurs évacuants, *purgatifs salins, vomitifs* (A. Guérin) ; plus tard, les douleurs plus vives réclament l'emploi des *opiacés ;* dans la troisième période de suppuration, on insistera surtout sur l'*alimentation*, sur les *toniques*. Dans le cours de la maladie, les *alcalins*, les *arsénicaux*, pourront être donnés à l'intérieur.

II. TRAITEMENT LOCAL. — Les sangsues (Sanson), la compression et l'application du collodion, les réfrigérants (Marjolin), sont des moyens inutiles ou dangereux (Trélat). Les bains généraux prolongés, les cataplasmes ne sont que des palliatifs.

Les seules méthodes vraiment chirurgicales et rationnelles sont : l'*excision*, la *cautérisation*, l'*incision*.

L'*excision* ne serait indiquée que si, dès le début, on pouvait déterminer la gravité de l'anthrax et l'étendue des surfaces à enlever (Trélat).

La *cautérisation* avec le fer rouge, la pâte de Vienne, le chlorure de zinc, le perchlorure de fer, convient surtout aux cas où l'anthrax s'accompagne de phénomènes généraux graves.

L'*incision*, proscrite par quelques chirurgiens qui croient à l'innocuité de l'expectation (Nélaton), est préconisée et pratiquée par la majeure partie des praticiens (Richet, A. Guérin, Verneuil, Demarquay, etc.).

Elle doit être faite promptement, avant l'apparition des accidents généraux, largement et profondément, dans les cas graves, c'est-à-dire au nez, aux lèvres, aux paupières. Elle peut être circulaire (Lallement), cruciale (Dupuytren), en étoile (Velpeau), sous-cutanée (Guérin) : cette dernière méthode aurait l'avantage de soustraire le malade à l'érysipèle, à l'infection purulente, d'être peu douloureuse, d'éviter les cicatrices difformes, de hâter la guérison.

Dans ces cas particulièrement graves, on se trouvera bien de *combiner la cautérisation à l'incision* : les surfaces mises à nu seront cautérisées énergiquement par le fer rouge, ou par l'igni-puncture au moyen du thermo-cautère (Verneuil), ou du cau-tère Paquelin, ou encore par des applications de teinture d'iode caustique (Demarquay) ; on pourra ainsi prévenir l'absorption purulente et putride en oblitérant les orifices vasculaires.

Après l'incision et la cautérisation, ces surfaces peuvent être couvertes de cataplasmes de vin et de poudre de quinquina (Follin), et pansées avec des substances antiputrides, acide phénique, permanganate de potasse, etc. Au moment de la suppuration éliminatrice, les injections toniques, détersives, antiseptiques, nettoieront les plaies, et préviendront la forma-tion de clapiers. Si après l'ouverture les bourbillons tardaient à sortir, on favoriserait leur expulsion par un pansement avec quelques digestifs, une liqueur aromatique excitante, etc.

5. — Hydrosadénite ou Hydradénite phlegmoneuse et abcès sudoripares.

Décrite par Velpeau sous le nom d'abcès tubéreux ou tubériformes, cette affection résulte de l'inflammation aiguë ou chronique des glo-mérules sudoripares (hydrosadénite) et se termine le plus souvent par une collection purulente circonscrite (abcès sudoripare) (Verneuil).

Engendrée par la malpropreté, par l'application de pommades exci-tantes, elle siège surtout dans l'aisselle, mais a été observée aussi à la marge de l'anus, au mamelon, au conduit auditif.

L'induration, douloureuse, peut se terminer par résolution ; bien plus souvent, du pus se forme à son centre, les téguments s'ulcèrent : il peut en résulter une fistule, ou l'orifice s'oblitère alors qu'un nou-veau liquide s'accumule dans la cavité de l'abcès.

Traitement. — Il consiste uniquement à *inciser* la petite tu-meur dès qu'elle contient du pus : on pourra ainsi prévenir l'établissement de la fistule, et éviter le développement d'un phlegmon, dont la possibilité doit toujours être présente à l'esprit du chirurgien.

ARTICLE II. — **Hypertrophies et tumeurs**.

§ 1er. — Chéloïde (ou Kéloïde) spontanée.

Affection de la peau caractérisée par des productions irrégulières, compactes, dures, lisses, ordinairement saillantes, comprenant toute

l'épaisseur du derme, constituées surtout par du tissu fibro-plastique
et ayant une grande tendance à récidiver localement (Bazin). Elles
siègent de préférence à la région sternale et reconnaissent pour causes
prédisposantes : la scrofule (Bazin), la diathèse fibro-plastique (Bazin) ;
et pour causes efficientes : un traumatisme léger, un coup, une piqûre, etc.

TRAITEMENT. — Il consisterait dans la destruction de ces productions par les caustiques ou par l'instrument tranchant,
mais les récidives sont très fréquentes : aussi ne les opérera-t-
on que si elles gênent par les douleurs ou les difformités qu'elles
peuvent déterminer.

Quant aux applications locales, iodées, mercurielles, sulfureuses, et aux médications internes, arsénicales, iodurées, etc.,
elles ont presque toujours échoué.

§ 2. — SCLÉRODERMIE.

Affection à début plus ou moins rapide, à marche lente, intéressant
surtout la peau, et caractérisée par une induration, une rétraction et
un amincissement particuliers des téguments ou de quelques muqueuses ; il en résulte des troubles fonctionnels variables avec le siége
de la lésion.

Ses causes prédisposantes sont, d'une part, le rhumatisme ; d'autre
part, un état cachectique (Lasègue) pouvant résulter de la scrofule,
de la misère, etc. Sa principale cause occasionnelle est le froid (Panas,
Bouchut).

TRAITEMENT. — On a employé :
A *l'intérieur*, les emménagogues, les toniques, les altérants,
tels que mercure, iode, alcalins ;
Comme *traitement externe*, l'hydrothérapie, les bains de
vapeur, sulfureux, alcalins, le massage, la saignée et les
sangsues.
Dans quelques cas de rétraction, de constriction, on a dû
débrider les parties atteintes en les incisant.

§ 3. — ÉLÉPHANTIASIS PROPREMENT DIT.

L'éléphantiasis proprement dit, des Arabes, diffère complètement
de celui des Grecs, qui n'est autre chose que la lèpre tuberculeuse ou
du moyen âge.
C'est une maladie dans laquelle certaines parties du corps, plus
particulièrement les membres inférieurs et les organes génitaux ex-

ternes, présentent un gonflement considérable, lardacé, résultant primitivement d'une sorte d'inflammation chronique avec hyperplasie de la peau et du tissu cellulaire sous-cutané.

Il peut y avoir complications d'ulcères, de gangrène, de phlegmons circonscrits, d'abcès dans le tissu cellulaire.

L'habitation dans des lieux malsains, humides, la malpropreté, les excès, prédisposent à cette maladie, dont le développement est favorisé par la scrofule, la syphilis, les plaies, les contusions, etc.

TRAITEMENT. — A la première période, inflammatoire et fébrile, les *antiphlogistiques*, les *émollients*, une *position* élevée du membre inférieur, la *compression*, et surtout le *changement d'habitation*, de pays même, sont indiqués.

Plus tard, on conseillera les *bains alcalins* ou *sulfureux*, les *douches* de vapeur, les *frictions* résolutives, le massage ; et, à l'intérieur, l'usage du *mercure*, de l'*arsenic*, de l'*iode*.

Lorsque le membre malade présente un volume exceptionnel, des ulcères profonds, qu'il entretient un état cachectique, il faut recourir à l'*amputation*, ou à la *ligature des artères* du membre qui a donné de bons résultats.

La *compression* digitale de l'artère, combinée à la compression préalable du membre, est un moyen chirurgical moins sûr que les précédents (Gosselin).

Enfin l'*extirpation* pourrait être appliquée au scrotum et aux grandes lèvres.

§ 4. — HYPERTROPHIES ÉPIDERMIQUES ET PAPILLAIRES OU PAPILLOMES CUTANÉS.

Ce sont les cors, les cornes, les verrues, les condylômes.

I. — *Cors.*

Épaississement circonscrit de l'épiderme avec noyau central, dur, qui pénètre en pointe dans le derme.

On le trouve exclusivement aux pieds, chez les individus qui portent des chaussures trop étroites ou trop larges, amenant une compression anormale ou des frottements excessifs.

TRAITEMENT. — Il comprend un certain nombre de moyens palliatifs, qui peuvent même devenir curatifs, tels que l'usage de chaussures souples et spéciales ; l'application de plusieurs emplâtres de diachylon superposés, dont l'un, au moins, présente une ouverture au niveau du cor, ou d'un anneau de caoutchouc également fenêtré, etc. Il existe, en outre, un grand nombre d'onguents, de pommades.

Mais les procédés véritablement efficaces et chirurgicaux sont les suivants :

L'*excision*, faite prudemment, et à intervalles de temps plus ou moins rapprochés ;

La *rugination* du cor, préalablement ramolli dans l'eau tiède ;

L'*extirpation* avec l'ongle, ou un couteau mousse, ou une aiguille, etc. ;

La *cautérisation*, faible et répétée, avec la potasse caustique, l'acide acétique cristallisable.

Quant à l'amputation (Boyer, Liston), on comprend combien les indications en sont limitées et exceptionnelles.

II. — *Cornes.*

Productions dures, cornées, ressemblant au tissu des ongles ou aux cornes des animaux, qu'on observe à la surface de la peau et de quelques muqueuses. C'est à la tête, chez les vieillards, qu'elles sont le plus fréquentes.

Leur accroissement est lent, mais continu, de sorte qu'elles deviennent une gêne par les chocs, les tiraillements auxquels elles sont exposées, et qui déterminent l'apparition de phénomènes inflammatoires et douloureux.

TRAITEMENT. — La seule méthode rationnelle est l'*extirpation*, la cautérisation de la base de la corne étant un procédé long et souvent insuffisant.

On cernera donc le point d'implantation a l'aide de deux incisions courbes, de manière à enlever la production cornée avec la partie des téguments sur laquelle elle repose (Nélaton).

III. — *Verrues.*

Petites excroissances brunâtres, mobiles, à surface lisse ou granulée, pédiculées et molles (verrues), ou dures, aplaties, chagrinées, à surface crevassée (poireaux). Solitaires ou multiples, elles paraissent résulter d'irritations répétées.

TRAITEMENT. — Ces hypertrophies papillaires peuvent être détruites par la ligature, ou par la cautérisation seule ou combinée à l'excision.

La *ligature* avec un fil de soie ou une très petite bande de caoutchouc ne peut être appliquée qu'aux verrues pédiculées.

La *cautérisation* peut être faite avec le nitrate d'argent, la pâte de Vienne, les acides azotique, chromique, acétique, l'azotate acide de mercure. Précédée de l'*excision*, elle met toujours à l'abri des récidives.

IV. — *Condylômes.*

Il est d'autres productions papillaires, analogues aux verrues, qui prennent naissance surtout dans les régions où la peau se confond avec les muqueuses, au gland, au prépuce, à l'anus, à la vulve, etc. On leur donne, suivant leur apparence extérieure, suivant leur forme, aplatie, pointue, etc., les noms de condylômes, de végétations, de choux-fleurs, etc.

Ces productions peuvent succéder à des irritations quelconques, surtout à celles que déterminent le pus blennorrhagique, le pus syphilitique, les sécrétions muqueuses des femmes enceintes (Diday, Follin).

TRAITEMENT. — La grossesse, cause si fréquente de végétations, est une contre-indication à toute opération, parce que le moindre ébranlement peut être cause d'avortement (Panas) ; cependant l'ablation a pu être faite, sans amener d'accident, sur le désir formel de la malade (Tillaux).

Avant d'avoir recours à une intervention chirurgicale, on peut, surtout chez les sujets pusillanimes, se borner à saupoudrer les végétations avec de la *poudre de sabine* (A. Guérin), à les badigeonner avec un mélange de *tannin* et de *gomme adragante*, ou d'*alun* et de *sabine* (Panas), ou d'*alun* et de *bismuth* (Horteloup) : mais ce ne sont là que des moyens palliatifs, qui peuvent amener la diminution, et non la disparition des excroissances.

Cette disparition ne peut être obtenue d'une façon définitive que par la ligature, l'excision, la cautérisation.

La *ligature élastique* (Périer), faite avec un fil carré de deux millimètres environ, amène la mortification des parties au bout de quelques jours, lorsque celles-ci ne sont pas trop volumineuses.

L'*excision* a l'inconvénient de donner lieu à un écoulement sanguin parfois très abondant ; la *cautérisation* laisse une induration fâcheuse (Panas) : c'est cependant l'union de ces deux moyens qui donne les meilleurs résultats. On excise, ou plutôt on ébarbe les parties saillantes avec des ciseaux ou un bistouri et on les badigeonne immédiatement avec une solution de perchlorure de fer (Horteloup).

Si on s'en tient à la cautérisation seule, c'est avec l'acide chromique, avec l'acide azotique mono-hydraté (Guérin), avec le nitrate acide de mercure, qu'on agira le plus efficacement.

§ 5. — HYPERTROPHIES GLANDULAIRES OU ADÉNÔMES CUTANÉS.

I. — *Adénômes sudoripares.*

Il en existe trois formes ou variétés anatomiques. L'hypertrophie *kystique*, l'hypertrophie *générale simple*, l'hypertrophie avec *infiltration de cellules dans les tissus voisins* par rupture des tubes hypertrophiés (Verneuil). Cliniquement on observe, surtout au visage et sans cause connue, une tumeur mobile, indolente, adhérente à la peau qui est d'abord intacte, mais qui peut s'ulcérer : d'où résultent des douleurs peu intenses et souvent passagères.

TRAITEMENT. — Le procédé le plus convenable est l'*extirpation* par l'instrument tranchant.

Cependant, lorsque la tumeur n'est pas très volumineuse, on peut se borner à une cautérisation énergique, à l'aide du galvano-cautère (Verneuil).

II. — *Hypertrophie des glandes sébacées ou Kystes sébacés.*

Désignés aussi sous le nom de *tannes*, *loupes*, etc., ces kystes se forment par rétention de la matière sébacée, principalement au cuir chevelu, sous l'influence de traumatismes, de frottements, et d'une véritable prédisposition.

De forme, de volume, de consistance variables, peu ou pas douloureuses, ces tumeurs peuvent s'enflammer : alors elles suppurent, ou elles deviennent l'origine de fistules, ou le kyste et la peau s'ulcèrent.

1. TRAITEMENT PALLIATIF. — Il consiste à déboucher et vider périodiquement le kyste avec une épingle et quelques pressions.

II. TRAITEMENT CURATIF. — Il compte deux méthodes principales :

L'*extirpation* par le bistouri ;

La *cautérisation*, qui se fait elle-même de deux façons :

Tantôt, après avoir ponctionné et vidé le kyste, on cautérise sa face interne avec une solution de nitrate d'argent ou une application de pâte caustique ;

Tantôt on place sur la surface externe de la tumeur de la pâte de Vienne, qu'on laisse appliquée pendant dix minutes environ : il se forme une eschare qui se dessèche en même temps que le kyste, et l'ensemble tombe au bout de quinze jours, un mois.

§ 6. — Fibrôme cutané ou Molluscum vrai.

Le molluscum proprement dit est formé de tissu fibreux, c'est un fibrôme.

Il constitue une tumeur indolente, molle, plus ou moins pédiculée, se continuant avec le derme cutané (A. Després); il peut devenir le siège de douleurs et de poussées inflammatoires.

Traitement. — Il consiste à enlever par la *ligature* la tumeur lorsqu'elle incommode le malade.

CHAPITRE II

MALADIES DU TISSU CELLULAIRE

Les lésions traumatiques du tissu cellulaire n'offrant rien d'intéressant qui n'ait été dit à propos de ces lésions en général, nous étudierons ici :

Les *affections inflammatoires* (phlegmon circonscrit et diffus);

Les *tuméfactions et tumeurs* (fibrômes sous-cutanés, filaire de Médine, œdème).

ARTICLE Ier. — **Affections inflammatoires.**

§ 1er. — Phlegmon circonscrit.

On donne le nom de phlegmon, en général, à l'inflammation du tissu cellulaire situé dans l'intervalle des organes.

La circonscription exacte et le caractère ordinairement bénin de la phlegmasie distinguent le phlegmon circonscrit ou simple.

Quelquefois produit par une cause interne inconnue, il résulte le plus souvent d'une violence extérieure, d'une contusion, d'une plaie, ou de la présence d'un corps étranger, ou de l'inoculation d'une matière septique.

Il siège surtout dans les points où abonde le tissu cellulaire sous-cutané, plus rarement dans le tissu sous-aponévrotique, ou entre les organes splanchniques.

Dans le *phlegmon superficiel*, on perçoit l'existence d'une tuméfaction élastique, rénitente, douloureuse, à large base ; la peau est rouge et chaude.

Dans le *phlegmon profond*, la tuméfaction est vaguement limitée, la peau est saine ; la douleur persiste, mais elle est profonde et sourde.

La suppuration, suite ordinaire de l'inflammation, se reconnaît aux signes habituels des abcès. Les terminaisons par résolution, par induration, par gangrène, sont plus rares.

TRAITEMENT. — Les chirurgiens doivent tendre à amener la *résolution* de la phlegmasie et à prévenir la suppuration.

Or, nous éliminerons d'abord les répercussifs, plus propres à empêcher l'apparition des phénomènes inflammatoires qu'à les combattre lorsqu'ils existent (Nélaton); et la compression, qui augmente les douleurs et hâte la suppuration (Follin).

Il faut d'abord rechercher avec soin si la cause du phlegmon n'est pas une action mécanique, la présence d'un corps étranger, une plaie mal pansée, irritée par le frottement, etc., et faire disparaître cette cause (Nélaton).

Les *émissions sanguines* générales ou locales sont recommandées au début, la saignée diminuant l'état fébrile, les sangsues éteignant plus ou moins la douleur (Malgaigne) : elles limitent souvent les accidents, mais n'amènent pas toujours une résolution franche. — Au même moment, l'utilité d'un purgatif, d'un éméto-cathartique, se présentera s'il y a des symptômes d'embarras gastrique.

Le *repos absolu* de la partie malade, sa *position élevée*, les *topiques émollients et narcotiques*, en d'autres termes le traitement antiphlogistique complet, seront, avec les sangsues en grand nombre, la meilleure méthode.

Les *ponctions* petites et multiples, pratiquées sur la région enflammée avec une lancette ou un bistouri étroit, amènent la résolution (Velpeau).

Quant aux *onctions mercurielles* larges et fréquentes, faites pendant dix minutes toutes les deux heures (Serre d'Uzès), elles échouent souvent.

Enfin, pour le traitement de la *suppuration* et du *sphacèle*, nous renvoyons le lecteur aux *Abcès* et à la *Gangrène*.

II. — *Phlegmon diffus.*

Inflammation aiguë du tissu cellulaire, avec tendance à envahir rapidement de proche en proche les couches celluleuses et à en produire la mortification, double caractère qui distingue le phlegmon diffus du phlegmon circonscrit (Nélaton).

Les *troubles généraux* sont : au début, des frissons, de la céphalalgie, un malaise général, des vomissements, etc. ; plus tard, une fièvre très vive, une dépression considérable des forces, de l'anxiété et de l'agitation, ou des symptômes typhoïdes, de stupeur, d'adynamie.

Localement, on observe tous les signes d'une inflammation très intense : douleur extrêmement vive ; gonflement énorme ; peau rouge vif ou violette, par traînées ; chaleur brûlante. Au toucher, le chirurgien a la perception d'une consistance toute particulière, ni molle, ni dure, ni élastique (Béclard).

Du quatrième au sixième jour, la mortification s'annonce par un amendement de tous les symptômes inflammatoires locaux ou généraux (Compendium).

A la troisième période d'élimination, la peau se perfore : par les ouvertures sortent du pus, et des lambeaux de tissu cellulaire, d'aponévrose, etc.

Les causes générales sont la faiblesse constitutionnelle, la tendance aux affections suppuratives, l'alcoolisme, le diabète.

Les causes locales et efficientes sont nombreuses : efforts musculaires violents, piqûres, plaies contuses, brûlures, application de substances irritantes sur les ulcères ou les plaies, infiltration de liquides irritants (urine, bile), écrasement de doigts ou d'orteils (surtout du petit doigt ou du pouce, Nélaton), contusions des bourses séreuses sous-cutanées ; piqûres anatomiques ; fatigue excessive, marches forcées.

I. Traitement préventif. — L'énumération des causes du phlegmon diffus donne les premières indications à suivre pour en empêcher le développement ; soigner avec attention quelques contusions, même légères, surtout celles des régions olécrânienne et prérotulienne, qui possèdent des bourses séreuses ; ordonner le repos aux ouvriers dont le travail se fait debout, lorsqu'ils présentent certaines excoriations des membres inférieurs ; employer les lavages, la succion, la cautérisation, contre les piqûres anatomiques.

II. Traitement local. — Il faut d'abord tenter d'obtenir la *résolution*.

Le repos est nécessaire, la *position élevée* soulage.

Les *émissions sanguines, les émollients, les bains généraux,* comptent des insuccès très nombreux comme résolutifs.

Les *vésicatoires,* la *cautérisation* avec le fer rouge, les *onctions mercurielles* sont aussi insuffisants.

La *compression*, souvent utile, n'a d'action radicale que s'il n'y a pas de pus.

Les *ponctions avec la lancette* (Dobson), insuffisantes par elles-mêmes, ont du moins conduit au moyen suivant.

Les *incisions* sont la méthode de traitement la plus sûre et la plus recommandable (Follin).

Pratiquées dès le début, elles amènent la résolution, évitent la production du pus et des eschares (Chassaignac). Dans un phlegmon du tissu cellulaire sous-cutané, on fera des incisions longitudinales qui ne s'arrêteront qu'à l'aponévrose, qui dépasseront les limites du phlegmon, et qui seront éloignées l'une de l'autre d'environ quatre centimètres, de façon à éviter le sphacèle dont pourraient être frappées les languettes de peau comprises entre deux incisions. — Si le phlegmon est sous-aponévrotique, il faudra inciser l'aponévrose et débrider ses bords latéralement (Follin).

Les *soins consécutifs* consistent à appliquer des pansements émollients, et surtout à surveiller attentivement la propagation du pus : celle-ci exige souvent l'emploi du drainage, des injections détersives, des contre-ouvertures, de la compression méthodique.

Plus tard, après la cicatrisation, il peut rester de la raideur dans les tissus, et même une perte complète des mouvements du membre, qu'on combattra par les bains prolongés, les mouvements forcés, le massage, les douches.

Enfin l'*amputation* peut être nécessaire, dans les phlegmons profonds qui occupent toute l'épaisseur d'un membre et menacent de gagner le tronc.

III. Traitement général. — Il a pour but de conserver les forces du malade à l'aide d'une bonne hygiène, d'un régime tonique dont feront partie le vin et les alcooliques: Par contre, les émissions sanguines générales seront proscrites. Des purgatifs doux et répétés entretiendront les fonctions gastro-intestinales.

ARTICLE II. — Tuméfactions et tumeurs.

§ 1er. — Fibrômes sous-cutanés, tubercules sous-cutanés douloureux.

Le point capital dans l'évolution de ces tubercules, composés d'éléments fibreux, et sans rapport nécessaire avec les nerfs, est la douleur, qui peut paraître avant que la tumeur fasse aucune saillie, ou en même temps qu'elle, ou après elle: Cette douleur, le plus souvent temporaire, excitée par la pression et le moindre attouchement, peut être très vive, au point d'amener des convulsions ou une syncope (Follin).

Ces fibrômes sont souvent rapportés par les malades à des contusions, à des piqûres ; on les rencontre surtout chez des sujets nerveux (Broca, Charcot).

TRAITEMENT. — La *névrotomie* ne fait pas disparaître la douleur qu'entretient la présence des fibrômes.

Aussi la meilleure méthode est-elle l'*extirpation* de ces petites tumeurs, qui se fait en général très facilement par une petite incision, en raison de leur faible adhérence au tissu cellulaire ; la plaie est réunie par première intention.

L'extirpation met à l'abri des récidives du fibrôme lui-même, mais un certain degré de douleur peut persister après elle (Follin).

A défaut d'opération, les *topiques opiacés*, les *injections narcotiques* seraient indiqués, surtout comme palliatifs ; ils ont même eu un effet curatif, mais bien rarement (Follin).

§ 2. — FILAIRE DE MÉDINE.

La filaire de Médine, ver de Guinée ou de Médine, dragonneau, est un helminthe que l'on rencontre dans le tissu cellulaire des régions superficielles du corps, et principalement des extrémités, de l'inférieure surtout.

Il pénètre dans les tissus par la peau, sous laquelle il donne d'abord la sensation d'une petite corde, puis d'une tuméfaction qui, indolente au début, s'enflamme plus tard, et prend les caractères d'un abcès furonculeux, avec réaction générale. L'abcès ouvert, si le dragonneau est expulsé, la cicatrisation se fait rapidement ; dans le cas contraire, et s'il y a plusieurs filaires profondément situées, des accidents plus graves surviennent : délire, suppurations profondes et abondantes, gangrène ; la mort peut en être la conséquence.

Cet helminthe ne s'observe que chez les individus qui habitent certaines régions intertropicales ou qui en viennent.

I. TRAITEMENT PRÉVENTIF. — La prophylaxie consiste dans l'incinération des linges et pièces de pansement, dans la préservation des pieds contre la poussière ou l'humidité, dans l'abstinence de bains dans une eau suspecte.

II. TRAITEMENT PALLIATIF. — Contre les douleurs, les crampes, les convulsions, on emploiera les *antiphlogistiques*, les *antispasmodiques*, les *narcotiques*, et, si ces moyens échouent, l'*application du fer rouge* (Clot-bey).

III. **Traitement curatif.** — La guérison radicale ne peut venir que de *la sortie du ver*, soit qu'on incise la tumeur, soit qu'on attende qu'il sorte spontanément. Dès que le ver tend à faire issue au dehors, on le maintient à l'extérieur avec un fil de soie, et on l'enroule peu à peu sur un petit cylindre de diachylon en ayant soin de n'exercer que des tractions très douces : il est alors expulsé dans un espace de temps qui varie de quelques heures à un ou deux mois (Clot-bey).

De larges débridements et des incisions profondes sont indiqués dans le cas où la rupture de la filaire causerait des accidents phlegmoneux graves (Follin).

§ 3. — ŒDÈME.

L'œdème est l'infiltration, locale ou générale, active ou passive, des mailles du tissu cellulaire par un liquide séro-albumineux.

Les téguments soulevés, tendus, pâles, d'un blanc mat et froids, ou chauds et rosés, donnent à la main la sensation d'une mollesse pâteuse, et conservent longtemps la trace de la pression des doigts.

C'est un symptôme, et non une entité morbide : d'où la nécessité, au point de vue thérapeutique, de connaître les *causes* qui peuvent lui donner naissance. Les plus fréquentes sont les *maladies des veines* qui déterminent leur oblitération ou mettent un obstacle mécanique à la circulation du sang veineux : ligature, compression, varices, caillot par thrombose ou phlébite.

Puis viennent les *affections des vaisseaux* et *ganglions lymphatiques*, ensuite les *lésions des artères* et *des capillaires ;* enfin les *altérations du système nerveux*, agissant par paralysie ou par irritation.

Il y aurait, de plus, à compter avec l'*altération du sang* (Verneuil).

Traitement. — Il a un double but à atteindre :

I. Combattre la lésion qui a déterminé l'œdème ; la thérapeutique variera nécessairement avec la cause ;

II. Favoriser la résorption ou l'évacuation du liquide, indication qui sera remplie par une *position élevée*, une *compression méthodique*, des *frictions stimulantes* ou des *lotions astringentes*, des *douches*, des *bains excitants*, enfin des *piqûres* et des *mouchetures :* toutefois ces légères incisions ne seront faites qu'en petit nombre, de peur d'irriter les téguments, déjà prédisposés par le fait de leur tension à l'érythème et même à l'érysipèle.

CHAPITRE III

MALADIES DES BOURSES SÉREUSES.

Les unes sont situées sous la peau; les autres servent au glissement des tendons.

ARTICLE I. — **Bourses séreuses sous-cutanées.**

Elles présentent à étudier, comme maladies chirurgicales :
Des *affections inflammatoires* ;
Des *lésions traumatiques* ;
Des *altérations syphilitiques*.

§ 1er. — AFFECTIONS INFLAMMATOIRES.

Désignées sous le nom d'*hygroma* par les chirurgiens, ces affections peuvent prendre une forme *aiguë* ou *chronique*.

I. — *Hygroma aigu.*

L'hygroma aigu est l'inflammation aiguë des bourses séreuses sous-cutanées, laquelle s'accompagne le plus souvent d'un épanchement simplement séreux ou purulent.

Les causes ordinaires sont des violences extérieures, une contusion violente ou légère, mais prolongée. Quelquefois l'inflammation prend naissance par propagation de lésions semblables des tissus voisins, angioleucite, furoncle, etc. Enfin un épanchement purulent peut se rencontrer dans le cours du rhumatisme ou de l'infection purulente.

Le premier phénomène est la tuméfaction; puis viennent la douleur, la rougeur des téguments, la tension, la rénitence, la fluctuation des parties.

L'inflammation se termine par résolution ou suppuration. Elle se propage facilement au tissu cellulaire voisin, d'où résulte un phlegmon diffus. Quant à l'épanchement, il peut se faire jour au dehors et amener l'établissement d'une fistule, ou se vider dans une gaine tendineuse dans une articulation.

TRAITEMENT. — Il a un double but :
1° Favoriser la résolution ;

2° Hâter la résorption de l'épanchement.

Au début, on favorisera la résolution par le *repos*, l'*application de topiques résolutifs, froids, astringents*. Quant aux *émissions sanguines*, générales et locales, on y aura recours seulement s'il y a menace de phlegmon diffus (Nélaton).

Si l'épanchement de sérosité n'est pas résorbé, on hâtera sa disparition par une *simple ponction* immédiatement suivie d'une *compression ouatée méthodique* (Guyon), ou par la combinaison *de la compression et des vésicatoires volants* (Follin).

Si la *suppuration* apparaît, une *large incision* de la poche est nécessaire ; c'est le seul moyen d'éviter la propagation des accidents. Dans le cas où la bourse séreuse tarderait à se fermer, on pourrait en hâter l'oblitération par l'application de topiques excitants, par une cautérisation légère.

Enfin *les fistules consécutives* guérissent parfois difficilement : on tentera de mettre leurs parois en contact par une *compression douce*, puis d'y déterminer une inflammation adhésive par des *injections irritantes* ; si ces moyens échouent, une *incision du trajet fistuleux*, suivie d'une cautérisation énergique, sera nécessaire.

II. — *Hygroma chronique.*

Cette forme d'inflammation est caractérisée par une série de lésions chroniques, dont les principales sont un épanchement de liquide dans la cavité séreuse, et un épaississement considérable de la poche, qui subit des altérations variées.

Elle siège surtout au genou et au coude (bourses prérotulienne et rétro-olécrânienne), et résulte de pressions souvent répétées sur une bourse normale ou accidentelle.

Quelquefois précédée de tous les signes de l'hygroma aigu, elle commence plus souvent par une exhalation séreuse lente, sans douleur, sans réaction inflammatoire. Son siège, sa forme globuleuse, sa consistance mollasse, sa mobilité, la font reconnaître.

Spontanément ou par le fait d'une contusion, du pus ou un épanchement de sang peut se former dans la poche ; celle-ci peut se rompre dans le tissu cellulaire. La terminaison par résorption du liquide et par oblitération de la cavité est plus rare.

Traitement. — Il varie nécessairement suivant l'époque à laquelle le chirurgien est appelé à traiter l'épanchement, en raison de l'épaississement et des altérations qui peuvent se faire dans les parois du kyste. Les indications thérapeutiques sont les mêmes que dans l'hygroma aigu ; mais les moyens qui réussissent contre un épanchement aigu peuvent devenir insuffisants dans la forme chronique.

Tout d'abord on ordonnera de conserver le repos absolu et d'éviter toute pression intempestive.

Si la poche est de *récente* formation, *les topiques résolutifs* joints à *la compression*, ou celle-ci alternant avec *les vésicatoires*, sont quelquefois suffisants et peuvent être tentés.

L'*écrasement* (Nélaton), qui a pour but de répandre le liquide séreux dans le tissu cellulaire ambiant, peut, dans le même cas, être suivi de résorption.

Mais dans les hygromas *anciens*, à parois épaisses et résistantes, les moyens qui précèdent échouent ordinairement ; l'écrasement lui-même devient impossible : il faut alors avoir recours à la *ponction*, à l'*incision*, ou à l'*excision* de la poche.

1° La *ponction simple*, même répétée et aidée de la compression, est souvent suivie de la reproduction du liquide.

La *ponction* immédiatement suivie d'*injections iodées* est préférable : le repos, une compression légère, quelques topiques résolutifs, préviendront les accidents que pourrait amener la présence du liquide irritant. Malheureusement celui-ci déterminera une inflammation adhésive, presque inévitable, et il en résultera une gêne des mouvements plus ou moins considérable. De plus, l'injection iodée est contre-indiquée par l'ancienneté de la maladie, par la présence de corps étrangers dans la poche, par sa communication avec une jointure.

2° Dans ces circonstances, l'*incision simple ou cruciale* de la cavité est une méthode aussi facile dans son exécution que certaine dans ses résultats (Follin). La suppuration du kyste étant alors inévitable, on la favorisera, ainsi que la formation des bourgeons charnus, soit en le remplissant de charpie, soit en cautérisant énergiquement ses parois lorsqu'elles sont comme cartilagineuses.

3° Dans les cas, rares, où les moyens précédents n'ont pas donné de résultats, il reste comme dernière ressource l'*extirpation partielle* du kyste quand sa face profonde adhère fortement à des surfaces osseuses ou est voisine d'une articulation ; et l'*ablation complète* lorsqu'il est mobile de toutes parts. Complète ou incomplète, cette excision est toujours une opération très sérieuse, une des plus dangereuses que puisse entreprendre le chirurgien. Toutefois la méthode de Lister, à mesure qu'elle aura fait ses preuves et qu'elle sera entrée d'une façon plus générale dans la pratique chirurgicale, diminuera peut-être les dangers de cette opération, comme de toutes celles qui portent sur les séreuses et les articulations.

Enfin si, à une époque quelconque de son évolution, le kyste vient à *suppurer*, le passage d'un *drain* en caoutchouc à travers la poche, au moyen d'une double ponction, sera la plus sage conduite à tenir.

§ 2. — Lésions traumatiques.

I. Aux *plaies par instruments piquants ou tranchants* le trai tement ordinaire des plaies simples convient; la réunion immédiate est indiquée.

II. Pour *les plaies contuses*, le traitement exige une surveillance bien plus grande ; il varie d'ailleurs suivant la force d'action de la cause vulnérante.

Si la plaie est *modérément contuse, le repos et un pansement simple* peuvent suffire, mais il serait imprudent de chercher une cicatrisation par première intention. Dans le cas de fistule consécutive, ou d'hygroma chronique, on agirait comme nous l'avons dit précédemment.

Si l'inflammation *envahit les parties voisines* de la bourse séreuse, et les menace de phlegmons diffus, les *cataplasmes*, la *compression*, et surtout les *débridements* sont indiqués.

Si la *suppuration* est franchement établie dans la bourse séreuse, il ne faut pas hésiter à inciser celle-ci largement pour faciliter l'écoulement du pus ; dans le même but, on veillera à ce que les bords de la plaie ne se cicatrisent pas avant les parties profondes.

III. Quant à la *contusion des bourses séreuses*, tantôt elle amène immédiatement une inflammation de la poche avec ses conséquences habituelles, et avec un épanchement de sérum, de sang, de pus ; tantôt elle détermine seulement un épanchement sanguin, qui pourra plus tard développer un travail inflammatoire.

Il y a danger à ouvrir les poches sanguines récentes qui ne sont pas arrivées à suppuration (Verneuil). On prescrira donc, au début, le *repos* et les *topiques froids et résolutifs* (Verneuil) ; ou la *compression ouatée* et l'*immobilité* dans une gouttière métallique (Guyon). On peut y joindre quelques pressions douces pour favoriser l'absorption des caillots (Follin). On obtient parfois, de la sorte, une résorption complète.

Mais cette résorption peut rester incomplète, sans qu'il y ait nécessairement suppuration : alors on traitera ces kystes sanguins par les mêmes moyens que nous avons énumérés à propos du kyste séreux de l'hygroma aigu :

Ponction de la poche, suivie du lavage de ses parois avec un courant d'eau tiède, et d'une injection iodée ;

Ou incision de la cavité, avec ou sans cautérisation de ses parois ;

Ou, dans des cas rares et tout à fait exceptionnels, *ablation* partielle ou complète de la poche.

Nous avons dit qu'un travail inflammatoire énergique pouvait prendre naissance, soit immédiatement par la violence seule de la contusion, soit plus tard au sein de l'épanchement sanguin : dans les deux cas, pour conjurer la menace du phlegmon diffus, il est nécessaire d'inciser la tumeur, et de la vider des caillots sanguins ou du pus qu'elle peut contenir.

§ 3. — ALTÉRATIONS SYPHILITIQUES.

Elles ont été observées à la période *secondaire* et à la période *tertiaire* de la syphilis (Verneuil, A. Fournier).

Dans le premier cas, certaines bourses sous-cutanées, en particulier les bourses prétibiale et rétro-olécrânienne, ont été le siège d'hygromas subaigus, et plus souvent chroniques. Dans le second, elles ont présenté des gommes.

I. TRAITEMENT GÉNÉRAL. — Il variera avec la nature des altérations : tantôt il sera mixte, tantôt il consistera dans l'usage de l'iodure de potassium.

II. TRAITEMENT LOCAL. — Des applications résolutives, la compression ouatée, suffiront au traitement de l'hygroma ; les gommes ulcérées réclament des pansements simples ou légèrement excitants.

ARTICLE II. — Bourses séreuses des tendons ou Gaînes synoviales tendineuses.

Les maladies de ces bourses tendineuses présentent un intérêt tout particulier en raison des complications graves qu'elles peuvent entraîner, et que la thérapeutique doit chercher à prévenir.

§ 1er. — AFFECTIONS INFLAMMATOIRES.

Elles peuvent être *aiguës* ou *chroniques*.

I. — *Synovites tendineuses aiguës*.

Il en existe deux formes anatomiques, qui peuvent être regardées

comme deux degrés de la même affection : l'une, la *crépitation douloureuse* des tendons, l'aï, reste habituellement sèche ; l'autre, *synovite
séreuse* aiguë (qui peut devenir purulente), suit la marche habituelle
des inflammations séreuses.

La synovite sèche s'annonce par une crépitation plus ou moins douloureuse, un bruit d'amidon froissé, du gonflement, avec chaleur et
rougeur des téguments : la guérison se fait par résolution en quelques
jours.

L'épanchement se manifeste par l'existence d'une tumeur fluctuante,
oblongue, douloureuse : il peut encore y avoir résorption, mais souvent la suppuration apparaît.

Le pus peut se répandre dans le tissu cellulaire voisin, et produire
un phlegmon diffus ; ailleurs il s'établit une fistule, il se développe
une arthrite par propagation. Enfin le tendon peut se nécroser ou contracter des adhérences avec sa gaine : dans ce cas, comme après les
accidents de suppuration, les mouvements sont abolis ou fortement
compromis.

TRAITEMENT. — *Le repos* de la partie atteinte est la première
indication. De plus, dans la forme la plus simple, le premier
degré, on se contentera d'appliquer des *résolutifs* et d'exercer
une *légère compression*. Nous avons vu réussir *l'alcool pur*,
imbibant des compresses souvent renouvelées et recouvertes
de taffetas gommé pour prévenir l'évaporation.

Si des accidents plus intenses surviennent, l'application de
sangsues suffisamment nombreuses et de *cataplasmes émollients* sera nécessaire.

Dès qu'on reconnaîtra l'existence du *pus*, on se hâtera de
pratiquer une *incision suffisante* pour en faciliter l'écoulement ; puis directement, ou au moyen de tubes à drainage,
on lavera la cavité avec des liquides antiseptiques ou excitants. Malgré ces précautions, on verra souvent apparaître
un phlegmon diffus redoutable, qui nécessitera de *larges
débridements*, quelquefois même l'amputation.

Après la disparition des phénomènes d'inflammation et de
suppuration, le chirurgien aura à s'occuper d'entretenir ou
de rétablir les mouvements à l'aide de bains, de douches, etc.

II. — *Synovites tendineuses chroniques.*

Le processus inflammatoire agit suivant trois modes qui correspondent aux trois formes suivantes :

Synovite tendineuse simple avec épanchement séreux, *kyste séreux ;*

Synovite tendineuse à grains riziformes, *kyste à grains riziformes,*
ou hordéiforme ;

DECAYE.   5

Synovite chronique fongueuse, *fongosités* des gaines synoviales.

Nous étudierons en même temps les deux premières formes, auxquelles s'applique un traitement identique, différent de celui qui convient aux fongosités synoviales.

1° *Synovite tendineuse chronique avec épanchement séreux et grains riziformes.*

Tantôt la gaine tendineuse ne contient qu'une sérosité limpide ou trouble ; tantôt elle renferme en outre des corpuscules, simples végétations détachées de sa surface interne.

La face palmaire du poignet, de la main et des doigts est le siège exclusif de cette affection.

Au début, il y a une gêne, une roideur anormale dans les mouvements ; bientôt apparaît une tuméfaction rénitente, élastique ou fluctuante, indolente, arrondie ou allongée, parfois bosselée ou disposée en bissac.

Le signe caractéristique de la présence des grains riziformes est le bruit particulier que détermine un double mouvement de pression.

Il peut survenir une poussée inflammatoire aiguë, à la suite de laquelle la peau s'ulcère, et qui peut laisser une fistule après elle. Ailleurs l'inflammation séreuse se transforme en synovite fongueuse.

Les causes sont locales, violences, contractions réitérées de certains muscles, contusions, entorses ; ou plus souvent générales, rhumatisme principalement (Gosselin).

TRAITEMENT. — Il doit avoir pour but de favoriser la disparition du liquide épanché et celle des grains riziformes, sans amener d'inflammation suppurative (Gosselin). Cette considération nous permet d'éliminer immédiatement un certain nombre de méthodes qui vont à l'encontre de cette indication. Ce sont :

L'extirpation, tout à fait irrationnelle (Follin) ;

L'incision, qui amène souvent des abcès, des fusées purulentes, un phlegmon diffus ;

L'excision partielle, ordinairement suivie des mêmes accidents ;

Le séton, moyen incertain, long, dangereux.

Le drainage, avec injections détersives et antiseptiques (Chassaignac), serait préférable.

On conseillera, au début, *le repos, les frictions avec des pommades iodurées* ou de *la teinture d'iode,* les *vésicatoires* (Michon), les *compresses d'alcool rectifié* (Nélaton) ; mais ce ne sont là que des moyens palliatifs, qui amèneront rarement la résorption d'un épanchement séreux, et presque jamais la disparition de grains riziformes.

La compression, d'une part, la ponction suivie d'injections irritantes, d'autre part, restent les deux seuls moyens chirurgicaux qui peuvent être rationnellement employés.

La compression prolongée avec la ouate est inoffensive et plus efficace que les procédés cités plus haut; malheureusement elle condamne le malade, sans certitude de guérison, à une immobilité de la main qui peut durer un ou deux ans : aussi peut-il être avantageux de faire cette compression pendant la nuit seulement (Gosselin).

La ponction simple est insuffisante; mais suivie d'*injections irritantes*, elle donne de bons résultats (Hutin, Follin). On la pratique avec le trocart ordinaire à hydrocèle, s'il n'existe pas de grains riziformes ; si ceux-ci existent, on emploie un gros trocart, et au besoin un bistouri étroit; on lave la poche et on y pousse la teinture d'iode.

Ce procédé a l'inconvénient de produire une inflammation adhésive, et par conséquent de laisser, après la guérison, une certaine gêne des mouvements (Gosselin) : il faudra donc le réserver au cas où une inflammation spontanée de la poche exige une thérapeutique rapidement efficace.

2° *Synovite fongueuse ou fongosités des gaines synoviales.*

Les fongosités siègent surtout dans les gaines des fléchisseurs et des extenseurs des doigts, des péroniers latéraux, du jambier postérieur, du fléchisseur commun des orteils.

Elles manifestent leur présence, d'abord par un empâtement profond ; plus tard par une tuméfaction assez régulière, do forme variable, mobile seulement dans le sens transversal, donnant lieu à des douleurs provoquées et non spontanées.

La guérison est rare lorsque la maladie est abandonnée à elle-même : ordinairement elle fait des progrès, entraîne des altérations graves des os et des articulations, ou détermine l'ulcération de la peau et l'issue des fongosités ; enfin elle est suivie de la perte presque complète des mouvements.

TRAITEMENT. — Il doit s'opposer au développement des accidents qui précèdent, mais il est malheureusement bien limité. On a vainement essayé de les enrayer par les *résolutifs*, les *révulsifs*, la *compression*, les *vésicatoires*, la *cautérisation transcurrente.*

Les *caustiques solides* peuvent rendre des services lorsque la peau ulcérée laisse les fongosités faire issue au dehors (Michon).

Quand la disposition anatomique des parties le permet, on peut enlever les fongosités à l'aide de l'*instrument tranchant* (Lenoir); mais c'est une dissection délicate, difficile, quelquefois même impossible ou dangereuse dans les cas où la tumeur a pris un très grand développement, ou qu'elle se complique de lésions osseuses ou articulaires (Follin).

On est alors forcé, soit de se borner à l'*expectation* en protégeant la tumeur par un léger bandage compressif, soit d'avoir recours à l'*amputation* du membre.

<h3 align="center">§ 2. — LÉSIONS TRAUMATIQUES.</h3>

Les plaies par instruments piquants et tranchants sont souvent sans gravité : mais comme des accidents inflammatoires sont possibles, une attentive surveillance est indispensable.

Les *plaies contuses,* bien plus graves, amènent souvent l'inflammation suppurative de la gaine atteinte et des gaines voisines, quelquefois le développement d'un phlegmon diffus. La guérison ne peut alors s'obtenir qu'au prix de l'adhérence du tendon à sa gaine et de la perte des mouvements.

La *contusion,* rarement limitée aux gaines tendineuses, sauf à la partie inférieure du bord externe de l'avant-bras, peut produire des phénomènes inflammatoires aigus ou chroniques. Violente, elle détermine un épanchement sanguin dans la gaine tendineuse, plus rarement cependant que dans les bourses sous-cutanées.

TRAITEMENT. — Nous avons dit qu'une *plaie nette* était sans gravité : on se bornera donc à prescrire le repos et à chercher une réunion immédiate, tout en se tenant prêt à agir s'il survenait des accidents inflammatoires.

Aux *plaies contuses* conviennent les émollients et surtout l'irrigation continue.

En cas de *suppuration,* une large incision donnera au liquide un écoulement facile.

La *contusion* sera traitée, comme toujours, par les résolutifs, les antiphlogistiques, les émollients.

Enfin, dans tous ces cas, pour conserver ou rétablir les mouvements, on aura recours aux bains, douches, frictions, etc.

<h3 align="center">§ 3. — ALTÉRATIONS SYPHILITIQUES.</h3>

1° A la période *secondaire,* elles consistent dans un épanchement séreux de la bourse tendineuse, avec synovite subaiguë ou chronique (A. Fournier).

Il existe une forme fruste, se traduisant surtout par des phénomènes douloureux persistants (Fournier).

I. Traitement général. — C'est la médication mixte qui convient.

II. Traitement local. — La compression, les révulsifs, la teinture d'iode en badigeonnages, favoriseront la résorption de l'épanchement, et hâteront la disparition de la synovite.

2° A la période *tertiaire*, des *gommes* ont été signalées surtout au niveau de la patte d'oie (Verneuil).

Elles sont justiciables du traitement mixte, ou par l'iodure de potassium; localement, un emplâtre de Vigo peut être appliqué sur le point tuméfié (Verneuil).

§ 4. — Kystes synoviaux folliculaires ou ganglions.

Ayant étudié les kystes séreux simples et à grains riziformes des bourses tendineuses sous le nom de synovites chroniques, nous n'avons à étudier, comme tumeurs de ces bourses, que les kystes synoviaux folliculaires, improprement appelés ganglions. Encore l'origine de ces tumeurs est-elle presque toujours articulaire : cependant l'usage a prévalu de les décrire avec les affections des synoviales des tendons, entre lesquelles elles viennent prendre place en augmentant de volume.

Ce sont des kystes formés par des follicules synovipares oblitérés et dilatés par du liquide.

Les causes, mal connues, paraissent quelquefois être un traumatisme, une contusion, une entorse ; ailleurs, ils semblent s'être développés spontanément, en particulier chez les jeunes gens qui se sont livrés à des travaux fatigants.

On les observe principalement autour des articulations du pied et de la main, sous forme d'une masse arrondie, globuleuse, un peu mobile, dure, fluctuante, indolente, produisant seulement une difformité et de la gêne dans les mouvements.

Ces kystes peuvent prendre un certain volume, amener l'amincissement et l'ulcération de la peau, et suppurer : la guérison peut encore être obtenue s'il n'y a pas de graves accidents du côté des articulations.

I. Traitement palliatif. — L'intervention chirurgicale est indiquée seulement dans le cas où le ganglion devient une cause de gêne pour le sujet qui le porte en raison de la difformité qu'il produit ou de l'entrave qu'il apporte aux fonctions des tendons voisins (Gosselin); on pourrait même s'abstenir de toute tentative opératoire tant que l'ouverture spontanée du kyste n'est pas imminente (A. Després).

On pourra donc essayer, au début, des moyens purement palliatifs, tels que *douches et bains sulfureux, badigeonnages de teinture d'iode* et *compression ouatée* (A. Després, Tillaux), *pommades excitantes, alcool pur* (Nélaton), *vésicatoires* : ces procédés sont inoffensifs, mais rarement efficaces.

II. Traitement curatif. — Si l'on se voit forcé de tenter une cure radicale, il faut d'abord se rappeler que l'origine articulaire du ganglion doit faire écarter toutes les méthodes qui peuvent provoquer la suppuration (Gosselin) : on rejettera donc à priori, comme dans le traitement du kyste à grains riziformes, le séton, la cautérisation, l'incision simple, l'extirpation.

1° *L'écrasement* (Sabatier) fait avec les deux pouces, et suivi d'une légère compression, répand le liquide dans le tissu cellulaire où il se résorbe : mais il est souvent suivi de récidives (Richet), et ne devient curatif qu'à la condition d'être répété plusieurs fois.

2° La *ponction simple*, sous-cutanée, suivie du lavage de la poche et de la compression, donne quelquefois de bons résultats (Péan, A. Després), mais ne met pas à l'abri des récidives.

Celles-ci ne seront évitées que par un des deux moyens suivants :

3° *La ponction combinée aux injections iodées* (Tillaux, A. Guérin, Boinet); on écarte fortement la peau de façon à mettre la cavité à l'abri de l'air, on enfonce dans le kyste un trocart de moyen volume, on fait sortir le contenu par quelques pressions, et on injecte la teinture d'iode : ce procédé nuit quelquefois au rétablissement consécutif de la mobilité;

4° *L'incision sous-cutanée du kyste et les scarifications de sa surface interne* (Marchal de Calvi, Richet, Gosselin) : le même bistouri à lame étroite qui a incisé la poche sous la peau peut servir à pratiquer les scarifications ou débridements incomplets des parois; ces scarifications doivent être faites dans le sens antéro-postérieur, longitudinal, plutôt que transversalement, pour éviter de sectionner les filets nerveux.

Ce dernier moyen a l'avantage de ne pas provoquer de suppuration et de ne pas nuire au rétablissement des mouvements.

CHAPITRE IV

MALADIES DES MUSCLES ET TENDONS

ARTICLE I. — **Muscles.**

A l'étude des *lésions inflammatoires, traumatiques, syphiliti-*
ques, pseudoplasmatiques, des muscles, nous ajouterons celle
des troubles fonctionnels, *paralysies* ou *contractures,* qui sont
du ressort chirurgical.

§ 1ᵉʳ. — MYOSITES.

L'inflammation du tissu musculaire est une affection rare, qui peut
être *aiguë* ou *chronique.*

La forme *aiguë* est *idiopathique* ou *secondaire.* Dans le premier cas,
elle reconnaît pour causes habituelles les plaies des muscles, les ruptures musculaires sous-cutanées, les fatigues trop longtemps continuées. — Secondaire, elle se développe dans le cours d'un grand nombre
de maladies, érysipèle, tuberculisation aiguë, ictère grave, rhumatisme, infection purulente, morve, fièvres puerpérale, typhoïde, éruptives ; ou par propagation d'une inflammation voisine, phlegmon iliaque,
mal de Pott (muscles iliaque, psoas, carré des lombes).

Les symptômes de la myosite sont les suivants : douleur fixe, très
vive, sur le trajet d'un muscle ; gonflement œdémateux, parfois ecchy-
motique ; induration peu élastique, pouvant prendre une consistance
ligneuse (Velpeau); mouvements spontanés impossibles, mouvements
communiqués difficiles et douloureux.

La myosite primitive se termine ordinairement par résolution ; la
suppuration est la règle dans la myosite secondaire.

Quant à la myosite *chronique,* dite ossifiante progressive, elle se
présente surtout chez les enfants et les jeunes gens, et procède parfois par poussées, atteignant ainsi successivement un nombre plus ou
moins grand de groupes musculaires.

TRAITEMENT. — Il varie suivant la cause de l'inflammation et
l'état général du malade.

Lorsque la phlegmasie est d'origine traumatique, qu'elle affecte un muscle ou un groupe musculaire isolé, chez un individu robuste, c'est le traitement antiphlogistique qui convient :
d'abord *le repos,* une ou plusieurs *applications de sangsues,* des
cataplasmes, des *bains très prolongés ;* puis, dès que l'état aigu

a diminué, *vésicatoires, pommades résolutives, mercurielles, iodurées,* enfin *compression.*

Au contraire si la myosite survient chez un individu surmené, avec menace de suppuration, les émissions sanguines seront absolument proscrites ; avec le repos, on prescrira un *régime tonique,* et on pratiquera des *débridements hâtifs.*

On agira de même dans le cas de myosite symptomatique d'un état général grave : l'inflammation elle-même passe souvent inaperçue au milieu des troubles de l'économie, et ne se révèle que par la présence d'abcès qu'il est nécessaire d'ouvrir promptement et largement.

Le traitement à opposer à la myosite chronique, ossifiante progressive, ne repose encore sur aucune base certaine : on pourra tenter, comme on l'a déjà fait, l'emploi du mercure, de l'iodure de potassium ; mais en somme la thérapeutique de cette forme, très rare du reste, est encore empirique.

§ 2. — Lésions traumatiques.

Elles peuvent être accompagnées de lésions des téguments, ce sont les *plaies* des muscles ; — ou se produire au-dessous de la peau intacte : *contusions, ruptures, hernies, diastasis* musculaires.

I. — *Plaies.*

Les plaies *longitudinales* des muscles ne présentent que très-peu d'écartement ; les *transversales* offrent, au contraire, un écartement souvent très considérable. Les unes et les autres sont peu douloureuses, et peuvent donner lieu à une hémorrhagie généralement légère.

Traitement. — Il a pour but de mettre les parties dans l'attitude la plus favorable au rapprochement des bords de la plaie, ce qu'on obtient par une *position du membre* appropriée à la fonction du muscle et maintenue par un *bandage extérieur.* Les bandelettes agglutinatives et les sutures, outre qu'elles n'auraient pas une action bien efficace, présenteraient le sérieux inconvénient de déterminer des contractions spasmodiques qui mettraient obstacle à la cicatrisation.

II. — *Contusion sous-cutanée.*

Elle produit souvent de la stupeur locale, un engourdissement immédiat, un épanchement sanguin intermusculaire, une déchirure des fibres : la suppuration peut en être la conséquence. Consécutivement on peut voir apparaître de la paralysie et de l'atrophie musculaire, ou une contracture permanente.

Traitement. — Pour favoriser la résorption de l'épanchement et prévenir la suppuration, le *repos* et les *applications antiphlo-gistiques et résolutives* suffisent souvent.

Plus tard, pour éviter ou combattre les troubles fonction-nels, on aura recours au *massage*, à la *gymnastique* locale et méthodique, et surtout à la *faradisation*.

III. — *Rupture sous-cutanée.*

Moins fréquente que celle des tendons (Nélaton), la rupture muscu-laire a été surtout observée au grand droit de l'abdomen, au psoas, au couturier, au sternomastoïdien, au biceps du bras.

Toujours due à un effort subit et inopiné, à une contraction le plus souvent involontaire, elle peut survenir dans un accès épileptique, éclamptique, tétanique ; sa production est favorisée par une myosite an-térieure, une contracture spasmodique, mais permanente, un état ty-phoïde.

Un bruit de craquement, une secousse violente (coup de fouet), une douleur vive et instantanée, une impuissance subite du membre, une ecchymose plus ou moins étendue, une dépression sensible au doigt dans l'extension du muscle, témoignent de la rupture. Exceptionnelle-ment elle présente des phénomènes inflammatoires graves, phlébite, infection purulente, qui se rencontrent surtout chez des individus atteints de varices (Verneuil).

Assez souvent on voit paraître une impuissance et une atrophie con-sécutives du muscle.

Traitement. — *Le repos* et *l'immobilité absolue* sont les deux conditions capitales du traitement (Verneuil).

Si la rupture est récente, peu considérable ou incomplète, on se contentera d'y joindre *les antiphlogistiques* et *une com-pression douce* (Follin).

Si la déchirure est complète, il faudra s'attacher à mainte-nir le muscle dans le relâchement, non seulement par l'im-mobilité, mais aussi par une compression spéciale (Sédillot).

En cas de menace d'inflammation, une *saignée locale*, des *cataplasmes* émollients ou laudanisés, des *bains locaux*, pour-ront la conjurer.

Contre des douleurs persistantes on aura recours aux *dou-ches froides* ou aux *vésicatoires volants*.

5.

Si la rupture est ancienne, un *bandage compressif* facilitera les mouvements du membre : mais souvent le malade n'en restera pas moins impotent.

Enfin l'atrophie consécutive sera traitée par des *frictions excitantes*, et, de préférence, par des *courants intermittents ou continus*.

IV. — *Hernies musculaires.*

La hernie d'un muscle consiste dans son déplacement à travers l'aponévrose, déchirée brusquement par un instrument tranchant, un projectile, des contractions énergiques du muscle ; ou divisée lentement par un frottement anormal souvent répété.

La rupture lente n'entraîne qu'une gêne progressive des mouvements ; après une rupture brusque, il se produit d'abord un bruit de craquement suivi d'une douleur vive et d'impuissance du muscle, puis une tumeur de volume variable, molle, sans adhérence à la peau, augmentant ou diminuant de [volume suivant que le muscle est contracté ou relâché.

I. Traitement curatif. — Pour obtenir une guérison radicale, il faudrait pratiquer une *incision allant jusqu'à l'aponévrose*, et panser la plaie, au niveau de la déchirure du tissu fibreux, avec de la charpie sèche, qui amènerait la suppuration et pourrait déterminer le développement d'un tissu cicatriciel assez résistant au-dessus de l'ouverture aponévrotique (Mourlon).

II. Traitement palliatif. — Le plus souvent il ne sera pas nécessaire de pratiquer cette opération, bien incertaine dans ses résultats, et on pourra s'en tenir à l'application locale et permanente d'un [bandage lacé ou élastique, muni ou non d'une petite pelote (Follin).

V. — *Diastasis musculaire. Myodiastasis.*

Cette affection est caractérisée par une douleur brusque, aiguë, survenant dans un muscle à la suite d'une contraction rapide, et plus particulièrement d'un faux mouvement ; elle se repète à chaque mouvement et peut être assez vive pour déterminer une syncope.

C'est surtout à la masse sacro-lombaire qu'on l'observe, puis à la base de la poitrine, au cou, à l'épaule, au mollet.

Traitement. — Le repos, les applications locales de la chaleur, les révulsifs, les narcotiques en injections sous-cutanées, les bains, le massage, ont été employés avec des résultats plus ou moins satisfaisants.

C'est l'*électrisation faradique* qui amènera le plus sûrement la cessation de la douleur (Gubler).

§ 3. — ALTÉRATIONS SYPHILITIQUES.

La myosite fibreuse diffuse (Volkmann) et les contractions syphilitiques appartiennent, comme les gommes des muscles, à la période tertiaire (Ricord, Bouisson, Notta).

TRAITEMENT. — Il est exclusivement interne et consiste dans l'usage de l'iodure de potassium, quelquefois d'une médication mixte.

§ 4. — TUMEURS.

Rares en tant que tumeurs développées dans le tissu musculaire lui-même, ces productions le deviennent beaucoup moins si l'on tient compte de celles qui, nées dans un tissu, ont envahi secondairement les muscles voisins.

Leur nature est très variée : angiômes, lipômes, myxômes, fibrômes, enchondrômes, myômes, sarcômes, épithéliômes, carcinômes, kystes.

TRAITEMENT. — Il consiste dans l'ablation de la tumeur par une dissection attentive en sacrifiant une partie du muscle. Si l'on est en face d'une tumeur maligne siégeant dans les muscles d'un membre, il est nécessaire de recourir à l'amputation, ou mieux à la désarticulation (A. Després).

Quant aux kystes hydatiques, ils doivent être incisés ou drainés, et, dans les deux cas, lavés par des injections excitantes ou antiseptiques.

§ 5. — TROUBLES FONCTIONNELS.

I. — *Paralysies musculaires.*

Les seules qui intéressent le chirurgien sont les *paralysies consécutives à des lésions périphériques* atteignant un groupe musculaire ou un muscle isolé, et portant soit sur les nerfs ou les vaisseaux qui se distribuent dans le muscle, soit sur la substance musculaire elle-même : compression d'un rameau nerveux, section d'un nerf, arrêt dans la circulation par thrombose ou ligature artérielle, action réflexe (surtout à l'épaule, au bras et à l'avant-bras) sans lésion directe du plexus brachial, à la suite d'une contusion ou d'une luxation de l'épaule.

TRAITEMENT. — La première indication est de chercher à faire disparaître la cause de la paralysie.

Lorsque la compression d'un rameau nerveux est produite par un bandage trop serré, par des béquilles mal appropriées, on la fait disparaître facilement, et avec elle la paralysie. Un dépôt sanguin, une tumeur, un exsudat plastique, peut encore jouer le rôle d'agent compresseur et paralysant. Si la paralysie est consécutive à la section d'un nerf, la guérison ne peut être obtenue qu'après le rétablissement des fibres nerveuses dans la cicatrice. De même, s'il y a un arrêt dans le cours du sang par thrombose ou par toute autre cause, on n'aura qu'à attendre le rétablissement d'une circulation collatérale suffisante.

Dans tous les cas, il y a grand intérêt à exciter les muscles paralysés : or les *frictions excitantes*, les *bains*, la *gymnastique des muscles* malades, le cèdent à la *faradisation localisée* (Duchenne, de Boulogne), qui seule ramène successivement et d'une façon certaine la sensibilité, la nutrition et les mouvements. On peut encore faire usage de courants continus faibles avec un grand nombre d'éléments (Le Fort).

Si la faradisation échoue, si la paralysie est ancienne et absolue, il reste comme dernière ressource la *prothèse* musculaire physiologique faite à l'aide d'appareils (Duchenne) dont les ressorts suppléent aux muscles (Verneuil), et qui peuvent ainsi prévenir certaines déformations articulaires.

II. — *Contractures musculaires.*

Les unes sont *temporaires*, spasmodiques, et médicales, chorée, éclampsie, etc. ;

Les autres, *continues*, amenant une rétraction permanente et un raccourcissement définitif, succèdent aux précédentes et peuvent seules être traitées par le chirurgien.

Les rétractions sont dues à une altération du système cérébro-spinal ; ou à une altération propre du muscle (myosite spontanée ou traumatique, rhumatisme, syphilis, perte de substance) ; ou au raccourcissement forcé du muscle quand ses points d'insertion sont définitivement rapprochés ; ou enfin à l'état de contraction tonique des muscles antagonistes de ceux qui sont paralysés.

TRAITEMENT. — Il comporte deux indications capitales, quelle que soit la cause de la rétraction :

1° D'une part, faire disparaître ou diminuer l'action des muscles rétractés, soit par une *extension* pratiquée lentement

et progressivement au moyen d'appareils spéciaux, dits à ankylose, soit par la *chloroformisation* poussée jusqu'à la résolution complète, soit par l'*électrisation à courants constants* en
cas de contracture peu ancienne, soit enfin par la *ténotomie* ou
la *myotomie* lorsque les autres procédés sont restés inefficaces ;

2° D'autre part, fortifier les muscles paralysés ou affaiblis
contre lesquels luttent des muscles antagonistes plus ou moins
puissants, soit par une *gymnastique méthodique* appliquée aux
muscles malades, soit plutôt par l'*électrisation locale et à courants interrompus.*

Il est évident que les contractures qui tiennent à une maladie comme la myosite ou une lésion cérébro-spinale ne peuvent s'améliorer qu'avec l'affection qui leur a donné naissance.

ARTICLE II. — Tendons.

§ 1er. — AFFECTIONS INFLAMMATOIRES.

Lors de plaies résultant de traumatisme ou d'élimination d'eschare,
il n'est pas rare de voir un tendon mis à nu subir un certain nombre
d'altérations résultant évidemment de leur inflammation (Terrier).

Dans les cas favorables, il se recouvre de bourgeons charnus ; dans
d'autres cas, il subit une modification, une exfoliation, qui, même
incomplète, produit une gêne des mouvements, à cause des adhérences
que le tendon contracte avec les tissus voisins.

TRAITEMENT. — Un tendon étant dénudé, il faut d'abord
chercher à éviter sa mortification, soit en le recouvrant avec
les tissus voisins restés sains, soit en évitant d'exciter la plaie
par des topiques irritants.

S'il s'exfolie, on n'a qu'à faciliter son élimination par des
pansements bien faits, excitants et antiseptiques.

Dans le cas où il se recouvre de bourgeons charnus, l'indication capitale est d'éviter les adhérences par des mouvements
prudents et méthodiques.

§ 2. — LÉSIONS TRAUMATIQUES.

I. La simple *piqûre* est une lésion insignifiante, sauf si elle enflamme les gaines tendineuses.

II. Les *coupures* sont longitudinales, transversales ou obliques.

Les coupures *longitudinales* ne changent rien aux mouvements et
peuvent être méconnues.

Les coupures *transversales incomplètes* et les coupures *obliques* ont, suivant la quantité de fibres conservées, des conséquences variables pour le rétablissement des mouvements.

Les coupures *transversales complètes* sont *exposées à l'air* ou *sous-cutanées*.

Lorsqu'une plaie tendineuse est *exposée*, deux cas peuvent se présenter :

Le plus souvent, la plaie suppure, et, lors de la cicatrisation, toutes les parties sont confondues dans le tissu cicatriciel, il y a perte des mouvements ; de plus, les gaines tendineuses s'enflamment et suppurent à leur tour.

Si la suppuration ne s'établit pas, la cicatrisation se fait tantôt par première intention, tantôt par un tissu intermédiaire : dans ces deux cas les fonctions se rétablissent assez bien, sauf le cas, le plus fréquent, où la cicatrice tendineuse adhère à la cicatrice cutanée.

Les plaies tendineuses *non exposees* à l'air sont chirurgicales (section sous-cutanée), ou traumatiques (contraction volontaire mais trop énergique, ou automatique, instinctive, pour éviter une chute, un danger). Ici l'inflammation et la suppuration sont exceptionnelles ; la réunion se fait par un tissu de nouvelle formation plus souvent que par première intention.

III. Enfin dans les *plaies contuses* il y a perte de substance du tendon avec des phénomènes d'inflammation intense et de suppuration : la perte des mouvements est complète.

TRAITEMENT. — Le traitement des plaies proprement dites, des coupures ou ruptures tendineuses, varie suivant qu'elles sont récentes ou anciennes.

1° *Dans les plaies récentes*, on favorisera la cicatrisation des deux extrémités par la simple position ou par la suture.

Si l'on tente la *position* seule, on rapprochera les deux bouts du tendon en reproduisant son mouvement normal, et on maintiendra ce rapprochement au moyen d'attelles de bois ou de carton recouvertes d'une certaine couche de ouate ; l'immobilité sera assurée par un appareil inamovible, plâtré ou dextriné, laissé en place pendant 15 à 20 jours au moins (Follin).

Quand la position et les bandages sont reconnus insuffisants, c'est à *la suture* immédiate, à la ténorraphie, qu'il faut avoir recours (Follin, Tillaux, B. Anger, etc.) ; la suture peut être faite au moyen de fils d'argent ou de catgut (Terrier) ; cette dernière substance aurait l'avantage de favoriser la réunion immédiate du lambeau cutané et d'abréger le temps pendant lequel le membre est dans une position forcée. La suture faite, l'immobilité sera maintenue au moyen d'un appareil ouaté.

2° *Si la plaie est ancienne*, sans aucune réunion des extrémités tendineuses, avec absence de mouvements, on pourra, sinon pratiquer l'accolement des extrémités tendineuses, les rapprocher du moins suffisamment pour qu'il se fasse un bourgeonnement des tissus intermédiaires, qui, produisant la réunion à distance des deux bouts du tendon, suffit au rétablissement partiel du mouvement (B. Anger). Ce procédé est certainement moins sûr que la *suture*, qui peut encore se faire ici avec des fils d'argent ou du catgut, après avoir pratiqué une incision longitudinale en dehors des tendons, recherché les extrémités tendineuses, dégagé et avivé ces extrémités (Follin, Terrier, Polaillon, Tillaux, etc.). La plaie de la peau réunie, on maintiendra une position convenable et l'immobilité.

Enfin, dans le cas de plaie ancienne où les deux bouts tendineux se sont cicatrisés isolément, on ferait usage de la *greffe des tendons* : sans se préoccuper du bout central, on suture le bout périphérique au tendon intact d'un doigt voisin. Cette opération a donné les meilleurs résultats (Chassaignac, Tillaux).

§ 3. — ALTÉRATIONS SYPHILITIQUES.

Tantôt le tendon est infiltré, épaissi ; tantôt il devient le siège de gommes. Ces altérations causent un peu de gêne, et des douleurs assez vives quand les muscles se contractent.

TRAITEMENT. — Il est purement interne, général et spécifique.

CHAPITRE V

MALADIES DES ARTÈRES

Les *affections inflammatoires*, les *lésions traumatiques*, les tumeurs (*anévrysmes*), constituent la pathologie chirurgicale du système artériel.

§ 1. — AFFECTIONS INFLAMMATOIRES.

Elles peuvent être *aiguës* ou *chroniques*.

I. — *Artérite aiguë.*

La phlegmasie peut atteindre la partie externe du cylindre artériel, *périartérite*, ou sa partie interne, *endartérite*. Le processus peut
avoir une tendance à la plasticité, *artérite adhésive*, ou à la suppuration, *artérite suppurative.*

L'inflammation peut apparaître spontanément dans les grosses artères, dans l'aorte en particulier, où on a incriminé, comme causes
déterminantes, l'alcoolisme, la vieillesse, un froid excessif ; plus souvent, elle se manifeste sous l'influence d'un traumatisme accidentel
ou chirurgical, plaies, ligatures, etc. Enfin la périartérite succède
quelquefois à une lésion de voisinage, telle qu'un vaste abcès, dans la
cavité duquel baigne le tube artériel ; tandis que l'endartérite résulte
fréquemment d'un obstacle au cours du sang rouge, déterminé par
des caillots formés sur place ou à distance, thrombose ou embolie.

La plupart des symptômes classiques, douleur, rougeur, chaleur,
formation d'un cordou dur sur le trajet de l'artère, etc., sont contestables : le processus, ordinairement silencieux, se manifeste seulement par des symptômes fonctionnels s'il siège sur une grosse artère, comme l'aorte. Aux membres, il se révèle surtout par des signes
de gangrène spontanée.

TRAITEMENT. — On a conseillé d'appliquer la méthode antiphlogistique, sangsues, saignée générale ; on a préconisé l'administration, à l'intérieur, des préparations de digitale, d'aconit, d'opium.

Étant donnée l'action peu efficace de ces méthodes, on se
bornera plutôt à recommander le *repos* du membre dans l'extension, l'application de quelques *topiques émollients*, et on
instituera un *régime* en rapport avec la santé générale.

Les signes cliniques primitifs de l'artérite sont, du reste, si
souvent obscurs, que le chirurgien n'aura bien souvent à soigner que les accidents consécutifs, c'est-à-dire ceux de la
gangrène par oblitération artérielle, dont le traitement a été précédemment étudié.

II. — *Artérite chronique.*

La thérapeutique chirurgicale est ici absolument nulle. Ce
processus inflammatoire, décrit surtout par la pathologie interne sous le nom d'endartérite déformante, n'intéresse le
chirurgien que par les *dépôts cartilagineux, calcaires, athéromateux*, etc., dont il est la cause (Lancereaux, Lécorché) ou le

résultat (Cornil et Ranvier) ; en effet, ces dépôts forment de petits kystes dont le contenu se ramollit, et qui finissent par user et perforer la tunique interne de l'artère ; l'ulcération de cette membrane est l'origine fréquente de certains anévrysmes artériels, dits spontanés, et c'est seulement alors que le chirurgien peut intervenir.

§ 2. — LÉSIONS TRAUMATIQUES.

I. — *Contusion.*

La contusion des artères est assez rare, à cause de l'élasticité de ces vaisseaux.

Légère, elle n'entraîne aucun accident sérieux ; forte, elle détermine un rétrécissement du tube vasculaire ou une déchirure de sa surface interne.

TRAITEMENT. — Dans le premier cas, il consiste dans le repos du membre et dans l'application de quelques topiques émollients et résolutifs. Dans le second cas, c'est-à-dire si on constate une cessation brusque des battements du pouls et une très notable diminution dans la motilité et la sensibilité des parties, indices d'une oblitération artérielle, on agira comme dans le cas de mortification par obstruction circulatoire.

II. — *Plaies non pénétrantes.*

Qu'elles soient produites par des instruments *piquants*, *tranchants* ou *contondants*, ces plaies sont le siège de phénomènes consécutifs qui varient surtout avec la profondeur de la solution de continuité.

Si la gaine celluleuse seule est ouverte, des bourgeons charnus recouvrent le fond de la plaie et amènent la réunion habituelle ; il en est de même si la membrane externe est traversée.

Si la membrane moyenne est divisée, la tunique interne doublée d'une mince couche de la précédente peut résister quelque temps, et la cicatrisation s'opérer ; mais on a tout lieu de craindre, avant que celle-ci soit complète, qu'une hémorrhagie se produise par rupture complète du cylindre.

TRAITEMENT. — De ce qui précède résultent les indications thérapeutiques : lorsqu'il y a simplement dénudation de l'artère par une plaie, lorsque celle-ci a atteint la gaine celluleuse et la membrane externe, la réunion de cette plaie par première intention réussira et amènera souvent une solide guérison.

Si les tuniques artérielles sont coupées profondément, on est encore en droit de tenter la réunion immédiate, puisque, nous l'avons dit, la cicatrisation peut encore se faire : mais, d'une part, on s'entourera des plus grandes précautions, repos absolu, emploi de la digitale, absence d'émotions morales vives, abstention d'aliments excitants, pour éviter une activité circulatoire trop forte ; d'autre part, on se tiendra prêt, jusqu'à la formation d'une couche granuleuse, à réprimer toute hémorrhagie par une compression méthodique ou par la ligature.

III. — *Plaies pénétrantes.*

I. S'il s'agit d'une artère *volumineuse*, les piqûres, comme les plaies par instruments tranchants, peuvent être suivies d'une hémorrhagie considérable promptement mortelle.

II. Si l'artère est de *moindre volume*, si *l'instrument piquant* est de petit calibre, il pourra se faire une réunion immédiate de toutes les tuniques, ou au moins de la.tunique externe, la cicatrisation des membranes sous-jacentes s'opérant alors par l'intermédiaire d'une couche de lymphe plastique : on se conduira donc comme nous l'avons dit à propos des plaies non pénétrantes, avec les mêmes précautions et la même surveillance.

III. Enfin si une *artère de moyen volume* a été intéressée par un *instrument tranchant*, qui en a opéré la section complète ou incomplète, l'écoulement sanguin pourra s'arrêter spontanément à l'aide de certaines conditions bien connues (J.-L. Petit); mais si ces conditions manquent, ou si le caillot, après avoir bouché la plaie de l'artère momentanément, vient à se détacher, on a à traiter une hémorrhagie artérielle ; or, nous avons parlé assez longuement des moyens propres à combattre cet accident dans les articles consacrés aux plaies par armes à feu et surtout aux hémorrhagies traumatiques pour n'avoir pas à y revenir.

Nous nous bornerons à rappeler qu'en cas d'hémorrhagie artérielle les absorbants, les réfrigérants, les styptiques, les astringents, sont des moyens toujours insuffisants, parfois même dangereux ; et que les moyens à utiliser de préférence sont : la cautérisation, la torsion, la compression, la forcipressure, la ligature. Celle-ci reste le moyen le plus simple et le plus sûr d'arrêter l'écoulement sanguin : elle doit être immédiate, permanente, faite avec des fils ronds de soie ou de lin.

A la surface d'une *plaie d'amputation*, une artère étant complètement divisée, il est très facile de porter le fil sur son extrémité sectionnée et béante.

Si c'est dans la *continuité d'un membre* qu'une artère est lésée, l'opération est plus laborieuse. On recherchera et on s'efforcera de lier les deux bouts du vaisseau ; exceptionnellement, et si cette double ligature ne peut être appliquée, on liera le bout cardiaque seul par la méthode d'Anel, c'est-à-dire à une distance variable de la solution de continuité : cette méthode a ici le grave inconvénient d'exposer aux hémorrhagies secondaires.

Enfin, dans certains cas de lésion artérielle *incomplète*, on a conseillé de compléter la section du vaisseau après avoir placé deux ligatures, l'une au-dessus, l'autre au-dessous de la plaie.

Quand, à la chute de la ligature, surviennent des *hémorrhagies secondaires*, il faut d'abord recourir à la compression ; et, si l'hémorrhagie continue, lier de nouveau l'artère, même si celle-ci est ossifiée : car la membrane interne d'une artère ainsi altérée se prête encore à la formation d'un caillot obturateur.

§ 3. — ANÉVRYSMES.

I. — *Anévrysmes en général.*

On désigne sous le nom d'anévrysmes des tumeurs pleines de sang liquide ou concrété, distinctes du canal de l'artère avec laquelle elles communiquent, et consécutives à la destruction partielle ou totale des tuniques artérielles (Terrier, Follin, etc.).

Tantôt la tumeur est formée aux dépens de l'artère seule, *anévrysme artériel;* tantôt il y a communication de l'artère avec une veine voisine, *anévrysme artérioso-veineux.*

Un anévrysme artériel peut être *circonscrit* ou *diffus* (Le Fort) : dans le premier cas, il y a une poche bien limitée, régulière, où le sang est soumis aux mêmes variations de pression que dans l'artère, et où la circulation est facile et complète ; dans le second, la poche est irrégulière, le sang est infiltré, les parties voisines de la blessure artérielle renferment seules du sang soumis aux variations de pression intra-vasculaire, la circulation est incomplète.

Cette distinction n'est pas moins utile au point de vue thérapeutique que sous d'autres rapports : nous étudierons donc successivement l'anévrysme artériel circonscrit, l'anévrysme artériel diffus, l'anévrysme artérioso-veineux.

1° *Anévrysme circonscrit.*

Il a pour siège presque exclusif le système des artères à sang rouge, en particulier l'aorte, les carotides, les grosses artères des membres; c'est surtout chez l'homme dans la force de l'âge, assujetti aux professions pénibles, qu'on le rencontre. Sa pathogénie la plus habituelle se résume en une modification primordiale de la structure de l'artère, infiltration granulo-graisseuse, athérômateuse, calcaire, etc., dont les causes nous sont peu connues (hérédité, alcoolisme, syphilis), et que la thérapeutique ne peut combattre ; cette dégénérescence produite, l'apparition de la lésion consécutive, anévrysmale, peut être déterminée par des causes mécaniques : coup, contusion, extension brusque d'une artère au-delà de ses limites normales.

L'anévrysme se présente sous forme d'une tumeur molle, indolente, assez nettement circonscrite, compressible, animée de battements isochrones au pouls, et donnant à l'oreille un bruit de souffle intermittent, diastolique, rarement double ; rarement aussi, le doigt appliqué sur la tumeur perçoit la sensation d'un frémissement vibratoire, qui, lorsqu'il existe, est faible et intermittent.

La compression des nerfs par la tumeur peut produire des fourmillements, des engourdissements, des névralgies ; celle des veines donne souvent naissance à de l'œdème ; enfin les os eux-mêmes peuvent être repoussés, amincis, fracturés.

Abandonné à lui-même, l'anévrysme finit le plus souvent par une rupture qui se fait ordinairement sous la peau et amène une mort rapide ; quelquefois il s'établit une communication avec les organes voisins, veines, articulations, séreuses, muqueuses.

La guérison spontanée peut s'effectuer de diverses façons, dont deux seulement sont incontestables (Broca) :

Par une inflammation modérée de la poche anévrysmale, qui n'amène la guérison qu'au prix d'accidents sérieux, et qui peut être suivie de conséquences graves ;

Par la coagulation et l'organisation en caillots fibrineux du sang de la tumeur : c'est ainsi que se fait la guérison naturelle des anévrysmes (Broca), c'est vers ce but que doivent tendre les méthodes rationnelles de traitement (Follin).

Enfin il est indispensable de se rappeler, pour faire une sage appréciation des méthodes de traitement de l'anévrysme, qu'on admet généralement aujourd'hui la transformation possible des caillots mous, noirs, passifs, en caillots fibrineux, actifs (Le Fort, Richet) : mais probablement cette transformation ne peut se faire que dans des conditions spéciales, quand il existe une communication persistante entre l'anévrysme et l'artère de façon que le sang soit incessamment renouvelé dans la poche (Bellingham, Broca, Le Fort).

TRAITEMENT. — Il a pour but d'obtenir la solidification des caillots dans la tumeur, qui seule peut produire une guérison durable, et qui sera d'autant plus facile qu'une moindre quantité de sang pénétrera dans la poche.

A. *Traitement médical, méthode de Valsalva.* — Cette méthode qui consiste essentiellement dans une diète très sévère, un repos absolu, les émissions sanguines répétées, ralentit la circulation et peut faire déposer dans le sac des couches fibrineuses.

Elle compte quelques succès; et surtout réduite à des termes moins sévères, elle a été utilement associée à d'autres moyens, tels que la compression indirecte.

B. *Traitement chirurgical.* — Il se compose d'un grand nombre de moyens qu'on peut ranger en quatre classes suivant le procédé d'après lequel ils agissent (Le Fort) :

1° *Destruction du sac anévrysmal :* incision, extirpation, cautérisation.

a) L'*incision du sac, méthode ancienne,* a pour but d'ouvrir la poche, de la débarrasser des caillots qu'elle renferme, et d'arrêter l'abord du sang par la ligature de l'artère au-dessus et au-dessous de la tumeur.

C'est une opération très grave, souvent accompagnée d'accidents douloureux, hémorrhagiques, inflammatoires, suppuratifs ; généralement abandonnée, elle pourrait être utile pour certains anévrysmes des membres rebelles à tout autre traitement (Le Fort).

b) L'*extirpation,* pratiquée deux fois seulement, est plus grave encore que l'incision.

c) La *cautérisation* par le *fer rouge* est très dangereuse, on ne devrait l'employer que pour arrêter l'écoulement sanguin du sac.

Par les *caustiques* (Girouard, Bonnet), elle est aussi dangereuse, et doit être réservée aux cas exceptionnels où l'anévrysme, inabordable pour la ligature et la compression, a résisté aux injections coagulantes, à la galvano-puncture.

2° *Coagulation directe du sang dans l'anévrysme :* acupuncture, électro-puncture, calori-puncture, injections coagulantes.

a) L'*acupuncture* (Velpeau) est une mauvaise méthode. Elle consiste à enfoncer des aiguilles dans le sac et à les y laisser à demeure pendant un à deux jours. Elle détermine une vive inflammation avec toutes ses conséquences.

b) L'*électro* ou *galvano-puncture* (Pravaz et Guérard) compte un certain nombre de succès, en particulier pour l'anévrysme traumatique du coude (Follin). Elle expose à quelques accidents sérieux, inflammation, hémorrhagie, eschares ; cependant on pourra les éviter en employant, au début surtout, de faibles courants (deux ou trois éléments de Bunsen) et des aiguilles très fines, multiples pour chaque pôle ; en espaçant et abrégeant les séances (vingt minutes au plus) ; en comprimant l'artère au-dessus du sac, en appliquant de la glace, etc. (Le Fort).

c) La *calori-puncture* (Everard Home), au moyen d'une forte aiguille chauffée, a été suivie de gangrène et de mort.

d) Les *injections coagulantes* (Pravaz) conviennent surtout aux anévrysmes de petit volume ou profondément situés.

On se sert du *perchlorure de fer* liquide (15 à 30 degrés). La compression étant faite au-dessus du sac, celui-ci est ponctionné avec un petit trocart muni d'une canule ; dès que le poinçon a pénétré dans la poche, on le retire, et, vissant rapidement la seringue qui contient le liquide, on pousse celui-ci goutte à goutte ; on malaxe légèrement la tumeur pour bien mélanger le perchlorure au sang : après cinq minutes, si la coagulation est imparfaite, on injecte de nouveau quelques gouttes de liquide ; enfin, si la tumeur n'est pas durcie en une seule séance, on hâte la coagulation par la compression, les injections répétées ayant produit des accidents trop graves pour qu'on doive les préconiser (Broca).

S'il y a menace d'inflammation, on appliquera les antiphlogistiques locaux et généraux, repos, diète légère, topiques réfrigérants.

3° *Coagulation indirecte du sang dans l'anévrysme par action sur le sac :* réfrigérants, styptiques, astringents, moxas ; compression directe, médiate ou immédiate, attitude forcée du membre, malaxation.

a) Les *réfrigérants*, glace, eau froide, les *topiques styptiques* et *astringents*, employés seuls, ont donné des résultats trop variables, des succès trop rares, pour constituer une méthode thérapeutique ; ils ne peuvent être employés qu'à titre d'adjuvants.

b) Les *moxas* (Larrey), inefficaces et même nuisibles, sont abandonnés.

c) La *compression directe médiate* est seule applicable, la compression immédiate ne pouvant se faire qu'après l'ouverture du sac, c'est-à-dire dans une opération, méthode ancienne, trop dangereuse pour être recommandée. Encore le premier mode de compression doit-il être réservé pour des anévrysmes très-petits, et pour les anévrysmes artérioso-veineux du pli du coude, ou comme adjuvant de la compression indirecte (Le Fort).

d) *L'attitude forcée*, la flexion en particulier, agit évidemment comme la méthode précédente, la compression directe médiate, à laquelle elle est supérieure, parce qu'elle est moins douloureuse et qu'elle a moins de tendance à produire le sphacèle de la peau et la rupture du sac : aussi compte-t-elle de nombreux succès et peut-elle être considérée comme une bonne méthode (Verneuil, Richet, Le Fort), mais applicable seulement au niveau d'une articulation.

e) Quant à la *malaxation* de l'intérieur du sac (Fergusson), qu'on peut obtenir en introduisant dans la poche un trocart et faisant mouvoir la canule en tous sens pendant qu'on comprime l'artère à peu de distance de l'anévrysme de crainte d'embolie (Broca), elle reste incertaine et dangereuse, puisqu'elle peut amener la rupture de la tumeur ou l'inflammation du sac (Follin).

4° *Coagulation indirecte du sang dans l'anévrysme par action sur l'artère* : ligature de l'artère, compression indirecte.

a) *Ligature de l'artère, méthode d'Anel, méthode nouvelle.* — Elle consiste à intercepter par une ligature le cours du sang dans l'artère qui se rend à l'anévrysme, elle comprend deux procédés : celui d'*Anel*, qui lie l'artère immédiatement au-dessus de l'anévrysme ; celui de *Hunter*, dans lequel la ligature est reportée plus haut sur un point de l'artère qu'on suppose non altéré : toute la différence gît dans la présence ou l'absence de collatérales entre la ligature et le sac.

La ligature expose à de nombreux accidents : gangrène, accidents cérébraux, inflammation des tissus entourant le sac et du sac lui-même, phlébite, névrite, phlegmon diffus, fusées purulentes, hémorrhagies par la plaie de la ligature ou au niveau du sac suppuré, gangréné, ouvert, enfin récidive de l'anévrysme. On comprend que la possibilité de pareils accidents ait fait réserver la ligature artérielle au-dessus du sac aux cas où la compression indirecte, bien moins dangereuse, n'a pas donné de résultats.

L'artère peut encore être liée au-dessous du sac, entre l'anévrysme et les capillaires, et cette méthode, dite de Brasdor, compte comme celle d'Anel deux procédés : l'un, de *Brasdor* proprement dit, ne laisse aucune collatérale entre la ligature et le sac ; l'autre, de *Wardrop*, en laisse une ou plusieurs. La méthode de Brasdor expose peut-être moins que celle d'Anel aux accidents d'hémorrhagie et de gangrène, mais elle est très incertaine dans ses résultats : aussi ne doit-elle être employée que comme ressource ultime, dans quelques cas où tout autre moyen est impossible à appliquer, surtout dans les anévrysmes des gros troncs artériels, iliaque interne, artères du cou : c'est dans les anévrysmes carotidiens qu'elle a donné les plus beaux succès, car elle a bien souvent échoué dans ceux du tronc brachio-céphalique.

b) *Compression indirecte*. C'est la méthode qui se rapproche le plus des procédés naturels de guérison spontanée (Broca) ; c'est celle qui a donné les plus beaux succès, celle qui expose le moins aux accidents, celle qui, par conséquent, tient à bon droit le premier rang ; et c'est plus encore dans son innocuité que dans son efficacité qu'il faut chercher la raison de cette supériorité (Richet).

Elle consiste à comprimer l'artère par la main ou un appareil spécial au-dessus ou au-dessous de la tumeur : la compression au-dessous du sac (Vernet) n'étant qu'une méthode exceptionnelle, qui le plus souvent a entraîné la rupture de l'anévrysme, c'est la compression au-dessus du sac qui reste la méthode rationnelle par excellence, et qui est presque universellement recommandée et appliquée (Follin, Broca, Verneuil, Richet, Le Fort, Cusco, etc.).

La compression peut être *partielle* ou *totale :* cette dernière peut amener la guérison en vingt-quatre heures, mais au prix d'accidents, douleurs, ulcérations de la peau, œdème, érysipèle, gangrène de la peau et des parties sous-jacentes, qu'il est urgent d'éviter.

Mieux vaudrait donc la compression *en deux temps* (Broca) : on comprime d'abord l'artère partiellement, d'une manière continue et à peu près uniforme, ce qui diminue les battements ; puis quand la tumeur est devenue ferme, irréductible, peu pulsatile, une compression totale de quelques heures achève l'œuvre commencée.

Mieux vaut encore la compression *double et alternative* (Belmas).

En résumé, la compression doit se faire au-dessus du sac en comprimant d'une manière continue l'anévrysme tout en exerçant alternativement la compression sur plusieurs points différents. La compression digitale doit être substituée le plus souvent possible à la compression par des appareils, surtout aux membres ; mais elle n'est pas applicable à tous les anévrysmes, et dans tous les cas elle exige une grande surveillance ; on a vu la gangrène apparaître sous les doigts, envahir les parties voisines et éloignées, et amener des accidents mortels (Désormeaux).

Quant à la compression mécanique, elle peut être faite par des poids, des sacs remplis de grains de plomb, des sachets de plâtre, des appareils spéciaux, tels que ceux de Bellingham, de Marcelin Duval, de Broca, de Benjamin Anger : ce dernier surtout, avec ses pelotes mobiles montées sur des arcs et son rouleau cylindrique qui assure l'efficacité de la compression, nous paraît répondre aux indications d'élasticité, d'alternance, de continuité, qui sont les objectifs des appareils compresseurs.

De tout ce qui précède, nous pouvons tirer les *conclusions* suivantes :

S'il s'agit d'un anévrysme circonscrit de moyen volume, des membres surtout, il faut d'abord avoir recours à la compression indirecte, digitale si la disposition de la région et un nombre suffisant d'aides intelligents le permettent, mécanique dans le cas contraire, partielle et alternative en deux points de l'artère (les véritables points d'élection sont ceux où le vaisseau est superficiel et voisin d'un plan osseux);

Si la compression indirecte ne peut être appliquée, ou si elle est suivie de récidive (qu'il ne faut confondre ni avec la persistance des battements, ni avec le retour des battements ou pulsations secondaires), c'est la ligature au-dessus du sac, par la méthode d'Anel, qui doit être employée;

Seuls les anévrysmes peu volumineux des membres peuvent être traités par les injections coagulantes, à condition que la poche anévrysmale soit isolée par la compression au-dessus de cette poche; enfin dans des cas très-rares les désordres produits par un anévrysme ont commandé l'amputation du membre (Follin).

2° *Anévrysme diffus.*

Il est dit *primitif* lorsqu'il succède à une plaie artérielle, étroite, oblique, produite par un instrument piquant ou tranchant, ou par les fragments osseux d'une fracture ; il est dit *consécutif* lorsqu'il résulte de la rupture d'une poche anévrysmale préexistante.

Constitué par une tumeur molle, fluctuante, indolente, d'un volume plus ou moins considérable, présentant souvent, mais non toujours, et pas en tous ses points, un souffle et un frémissement particulier, offrant des pulsations ou une impulsion communiquée, il a une grande tendance à s'accroître en amenant le sphacèle des téguments ou une violente inflammation avec suppuration et rupture de la poche. La guérison spontanée est extrêmement rare.

TRAITEMENT. — La *méthode de Valsalva* (Pelletan) n'a donné ici qu'un succès contestable (Le Fort).

La *compression directe* a été suivie bien rarement de réussite, appliquée sur une artère petite, superficielle, reposant sur un plan osseux (Follin).

Si l'anévrysme siège sur une artère de moyen volume, et qu'il augmente, on ne peut employer que *l'ouverture du sac* par la méthode ancienne, en appliquant la ligature aussi près que possible de la plaie du vaisseau, ce qui est ordinairement très difficile à effectuer ;

Ou la *ligature artérielle au-dessus du sac*, par la méthode d'Anel, qui détermine souvent de l'inflammation ou une hémorragie consécutive, et qui, en outre, expose aux récidives ;

Ou la *compression indirecte* entre le cœur et la plaie, qui n'a guère de résultats plus heureux.

Aussi cette variété d'anévrysme est-elle bien souvent l'indication d'une *amputation* ou d'une *désarticulation* (Le Fort), seule ressource à défaut des précédentes méthodes.

3° *Anévrysme artérioso-veineux.*

Il consiste dans la communication d'une artère avec une veine, très-rarement spontanée, le plus souvent consécutive à une blessure qui intéresse à la fois les deux vaisseaux : la saignée en est la cause la plus fréquente (d'où son siège habituel au pli du coude), puis les plaies, les contusions, une compression longtemps continuée, etc. Au niveau de la communication existe une tumeur de volume variable, avec dilatation variqueuse des veines sous-cutanées, surtout au membre inférieur, au-dessus et au-dessous de cette tumeur ; celle-ci présente à la vue des pulsations isochrones au pouls ; au doigt, un frémissement vibratoire continu, avec redoublement au moment de la diastole du cœur ; à l'oreille, un bruit de souffle à double courant, continu mais avec redoublement, et s'affaiblissant en haut et en bas. Le membre atteint présente de l'hypertrophie, indépendante de l'œdème qui existe quelquefois, de l'engourdissement, des crampes, des douleurs, un affaiblissement musculaire, de l'anesthésie, une sensation de refroidissement, etc.

Cet anévrysme reste plus souvent que les autres variétés stationnaire pendant longtemps ; il peut se transformer en anévrysme artériel par cicatrisation de l'ouverture veineuse.

TRAITEMENT. — Si l'anévrysme est très-petit et reste stationnaire, on peut, sans autre traitement, se borner à conseiller des travaux moins rudes et à faire soutenir la poche avec un bandage compressif.

Dans les mêmes conditions, c'est-à-dire si l'artère est de petite dimension, si de plus il est superficiel, situé sur le trajet d'une artère peu volumineuse, la galvano-puncture et les injections coagulantes peuvent être tentées.

Au contraire, la méthode d'Anel et la compression indirecte doivent être proscrites : elles ne donnent que de mauvais résultats, mort ou récidive.

Si donc la maladie, cessant d'être stationnaire et nuisant considérablement aux fonctions du membre, exigeait une intervention chirurgicale active, il faudrait avoir recours à la méthode ancienne, ou mieux, si c'était possible, à la ligature des deux bouts de l'artère sans toucher au sac (Malgaigne). Toutefois il est bon de savoir que ces ligatures exposent aux hémorrhagies consécutives

II. — *Anévrysmes en particulier.*

1° *Anévrysme du tronc brachio-céphalique.*

Les anévrysmes de cette artère sont assez fréquents, parce que ses parois sont frappées violemment par la colonne sanguine, en raison de la proximité du cœur. Outre les signes ordinaires des anévrysmes, on trouve ici des symptômes de voisinage nombreux : dilatation variqueuse et œdème par compression veineuse ; dyspnée par compression du nerf récurrent, de la trachée, de la bronche droite ; gêne de la déglutition, palpitations, etc.

La guérison spontanée est extrêmement rare, et malheureusement le nombre des cures n'est guère augmenté par la thérapeutique chirurgicale.

TRAITEMENT. — Il doit être assez complexe pour présenter au moins quelques chances de succès.

Le *traitement de Valsalva* employé seul est à peu près sans effet ; on ne l'utilisera que comme adjuvant de la *compression indirecte* faite au-dessous du sac (Vernet), c'est-à-dire entre celui-ci et les capillaires.

On comprend les difficultés d'une pareille compression, et serait-elle applicable qu'elle ne réussirait pas toujours ; on aurait alors recours à la *ligature*. Cette opération ne saurait être faite ni par la méthode d'Anel ou de Hunter, ni par celle de Brasdor, à cause de la brièveté de l'artère et du voisinage du cœur. Reste le procédé de Wardrop, qui peut exercer une influence favorable, mais passagère, sur la marche de la tumeur : on porterait le fil constricteur sur la carotide primitive ou sur la sous-clavière ou sur les deux artères à la fois ; cette ligature double aurait pour effet certain d'oblitérer complètement le sac, mais il est inutile d'insister sur la gravité d'une pareille opération, et c'est à peine si l'on en pourrait atténuer les conséquences en liant la carotide seule d'abord, puis la sous-clavière au bout de quelques jours.

En tous cas, la ligature est contre-indiquée par la faiblesse du malade, par la coexistence d'un autre anévrysme, par des désordres locaux graves, par l'oblitération de la carotide gauche.

Le traitement de Valsalva doit être associé à la ligature, quel que soit d'ailleurs le procédé qu'on emploie: l'administration de la digitale contribuera aussi à neutraliser l'influence défavorable de l'impulsion sanguine.

Malgré toutes les précautions employées, c'est à peine s'il existe quelques exemples authentiques de guérison artificielle et définitive d'anévrysme brachio-céphalique.

2° *Anévrysme de l'artère carotide primitive.*

Cette artère présente bien plus souvent des anévrysmes circonscrits, dus à une dégénérescence de ses tuniques, que des anévrysmes diffus ou artérioso-veineux. On observe de nombreux troubles de la circulation intra-crânienne : insomnie, vertiges, éblouissements, élancements douloureux vers la tête, rétrécissement de la pupille, etc.

TRAITEMENT. — *a*) Celui de l'anévrysme *circonscrit* comporte deux procédés: la *compression indirecte*, la *ligature*.

La *compression* doit d'abord être tentée lorsque la tumeur, d'un volume ordinaire, occupe l'origine ou la partie la plus élevée de l'artère : dans le premier cas, elle est appliquée au delà de la tumeur; dans le second, entre l'anévrysme et le cœur ; digitale plutôt que mécanique, intermittente ou continue, la compression n'amène pas d'hémorrhagie, et expose moins que la ligature aux accidents cérébraux parce qu'elle détermine une oblitération lente, progressive, moins favorable qu'une obstruction brusque au développement de cette complication. Donc il est rationnel d'en essayer l'application, avant celle de la ligature, toutes les fois que le doigt trouve une place suffisante au-dessous ou au-dessus de la tumeur.

Si la compression est inapplicable ou a échoué, il faut pratiquer une *ligature*, soit par la méthode d'Anel s'il existe un espace suffisant entre la tumeur et l'origine de l'artère; soit, dans le cas contraire, par la méthode de Brasdor.

Outre les accidents cérébraux, hémiplégie, convulsions, céphalalgie, vertiges, syncopes, délire, coma, qu'elle entraîne presque toujours, la ligature de la carotide primitive peut être suivie d'hémorrhagies consécutives, d'inflammation et de suppuration du sac, de congestions pulmonaires intenses et de pneumonies : aussi serait-il très désirable que la compression pût dans tous les cas remplacer la ligature.

b) L'anévrysme *diffus* diffère peu du circonscrit, que nous avons eu en vue jusqu'ici, et devrait être traité comme lui.

c) Quant à l'anévrysme *artérioso-veineux*, il n'a jamais entraîné d'accidents mortels : aussi toute intervention active est-elle inutile.

3° *Anévrysme de l'artère carotide interne.*

Traitement. — *a*) Le traitement de l'anévrysme *artériel* est tout à fait semblable à celui que nous venons de voir pour la carotide primitive.

A ceux de la portion *extra-crânienne* de l'artère on opposera d'abord la *compression* digitale, intermittente, de la carotide primitive ; en cas d'insuccès, c'est sur celle-ci qu'on portera la *ligature* : car la ligature de la carotide interne amène les mêmes accidents que celle de la carotide primitive, et aurait l'inconvénient d'être trop rapprochée du sac.

C'est aussi sur la carotide primitive qu'on agira, par la compression et la ligature successivement, si la carotide interne présente une tumeur anévrysmale dans sa portion *intra-crânienne* : ici du reste le diagnostic est presque toujours impossible à cause de la variabilité des accidents produits par la compression exercée sur le cerveau et les nerfs de la base du crâne.

b) L'anévrysme *artérioso-veineux* est très rare : le cas le plus remarquable de communication de la carotide interne avec le sinus caverneux est celui qui fut observé et reproduit sur le cadavre par Nélaton. On pourrait espérer obtenir la guérison par la compression (Nélaton) ou la ligature de l'artère.

4° *Anévrysme de l'artère carotide externe.*

Ses anévrysmes sont extrêmement rares.

a) Si l'on avait reconnu un anévrysme *artériel circonscrit*, la *compression* de la carotide primitive serait d'abord indiquée ; puis la *ligature* de la carotide externe à son origine, s'il s'y trouve un espace suffisant, ou de la carotide primitive dans le cas contraire.

b) Un anévrysme *artérioso-veineux* peut suivre une marche lentement progressive, sans aucun trouble des fonctions de l'encéphale, et ne nécessiter aucune intervention : si celle-ci devenait urgente, c'est à la méthode ancienne qu'il faudrait donner la préférence (Stromeyer).

5° *Anévrysme des artères extérieures du crâne.*

a) Leurs anévrysmes *artériels* sont en général peu volumineux, situés sur le trajet d'un petit vaisseau, très superficiels, très rapprochés d'une surface osseuse résistante sur laquelle il est aisé de les comprimer : aussi beaucoup de méthodes peuvent-elles être appliquées sans inconvénients sérieux.

On pourrait commencer par une application de *perchlorure de fer* suivant la méthode *endermique*, et, si cela ne réussissait pas, injecter le perchlorure dans le sac ; ou bien employer la *galvano-puncture* ou la *méthode d'Anel* : le choix est à peu près indifférent (Broca).

b) Pour les anévrysmes *artérioso-veineux*, ceux du cuir chevelu en particulier, qui envahissent facilement un grand nombre de veines, la *compression* faite sur le point où existe la communication vasculaire réussira presque toujours grâce à la surface résistante contre laquelle elle est exercée. Au contraire dans l'espace parotidien, au voisinage de la carotide externe, la compression échouera presque toujours : il faudrait donc opérer, en cas d'urgence, par la *méthode ancienne* (Stromeyer). Enfin, au crâne, si la compression avait échoué et s'il survenait des accidents graves, il faudrait une *double ligature* sur l'artère.

6° *Anévrysme de l'artère faciale* et de ses branches.

Les anévrysmes de ces artères sont en général peu volumineux.

S'ils résistaient à la *compression indirecte*, faite au-dessus du sac, il faudrait lier la faciale par la *méthode d'Anel*, sauf en cas d'anévrysme de l'artère coronaire à cause de ses anastomoses par inosculation avec celle du côté opposé : la *méthode ancienne* serait alors indiquée.

7° *Anévrysme de l'artère dentaire inférieure.*

Ses anévrysmes, très rares, nécessitent, en cas de pertes quotidiennes de sang par la bouche, la *ligature* de la carotide externe : si celle-ci échouait, on n'aurait d'autre ressource que de trépaner largement le maxillaire et de remplir la poche de bourdonnets de charpie imbibés de perchlorure de fer.

8° *Anévrysme des artères palatines.*

C'est à la *cautérisation* et au *perchlorure de fer* qu'on devrait recourir, de préférence aux autres méthodes, dans les cas, fort rares, où on rencontrerait un anévrysme de ces artères.

9° *Anévrysme de l'artère sous-clavière.*

Dans l'anévrysme *artériel,* les troubles fonctionnels sont analogues à ceux qu'amène cette lésion lorsqu'elle siège au tronc brachio-céphalique ou sur la carotide : les principaux sont de l'œdème et un état variqueux de la jugulaire externe; puis, du côté du bras, des douleurs, de l'engourdissement, des fourmillements, de l'anesthésie, une paralysie incomplète, de l'affaiblissement ou la cessation du pouls radial, etc.

TRAITEMENT. — *a)* Lorsqu'il s'agit d'un anévrysme *artériel,* la plupart des méthodes thérapeutiques sont aussi dangereuses et inefficaces que pour les autres artères du cou.

La *méthode de Valsalva* compte, il est vrai, un succès, ainsi que la *galvano-puncture* (Abeille).

C'est à la *ligature* qu'on a eu le plus souvent recours: or la méthode d'Anel est à peu près impossible à gauche, en raison de la situation profonde de la première partie de la sous-clavière ; à droite, on a tenté la ligature du tronc brachio-céphalique, dont nous connaissons déjà le résultat désastreux ; et celle de la première portion de la sous-clavière, qui a constamment aussi été suivie d'accidents mortels. Reste donc la ligature par la méthode de Brasdor qui n'est pas beaucoup meilleure à cause du reflux collatéral qui empêche presque toujours la formation d'un caillot solide : c'est cependant ce procédé qui a donné les résultats les moins décourageants.

b) L'anévrysme *artérioso-veineux,* ne produisant pas plus d'accidents graves que celui de la carotide primitive, n'exige pas une intervention plus active.

10° *Anévrysme de l'artère axillaire.*

L'anévrysme *artériel* succède souvent à des mouvements exagérés de l'épaule, à des chutes sur cette région, à des tractions violentes dans le but de réduire une luxation, les tuniques étant primitivement altérées. Les rapports de la tumeur avec les nerfs du plexus brachial amènent des douleurs atroces dans le bras, de l'engourdissement, de la faiblesse musculaire ; ceux avec la veine produisent de l'œdème de la main et de l'avant-bras, du refroidissement, et même du sphacèle.

Traitement. — *a*) La compression et la ligature sont les deux moyens à employer successivement contre un anévrysme *circonscrit*.

La *compression* peut se faire simplement par l'attitude forcée du bras (Verneuil); ou elle peut être pratiquée, d'une façon intermittente, sur l'artère sous-clavière, au moyen d'un sachet de plâtre, d'une pelote moulée dans le creux sous-claviculaire (Verneuil): malheureusement cette compression est quelquefois impossible à supporter à cause de la présence du plexus brachial.

Pour cette raison, on emploie le plus souvent la *ligature* par la méthode d'Anel : elle peut porter sur l'artère axillaire ou sur la sous-clavière. La première est rarement possible, le sac ne laissant pas un espace suffisant entre lui et le bord inférieur de la clavicule. Quant à la sous-clavière, c'est le plus souvent en dehors des scalènes qu'elle a été liée : cette opération, même lorsqu'elle est faite sans accidents immédiats, laisse craindre des complications consécutives fort graves, dont deux sont presque fatalement mortelles : ce sont, d'une part, des inflammations thoraciques, pneumonie, pleurésie, péricardite, par propagation d'une phlegmasie du tissu cellulaire profond du cou ; d'autre part, la suppuration du sac, qui peut s'ouvrir au dehors ou dans la cavité thoracique. L'hémorrhagie et la gangrène sont rares.

En résumé, c'est à la compression qu'il faut s'adresser d'abord, comme beaucoup moins dangereuse que la ligature.

b) L'anévrysme *diffus*, qui apparaît ordinairement à la suite de coups d'épée ou de fleuret, avec une marche rapide et une augmentation de volume incessante, sera traité aussi par la *compression* de la sous-clavière, en dehors des scalènes ; et, en cas d'échec, par la *ligature* appliquée soit sur la sous-clavière, soit sur l'axillaire, par la méthode ancienne, quand le sac présente une tendance à l'inflammation et à la suppuration.

11° *Anévrysme de l'artère brachiale.*

L'anévrysme *artériel circonscrit* est très rare ; le *diffus* est au contraire fréquent : il a presque toujours pour cause une saignée malheureuse, et siège au pli du coude.

La compression et le tiraillement des nerfs médian et cutané-interne déterminent le plus souvent des élancements douloureux, des fourmillements, une douleur fixe à la face antérieure et interne de l'avant-bras et à la paume de la main, et une paralysie plus ou moins complète des mêmes régions.

Traitement. — *a*) La *flexion forcée* du coude est le premier moyen à employer : il peut suffire à la guérison d'anévrysmes petits et récents.

Pour un anévrysme ancien, la *compression indirecte* est indiquée : elle sera, de préférence, digitale, double et alternative, appliquée au milieu du bras et au-dessous du tendon du grand pectoral.

Si la compression indirecte ne réussit pas, on aura recours aux *injections coagulantes*, ou à la *galvano-puncture*, après avoir comprimé l'artère au-dessus et au-dessous du sac.

Enfin la *ligature* de l'artère brachiale ou de l'axillaire deviendra nécessaire quand les autres méthodes auront échoué.

b) L'anévrysme *artérioso-veineux* de l'artère brachiale est le plus fréquent de ses anévrysmes, à cause des rapports du vaisseau avec les veines voisines, qui l'exposent à être piqué pendant la saignée.

La *compression directe* longtemps continuée ne peut être efficace que si elle est commencée au moment même de la blessure ; plus tard, ses résultats sont plus incertains.

La *galvano-puncture* (Voillemier) et les *injections coagulantes* (Jobert) n'ont pas donné de succès complets.

Si donc la compression directe ou indirecte a échoué, on pratiquera la *ligature* de l'artère, soit par la méthode ancienne, soit en plaçant un fil au-dessus et au-dessous du sac sans l'ouvrir (Malgaigne et Norris).

12° *Anévrysme des artères de l'avant-bras et de la main.*

Toujours *artériels* et *circonscrits*, ordinairement peu volumineux, les anévrysmes de ces artères portent le plus souvent sur le tronc de la radiale ou de la cubitale, plus rarement sur l'arcade palmaire superficielle. La compression des nerfs radial et cubital amène une douleur intense.

La guérison spontanée est extrêmement rare ; au contraire, l'hémorrhagie est assez fréquente : il est donc doublement nécessaire d'intervenir.

Traitement. — La *compression* digitale indirecte est ici particulièrement indiquée (Marjolin, Verneuil, etc.) : elle sera d'abord intermittente, puis totale, en deux temps (Broca), ou double et alternative ; l'application en est facile.

Si la compression ne réussit pas, la *ligature* devient nécessaire. Lorsque la disposition des parties le permet, la méthode ancienne est préférable : on ouvrira donc le sac, puis on liera au-dessus et au-dessous de lui ; si on ne peut lier au-dessous, on appliquera une ligature simple immédiatement au-dessus de la tumeur.

Si l'anévrysme a pour siège une des arcades palmaires, la ligature des deux vaisseaux qui la forment est nécessaire.

13° *Anévrysmes inguinaux.* — *Anévrysmes iliaques.*

Les anévrysmes *inguinaux* sont ceux qui, naissant de la fémorale à sa partie supérieure ou de l'iliaque externe à son tiers inférieur, font saillie dans la région inguinale.

Les anévrysmes *iliaques* sont ceux qui, développés aux dépens de l'iliaque externe et quelquefois de l'iliaque primitive, finissent par remplir plus ou moins la fosse iliaque.

Le même traitement étant applicable à ces deux variétés de tumeurs, il est naturel que nous n'en fassions qu'une description commune.

TRAITEMENT. — Il est des plus difficiles. L'*immobilité* et les *applications de glace* ont guéri un seul anévrysme inguino-iliaque (J. Reynaud, de Toulon).

L'application de la *chaleur* (E. Home) et la *compression directe* n'ont amené que des revers.

La *compression indirecte* a été employée (Dupuytren), et pourrait être utile si la tumeur ne faisait pas au-dessus de l'arcade une saillie trop considérable : elle serait digitale et intermittente, les appareils étant difficiles à supporter.

C'est dans la *ligature* qu'on a cherché des éléments de succès plus certain et plus durable, mais les efforts des chirurgiens ont généralement échoué.

La méthode de Brasdor ayant eu des insuccès répétés, il a fallu s'adresser à la méthode d'Anel. Le plus souvent, on peut lier l'iliaque externe ; mais si l'anévrysme remplit la plus grande partie de la fosse iliaque, on ne peut lier que l'iliaque primitive ; enfin si celle-ci même ne pouvait être atteinte à cause du développement de la tumeur, il ne resterait qu'à courir les chances de la ligature aortique. Or après avoir lié l'iliaque externe, on a à craindre la suppuration du sac, l'accident le plus fréquent ; l'hémorrhagie secondaire, un peu plus rare, et surtout la gangrène, la complication la plus redoutable.

La ligature de l'iliaque primitive présente des chances de mort encore plus grandes, par suite des mêmes accidents.

Quant à la ligature de l'aorte, elle a toujours été suivie de mort.

Enfin la méthode ancienne a été suivie de guérison dans un cas (Syme), et, malgré la hardiesse d'une telle opération, elle pourrait peut-être, en présence des revers qui ont accompagné les autres méthodes, être tentée de nouveau.

14° *Anévrysme des artères fessière et ischiatique.*

La position de semblables anévrysmes ne se prête guère aux tentatives de *compression indirecte*, à moins qu'on ne puisse arrêter les battements de la tumeur en comprimant les parties au-dessus d'elle, comme cela s'est présenté dans un cas (Sappey) : on pourrait alors essayer la compression digitale.

La *ligature* peut porter sur les artères fessière ou ischiatique elles-mêmes, ou bien sur l'iliaque interne, et ces diverses opérations ont également réussi. Le lien constricteur sera placé de préférence sur la fessière, surtout en cas d'anévrysme diffus, par la méthode ancienne ou par celle d'Anel : lorsque cette ligature, toujours très laborieuse, sera rendue impossible par le volume de la tumeur, on la portera nécessairement sur l'iliaque interne.

15° *Anévrysme de l'artère fémorale.*

Nous avons déjà parlé des anévrysmes qui occupent la partie la plus élevée de cette artère, leur traitement étant celui des anévrysmes inguino-iliaques.

a) Pour les anévrysmes *artériels circonscrits* qui siègent en un autre point, la *compression indirecte* est d'abord tentée (Broca, Verneuil, Richet, Le Fort, etc.). Si la tumeur est au tiers supérieur de la cuisse, la compression mécanique est difficile ; la digitale, au contraire, peut se faire facilement sur le pubis, mais avec une grande surveillance, la gangrène ayant parfois paru sous la main qui comprime (Désormeaux). A la partie inférieure de la cuisse, la compression mécanique, double et alternative, tour à tour au-dessous de l'arcade crurale et au milieu de la cuisse, devient facile grâce aux appareils de Broca, de B. Anger, etc.

Si la compression ne donne pas de résultat suffisant, la *ligature* par la méthode d'Anel lui succédera (Cusco, B. Anger, etc.). Lorsque l'anévrysme siège à la partie supérieure de la fémorale, c'est sur l'iliaque externe que doit porter la ligature. S'il se trouve dans le triangle de Scarpa, au-dessous de la fémorale profonde, ou plus bas encore, il serait rationnel de lier le vaisseau à la partie supérieure, dans cette portion qu'on peut appeler fémorale commune : mais la crainte d'hémorrhagie par suite du nombre et de l'importance des branches nées de ce tronc en fait repousser la ligature par beaucoup de chirurgiens, qui préfèrent n'appliquer la méthode d'Anel qu'à la partie inférieure du triangle de Scarpa ou au-dessous de sa pointe.

b) L'anévrysme *artérioso-veineux* de la fémorale ne compromettant pas l'existence, en général, et laissant au malade la possibilité de travailler, on agira sagement en se bornant à l'expectation et en faisant porter un bas élastique qui remonte au-dessus de l'anévrysme ; d'autant plus que la ligature par la méthode d'Anel, ou la ligature double au-dessus et au-dessous du sac, sans ouverture de la poche (Malgaigne), n'a donné ici que de mauvais résultats.

16° Anévrysme de l'artère poplitée.

Les anévrysmes *artériels* poplités sont très fréquents, et paraissent résulter de la combinaison d'une altération des tuniques avec un mouvement forcé de l'articulation, extension exagérée plus souvent que flexion.

Le début se manifeste communément par divers accidents de compression : gêne douloureuse et roideur dans le genou ; ou œdème du pied ; ou élancements, fourmillements, dans la jambe, etc. : ce sont les préludes d'un accident plus grave, la gangrène, bien plus fréquente ici que dans tout autre anévrysme, par oblitération de la veine poplitée, et sans rupture nécessaire de la poche. Plus tard, outre les signes ordinaires, on peut observer des complications articulaires, hydarthrose, arthrite ; ou ganglionnaires, adénites inguinales, poplitées, etc. La terminaison spontanée a rarement lieu par guérison ; elle se fait ordinairement par rupture du sac sous la peau intacte, quelquefois même sous l'aponévrose, rarement par ouverture dans l'articulation : elle est presque toujours mortelle.

TRAITEMENT. — Plus encore que l'anévrysme fémoral, le poplité se prête très bien à la *compression indirecte*, soit digitale, sur le pubis, soit mécanique, à la partie supérieure et moyenne de la cuisse.

De même, la *compression directe*, par la flexion forcée, peut réussir.

Alors seulement que les deux modes de compression auront échoué, il sera nécessaire de recourir à la *ligature* de l'artère fémorale, soit au milieu de la cuisse, soit, ce qui serait mieux, immédiatement au-dessus de l'anneau du troisième adducteur. L'accident le plus redoutable à la suite de la ligature est la gangrène, qui nécessite le sacrifice du membre : si le sphacèle ne dépasse pas le pied, l'amputation sera faite à la partie inférieure de la jambe ; s'il remonte jusqu'à l'anévrysme, il faudra amputer la cuisse au tiers inférieur.

L'hémorrhagie est également à craindre : si la compression ne suffit pas à arrêter l'écoulement sanguin, il faudra lier l'artère au-dessus du point qui lui donne naissance, ou mieux encore aller à la recherche du bout artériel qui saigne pour le lier ou le cautériser.

b) La transformation d'une tumeur circonscrite en anévrysme *diffus* est une indication formelle d'amputation immédiate lorsque la compression ne change rien au volume de la tuméfaction, lorsque les téguments sont tendus et livides, lorsque le membre est œdémateux et refroidi, en un mot toutes les fois qu'il y a menace de gangrène, avant comme après la ligature artérielle.

Les suppurations articulaires, les altérations osseuses graves, comme la carie, la nécrose, nécessitent aussi l'amputation.

c) Lorsque l'anévrysme poplité est *artérioso-veineux*, la compression directe ne saurait être appliquée sans amener un gonflement douloureux du côté du pied et de la jambe : l'expectation, avec un bas élastique, est donc préférable à l'intervention. Cependant, si la tumeur faisait des progrès inquiétants, il faudrait l'enrayer dans sa marche en liant les deux bouts de l'artère au-dessus et au-dessous de la plaie, sans toucher au sac.

17° — *Artères tibiale, péronière, pédieuse.*

Leurs anévrysmes, rares, seront traités d'abord par la *compression indirecte*, sur la fémorale. Si elle échoue et que la tumeur soit peu volumineuse, on peut espérer de bons résultats des *injections coagulantes.*

Les gros anévrysmes des artères tibiales exigent, en général, la *ligature* de la fémorale au niveau de l'anneau du troisième adducteur ; cependant, si le développement est peu considérable, mieux vaudrait ouvrir le sac ou porter la ligature sur le vaisseau atteint, au-dessus et au-dessous de la tumeur. C'est ainsi qu'il faudrait agir dans tous les cas d'anévrysme artérioso-veineux.

§ 4. — ANÉVRYSME CIRSOIDE.

Encore désigné sous le nom de *dilatation des artères* (Follin), de *varices artérielles* (Dupuytren), l'anévrysme cirsoïde diffère essentiellement des tumeurs anévrysmales artérielles ou artérioso-veineuses par sa forme non circonscrite, l'absence de sac, et plus encore par l'absence de solution de continuité des membranes. Dans cette affection les artères se dilatent, s'allongent, deviennent flexueuses et présentent sur divers points de leur trajet des bosselures en forme d'ampoules (Follin).

Spontanée ou traumatique, la maladie succède dans le premier cas à certaines tumeurs sanguines cutanées congénitales ; dans le second cas, à une violence extérieure (Robert, Maisonneuve).

Le principal symptôme consiste en une tuméfaction violacée, rougeâtre, ou sans changement de couleur de la peau ; d'abord limitée aux petites branches artérielles, puis s'étendant aux rameaux et au tronc lui-même ; présentant des circonvolutions, des renflements mal circonscrits, animés de pulsations avec bruit de souffle et frémissement vibratoire continu, bruit de rouet.

Les téguments s'amincissent ; ils peuvent s'ulcérer et se rompre : d'où résultent des hémorrhagies sans cesse renouvelées. Les os du crâne eux-mêmes peuvent présenter une usure marquée (car c'est au cuir chevelu qu'on rencontre surtout les varices artérielles).

TRAITEMENT. — Les procédés thérapeutiques peuvent être classés en quatre groupes (Terrier) :

1° *Procédés ayant pour but l'arrêt de la circulation dans l'anévrysme cirsoïde* : ils se résument dans la *ligature artérielle*, mais celle-ci peut être pratiquée de trois façons différentes.

Celle qui consiste à lier les branches afférentes à la tumeur (Pelletan) est mauvaise.

La ligature des branches plus importantes, des troncs secondaires, du volume de la radiale, de la tibiale, est préférable.

Enfin la ligature d'un vaisseau capital comme la carotide primitive, la carotide externe, ou de l'artère principale d'un membre, peut être utile (Robert) non pas en amenant une guérison radicale, mais en s'opposant aux accidents graves, en prévenant l'hémorrhagie. Ce procédé n'en reste pas moins aussi inefficace que les deux précédents lorsqu'on cherche une guérison définitive.

2° *Destruction de la tumeur :* cautérisation, ligature, extirpation, amputation.

La *cautérisation* par les caustiques, tels que le chlorure de zinc (Follin), ou par le fer rouge (Gosselin), ne convient qu'aux tumeurs peu volumineuses ; il en est de même de la section par l'*anse galvano-caustique*.

La *ligature de la tumeur*, en masse ou par parties, suivant son volume, a donné de bons résultats (Terrier, Follin); comme dans le traitement des tumeurs érectiles, on pourrait employer la méthode sous-cutanée de Rigal (de Gaillac).

L'*extirpation par le bistouri*, qui consiste à attaquer la tumeur sans s'inquiéter des artères flexueuses voisines, lesquelles s'effacent quand celle-ci a disparu, a rendu de grands services, mais n'est pas toujours possible et expose aux hémorrhagies, souvent considérables : on ne la tentera donc qu'après avoir fait la ligature préventive des artères principales, et si l'on a à sa disposition des aides en nombre suffisant, ou au moins des pinces à pression continue.

L'*amputation* n'est indiquée que quand tous les autres procédés ont échoué.

3° *Modifications de la tumeur par coagulation* : compression, électro-puncture, incision, sétons, injections coagulantes.

La *compression*, outre qu'elle est difficile à appliquer, n'est qu'un moyen temporaire, propre à arrêter l'hémorrhagie.

L'*électro-puncture* compte deux succès.

L'*incision* expose à l'hémorrhagie, à moins d'être immédiatement suivie de la cautérisation par le fer rouge (Gosselin).

Les *sétons* ne peuvent être appliqués qu'avec la ligature du tronc principal.

Les *injections coagulantes* (Broca) restent le moyen le plus fidèle en même temps que le moins dangereux. On se sert de perchlorure de fer à 15 ou 20 degrés au plus, qu'on injecte, à la dose de quatre à cinq gouttes, après avoir interrompu la circulation artérielle périphérique par la compression digitale ou au moyen d'anneaux métalliques appropriés; le trocart n'est retiré qu'après dix minutes, quand le coagulum est produit ; l'injection ne doit pas être répétée avant quinze jours (Gosselin, Delens). Si c'est possible, on attaquera la tumeur par départements à l'aide de ces injections (B. Anger).

On a, par ce procédé, obtenu les meilleurs résultats (Broca, Giraldès, Verneuil, Gosselin, etc.).

4° *Procédés mixtes* (Malgaigne). — On commence par diminuer l'afflux du sang par la ligature du tronc artériel ou des branches principales; ensuite, on peut attaquer la tumeur par l'incision, la cautérisation, la ligature ; ou la modifier par des injections de perchlorure, par des sétons multiples; par l'acupuncture, la galvano-puncture.

Enfin il est des cas où le chirurgien, appelé seulement lorsque les varices artérielles ont pris un développement considérable, au point d'occuper par exemple toute l'étendue du membre supérieur, ne peut intervenir ; il se bornera alors à

faire porter un gant élastique exerçant une compression uniforme (B. Anger).

CHAPITRE VI

MALADIES DES VEINES.

Outre l'*inflammation*, les *plaies*, les tumeurs (*varices*) des
veines, nous aurons à étudier, dans un article spécial, les
moyens propres à prévenir et à combattre l'*introduction de l'air*
dans ces vaisseaux.

ARTICLE PREMIER. — Phlébite.

Comme l'artérite, la phlébite peut être *adhésive*, non suppurative,
ou *suppurative :* la deuxième forme, beaucoup plus grave que la première, peut lui succéder.

Ses causes les plus fréquentes sont la saignée d'une part, et d'autre
part toutes les opérations qui sont pratiquées sur les veines dans le
but de guérir des varices, incision, excision, ligature, compression
énergique, etc. Souvent aussi elle résulte d'une irritation de la surface interne du vaisseau par l'introduction dans la veine de liquides
irritants ou purulents, de matières septiques, de substances âcres, de
caillots. Elle peut encore accompagner un état constitutionnel grave,
phthisie, fièvre typhoïde, suppuration prolongée, etc.

La phlébite *superficielle* s'annonce par de la douleur sur le trajet de
la veine, qui se dilate, prend une coloration successivement bleuâtre
et rouge pâle, et finit par former un cordon chaud, dur, rénitent, en
même temps qu'un œdème souvent intense apparaît et que les vei-
nules voisines acquièrent un volume considérable. — Dans la phlébite
profonde ou ne trouve pas de cordon dur et rénitent : mais il y a une
douleur profonde, puis de l'empâtement, de l'œdème et une circulation
veineuse collatérale développée.

Les terminaisons de la phlébite sont : la résolution; l'oblitération
par persistance d'un caillot ou transformation de la veine en cordon
fibreux; la formation d'abcès dans le tissu cellulaire voisin ou dans la
veine elle-même, et alors l'infection purulente; la gangrène par gêne
ou arrêt de la circulation.

I. Traitement général. — On n'imposera un traitement général que s'il existe des symptômes généraux, une réaction fébrile assez intense : un *régime* sévère, de grands *bains*, des *laxatifs* ou des *purgatifs* sont alors indiqués.

II. Traitement local. — Au début, l'indication capitale est de chercher à prévenir la formation du pus par un traitement *antiphlogistique* local. On placera d'abord le membre dans une *position* telle que son extrémité soit plus élevée que la racine, et on fera garder le *repos* absolu dans cette situation qui prévient la stagnation du sang veineux. Puis on fera appliquer des *cataplasmes* simples ou laudanisés ; on fera poser des *sangsues* sur le trajet de la veine entre la partie enflammée et le cœur ; on conseillera des *bains locaux*, tièdes et prolongés, qui conviennent surtout au membre supérieur ; enfin on se trouvera bien de faire sur la région malade des *onctions mercurielles* larges, répétées toutes les deux ou trois heures.

On a proposé d'exercer une compression au-dessus du point enflammé pour empêcher la propagation de la phlegmasie et la formation de caillots du côté du cœur (Hunter) ; ou de comprimer au-dessus et au-dessous de ce point pour s'opposer au passage du pus dans le système circulatoire : ces essais n'ont pas eu les résultats attendus.

Si malgré le traitement antiphlogistique le *pus* s'est formé et enkysté, il ne faut pas tarder à lui donner une issue facile par une *incision* suffisamment large et profonde, seul moyen d'empêcher le développement de l'infection purulente. Quant aux moyens propres à enrayer la marche de cette terrible complication, nous avons déjà vu combien ils sont infidèles et réussissent rarement.

La disparition de la phlébite laisse quelquefois après elle un *œdème* gênant et durable : une bonne *position* du membre, une *compression* douce, et au besoin quelques *piqûres* avec une grosse épingle, pourront le faire disparaître.

ARTICLE II. — **Lésions traumatiques.**

I. Les plaies *non pénétrantes* n'offrent aucune particularité à signaler.

II. Une plaie *pénétrante* donne lieu à une hémorrhagie qui s'annonce par des signes variables suivant que la blessure est à ciel ouvert ou sous-cutanée. Dans le premier cas, le sang noir s'écoule au dehors en bavant, ou par un jet continu et non saccadé, qui s'arrête si on comprime du côté des capillaires et augmente lorsqu'on comprime entre la plaie et le cœur. Dans le deuxième cas, le sang s'accumule sous la peau ou dans les parties profondes, et forme une tumeur pâteuse, indolente, plus ou moins fluctuante, sans battements ni souffle.

III. Dans les plaies par *arrachement* il n'y a pas d'hémorrhagie primitive, mais souvent des hémorrhagies secondaires redoutables.

IV. La *contusion* donne à craindre une hémorrhagie consécutive, au moment où l'eschare se détache.

V. Enfin les plaies *par armes à feu* et les plaies *contuses* sont, plus souvent que d'autres, suivies de phlébite.

TRAITEMENT. — Il comporte trois moyens principaux : la *compression*, la *cautérisation*, la *ligature*, dont les indications et les applications varient surtout avec le volume du vaisseau.

1° Si celui-ci est de petit calibre, une *compression* modérée, faite avec des linges, de l'amadou, et une bande roulée, pourra suffire au rapprochement et à la cicatrisation de la plaie : on aura soin de faciliter ce rapprochement par le repos dans la flexion ou l'extension suivant le cas, et de favoriser la circulation veineuse par une bonne position du membre.

Si le vaisseau est volumineux, il faudra exercer sur le tronc veineux une compression plus énergique. Aux membres, il suffira, en général, de la pratiquer sur le bout périphérique ; mais on devra surveiller le bout central, qui peut donner du sang par régurgitation. Si c'est au cou qu'une grosse veine est ouverte, pendant une opération par exemple, on agira de la façon contraire : on s'empressera d'abord de porter le doigt sur le bout central pour éviter l'introduction de l'air, et immédiatement après on cherchera à boucher le bout périphérique.

2° La *cautérisation* est rarement indiquée pour faire cesser un écoulement de sang veineux : si l'on s'arrêtait à ce parti, qui ne conviendrait d'ailleurs que si l'on avait à traiter une petite veine ou une section vasculaire incomplète, c'est du fer rouge qu'il vaudrait mieux faire usage. Quant à l'emploi, seul ou avec la compression, du tamponnement par les substances styptiques et coagulantes, telles que le perchlorure de fer, qu'on peut rapprocher de la cautérisation, il a le grave inconvénient de produire des caillots étendus qui peuvent être cause de phlébite, d'infection purulente, d'œdèmes incurables.

3° La *ligature* est indiquée toutes les fois que la compression n'a pas donné ou ne peut donner des résultats satisfaisants (Nicaise, Terrier), c'est-à-dire lorsque la veine atteinte est de gros calibre. On fera une ligature totale si la plaie veineuse est étendue ; si celle-ci est étroite, on pourra se borner à une ligature latérale. En même temps on exercera une certaine compression sur le trajet du vaisseau, au-dessous du point blessé, pour laisser à la cicatrice veineuse le temps de se faire. — La ligature d'une veine ne fait plus craindre, comme autrefois, l'apparition d'accidents formidables, parmi lesquels la gangrène tenait le premier rang (Nicaise). Aussi la ligature de l'artère correspondante, que cette crainte faisait appliquer de préférence à la constriction veineuse, doit-elle être réservée aux cas où on a vainement tenté la compression et la ligature de la veine, et à ceux où la veine ramollie se coupe sous le fil constricteur, en donnant naissance à une nouvelle hémorrhagie (Gensoul, Langenbeck).

ARTICLE III. — **Introduction de l'air dans les veines.**

Cet accident, observé dans le cours d'une opération pratiquée sur le cou ou dans son voisinage, est favorisé par des conditions physiologiques et mécaniques importantes à connaître : là plus qu'ailleurs les mouvements respiratoires et l'action propre du cœur exercent une influence sur la marche du sang, et les inspirations profondes aspirent l'air en même temps que la colonne sanguine; les principaux embranchements de la veine cave supérieure sont tendus par des aponévroses qui les maintiennent dans un état de béance continuelle, à laquelle dispose encore la tension exercée sur les veines pendant les opérations ; ces vaisseaux, se vidant plus facilement dans la position droite du corps, aspirent plus facilement l'air extérieur dans cette situation ; enfin les lésions de leurs parois, épaississement, ossification, favorisent encore la production de l'accident, sans qu'il soit au pouvoir du chirurgien d'y remédier.

I. TRAITEMENT PRÉVENTIF. — De là il résulte qu'une opération pratiquée sur le cou exige quelques précautions particulières. On ne la commencera que lorsque le malade sera dans une position horizontale, que sa respiration se fera régulièrement, sans inspirations profondes ; on évitera de tirailler les veines ; si une incision laisse apercevoir une veine volumineuse, on s'empressera d'appliquer une double ligature avant de la couper, ou du moins on la fera comprimer du côté cardiaque.

II. TRAITEMENT CURATIF. — Si l'on entend le bruit particulier, le sifflement prolongé que détermine l'entrée de l'air dans le vaisseau, on portera immédiatement le doigt sur le point où on suppose que s'est faite l'introduction ; puis, le malade étant maintenu dans la situation horizontale, on pratiquera la *respiration artificielle* par des mouvements imprimés au thorax. Le meilleur stimulant de la respiration consiste aujourd'hui dans l'application de l'*électricité* (Oré) : l'excitation du pneumogastrique à la partie moyenne du cou est surtout indiquée, mais on arrivera au même résultat sans électriser directement le tronc du nerf : on appliquerait donc un conducteur dans la plaie du cou ou dans une incision sur le trajet du pneumogastrique, et l'autre dans une incision faite rapidement à la paroi thoracique (Follin).

Si l'on pouvait, par ces procédés, ramener le malade à la vie, il faudrait naturellement chercher la fermeture définitive de la plaie veineuse par une compression, ou par une ligature latérale ou totale de la veine.

ARTICLE IV. — **Varices.**

Ce sont des dilatations permanentes et morbides des veines. Ces dilatations sont tantôt *ampullaires*, *circonscrites* (circonférentielles ou latérales), tantôt *cylindroïdes*, *non circonscrites* (rectilignes ou serpentines) : ces dernières peuvent, en se groupant, former une masse veineuse, tumeur variqueuse. Elles sont sous-cutanées ou sous-muqueuses ; de toutes les varices les plus fréquentes sont celles des saphènes, et la veine plus communément affectée est la saphène interne.

« Toutes les fois que des varices superficielles spontanées existent sur le membre inférieur, on observe en même temps des varices profondes dans la région correspondante de ce membre. La réciproque n'est pas vraie. — La phlébectasie ne porte donc pas primitivement sur les vaisseaux sous-cutanés, pas plus sur la saphène interne que tout autre, elle prend au contraire son origine dans les veines profondes en général et dans les veines musculaires du mollet le plus souvent. Ces vaisseaux sont d'abord atteints de dilatation et d'insuffisance valvulaire, et de là ces lésions se propagent aux branches susaponévrotiques de deuxième et de troisième ordre ordinairement. » (Verneuil.)

Ces notions anatomiques sont indispensables à connaître au point de vue thérapeutique, car elles font comprendre l'impuissance des procédés de cure radicale, qui, ayant pour but de faire suppléer la circulation des veines variqueuses par une circulation restée perméable, ont l'inconvénient, alors que les veines profondes sont toujours affectées les premières, d'enlever encore un certain nombre de canaux vasculaires superficiels. Non seulement cette cure radicale ne sera pas obtenue, et les récidives seront presque constantes ; mais encore elle sera souvent nuisible, les procédés employés pour l'obtenir pouvant amener des accidents graves, la phlébite en particulier. Il est certain toutefois que ces moyens soi-disant curatifs ont le plus souvent pour résultat de prévenir ou de faire disparaître un certain nombre d'accidents (phlegmons, ulcérations, hémorrhagies), dont les varices peuvent être l'origine et qui deviennent parfois de graves complications. On les emploiera donc seulement en cas d'absolue nécessité, ou mieux avec les indications suivantes (Bonnet) : quand les varices s'altèrent et donnent naissance à des hémorrhagies ; quand elles sont volumineuses et empêchent la marche et le travail ; quand il existe des ulcérations très étendues ; — au contraire, toute tentative de cure radicale est contre-indiquée quand le malade est très âgé, quand la maladie est ancienne, quand les deux saphènes sont variqueuses.

1. Traitement curatif. — Parmi les procédés de cure radicale, les uns ont pour but d'oblitérer la veine, les autres de détruire une partie du vaisseau.

1º *Opérations qui oblitèrent la veine :* incision, compression, ligature temporaire, suture entortillée, séton, galvano-puncture, injections coagulantes.

Incision. — Il s'agit ici de grandes incisions longitudinales faites sur le trajet du vaisseau variqueux (J. L. Petit, Richerand) pour le vider du sang qu'il contient, et amener la suppuration et l'oblitération à l'aide de charpie dont on remplit les parties incisées : la douleur, l'hémorrhagie, la phlébite suppurative, l'infection purulente, sont les conséquences ordinaires de cette triste opération.

La compression au moyen d'appareils spéciaux (Colles, Sanson, Breschet), ou de serres-fines (Vidal de Cassis), ou de la suture enchevillée (Verneuil), peut être essayée, sans danger, mais aussi sans certitude de succès ; car d'une part, pratiquée sur le vaisseau principal, loin des varices, elle ne peut agir sur celles-ci à cause des anastomoses ; et d'autre part, elle ne peut être facilement appliquée sur les varices mêmes en raison du nombre et de la flexuosité des vaisseaux malades.

La ligature temporaire, abandonnée aujourd'hui, avait pour but de provoquer une phlébite externe, qui, par propagation, aménerait l'adhésion des parois.

La suture entortillée (Roux), par laquelle on se propose d'aplatir et d'oblitérer les vaisseaux variqueux en les comprimant, n'amène pas d'accidents sérieux, mais est très promptement suivie de récidive. Il en est de même (Bonnet) de la combinaison de la suture avec l'acupuncture, qui a pour but d'amener plus sûrement l'adhésion des parois veineuses en les lésant sur deux points opposés (Davat).

7.

Le passage de *sétons* (Velpeau) est très dangereux.

La *galvano-puncture* (Clavel, Pétrequin) n'a pas donné de bons résultats : elle est abandonnée.

Les *injections coagulantes* (Valette, Pétrequin) sont un bon procédé, qui, employé avec précaution, n'entraîne que des accidents légers, eschares très limitées ou abcès peu volumineux. On emploie une solution de perchlorure de fer limpide, à 30°, qu'il est important d'injecter dans le sang liquide, et non au milieu de caillots fibrineux, de peur qu'une inflammation suppurative résulte de l'absence de combinaison des deux éléments en présence : on s'assurera donc par une simple piqûre de l'issue du sang liquide ; puis on injectera deux gouttes de la solution, après avoir pratiqué au-dessus et au-dessous du point piqué une compression suffisante, qu'on prolongera pendant dix à quinze minutes après l'opération. Chaque séance se composera d'une seule injection à la même jambe, et ne sera faite que huit à dix jours après la précédente.

2° *Opérations qui détruisent une partie de la veine :* extirpation, résection, section, ligature, cautérisation.

L'*extirpation* et la *résection* d'une portion plus ou moins étendue du tronc veineux principal (Ricord, Lisfranc) produisent des accidents si redoutables, douleurs, hémorrhagies, phénomènes inflammatoires, etc., qu'on ne saurait y avoir recours à moins d'absolue nécessité.

La *section simple* (Brodie, Velpeau) donne des résultats désastreux ; la *section sous-cutanée* (Brodie, J. Guérin) est suivie d'accidents un peu moins redoutables.

La *ligature du vaisseau* peut se faire de plusieurs façons :

La *ligature simple* amène de nombreuses complications ;

La *ligature sous-cutanée* (Velpeau, Ricord) est surtout appliquée au varicocèle ;

La *ligature médiate* sur un corps étranger, une ou plusieurs épingles (Velpeau), peut être suivie de phlegmon, d'abcès, etc. ;

Enfin *la ligature médiate* qui étrangle non seulement la veine, mais aussi la peau qui la recouvre, et la *ligature simple ou double*, qui, combinée à la section, l'incision ou l'excision de la peau, agit directement sur les tumeurs variqueuses pour évacuer le sang contenu dans le vaisseau ou extirper celui-ci, sont des procédés anciens, qui n'ont qu'un intérêt historique.

La *cautérisation* par le fer rouge (Celse, Paré, Brodie) est un moyen qui doit rester exceptionnel.

Par les caustiques (Bonnet) elle est un des meilleurs procédés de cure radicale, surtout à la jambe, au niveau des bosselures variqueuses : le lieu d'élection de l'application du caustique, pâte de Vienne, chlorure de zinc, se trouve au-dessous du genou ; parfois on est obligé de cautériser également au-dessus, mais il faut s'en abstenir au niveau de l'articulation elle-même, comme au pied et à la face interne du tibia. Une seule cautérisation suffit rarement : on en fait alors plusieurs, 4 ou 5, à 12 ou 15 centimètres de distance, le même jour (Bonnet) ou à intervalles plus ou moins reculés (Bérard).

II. Traitement palliatif. — Il se compose de la position, la ponction de la veine, et surtout la compression.

La position du membre, l'extrémité étant plus élevée que la racine, est un adjuvant utile des autres moyens, mais seulement pendant un temps assez limité.

La *ponction de la veine* (J. L. Petit) est un moyen palliatif puissant quand les varices sont enflammées, tendues, douloureuses (Nélaton) : l'ouverture de la veine doit être assez grande pour permettre l'évacuation du sang liquide et même coagulé.

La compression générale du membre variqueux est le moyen de traitement le plus recommandable. Elle fait cesser la distension de la peau, et amène la résolution de l'inflammation chronique des téguments ; elle prévient l'ulcération, et, fournissant un point d'appui à tout le système veineux, elle en égalise la circulation. Elle est donc très utile lorsqu'elle est bien faite ; mal appliquée, elle amène de sérieux accidents.

Un bandage roulé simple a l'inconvénient de se défaire très vite ; une cuirasse de bandelettes de diachylon produit une compression régulière et solide, mais inextensible et irritante pour la peau : ce qui convient le mieux, c'est un bas lacé, élastique, en coutil, en peau de chien, etc.

Le traitement des varices peut se *résumer* en ceci :

Compression à l'aide de bas lacés quand les varices n'amènent ni douleur, ni ulcération ;

Cautérisation ou injections coagulantes quand des varices superficielles, traitées sans amélioration par la compression, sont le siège de vives douleurs ou se compliquent d'ulcères rebelles. C'est ainsi qu'on évitera les dangers d'une intervention active, qui d'ailleurs ne peut guère faire espérer une cure radicale.

CHAPITRE VII

TUMEURS ÉRECTILES, ANGIÔMES.

Ces tumeurs sont formées par le développement anormal des capillaires (Follin) ou plutôt des vaisseaux qui transmettent le sang des artères aux veines (Broca) : c'est pourquoi nous les étudions, dans un chapitre spécial, à la suite de ces deux ordres de vaisseaux.

Anatomiquement, elles ne résultent pas d'une simple dilatation des vaisseaux préexistants, mais aussi d'une néoformation de canaux vasculaires, qui, dans les angiômes simples, sont semblables aux vaisseaux normaux, tandis que dans les angiômes caverneux le sang circule à travers un système lacunaire analogue au système caverneux des organes érectiles (Virchow, Cornil et Ranvier).

Le plus souvent congénitales, ces tumeurs, lorsqu'elles apparaissent après la naissance, succèdent à des contusions, des plaies ; en tout cas, on les rencontre à la tête bien plus souvent qu'en tout autre point. Elles siègent surtout dans la peau, dans le tissu cellulaire sous-cutané, dans les muqueuses qui tapissent les orifices naturels ; enfin plus rarement dans les muscles, les os, les viscères. Les simples taches sont souvent multiples, les tumeurs sont ordinairement solitaires.

Les angiômes présentent une coloration rougeâtre (artériels) ou bleuâtre (veineux) qui devient plus foncée sous l'influence des cris, des efforts ; ceux-ci augmentent le volume de la tumeur, qui présente d'ailleurs un relief plus ou moins saillant, et des contours bien limités ou mal circonscrits ; les artériels sont quelquefois animés de battements isochrones au pouls, et laissent alors entendre un bruit de souffle plus ou moins doux, rarement double (Broca). Parmi les angiômes profonds, ceux de l'orbite, des os, des muscles, sont seuls accessibles au chirurgien.

Certaines tumeurs restent stationnaires, surtout les artérielles circonscrites ; d'autres subissent un accroissement lent ou rapide, uniforme ou saccadé, principalement celles qui sont compliquées de dilatations artérielles périphériques : plus que les autres, elles ont de la tendance aux ulcérations, qui peuvent être le point de départ d'hémorrhagies graves ; enfin il peut survenir une guérison spontanée soit par atrophie simple de la production morbide, soit par suite d'un travail inflammatoire survenu sans cause connue, ou amené par un traumatisme, ou déterminé par la production d'excoriations, d'ulcérations superficielles, qui donnent de petites hémorrhagies (A. Bérard).

I. Traitement palliatif. — Nous ne ferons que citer cette méthode palliative, qui consiste à masquer par un tatouage la coloration rouge ou vineuse de la partie malade : très difficile à pratiquer, elle ne donne bien souvent que des résultats fort incomplets.

II. Traitement curatif. — Il comporte trois méthodes distinctes par le but qu'elles se proposent (Malgaigne) :

1° Dans l'une on cherche l'*atrophie de la tumeur* en diminuant ou empêchant l'arrivée du sang.

La *compression de la tumeur* a donné plusieurs guérisons, mais n'est applicable qu'aux tumeurs de petit volume, reposant sur un plan résistant (Boyer, Dupuytren, Dieffenbach).

Les *réfrigérants*, les *styptiques*, sont peu efficaces. On pourrait unir le froid à l'action astringente du perchlorure de fer employé en badigeonnages (Le Fort, Broca).

La *ligature des artères* qui alimentent la tumeur peut porter sur les branches secondaires ou sur le tronc principal. La première méthode est abandonnée à cause de la difficulté qu'on éprouve à atteindre toutes les branches, et de la facilité avec laquelle se rétablit la circulation collatérale; la seconde a surtout réussi pour les tumeurs situées dans l'orbite, sans doute à cause de la disposition des vaisseaux dans cette cavité : au contraire, la ligature de la carotide primitive pour les tumeurs de la région temporale n'a donné aucun succès; aux membres, les succès ont été rares (Travers, Nélaton, Follin).

La *ligature des troncs veineux* (Malgaigne) serait difficilement appliquée aux tumeurs veineuses.

Une *incision circulaire autour de la tumeur* a été pratiquée (Lawrence) dans le même but, l'arrêt de l'abord du sang : l'incision doit être faite au niveau des tissus sains et comprendre la peau et le tissu cellulaire. C'est un moyen infidèle, dont les ressources sont très limitées.

2° La seconde méthode a pour but de *transformer* la tumeur, à l'aide d'une inflammation provoquée, en un tissu fibreux, dense, inaccessible au sang.

Les *injections coagulantes et irritantes* n'ont pas donné de succès bien satisfaisants, à cause surtout de la difficulté qu'on éprouve à prévoir le degré d'inflammation produite. Le perchlorure de fer (de Saint-Germain) peut, surtout au cou, produire des accidents graves, gangrène, embolies; cependant on pourrait l'employer pour hâter l'atrophie d'une tumeur dont quelques parties seulement seraient restées perméables après une cautérisation (Duplay).

L'*inoculation vaccinale* est un procédé non dangereux, et qui réussit quelquefois (de Saint-Germain), chez les sujets non vaccinés ou n'ayant pas eu la variole. Elle peut se faire par des piqûres multiples ou au moyen de sétons de fil imprégnés de vaccin.

Le *broiement sous-cutané* (Marshall-Hall) et les *scarifications sous-cutanées* (J. Guérin, Blandin) ne conviennent qu'aux tumeurs peu volumineuses.

Le *séton* compté des succès (Velpeau, A. Bérard). On peut passer à travers la base de la tumeur un ou plusieurs fils simples ou chargés de caustiques ; ou plusieurs anses de fils dont les extrémités sont nouées sur un morceau de sonde et qui étranglent à demi la tumeur. Ce procédé a une action limitée et doit être longtemps prolongé.

L'*acupuncture* (Velpeau) consiste à enfoncer dans la tumeur un grand nombre d'épingles ou d'aiguilles disposées parallèlement à une très petite distance, et à les laisser en place sept à huit jours, ou davantage, pour exciter un travail d'inflammation suppurative : mais ce but n'a pas toujours été atteint.

Ce travail est plus sûrement obtenu en plongeant dans la tumeur des *flèches de pâte de Canquoin* (Duplay), *des aiguilles* (Guersant) *ou des stylets* (Tillaux, Cruveilhier, etc.) *rougis au feu, un fil de platine rougi* par le passage d'un courant électrique (Trélat, Bœckel).

Des *incisions profondes* ont été faites dans la tumeur pour donner naissance à des cicatrices arrêtant la circulation, et suivies d'excisions ou de sutures successives des parties mortifiées (Lallemand). Ce procédé donne lieu à la production de cicatrices difformes ; il est abandonné.

3° Enfin, dans une troisième méthode, on *détruit* la tumeur.

Ligature de la tumeur. Elle peut se faire de plusieurs façons.

La ligature simple, par un lien circulaire qui étrangle le pédicule, est rarement applicable.

La ligature multiple (Paré, J. Bell) qui procède par morcellement de la tumeur est insuffisante parce que quelques portions de celle-ci peuvent rester en arrière des fils, ceux-ci pouvant glisser et n'étreindre qu'incomplètement les tissus.

Cet inconvénient est évité avec la ligature faite par les procédés de Fayolle et de Rigal (de Gaillac), ligature sous des épingles : on traverse la tumeur sur ses limites par deux épingles en croix, derrière lesquelles on place un fil qui exerce une constriction suffisante pour mortifier les parties d'un seul coup au bout de quelques jours.

De la ligature on peut rapprocher l'*écrasement linéaire*

(Chassaignac), qui n'est applicable qu'aux tumeurs pédiculées et de petit volume.

La *cautérisation de la tumeur* peut se faire avec le fer rouge ou les caustiques.

Le fer rouge ne convient qu'aux tumeurs minces et peu étendues; il peut être utile pour détruire les parties qui, dans l'excision, échapperaient au bistouri. Le galvano-cautère ou le thermo-cautère lui serait avantageusement substitué pour l'ablation des tumeurs, même volumineuses.

Les caustiques comptent de nombreux succès. Le nitrate d'argent n'est suffisant que pour une tumeur petite et super-ficielle ; ailleurs il faut avoir recours à l'acide nitrique fumant, à la pâte de Vienne, au nitrate acide de mercure, au chlo-rure de zinc dont on peut faire une pâte pour enduire des fils qui deviennent des sétons caustiques (Follin); on peut encore, sur les taches érectiles, faire tomber l'épiderme au moyen d'un vésicatoire, puis appliquer du perchlorure de fer sur la production.

Après l'enlèvement du caustique, le sang peut couler en assez grande abondance : il est toujours possible de prévenir une hémorrhagie sérieuse par une légère compression (Né-laton).

L'*anse galvano-caustique* (Trélat, Tillaux) réunit les effets de la ligature et de la cautérisation.

L'*extirpation de la tumeur* par le bistouri présente un triple danger : au moment de l'opération, on a à redouter une hé-morrhagie, quelquefois incoercible ; puis la nécessité, pour obtenir une guérison complète, de détruire tout le mal et de poursuivre ses racines, fait craindre de laisser en place une certaine quantité de tissu malade ; enfin il peut en résulter une perte de substance considérable et des cicatrices diffor-mes. L'extirpation ne doit donc être proposée que si la tu-meur est bien limitée, peu étendue, dans une région qui se prête à l'emploi des hémostatiques.

En résumé, au point de vue thérapeutique, on peut admettre trois formes d'angiômes (Follin) :

Les *plaques érectiles cutanées*, auxquelles conviennent l'ino-culation vaccinale et la cautérisation superficielle avec la pâte de Vienne ou l'acide nitrique ;

Les *tumeurs sous-cutanées* ou *sous-muqueuses*, dans lesquelles on enfoncera d'abord des aiguilles rougies, et qu'on traitera, en cas de persistance de la tumeur, soit par la ligature sous des épingles, si son étendue et son siège en permettent l'abla-tion, soit, dans le cas contraire, par des cautérisations avec le chlorure de zinc ou l'extirpation combinée à la ligature;

Quant aux *angiômes profonds* des membres, les artériels, s'ils ont un os pour siège, ne peuvent être traités que par la ligature du tronc principal, ou par l'amputation du membre ; enfin les tumeurs veineuses très étendues sont à peine accessibles aux moyens chirurgicaux.

CHAPITRE VIII

MALADIES DES VAISSEAUX ET GANGLIONS LYMPHATIQUES

ARTICLE PREMIER. — **Vaisseaux lymphatiques.**

Outre les lésions *inflammatoires, traumatiques, syphilitiques,* ces vaisseaux, comme les artères et les veines, peuvent être le siège de *dilatations variqueuses.*

§ 1er. — LYMPHANGITE.

L'inflammation peut être *superficielle* ou *profonde,* atteindre les *troncs* ou les *réseaux* lymphatiques.

Ses causes les plus fréquentes sont les violences extérieures, en particulier les plaies contuses, superficielles, à bords mâchés, déchirés ; puis vient l'introduction dans les vaisseaux de matières irritantes, septiques. La lymphangite peut aussi compliquer un érysipèle, un phlegmon diffus, un furoncle. Elle peut prendre une forme épidémique (J. Roux), et de cette variété on peut rapprocher la lymphangite dite spontanée, qui prend naissance chez un sujet placé dans de mauvaises conditions, au milieu d'un foyer septicémique (Le Dentu).

Les ganglions où se rendent les vaisseaux enflammés sont douloureux dès le début ; quant à ces vaisseaux, ils présentent, lorsqu'ils sont superficiels, les signes ordinaires de l'inflammation, douleur, chaleur âcre, tuméfaction légère, et surtout rougeur érysipélateuse par stries ou par plaques ; lorsqu'ils sont profonds, la rougeur peut manquer.

La lymphangite se termine ordinairement par résolution. La suppuration peut survenir du huitième au quinzième jour et se manifester par une fluctuation qui reste obscure jusqu'à ce qu'il y ait un abcès dans le voisinage. L'infection purulente est rare. On peut observer comme complications l'érysipèle, le phlegmon diffus, la phlébite.

I. Traitement général. — Il est subordonné aux forces du sujet et à la forme de l'affection. La saignée n'est indiquée que lorsque le malade est jeune et robuste et qu'il y a une vive réaction inflammatoire. En général, surtout si le malade est âgé, ou si les signes de faiblesse, d'adynamie, dominent, on se trouvera bien d'augmenter les forces par l'administration d'alcool, de vin, de quinquina. En tout cas, le repos et les grands bains sont indiqués.

II. Traitement local. — On se préoccupera d'abord de faire disparaître la *cause* d'irritation qui consiste le plus souvent dans une solution de continuité enflammée : on substituera donc un pansement doux aux topiques irritants sur la plaie, le furoncle, l'ulcère, et on fera disparaître toute substance étrangère : parfois on arrêtera la phlegmasie au début par une légère cautérisation de la plaie. Puis on cherchera à prévenir la suppuration par un ou plusieurs des moyens suivants :

Une *position* du membre qui rende plus facile la circulation lymphatique et veineuse ;

Les *antiphlogistiques* : cataplasmes simples ou laudanisés, appliqués sur la plaie et sur le trajet des lymphatiques ; bains locaux émollients, tièdes, de plusieurs heures de durée ; sangsues, si la phlegmasie est intense, plutôt sur les ganglions que sur les parties enflammées, où elles seraient une nouvelle cause d'irritation ;

Les *larges vésicatoires volants* (Velpeau);

Les *onctions mercurielles*, préférables aux moyens précédents, à condition d'être souvent renouvelées dans les 24 heures.

Les réfrigérants, l'irrigation continue, sont justement abandonnés et remplacés par les *bains locaux tièdes*.

Une *compression douce* est indiquée quand il y a de l'œdème local.

Les *incisions ou ponctions multiples* (Dobson) ne rendent service que s'il y a menace de phlegmon diffus : elles sont une nouvelle cause d'irritation.

Si un *abcès* s'est formé, on donnera issue au pus dès que la fluctuation sera manifeste.

Enfin si, la suppuration terminée, l'empâtement et l'induration persistent, on aura de nouveau recours à la compression, en y joignant les douches, le massage.

§ 2. — Plaies et fistules.

Les plaies des vaisseaux lymphatiques s'observent surtout au pli du coude, après la saignée, et au pied, au niveau des malléoles. Elles sont caractérisées par la sortie intermittente ou continue d'un liquide limpide salé, présentant les caractères chimiques et microscopiques de la lymphe : cet écoulement augmente si on comprime au-dessus de la plaie, et diminue si on comprime au-dessous. S'il est très abondant, des signes d'anémie peuvent apparaître, palpitations, essoufflement, etc.

TRAITEMENT. — Le meilleur moyen à opposer aux écoulements récents ou anciens consiste dans une *compression* méthodiquement exercée au-dessous de la plaie, sur le trajet des vaisseaux lymphatiques.

Si la compression a échoué, il faudra avoir recours à la *cautérisation* par le nitrate d'argent, ou mieux encore par le fer rouge. On pourrait aussi glisser au-dessous de la fistule une épingle sur laquelle on disposerait un fil, de manière à comprendre dans la suture le vaisseau lymphatique situé au-dessous de la plaie (Follin).

Les plaies des vaisseaux lymphatiques se cicatrisent difficilement et peuvent non seulement devenir fistuleuses, mais encore ulcéreuses. Si l'on a à traiter un de ces *ulcères lymphatiques* rebelles, caractérisés par l'abondance remarquable et la nature du liquide sécrété, le mieux sera de le circonscrire par deux incisions courbes faites au-dessus et au-dessous de lui, sans se confondre, de manière à intercepter la circulation lymphatique (Monod).

§ 3. — LÉSIONS SYPHILITIQUES.

Il y a une lymphangite *chancreuse* et une lymphangite *syphilitique*.

I. — *Lymphangite chancreuse.*

Elle succède au chancre mou et s'observe surtout au dos de la verge. Elle présente d'abord les caractères de la lymphangite aiguë ; bientôt elle est le point de départ d'abcès multiples qui s'ouvrent rapidement à l'extérieur ; enfin elle donne lieu à une ulcération tout à fait semblable au chancre simple.

TRAITEMENT. — Au début on emploiera les antiphlogistiques ; on se hâtera d'ouvrir les abcès ; on pansera la plaie chancreuse comme une plaie simple.

II. — *Lymphangite syphilitique.*

Elle se présenterait dans un quart des cas où on observe une adénite symptomatique du chancre induré (Rollet). Elle se manifeste par une induration indolente, parfois accompagnée d'œdème du voisinage, et se termine le plus souvent par résolution après trois ou quatre semaines, rarement par suppuration, exceptionnellement par une fistule consécutive à l'ouverture d'un abcès (Ricord, Bassereau).

TRAITEMENT. — Les frictions résolutives avec l'onguent mercuriel sont la seule thérapeutique externe à employer.

§ 4. — VARICES DES VAISSEAUX LYMPHATIQUES. LYMPHORRHAGIE.

Les vaisseaux lymphatiques peuvent se dilater comme les veines, et donner lieu à des varices qui, en raison de la ténuité de leurs parois, sont exposées à se rompre et entretiennent un écoulement souvent très considérable de lymphe (Follin). Ces varices se rencontrent surtout à l'aine, à la partie interne de la cuisse, à la paroi abdominale antérieure, au prépuce, à la verge, au pli du coude.

Tantôt elles forment des élevures qui donnent à la peau la coloration et l'aspect des petits tubercules situés autour du mamelon (*varices des réseaux*) ; tantôt (*varices des troncs*) elles forment des tumeurs plus ou moins molles, fluctuantes, roulant sous le doigt (varices ampullaires) ou des cordons mobiles, noueux, durs, peu dépressibles (varices cylindroïdes).

La *lymphorrhagie* se montre spontanément dans les varices des réseaux ; elle paraît à la suite d'une plaie dans celles des troncs lymphatiques.

TRAITEMENT. — S'il n'y a pas de lymphorrhagie, on ne cherchera pas à traiter les varices *simples*.

Si au contraire un *écoulement de lymphe* paraît, on se hâtera de l'arrêter soit par une *compression* légère, soit par une *cautérisation* avec le nitrate d'argent ; quelquefois une cautérisation plus énergique est nécessaire. On pourrait aussi injecter une solution de perchlorure de fer dans les varices (Beau).

Au prépuce on a fait usage du *séton* (Beau), en laissant un fil en place dans les vaisseaux lymphatiques pendant trois à quatre heures, de façon à déterminer une légère inflammation, avec tuméfaction et douleur légère, qui se termine par résolution et affaissement des troncs dilatés.

L'*excision* simple des varices (Ricord) amène aussi facilement la suspension de l'écoulement.

ARTICLE II. — **Ganglions lymphatiques.**

§ 1er. — ADÉNITES.

L'inflammation des ganglions lymphatiques est *aiguë* ou *chronique.*

I. — *Adénite aiguë.*

Elle est bien plus fréquente que la lymphangite, car elle peut exister indépendamment de cette lésion, tandis que celle-ci n'existe guère
sans adénite concomitante, ou au moins sans tuméfaction douloureuse
des ganglions où se rendent les lymphatiques affectés (Follin).

L'adénite a rarement des causes directes, piqûre, coupure, froissement, déchirement des ganglions. Elle est plus souvent produite par
des causes indirectes : par contiguité, lorsque le tissu cellulaire ou
un organe voisin est enflammé; par continuité, consécutivement à une
lymphangite; par introduction de liquides irritants dans le système
lymphatique, que ces substances viennent de l'extérieur ou soient
spontanément produites par l'organisme. Enfin il existe une adénite
primitive, diathésique, indiquant un état général mauvais, et apparaissant souvent dans le cours d'une affection grave, peste, scorbut, variole,
typhus.

L'adénite donne lieu à l'apparition de tumeurs multiples, douloureuses, gênant la marche et les mouvements (à l'aine, à l'aisselle);
quand la phlegmasie se propage au tissu cellulaire, la peau devient
chaude et rouge, la tumeur est immobile et adhérente, il y a un adéno-
phlegmon. Elle peut se terminer par résolution ; mais la suppuration
est fatale quand l'inflammation a pour point de départ une plaie en
suppuration ou marche rapidement vers les parties voisines : tantôt le
ganglion seul suppure, tantôt c'est le tissu cellulaire seul, plus souvent les deux organes produisent du pus : la peau peut alors se décoller,
s'amincir, une fistule s'établit, il reste une cicatrice difforme. La terminaison la plus fréquente est l'induration et le passage à l'état
chronique.

TRAITEMENT. — Ici encore la première indication est de chercher la *résolution* et surtout de prévenir la formation du pus.

On écartera d'abord la *cause* de l'adénite, si c'est possible ;
puis on mettra en œuvre les *antiphlogistiques*, les *topiques
émollients*, les *onctions mercurielles*, les *pommades iodurées* : c'est
par ces moyens qu'on aura le plus de chances d'atteindre le
but cherché; ainsi d'abondantes *saignées locales*, 20 à 40 sang-

sues en deux jours, appliquées dès le début, ont quelquefois réussi à arrêter l'inflammation.

Les *vésicatoires* volants (Velpeau, Nélaton) ont aussi réussi à la faire rétrograder ou du moins à circonscrire le foyer; et, quand la résolution n'est plus possible, ils activent la suppuration. L'emploi en est surtout indiqué chez les sujets débiles, où les sangsues ne peuvent être ordonnées.

La *suppuration établie*, on agira de bonne heure plutôt que d'attendre l'ouverture spontanée de la collection : une *incision* hâtive, avec le bistouri, empêche la fonte du tissu cellulaire, le décollement de la peau et la perte de sa vitalité. Cependant l'incision simple, ou suivie de cautérisations avec le nitrate d'argent, d'injections iodées, n'empêche pas toujours l'établissement et la persistance d'une fistule; on se trouvera donc bien de fendre crucialement la tumeur et d'enlever avec les ciseaux toutes les granulations de mauvaise nature qui entretiennent une suppuration interminable, cause de fistule (L. Labbé). S'il s'est formé des décollements, des clapiers, l'ouverture par le drainage convient. Enfin s'il existe des foyers multiples, on incisera chacun d'eux séparément.

II. — *Adénites chroniques.*

Sous ce nom nous entendons non-seulement l'adénite chronique *simple*, mais aussi les lésions désignées à tort comme *dégénérescences* ganglionnaires, *tuberculeuses* ou *scrofuleuses*, qui ne sont en somme que des inflammations chroniques des ganglions au point de vue clinique et thérapeutique.

La phlegmasie chronique est plus fréquente que l'aiguë; elle succède souvent à cette dernière, et plus souvent encore est chronique d'emblée : dans ce dernier cas, elle peut succéder à des traumatismes répétés, au froid, etc., surtout chez les sujets lymphatiques et scrofuleux. Quant à la forme tuberculeuse, elle est rarement primitive, et succède plutôt à des lésions tuberculeuses des régions d'où proviennent les lymphatiques afférents aux ganglions malades (Le Dentu).

Lorsque l'adénite chronique est une terminaison de la forme aiguë, la douleur, la rougeur, la chaleur diminuent, tandis que le gonflement et l'induration persistent; lorsque la maladie est chronique d'emblée, le début est obscur, la tuméfaction lente, la douleur presque nulle : on constate surtout une gêne mécanique, une déformation de la région; c'est ainsi que les adénites parotidienne, sous-maxillaire, cervicale, peuvent amener des accidents de voisinage, atrophie de la parotide, gêne de la mastication, compression de la trachée ou de l'œsophage.

Tantôt la maladie reste stationnaire ; tantôt elle se termine par résolution, chez les jeunes sujets ; enfin la suppuration peut survenir à l'occasion d'un coup, d'un courant d'air, ou sans cause connue, et produire des cicatrices adhérentes, difformes.

I. Traitement général. — Il est nécessité surtout par les formes tuberculeuse et scrofuleuse, qui exigent un régime réparateur : alimentation reconstituante, hygiène, huile de foie de morue, préparations iodées, arsénicales, toniques, etc. A ce régime on associe le traitement local de l'adénite chronique.

II. Traitement local. — Les *antiphlogistiques* ne sont indiqués que si l'inflammation présente une exacerbation aiguë et douloureuse : encore les sangsues ne seront-elles appliquées qu'en petit nombre.

Il vaut mieux employer les *résolutifs*, les *onctions* et *frictions iodurées* et *mercurielles*, l'*emplâtre de Vigo*, les *vésicatoires* volants répétés, ou, comme on l'a fait récemment, l'action des *courants continus*, les *injections interstitielles de teinture d'iode* (Luton).

Si ces moyens ont échoué, on peut avoir recours, avant que la tumeur ait suppuré, à l'une des trois opérations chirurgicales suivantes :

L'*écrasement* (Malgaigne), qui consiste à comprimer énergiquement le ganglion avec les pouces ou un corps dur jusqu'à ce qu'il se sépare en fragments, qu'on dissocie de la même façon : cette opération ne peut se pratiquer que dans les points où la tumeur repose sur des parties résistantes, elle est très douloureuse et n'amène pas toujours de résultats satisfaisants ;

Le *broiement*, par la méthode sous-cutanée, à l'aide d'un ténotome (Malgaigne, Velpeau), expose à la lésion de parties importantes ;

L'*extirpation*, nécessaire quand la tumeur amène une déformation considérable et des troubles de voisinage sérieux.

Quand la *suppuration* est évidente, il faut intervenir promptement, comme dans l'adénite aiguë et pour les mêmes raisons : mais à l'ouverture par le bistouri, qui laisse toujours des traces désagréables, surtout au cou, on substituera avec avantage de *petits sétons* (Guersant) ; on traverse la tumeur de part en part avec une aiguille courbe armée d'un fil simple, double ou multiple qu'on laisse en place quelques jours ; le pus coule le long du fil, qu'on retire lorsque la tumeur est vidée (de Saint-Germain, A. Després). L'opération est peu douloureuse et ne laisse souvent aucune trace.

§ 2. — Lésions traumatiques.

Nous n'avons que des données très vagues sur les plaies des ganglions. Elles donnent probablement lieu à un écoulement de lymphe, qui se trouve masqué par l'écoulement sanguin et qui retarde la cicatrisation; les plaies contuses, les contusions des ganglions peuvent déterminer des adénites aiguës (Le Dentu).

Traitement. — Il se confond avec celui des lésions traumatiques des parties voisines et n'offre rien de particulier.

§ 3. — Altérations syphilitiques, Bubons.

De même que nous avons vu une lymphangite chancreuse et une lymphangite syphilitique, nous avons à étudier deux variétés d'adénites.

I. — *Adénite chancreuse, ou bubon chancreux.*

L'adénite chancreuse succède au chancre simple, avec ou sans lymphangite chancreuse. Elle siège ordinairement au pli de l'aine (Fournier), et présente les phénomènes d'une adénite très aiguë, qui se montrent le plus souvent sur un seul ganglion (Ricord), quelquefois sur deux. Après l'ouverture de l'abcès auquel elle donne naissance, il reste une ulcération à bords inégaux, décollés, chancre ganglionnaire, qui peut, comme le chancre, devenir phagédénique.

Les chancres mous sans adénite chancreuse sont très fréquents (Rollet, Fournier); ils peuvent s'accompagner d'adénopathie purement inflammatoire, adénopathie sympathique, qui se termine par résolution ou par suppuration (Ricord).

Traitement. — Il varie suivant la période de l'affection.

Au début, on se conduira comme dans l'adénite inflammatoire (Fournier); quand le pus est formé, on lui donne issue avec le bistouri (Fournier) ou par les caustiques (Rollet, etc.); enfin, le bubon ouvert, la plaie doit être traitée comme le chancre mou, c'est-à-dire par les injections détersives et antiseptiques, par des cautérisations légères, ou énergiques en cas de tendance au phagédénisme.

Quant aux méthodes soi-disant *abortives*, antiphlogistiques, applications de glace, ponctions, elles ne peuvent réussir qu'en cas d'adénite purement inflammatoire (Fournier, Follin). Les vésicatoires mis coup sur coup, pansés avec une solution de sublimé, ont donné de meilleurs résultats (A. Guérin).

On a tenté de circonscrire le foyer virulent par une incision prématurée (Broca), en enfonçant successivement au centre de la tumeur un bistouri aigu, puis une sonde cannelée, le long de laquelle on fait sortir le pus demi-fluide et visqueux par des pressions répétées jusqu'à ce que la suppuration soit tarie : cette opération, douloureuse, difficile, ne modifie pas la nature chancreuse de la plaie (Fournier).

II. — Adénite syphilitique.

Elle présente plusieurs variétés suivant qu'elle succède aux accidents *primitifs*, ou qu'elle apparaît aux périodes *secondaire* ou *tertiaire*.

a. — Adénite primitive.

Elle survient presque toujours après le chancre induré, un ou deux septénaires après celui-ci. Unilatérale ou bilatérale, elle forme le plus souvent une pléiade ganglionnaire, peu volumineuse, dure, élastique, rénitente, indolente, rarement douloureuse, persistant pendant un mois et plus, se terminant presque toujours par résolution.

1. Traitement local. — Il est ordinairement nul; s'il y a tendance à la suppuration, les antiphlogistiques, le repos, les bains sont indiqués. On pourra tenter la résorption du pus par des vésicatoires, la teinture d'iode; rarement il est nécessaire de pratiquer une ouverture.

II. Traitement général. — C'est principalement sur ce traitement général, anti-syphilitique, qu'on devra insister.

b. — Adénite secondaire.

Elle siège surtout au cou, aux mâchoires, à l'aisselle, au coude; elle résulte probablement à la fois de l'affection générale et des lésions syphilitiques locales.

Elle ne présente aucune indication chirurgicale; le *traitement général* seul convient.

c. — Adénopathies tertiaires.

Il en est de même pour les *adénopathies tertiaires* des viscères et pour les *gommes* des ganglions.

§ 4. — Tumeurs des ganglions.

I. — *Hypertrophie simple.*

Cette affection mal délimitée doit consister dans l'augmentation de volume des ganglions par hypertrophie simple des follicules clos (Verneuil), leur structure normale n'étant pas ou étant peu modifiée (Le Dentu).

Traitement. — C'est la seule tumeur susceptible de guérison complète par *ablation de la masse*, au moyen du thermo-cautère (Verneuil) : encore l'extirpation ne sera-t-elle tentée que si la tumeur est gênante, difforme, et après avoir essayé des résolutifs, des préparations iodées à l'intérieur et à l'extérieur, des eaux sulfureuses, etc.

II. — *Kystes.*

Ils paraissent pouvoir résulter d'une transformation des ganglions sous l'influence de l'inflammation : ils sont mal connus.

III. — *Tumeurs dites cancéreuses, carcinomes, épithéliomas, sarcomes, mélanomes, chondromes.*

Ces tumeurs sont primitives ou secondaires. En tout cas, ce sont des tumeurs malignes, récidivant sur place ou ailleurs, et se généralisant toujours : elles repoussent donc toute intervention ou lui commandent au moins une grande réserve (Verneuil).

CHAPITRE IX

MALADIES DES NERFS

Nous étudierons les *affections inflammatoires*, les *lésions traumatiques*, et les *tumeurs* des nerfs.

ARTICLE PREMIER. — Affections inflammatoires.

Elles consistent, dans un premier degré, en une simple *congestion* qui disparaît vite et facilement.

La *névrite proprement dite* peut être *aiguë* ou *chronique*.

Les deux formes sont rares, comme affections isolées, et résultent le plus souvent de la propagation d'une phlegmasie voisine : elles portent sur les nerfs situés aux environs d'un foyer inflammatoire ou d'une plaie, ou baignant dans un foyer purulent ; elles se présentent après une lésion traumatique plus ou moins intense, après une amputation ; enfin elles peuvent se développer sous l'influence d'un froid humide, peut-être aussi par l'action de la chaleur (brûlure).

Tandis que la congestion se traduit par de l'engourdissement, de l'hyperesthésie, des fourmillements, qui disparaisssent en général avec la cause productrice, la névrite aiguë s'annonce par une douleur très vive, continue, avec exacerbations, qui du point enflammé s'irradie à la périphérie du nerf et s'exalte par la pression et les mouvements ; si le nerf est mixte, il y a des spasmes, des contractures, ou de la paralysie ; s'il est superficiel, on peut avoir la sensation d'un cordon dur, plus volumineux qu'à l'état normal. Cette sensation est surtout marquée dans la névrite chronique, où les douleurs sont sourdes, et la motilité est assez longtemps persistante alors que la sensibilité tactile est émoussée et l'hyperesthésie cutanée parfois excessive. Toute lésion congestive ou inflammatoire des nerfs peut amener, à une époque plus ou moins reculée, non seulement des symptômes de parésie ou de paralysie du sentiment et du mouvement, mais aussi des troubles nutritifs, tels que lésions cutanées, altérations des ongles, œdème, sclérose du tissu cellulaire, etc.

Traitement. — I. Les symptômes *congestifs* cessant en général avec la cause qui leur a donné naissance, il faut supprimer celle-ci ou du moins en faciliter la disparition ; on pourra, si c'est nécessaire, appliquer la médication antiphlogistique et révulsive qui convient surtout à la névrite.

II. L'*inflammation aiguë, au début*, doit être traitée par les topiques propres à combattre la douleur en même temps que l'inflammation : *sangsues* ou *ventouses, injections narcotiques, cataplasmes* émollients et laudanisés, *applications froides* ou mieux *bains locaux tièdes ;* en même temps, *repos* absolu et *bains généraux.* C'est ainsi qu'on agira tant que persistera la douleur.

Plus tard, si l'affection tend à devenir *chronique*, ou si elle a revêtu cette forme dès le principe, la principale indication est de s'opposer au ramollissement du nerf et à la paralysie consécutive : malheureusement elle est fort difficile à remplir, la névrite chronique étant une lésion des plus rebelles à la thérapeutique. Le *repos* absolu sera maintenu et l'*immobilisation* assurée au besoin par un appareil inamovible ; des *injec-*

tions hypodermiques combattront la douleur ; de plus, on emploiera la médication dérivative et révulsive sous toutes ses formes, en particulier sur le tube digestif, par des *purgatifs* répétés, et sur le nerf lui-même, par l'application de *vésicatoires* sur son trajet. L'emploi des *courants continus* (Trélat) peut prévenir la paralysie, et la combat efficacement, avec les courants intermittents, lorsqu'elle s'est déclarée.

Quant aux troubles nutritifs, le chirurgien ne peut rien pour les prévenir.

ARTICLE II. — Lésions traumatiques.

Elles peuvent être *sous-cutanées* ou s'accompagner de *plaie* des téguments.

§ 1er. — LÉSIONS SOUS-CUTANÉES.

On a l'habitude de décrire séparément : d'une part, la *compression*, la *contusion*, l'*écrasement* des nerfs, trois degrés différents d'un même mode d'action vulnérante ; et, d'autre part, la *distension* et l'*arrachement* : nous ne conserverons pas cette distinction, bonne au point de vue anatomique et pathogénétique, mais inutile en thérapeutique.

La *compression* reconnaît pour causes une fausse position pendant le sommeil (Panas), le déplacement d'un os, un anévrysme, l'emprisonnement de filets nerveux dans un cal difforme (Ollier, Trélat, Verneuil, etc.) ; la *contusion* et l'*écrasement* se rencontrent surtout dans les plaies par armes à feu ; la *distension* et l'*arrachement* résultent du tiraillement exercé sur les nerfs directement par un os luxé, ou indirectement par la traction exagérée d'un membre, surtout dans les efforts de réduction en cas de luxation.

Toutes ces lésions présentent les mêmes symptômes : au début, une douleur d'intensité variable, peu marquée dans la compression, nulle dans l'écrasement qui s'accompagne de désorganisation complète du tissu nerveux, très vive dans les autres cas ; les phénomènes consécutifs, dus sans doute à la névrite, se résument dans une diminution, puis dans une abolition du sentiment ou du mouvement : cette paralysie traumatique, temporaire ou persistante, a une gravité proportionnelle à l'affaiblissement de la contractilité et de la sensibilité électriques des muscles qu'anime le nerf lésé.

TRAITEMENT. — Il a d'abord pour but de calmer la douleur et d'empêcher le développement des accidents graves qui résultent de la névrite. Le *repos* absolu est indiqué dès le début, ainsi que les *narcotiques* employés à l'intérieur, à l'extérieur, en injections hypodermiques, etc.

Plus tard, pour combattre ou prévenir, si c'est possible, les *complications paralytiques*, on pourrait employer, comme autrefois, les excitants, les frictions ammoniacales et térébenthinées, les bains sulfureux, les vésicatoires, etc. ; mais on ne doit avoir recours à ces moyens infidèles qu'à défaut de cet agent bien autrement puissant, l'*électrisation localisée*, qui a réussi dans le cas de paralysie traumatique et d'atrophie musculaire consécutive datant de 4 à 5 années (Duchenne, de Boulogne). En présence de résultats aussi heureux, on ne doit pas hésiter à employer le procédé qui les a donnés ; on agira donc, en cas de lésion nerveuse sous-cutanée, comme s'il s'agissait d'une plaie des nerfs avec solution de continuité des téguments.

§ 2. — Lésions avec plaie des téguments.

I. — *Piqûres.*

Elles déterminent immédiatement une douleur extrêmement vive au point blessé, s'irradiant vers les divisions terminales du nerf, plus rarement vers l'axe cérébro-spinal, et cessant rapidement, d'une manière subite ou insensible. Dans certains cas, des accidents graves surviennent consécutivement : spasmes musculaires, mouvements convulsifs, tétanos ; ou contractures spasmodiques avec douleurs vives par accès ; ou névralgies très rebelles. Enfin plus tard encore on peut voir apparaître de la paralysie motrice, de l'anesthésie, des troubles nutritifs dits trophiques.

Traitement. — Il varie suivant les périodes de la maladie.
Contre les accidents immédiats on ordonnera d'abord le *repos* absolu : car si le nerf lésé est mixte, la cessation des mouvements est éminemment favorable à l'apaisement de la douleur (Follin). On conseillera, dans le même but, les *bains* prolongés, les *cataplasmes* laudanisés, les *onctions* avec des liniments stupéfiants, les *antispasmodiques*, etc.
Si ces topiques narcotiques ne suffisent pas à faire cesser les douleurs, il faut avoir recours à une véritable opération chirurgicale :
Soit à la *cautérisation* actuelle ou potentielle, qu'on appliquera sur le lieu de la blessure, si c'est possible, ou sur le trajet du nerf, entre son origine et le point piqué, et qui ne sera efficace qu'à la condition de détruire une portion du cordon nerveux ;
Soit à l'*incision*, qui soulage plus rapidement et plus sûrement ;
Soit enfin à l'*excision* lorque l'incision est insuffisante.

II. — *Plaies par instruments tranchants.*

La *douleur* et la *paralysie* font reconnaître qu'un nerf a été coupé.

La *douleur* est immédiate, extrêmement vive; elle s'irradie sur le trajet du nerf; elle peut se calmer momentanément pour reparaître plus tard avec une grande intensité, elle s'accompagne d'hyperesthésie, de fourmillements, etc.

La *paralysie* sensitive et motrice des parties que le nerf était chargé d'animer a une durée et une intensité variables suivant l'étendue de l'écartement et l'existence ou l'absence d''une perte de substance nerveuse. Entre les deux bouts nerveux il y a tendance à la réparation, il se produit une cicatrice nerveuse dans laquelle peuvent naître des filets nerveux, qui amènent le rétablissement de la fonction du nerf; mais si l'écartement des deux bouts est trop grand, la réunion se fait par un simple tissu fibreux, ou même manque complètement, et la fonction ne se rétablit pas.

Comme *complications* précoces, on peut voir apparaître les spasmes traumatiques, le tétanos; — la chorée, l'épilepsie traumatique sont des accidents tardifs.

TRAITEMENT. — De la possibilité d'une régénération nerveuse suffisante pour ramener le rétablissement progressif de la sensibilité et de la motilité découle ce principe fondamental qu'il faut maintenir les bouts divisés du nerf dans le contact le plus parfait possible.

I. Si la plaie extérieure est peu étendue, si les extrémités du nerf sont presque en contact, on obtiendra ce résultat à l'aide de la *position* des parties et de la réunion de la plaie tégumentaire par des *agglutinatifs* ou des *sutures*; on assurera l'*immobilité* de la région par un bandage approprié.

II. Si la solution de continuité des téguments est béante, si les extrémités du nerf ont de la tendance à se déplacer, faut-il assurer leur rapprochement en les suturant? La crainte du tétanos a fait repousser toute opération de cette nature (Follin); cependant elle a été pratiquée un assez grand nombre de fois avec succès (Terrier) pour que la *suture nerveuse* à l'aide de fils de soie ou de fils métalliques soit admise dans le domaine thérapeutique, en cas de nécessité, au même titre que la suture tendineuse.

Les *douleurs* vives seront traitées comme celles qui accompagnent les piqûres.

III. Enfin l'innervation peut tarder à reparaître, la *paralysie* peut avoir de la tendance à se prolonger. Or en cas d'abolition du mouvement la contractilité musculaire persiste, l'atrophie des muscles est tardive : on doit donc, autant que possible, faciliter la nutrition de ces organes et veiller à la conservation de leur intégrité. Cette indication est remplie, d'une part, par une *attitude* du membre telle que les muscles immobiles ne soient pas soumis, par prédominance d'action de ceux dont les nerfs sont restés intacts, à des tiraillements, à une distension prolongée, qui en amèneraient l'altération (Verneuil) ; et d'autre part par l'excitation et la contraction artificielle à l'aide de l'*électricité* (Verneuil, Panas, Le Fort, etc.), un muscle s'atrophiant lorsqu'il est privé d'excitation depuis longtemps. On a employé tour à tour les courants continus seuls, les courants intermittents seuls : ce qui paraît convenir le mieux, c'est la *combinaison des courants intermittents avec les courants continus descendants*, qui paraissent agir plus particulièrement sur la nutrition (Onimus et Legros, Lefort). On a conseillé d'attendre, pour appliquer l'électricité, que la réparation du nerf soit faite ou en voie d'évolution (Tripier) ; mieux vaut l'employer plus tôt (Duchenne, de Boulogne), puisqu'elle empêche l'atrophie musculaire.

III. — *Plaies contuses. Plaies par armes à feu.*

Le plus souvent, il y a perte de substance du nerf ; quelquefois écrasement ou arrachement. La présence d'un corps étranger est fréquente.

Les phénomènes locaux consistent en une douleur, rarement très violente, et dans la perte du sentiment et du mouvement.

Assez rarement paraissent des phénomènes généraux : état syncopal, grande dépression, souvent paralysies réflexes, temporaires ou permanentes.

I. TRAITEMENT LOCAL. — C'est celui des plaies par armes à feu, avec quelques précautions particulières. Ainsi pour prévenir l'apparition des spasmes musculaires et du tétanos, qui n'ont que trop de tendance à se montrer spontanément, on évitera d'exposer le malade au froid, on s'abstiendra de pansements irritants, on recherchera avec soin les corps étrangers. Aux douleurs on opposera les anesthésiques et les narcotiques locaux.

La suture des extrémités nerveuses sera pratiquée si elle est possible : le plus souvent, on est obligé de se borner à faire garder une bonne position.

Enfin les accidents de paralysie seront traités comme ceux qui suivent la section d'un nerf.

Si un corps étranger est resté dans le tronc nerveux, il faut d'abord chercher à l'enlever ; puis si les accidents douloureux par lesquels se révèle cette complication persistent, on n'aura d'autre ressource que de pratiquer l'incision du nerf au-dessus de la plaie, ou une petite excision.

II. TRAITEMENT GÉNÉRAL. — Les phénomènes généraux de dépression seront combattus par les excitants ordinaires, internes et externes, les boissons chaudes et stimulantes, les frictions, etc.

ARTICLE III. — Tumeurs des nerfs.

Sous ce titre unique nous comprendrons les *névromes vrais* et les *pseudo-névromes.*

Les premiers sont constitués par un tissu de nouvelle formation, dont le type se retrouve dans le tissu nerveux (Cornil et Ranvier) : ils sont médullaires, formés par un tissu analogue à celui de la substance grise encéphalique ou médullaire ; ou fasciculés, formés par du tissu nerveux en faisceaux comme dans les nerfs. Les seconds sont des fibrômes (ce sont ces tumeurs qu'on désignait autrefois sous le nom de névrômes), des myxômes, des sarcômes, des carcinômes, des épithéliômes, des kystes.

Toutes ces tumeurs, lorsqu'elles sont uniques, ont pour caractère clinique capital l'apparition d'une douleur à caractères spéciaux ; lorsqu'elles sont généralisées, elles amènent des troubles des grandes fonctions, pâleur, émaciation croissante, prostration des forces, etc., bien plus marqués que les symptômes locaux.

TRAITEMENT. — On a invoqué comme cause de ces tumeurs un traumatisme, une inflammation, la syphilis, le rhumatisme, et conseillé, en conséquence, un traitement antiphlogistique, ou résolutif, ou diathésique ; mais le plus souvent, sinon toujours, la médication qui repose sur cette étiologie hypothétique est inutile : en réalité, la cause des névrômes proprement dits et des faux névrômes est inconnue.

Le seul traitement rationnel de ces tumeurs est l'*ablation par le bistouri* ou les *cautéres électriques*, qui exige souvent une minutieuse dissection en raison des connexions intimes qu'elles présentent avec les nerfs sur le trajet desquels elles sont situées : cette opération est presque impossible sans l'excision préalable d'une partie du nerf, laquelle a le grave inconvénient d'amener une paralysie persistante.

L'*énucléation* de la tumeur est quelquefois possible sans excision du nerf (Velpeau); mais de pareils cas sont exceptionnels.

La *cautérisation* est un mauvais moyen (Terrier). Enfin l'*amputation* est une ressource extrême, à laquelle on est parfois obligé de recourir (Nélaton).

Quant aux névromes ou pseudo-névromes généralisés, le traitement dirigé contre eux est, on le comprend, à peu près nul ; tout au plus peut-on enlever les plus douloureux, encore l'extirpation d'une des tumeurs n'assure-t-elle pas toujours la guérison au point qu'elle occupe, car elle récidive sur place et se généralise.

CHAPITRE X

MALADIES DU TISSU OSSEUX

Les os présentent à étudier des *lésions inflammatoires, traumatiques* et *syphilitiques*, des *tumeurs*, et quelques *troubles de nutrition* ou *de développement*.

ARTICLE PREMIER. — Affections inflammatoires.

Ces affections sont nombreuses : car les diverses parties qui constituent un os, c'est-à-dire le périoste, la moelle, le tissu osseux proprement dit, peuvent s'enflammer ensemble ou séparément, et d'un autre côté les abcès locaux des os, la carie, la nécrose, les abcès ossifluents ou par congestion, peuvent être rapprochés de l'inflammation dont elles sont souvent la terminaison.

Hâtons-nous d'ajouter que la périostite, la médullite, l'ostéite, se lient très fréquemment entre elles, la phlegmasie atteignant le plus souvent les trois tissus.

§ 1er. — Périostites.

Il y a une périostite *circonscrite* et une périostite *diffuse*, qui sont aussi dissemblables que le phlegmon diffus l'est du circonscrit : cependant il paraît exister des intermédiaires entre les deux types extrêmes de l'affection (Trélat).

I. — *Périostite circonscrite.*

Elle peut être *aiguë* ou *chronique.*

1º — *Périostite circonscrite aiguë.*

Elle a pour causes locales : les violences extérieures, en particulier les contusions, le grand froid ; la propagation d'une phlegmasie voisine (ulcère de jambe) ; — et pour causes générales, efficientes ou prédisposantes : la faiblesse de constitution, la diathèse rhumatismale, scrofuleuse, et surtout syphilitique.

On la rencontre principalement sur les os longs, surtout au tibia, puis au fémur, où elle se manifeste par une douleur souvent très vive, intermittente, bientôt accompagnée de tuméfaction œdémateuse et même phlegmoneuse, avec rougeur et chaleur des parties molles. Quand un os volumineux est atteint ou quand plusieurs os sont pris à la fois, il peut y avoir quelques phénomènes généraux, qui deviennent graves seulement en cas de vaste suppuration : celle-ci donne lieu à une fluctuation difficile à sentir.

Les terminaisons autres que la suppuration sont la résolution et le passage à l'état chronique.

TRAITEMENT. — On a conseillé et appliqué, au début, les médications *antiphlogistique, résolutive, révulsive :* c'est ainsi que les sangsues en grand nombre, le calomel jusqu'à salivation (Graves), les vésicatoires *loco dolenti*, les badigeonnages larges et répétés avec la teinture d'iode, ont été employés : ces moyens sont inoffensifs, palliatifs même, mais ont rarement une action curative.

Mieux vaut donc pratiquer une *incision profonde*, allant jusqu'au périoste, faite dès qu'on voit apparaître la rougeur et la chaleur tégumentaires, alors que la tuméfaction est bien établie. Il est inutile d'attendre la fluctuation, qui d'ailleurs est quelquefois impossible à percevoir : alors même qu'il n'y a pas de suppuration, l'incision a cet avantage d'amener promptement la cessation de la douleur et le dégorgement des parties (Follin).

L'ouverture d'un abcès sous-périostique laisse rarement obtenir le recollement du périoste : il s'écoule pendant quelque temps du pus entraînant des débris de périoste et de tissu cellulaire, de petits fragments osseux et des séquestres ; la conduite du chirurgien consistera donc à faciliter l'écoulement du liquide et l'élimination des parties nécrosées.

Si, au contraire, l'incision ne laisse pas écouler de pus, on est en droit d'espérer une prompte guérison et de la favoriser par la réunion des parties.

2° — Périostite circonscrite chronique.

Plus souvent que la précédente, cette forme est d'origine syphilitique et succède à des accidents tertiaires du côté des os. Elle peut aussi apparaître à la suite d'une violence extérieure, être amenée par une inflammation de voisinage (vieux ulcères), être liée à l'ostéite chronique.

Une tuméfaction circonscrite, un peu douloureuse à la pression et dans quelques mouvements, marque le début de la périostite ; si celle-ci est abandonnée à elle-même, les téguments rougissent et se ramollissent au bout d'un certain temps, la suppuration apparaît : si le périoste adhère à la peau, le pus se vide au dehors ; dans le cas contraire, il fuse dans le tissu cellulaire sous-cutané et forme un abcès aigu, qui doit faire craindre une suppuration persistante et la formation d'un ulcère sus-périostal rebelle.

Enfin la carie ou la nécrose superficielle peut résulter de la propagation de la phlegmasie au tissu osseux, ou du décollement du périoste.

Traitement. — I. La périostite chronique est très fréquemment d'origine syphilitique, et susceptible alors d'une prompte guérison par le traitement mixte à l'intérieur, et localement par l'application d'un emplâtre de Vigo cum mercurio. Si, malgré cela, la suppuration survenait, il faudrait agir comme dans tout autre cas, c'est-à-dire pratiquer une incision suffisamment large et profonde.

II. Dans la forme non syphilitique, on a plus de chances que dans la périostite aiguë de prévenir la formation du pus par le repos, les résolutifs (onctions mercurielles et iodurées), la compression, les révulsifs (vésicatoires volants, teinture d'iode). Mais si les téguments deviennent rouges et chauds, il ne faut pas tarder à intervenir par une incision suivie de pansements légèrement excitants.

Les ulcères sus-périostaux rebelles qui peuvent suivre l'ouverture de l'abcès, sans nécrose concomitante, seront avantageusement cautérisés avec un fer chauffé à blanc.

Enfin la carie ou la nécrose consécutives exigent un traitement spécial, que nous verrons plus loin.

II. — *Périostite diffuse ou périostite phlegmoneuse diffuse,
ou ostéite épiphysaire, etc.*

Elle a des causes *prédisposantes :* l'âge (12 à 18 ans), le tempérament
lymphatique, la scrofule, les conditions hygiéniques mauvaises, les
maladies générales, variole, rougeole ; et des causes *occasionnelles :*
froid, fatigues, marche prolongée, surmenage (Gosselin`, traumatisme ;
ces dernières n'agissent qu'en cas de prédisposition.

Elle siège à l'extrémité des os longs, surtout aux membres inférieurs
(extrémités supérieure du tibia et inférieure du fémur) ; elle amène des
altérations locales du périoste, de l'os, de la moelle, des cartilages,
des articulations ; et les altérations générales de la septicémie.

Les signes *locaux* sont les suivants : douleur, tuméfaction, plaques
érythémateuses ou aspect terreux de la peau, légère augmentation de
la température des parties, mouvements très douloureux et même
impossibles ; au bout d'un temps variable, fluctuation profonde, et
complications d'arthrite, de fractures spontanées, d'embolies veineuses.

Les symptômes *généraux* peuvent revêtir deux formes (Culot) :

Dans l'une, *inflammatoire*, les frissons, la céphalalgie, la fièvre, le
délire, dominent ;

Dans l'autre, *typhoïde*, ce sont les vomissements, la diarrhée, la stupeur, la prostration, etc.

La guérison, fort rare, s'accompagne d'allongement anormal ou de
raccourcissement du membre ; la mort survient ordinairement du
vingtième au trente-cinquième jour, par le fait d'infection purulente,
d'épuisement, de complications : péricardite, méningite, érysipèle,
gangrène.

I. TRAITEMENT GÉNÉRAL. — Il doit varier nécessairement avec
les phénomènes généraux qui dominent.

Dans la forme *inflammatoire*, on conseillera la diète, les boissons délayantes, les grands bains ; mais on devra s'abstenir de
la saignée, des sangsues, des évacuants, les uns et les autres
ayant pour résultat de diminuer les forces du malade.

Dans la forme *typhoïde*, les reconstituants sous toutes les
formes, fer, quinquina, vin, alcool, alimentation, sont nécessaires.

Dans tous les cas, l'opium et le chloral sont indiqués pour
combattre le délire et l'agitation.

II. TRAITEMENT LOCAL. — C'est en vain qu'on tenterait d'arrêter la marche de la maladie par les topiques émollients, résolutifs ou révulsifs : les sangsues et les ventouses, les applications de vésicatoires et de teinture d'iode, la cautérisation

ponctuée, n'ont pas donné de grands résultats. On pourra, au contraire, enrayer le développement des accidents par une *incision* faite en un ou plusieurs points de la région malade, allant jusqu'à l'os (Giraldès), avec *contre-ouverture, drainage, injections* et *pansements détersifs et antiseptiques*: si les accidents s'arrêtent, il reste le plus souvent un ou plusieurs séquestres dont l'élimination est lente à s'effectuer.

La *trépanation* de l'os dénudé (Bœckel, Terrier) est nécessaire lorsque l'incision n'a pas réussi.

Si l'os nécrosé est de gros volume, au tibia par exemple, il est préférable de pratiquer de bonne heure la *résection osseuse sous-périostée* (Giraldès, Duplay) : de cette façon on peut conserver l'intégrité de la jointure, et éviter au malade les accidents primitifs (fusées purulentes, arthrite, pyohémie) et consécutifs (séquestres invaginés, suppurations prolongées).

Lorsqu'au contraire les articulations adjacentes sont prises, si les incisions multiples n'ont pas réussi, il ne reste que l'alternative entre l'*amputation* dans la continuité, au milieu de la cuisse, lorsque le genou est rempli de pus, et la *désarticulation*.

§ 2. — MÉDULLITE OU OSTÉOMYÉLITE.

C'est l'inflammation du tissu médullaire des os, et surtout de la moelle contenue dans le canal central des os longs : elle coexiste souvent avec la périostite, et presque fatalement avec l'ostéite.

Elle est surtout fréquente dans les moignons d'amputation, et accompagne souvent les fractures compliquées de plaies, les contusions et dilacérations de la moelle, la présence de corps étrangers dans le canal médullaire.

Lorsqu'elle succède à une fracture fermée, qu'elle est plastique (Gosselin), ses symptômes sont ceux de l'ostéite et de la périostite. En cas d'ostéomyélite suppurée et circonscrite, se montrant après une fracture ouverte ou une amputation, on voit apparaître un champignon rougeâtre, saignant, douloureux, quelquefois animé de battements isochrones au pouls (Broca) ; la terminaison se fait par sclérose, ossification, ou nécrose de l'extrémité de l'os sectionné. Enfin l'ostéomyélite diffuse, putride ou suppurée, qui succède aux grands traumatismes, aux fractures comminutives des os longs, donne naissance à des phénomènes septicémiques ou pyohémiques.

TRAITEMENT. — Il varie avec la période et la forme de la maladie.

Au début, et dans ses formes bénignes, elle n'exige pas d'autre traitement que la périostite aiguë : on incisera donc d'abord les parties molles et le périoste lui-même jusqu'à l'os;

puis, si l'on soupçonne la présence du pus, on lui donnera
issue à l'aide du perforateur ou d'une couronne de trépan ;
toutefois la difficulté qu'il y a à affirmer la présence du liquide
dans le canal médullaire commande souvent une sage abstention.

Lorsque la phlegmasie s'étend et prend une forme aiguë et
septique, il y a nécessité de sacrifier le membre atteint. A
l'amputation dans la continuité, qui pourrait amener une inflammation plus vive, on préférera la désarticulation de la
jointure au-dessus du point malade (Roux).

§ 3. — Ostéite.

Bien plus souvent *chronique* qu'*aiguë*, l'inflammation du tissu osseux
présente des relations intimes avec la périostite, la médullite, la carie.
Il peut cependant y avoir une ostéite simple, de cause externe (contusion des os, etc.), ou interne (scrofule, syphilis), ou par propagation
de l'inflammation des parties molles.

Les symptômes de la périostite sont ordinairement plus accusés que
ceux de l'ostéite. Celle-ci s'annonce le plus souvent par une douleur
profonde, spontanée, accrue par la marche, la pression, et s'augmentant pendant la nuit : ce dernier fait n'est pas constant (Gerdy). La
largeur de l'os est accrue, sa longueur l'est aussi quand la diaphyse
est atteinte ; il est au contraire arrêté dans son développement lorsque
l'ostéite siège au niveau des cartilages. Assez souvent, la peau est
rouge, tendue, douloureuse et chaude au niveau des os enflammés.
Rarement on observe quelques symptômes généraux, fébriles : cela
tient à ce que l'inflammation a le plus souvent une marche lente,
chronique.

Elle peut se terminer par résolution : dans le cas contraire, elle se
termine par suppuration, carie, nécrose.

I. Traitement général. — L'influence des diathèses syphilitique et scrofuleuse sur le développement de l'ostéite doit être
prise en sérieuse considération pour l'établissement du traitement. Dans un cas, c'est à l'administration des mercuriaux et
de l'iodure de potassium qu'on aura recours ; dans l'autre, c'est
aux antiscrofuleux, et en particulier aux préparations iodées,
huile de foie de morue, iodure de potassium, teinture d'iode
à l'intérieur, etc. Il peut même arriver qu'on doive employer
les antiscorbutiques ; mais ce cas est plus rare que les précédents.

II. Traitement local. — Si l'ostéite est d'origine traumatique,
les *émissions sanguines locales* et les *topiques émollients* sont in-

diqués. Les saignées locales peuvent être faites par une ponction des os au moyen d'un perforateur et d'une pompe aspirante (Laugier) : c'est une véritable saignée des os, qui est ordinairement suivie d'une très notable amélioration, même chez les scrofuleux (Follin) qui suivront en même temps un traitement tonique général.

Ultérieurement les *révulsifs* seront employés : teinture d'iode, vésicatoires volants, cautérisation actuelle ou potentielle ; ils seront employés dès le début, si l'ostéite revêt à ce moment une forme subaiguë ou chronique.

Enfin si l'inflammation s'est développée par propagation, si par exemple une collection purulente voisine en est le point de départ, un abcès sous-périostique ordinairement, il faut se hâter de donner issue au pus : même si le périoste est décollé, on ne doit pas désespérer de la guérison, celle-ci pouvant survenir sans nécrose, ainsi que l'ont montré des faits nombreux et indiscutables.

§ 4. — ABCÈS DES OS OU OSTÉITE SUPPURÉE.

Nous n'étudierons ici que les collections purulentes qui se font dans l'intérieur des os à la suite de l'ostéite et de l'ostéomyélite, les abcès sous-périostiques ayant été vus précédemment, et les abcès ossifluents devant l'être plus loin.

Ces collections siègent de préférence aux extrémités spongieuses des os (Brodie, Ed. Cruveilhier), au tibia, à l'apophyse mastoïde, et se montrent surtout chez les jeunes enfants : c'est alors une affection très grave (Guéniot).

Elles sont circonscrites ou diffuses, suivant que la suppuration est lente ou prompte à se faire ; dans ce dernier cas seulement les symptômes généraux sont très développés, ce sont souvent ceux de la pyohémie.

Les symptômes locaux sont la douleur et la tuméfaction : douleur d'abord intermittente, puis très vive et continue ; tuméfaction lentement progressive, au niveau de l'épiphyse et de la partie correspondante de la diaphyse.

TRAITEMENT. — Dans l'ostéite suppurée proprement dite, si l'affection est à la période subaiguë ou chronique, on peut, avant d'intervenir par une opération, essayer d'un *traitement général* variable suivant la cause (rhumatisme, scrofule, syphilis), et d'un *traitement local* ayant pour but de modifier la vitalité de la substance osseuse à l'aide de topiques, d'exutoires, de cautérisations, d'injections stimulantes, alcool, solutions

phéniquées, teinture d'iode, liqueur de Villatte, etc. : cette thérapeutique, aidée d'une bonne hygiène, peut, dans des circonstances exceptionnellement favorables, amener la cicatrisation
du foyer et la guérison complète (Trélat).

Mais le plus souvent, et en particulier dans le cas, le plus
ordinaire, d'abcès des épiphyses, il faut en venir à une opération : or la saignée des os (Laugier) et la cautérisation ponctuée du tissu osseux (Richet) ne sont que des moyens palliatifs ; l'incision du périoste agit seulement en faisant disparaître
les douleurs pendant un temps plus ou moins long.

Le seul moyen curatif consiste dans la *trépanation de l'os atteint* (Brodie, Duplay, Ed. Cruveilhier, etc.). On incise les parties molles et le périoste sur le point de l'os qu'on trouve sensible à la pression ; puis la tréphine ouvre la cavité, d'où
s'écoule le pus, seul ou mêlé de sang ; le foyer peut encore
contenir un séquestre ou des débris de matière osseuse, qu'il
faut enlever avec la pince ou la gouge creuse. Quelquefois il
faut faire pénétrer le perforateur dans diverses directions pour
découvrir la collection purulente ; quelquefois même on ne
trouve ni pus ni séquestre : la trépanation n'en a pas moins
pour avantage de soulager le malade de ses douleurs (Follin),
ordinairement elle empêche l'apparition de la nécrose, le malade finit par guérir.

§ 5. — CARIE.

Cette affection a été l'objet de définitions nombreuses et variées
avec l'interprétation qu'on donnait à ses caractères anatomiques et
pathogéniques. On en a fait une ostéite caractérisée par la vascularisation, la raréfaction, le ramollissement, la suppuration du tissu
osseux (Nélaton), avec désagrégation parcellaire et progressive de ce
tissu osseux (Follin) ; une ostéite chronique suppurée (Malgaigne,
Billroth) ; plus récemment, on l'a décrite comme une ostéite à forme
spéciale (Ollier), comme une ostéite inflammatoire succédant à une
lésion primitive des cellules osseuses (Ranvier) : toutes ces définitions,
on le voit, conservent la notion de *connexité de l'ostéite et de la carie.*

Celle-ci affecte de préférence certains os : carpe, tarse, vertèbres,
sternum, sacrum, cartilages ossifiés du larynx, et siège surtout dans
le voisinage des articulations. Ses causes *locales* les plus fréquentes
sont les violences extérieures, contusion, entorse, etc. ; puis vient la
propagation d'une phlegmasie voisine, abcès, ulcère. Ses causes *générales* les plus certaines sont la syphilis, la scrofule, la tuberculose ;
le scorbut agit plus rarement ; l'action de la goutte et du rhumatisme
est hypothétique : en somme, toutes ces causes sont celles de l'ostéite.

Ses signes, au début, sont aussi ceux de l'ostéite simple, douleur et tuméfaction ; puis viennent le ramollissement et la fluctuation : alors la peau rougit, s'amincit, s'ulcère, et livre passage à un pus sanieux, grisâtre, fétide, quelquefois mélangé de grains osseux ; il reste une ouverture fistuleuse, à bords saillants, fongueux, à travers laquelle un stylet peut arriver sur la portion d'os malade et rencontrer un corps rugueux qui souvent se laisse pénétrer.

La mort peut survenir par le fait du voisinage d'organes importants (crâne), ou par épuisement suppuratif, ou par septicémie chronique. Quant à la guérison, elle résulte de l'arrêt spontané de la maladie, ou de sa transformation en nécrose.

I. Traitement général. — Bien que le traitement de la cause réussisse rarement seul, il est rationnel d'y avoir d'abord recours : donc, contre la *syphilis*, on emploiera les mercuriaux et l'iodure de potassium, d'une part, les pansements avec les pommades mercurielles et l'emplâtre de Vigo, d'autre part ; contre la *scrofule*, on fera usage des toniques, des amers, des ferrugineux ; contre le *scorbut*, des acides végétaux (Follin).

II. Traitement local. — Avant l'apparition de toute collection purulente, les *antiphlogistiques*, les *calmants*, les *résolutifs*, sont usités dès le début ; plus tard, ce sont les *révulsifs*, vésicatoires, cautères, moxas, cautérisation transcurrente, badigeonnages iodés.

Les *abcès* symptomatiques de la carie exigent une attention particulière : on les ouvrira seulement quand on doit ensuite pouvoir agir directement sur l'os affecté pour tarir leur source, c'est-à-dire quand cet os n'est pas trop profondément situé ; dans le cas contraire, on fera bien le plus souvent de s'abstenir de toute opération (Nélaton) et de retarder l'ouverture de l'abcès par congestion, en même temps qu'on cherchera à en faire résorber le contenu, au moyen d'un régime général tonique et d'un traitement local révulsif.

Si le pus s'est fait jour à l'extérieur, on essaiera de *modifier la vitalité de l'os* par des injections de liqueur de Villatte, de liquides caustiques, de teinture d'iode, d'abord affaiblie, puis presque pure, poussées par les orifices et trajets fistuleux.

Souvent la carie résiste à ces moyens : alors, si l'os est accessible, il faut le mettre à nu par une incision suffisante, le débarrasser avec la gouge et la rugine de la plus grande épaisseur de la couche cariée, et porter rapidement sur toute la surface malade un *fer chauffé à blanc*. Il faut avoir soin de limiter l'action de la chaleur aux points cariés en projetant sur les parties voisines de l'eau très froide. Cette opération a pour but la formation d'un séquestre, dont l'élimination sera promptement suivie de guérison.

Si le mal reparaît après la cautérisation, on est réduit à pratiquer la *résection* totale (main, pied), ou partielle, ou l'*amputation* : au pied, l'amputation sus-malléolaire serait préférable aux amputations partielles (L. Labbé). Il en serait de même si la carie avait atteint les os d'une articulation importante, si elle était ancienne, accompagnée d'épuisement, de suppuration intarissable.

La *carie articulaire* exige, au début, des soins particuliers : le membre doit être placé dans une *position* telle qu'on n'ait pas à craindre plus tard une ankylose avec difformité, et maintenu presque complètement *immobile* dans cette position.

Enfin, au carpe et au tarse, à l'extrémité des os longs, on pourra, avant d'avoir recours à la résection ou à l'amputation, pratiquer l'*évidement* (Sédillot).

§ 6. — NÉCROSE.

La nécrose est la *mortification* du tissu osseux ; la partie d'os mortifiée est un *séquestre*.

Elle naît de causes *externes* ou *internes*. Les premières sont les actions extérieures qui peuvent porter sur un os : brûlure profonde, congélation, contusion, compression prolongée, fracture comminutive, amputation, résection, cautérisation ; quant au décollement mécanique du périoste, il produit rarement la nécrose. Les secondes sont l'ostéite, l'ostéomyélite, la périostite diffuse, les fièvres graves, la syphilis (âge adulte), la scrofule (enfance). Toutes ces causes agissent en produisant un accident unique, l'arrêt de la circulation par destruction ou oblitération des vaisseaux osseux ou par inflammation (Ollier, Gosselin).

Une dernière cause de nécrose est l'intoxication phosphorique (Trélat), qui porte particulièrement son action sur les maxillaires.

Si l'os nécrosé est à découvert (crâne), les bourgeons charnus qui l'entourent deviennent pâles, fongueux ; le séquestre se dessèche et se détache de l'os sain.

Si l'os est entouré de parties molles et la nécrose superficielle, il y a d'abord une douleur sourde, surtout nocturne en cas de syphilis, presque nulle lors de scrofule ou de scorbut ; puis de la tuméfaction ; peu à peu se forment des abcès suivis de fistules : après l'expulsion du séquestre, la cicatrisation s'opère.

La nécrose avec séquestre invaginé s'accompagne aussi de douleurs, de tuméfaction, d'abcès et de fistules. Mais le gonflement est moins limité, souvent étendu à tout un os long ; le pus peut fuser dans différentes directions, ce qu'annoncent des bouffées inflammatoires aiguës, interrompant la marche ordinairement chronique de l'affection ; la difficulté qu'éprouve le séquestre à s'éliminer amène un trouble de l'économie, qui est attesté au début par une réaction générale, et plus tard par un épuisement résultant de l'abondance de la suppuration.

Un stylet introduit par les ouvertures fistuleuses rend un son clair, et manifeste la présence d'un os dénudé, fixe ou mobile, à l'extrémité du trajet.

TRAITEMENT. — Il présente quatre indications capitales (Nélaton) que nous allons passer la revue.

I. La première consiste à combattre les *causes* de la nécrose, surtout pour en prévenir le développement sur les os autres que celui qui est primitivement atteint. Aux causes internes, syphilis, scrofule, on opposera le traitement général ordinaire. Les lésions externes seront enrayées par tous les moyens possibles : on ouvrira promptement les abcès sous-périostiques et tous ceux qui avoisinent les os ; les surfaces osseuses dénudées seront pansées avec des corps doux et onctueux et non par des topiques excitants (Ténon, Follin).

II. Pendant la séquestration, il faut se borner à *favoriser la séparation de la partie osseuse mortifiée et modérer les symptômes locaux et généraux* qui peuvent l'accompagner. S'il survient des bouffées inflammatoires, une application de sangsues est indiquée, avec réserve pourtant, de façon à ménager les forces du sujet ; les collections purulentes seront incisées ; des ouvertures suffisantes pour l'écoulement régulier du pus seront maintenues.

Au crâne on pourrait hâter la chute du séquestre par la méthode de Belloste (Broca), qui consiste à le perforer en plusieurs points avec la tréphine ou le perforateur de Laugier : au fond de ces perforations, se forment des bourgeons charnus qui en se réunissant et en se développant amènent une élimination plus rapide.

A cette période de séquestration, avant que le séquestre soit définitivement formé, on peut, lorsque l'os est superficiel et facilement accessible, en pratiquer l'*évidement* (Duplay, Tillaux) et éteindre sur les surfaces saignantes plusieurs cautères actuels.

III. La troisième indication consiste à *déterminer l'expulsion de l'os mort* et à *favoriser la consolidation de l'os nouveau* ainsi que la cicatrisation des parties molles. En cas de séquestre non invaginé, tout à fait séparé des parties saines, l'extraction en est facile au moyen d'une incision qui agrandit les trajets fistuleux.

Si le séquestre est invaginé, mais fait une saillie notable au dehors d'un large cloaque, il suffit encore d'une incision sur l'ouverture cutanée du trajet fistuleux pour l'entraîner au dehors, si toutefois sa longueur n'est pas considérable.

Enfin lorsque le séquestre comprend toute la diaphyse d'un os long, il est indispensable de lui créer une voie artificielle à travers l'os nouveau : au moyen d'une incision qui réunit les deux fistules extrêmes en comprenant autant que possible tous les orifices fistuleux intermédiaires, on met à nu l'os nouveau ; alors on agrandit les cloaques avec une scie à résection, avec la gouge et le maillet, et on extrait le séquestre avec une pince en l'ébranlant le moins possible, en le brisant seulement si son extraction en masse est impossible (Nélaton). Ensuite on remplit avec de la charpie la cavité de l'os nouveau et on attend la formation de bourgeons qui la comblent peu à peu. Après l'extraction il est prudent de conseiller peu d'exercice avec le membre opéré, l'os pouvant se courber et même se rompre plusieurs fois avant d'être solide.

IV. Enfin quand la nécrose est très étendue ou multiple, quand elle existe chez un individu affaibli par la suppuration, quand l'extraction est impossible, le sacrifice du membre est nécessaire : l'*amputation* est surtont commandée lorsqu'il existe des séquestres articulaires ; ailleurs la résection pourra suffire.

§ 7. — ABCÈS OSSIFLUENTS. PAR CONGESTION.

Parmi ces abcès, nés d'altérations osseuses superficielles ou profondes, les uns sont directement en rapport acec la partie altérée de l'os, abcès sessiles ; les autres, plus ou moins éloignés de cette partie, ne reçoivent le pus que par une sorte de migration, abcès migrateurs, abcès par congestion proprement dits.

Leur origine est multiple, carie, nécrose, ramollissement tuberculeux des os, etc. ; mais leur siège de beaucoup le plus ordinaire est la colonne vertébrale : aussi renvoyons-nous l'étude de leur traitement à celle des affections du rachis.

ARTICLE II. — **Lésions traumatiques.**

§ Ier. — PLAIES ET CONTUSIONS.

I. Les *instruments piquants* ne peuvent pénétrer que dans les parties spongieuses, extrémités articulaires, vertèbres, sternum ; ils n'amènent des accidents que si la pointe rompue est restée implantée dans l'os, il faut alors se hâter de l'extraire au moyen d'une pince, d'un levier, d'une couronne de trépan. Une complication autrement grave résulterait de la pénétration de la piqûre jusqu'aux cavités splanchniques : le traitement varierait nécessairement suivant les fonctions de celles-ci.

II. Les *instruments tranchants* tantôt soulèvent simplement un morceau d'os en le laissant adhérer par un point au tissu osseux, tantôt détachent complètement le fragment, qui reste ou non couvert de son périoste. Dans le premier cas, le rapprochement des parties et une légère compression peuvent amener la réunion immédiate par une cicatrice osseuse plus ou moins saillante ; dans le second cas, le fragment étant destiné à se mortifier, son extraction est indiquée, ainsi que l'ablation de tout corps étranger, pointe d'instrument, etc., resté dans la plaie osseuse.

III. La *contusion* ne s'observe guère que dans les points pourvus de tissu aréolaire, car l'action contondante fracture le tissu compact. Elle détermine des accidents primitifs, brisure et affaissement des aréoles osseuses, et des accidents consécutifs plus graves, ostéomyélite, décollement suppuratif du périoste, nécroses plus ou moins étendues, abcès voisins : cette tendance à l'inflammation suppurative sera prévenue ou combattue par les antiphlogistiques, les émollients, les débridements méthodiques du périoste, pour éviter les fusées purulentes.

IV. Les *plaies contuses* produisent un écrasement du tissu osseux, des épanchements sanguins dans le tissu spongieux, et peuvent être suivies d'accidents d'ostéo-périostite ou d'ostéomyélite, de complications locales et générales, érysipèle, infection purulente, etc. : de là la nécessité d'éviter, comme précédemment, tout phénomène d'inflammation vive, surtout au crâne, où celle-ci est plus dangereuse encore, au point d'être souvent une indication de trépanation.

§ 2. — FRACTURES.

I. — *Fractures en général.*

Une fracture est la solution de continuité d'un os ou d'un cartilage, produite par une action brusque et violente.

Elle reconnaît deux ordres de *causes, prédisposantes* et *déterminantes.* Parmi les premières, les unes, dites normales, résident dans les conditions anatomiques et physiologiques de l'os et du blessé (os long, superficiel, vieillesse, sexe masculin) ; les autres, pathologiques, tiennent soit à une altération préalable du tissu osseux (atrophie, ostéite, rachitisme, ostéomalacie, cal vicieux ou insuffisant), soit à une maladie générale dont l'influence est bien plus hypothétique (scorbut, diathèse cancéreuse, syphilitique, etc.). Les causes déterminantes sont : soit une contraction musculaire normale et exagérée, ou pathologique (convulsions, épilepsie tétanos), soit une violence extérieure, qui brise l'os au point où elle agit (fracture directe) ou en un point plus ou moins éloigné (fracture indirecte, par contre-coup).

Anatomiquement, une fracture peut être incomplète (fissure ou fêlure, enfoncement, courbure) ; bien plus souvent, elle est complète (transversale, oblique, longitudinale) et s'accompagne presque toujours de déplacement des fragments, suivant l'épaisseur, la direction, la circonférence, par pénétration, par écartement.

La *divulsion* ou *décollement épiphysaire* est un accident rare, particulier à la première enfance : nous parlerons, à propos du traitement des complications, des fractures de la région épiphysaire, intra-articulaires, chez l'adulte.

Si un seul os est brisé, sans lésion importante des parties molles voisines, la fracture est dite *simple ;* elle est *composée* quand les deux os d'un membre sont fracturés ; *comminutive,* quand il y a un grand nombre de fragments en un point ; *compliquée,* quand elle s'accompagne d'accidents locaux et généraux qui nécessitent un traitement spécial dont il sera question plus loin.

Les *signes primitifs* d'une fracture non compliquée sont rationnels (douleur, impuissance du membre, contusion et gonflement des parties molles), et physiques (déformation du membre, mobilité contre nature, crépitation).

Les *phénomènes consécutifs* ont pour but la consolidation par formation du cal : celle-ci présente des différences considérables suivant que la fracture est simple ou compliquée, et, en dehors de toute complication, suivant l'étendue, la direction, le siège de la fracture, les rapports des fragments, etc. Le déplacement peut persister et devenir permanent : s'il était angulaire ou présentait du chevauchement, le

9.

cal sera vicieux ; s'il consistait dans un écartement longitudinal ou latéral prononcé, la réparation osseuse pourra manquer, il y aura un cal fibreux, ou une pseudarthrose par absence complète de consolidation.

TRAITEMENT. — Pour une fracture non compliquée, il comporte seulement deux grandes indications : *réduire la fracture; maintenir la réduction.*

I. La *réduction* d'une fracture a pour but de rendre aux fragments leurs rapports normaux : elle n'a donc de raison d'être que quand ces rapports ont été abandonnés, lorsqu'il existe un déplacement ; partout ailleurs, il suffit de maintenir les fragments en contact.

1° Parmi les *fractures incomplètes*, les inflexions et les enfoncements exigent seuls une réduction.

S'il y a *inflexion*, on réussit souvent avec les mains à effacer la courbure anormale, sans aucun appareil.

S'il y a *enfoncement incomplet*, mieux vaut l'abandonner à lui-même que de relever les fragments comme on l'a proposé au crâne, avec des érignes ou une tige d'acier : car les cas où de pareils moyens seraient rendus nécessaires par des accidents de compression cérébrale se trouveraient mieux de la trépanation (Périer, Lucas-Championnière, Terrillon).

2° Les *fractures complètes* n'ont pas toutes besoin des manœuvres de réduction. Ainsi dans celles où le déplacement consiste en un écartement suivant le grand axe, loin d'exercer sur les fragments aucune traction, on devra les rapprocher et les maintenir en contact par la position du membre seule ou aidée de l'application d'appareils contentifs.

C'est dans les *fractures des membres* que la réduction est nécessaire, lorsqu'il y a *déplacement* angulaire, ou transversal, ou par pénétration, ou par chevauchement, lorsqu'en un mot il y a un raccourcissement du membre plus ou moins considérable : alors l'*extension* exerce une traction sur le fragment inférieur, la *contre-extension* immobilise le supérieur, la *coaptation* leur rend leurs rapports normaux. Telles sont les trois manœuvres qui constituent la réduction d'une fracture, et qui exigent quelques précautions particulières.

L'attitude qu'il convient de faire prendre au membre blessé, pendant ces manœuvres, paraît être la *demi-flexion*, c'est celle qui est le plus favorable au relâchement musculaire (Pott, Dupuytren, Malgaigne) : toutefois cette règle est générale, et non absolue, car il est des cas où le sens suivant lequel agit l'action des muscles commande une autre position.

On ramènera d'abord les deux fragments dans la même direction, puis on opérera l'extension suivant l'axe du membre (Nélaton).

Les mains du chirurgien et de deux aides suffisent en général pour réduire une fracture, surtout avec l'emploi des anesthésiques. On évitera d'avoir recours aux lacs extenseurs qui peuvent amener des déchirures musculaires et un épanchement sanguin (Follin) : nous ferons cependant une exception en faveur de l'extension par les tubes en caoutchouc (Th. Anger) dont nous reparlerons à propos de l'extension continue, leur principale application. Pour éviter ces mêmes accidents, on procédera lentement, sans secousses ; et pour épargner au membre blessé les douleurs qui résultent des tractions et les phénomènes réflexes qui en sont la conséquence, on appliquera de préférence les points d'appui de l'extension et de la contre-extension sur le membre situé immédiatement au-dessus et au-dessous de l'os brisé (Boyer).

Lorsque le membre a repris sa direction et sa longueur normales, le chirurgien pratique la *coaptation* soit en poussant les fragments en sens inverse de celui du déplacement, soit en leur imprimant un mouvement de torsion. Il s'en faut de beaucoup que la coaptation soit toujours facile et même possible : les obstacles qu'elle rencontre peuvent tenir à la très grande obliquité de la solution de continuité, se rapprochant de l'axe longitudinal ou à l'interposition entre les deux fragments soit d'un corps étranger, balle, esquille primitive, etc., soit des parties molles avoisinantes , muscle déchiré ou replié, caillot, etc. Le meilleur moyen de reconnaître s'il y a un obstacle à la coaptation est de chercher à reproduire la crépitation : si celle-ci ne se manifeste pas, c'est qu'il y a interposition de parties molles ou que l'extension est insuffisante : dans le premier cas, l'expectative suffit ordinairement, aidée de l'emploi d'un appareil à extension continue ; dans le second, la comparaison avec le membre sain fera reconnaître l'insuffisance de l'extension et la fera prolonger jusqu'à ce qu'elle donne aux extrémités des fragments la possibilité de se mouvoir entre les parties molles.

On doit, autant que possible, pratiquer la réduction immédiatement après l'accident, avant la] rétraction musculaire : l'imminence d'une inflamation grave est pourtant une contre-indication formelle aux tentatives de réduction (Malgaigne).

La fracture réduite, il faut mettre l'organisme en mesure de fournir à la nutrition supplémentaire qu'exige la consolidation des fragments (Follin) par un régime tonique et fortifiant, vin, alcool, fer, quinquina, alimentation, auquel on a voulu joindre, sans grands résultats, l'usage du phosphate de chaux.

II. La *contention* a pour objet d'immobiliser les fragments ramenés à leur position normale. Les moyens propres à atteindre ce but varient suivant que la fracture est transversale ou oblique : dans le premier cas, le déplacement transversal précède toujours le déplacement en longueur, qui devient impossible lorsque le premier est maintenu réduit ; dans le second cas, le fragment inférieur est constamment sollicité vers le supérieur par la tonicité musculaire, et le déplacement en longueur accompagne forcément le déplacement en épaisseur : il en résulte qu'aux *fractures transversales l'immobilisation simple* suffit, après la réduction ; tandis que pour maintenir en contact, après la coaptation, les fragments d'une *fracture oblique*, *l'extension continue* sur l'inférieur est nécessaire.

Nous allons passer rapidement en revue les bandages et appareils qui peuvent remplir ces deux indications, et nous citerons leurs principales applications, mais sans faire de chacun une minutieuse description à laquelle ne se prête pas la forme de ce *Précis*.

1° Les *appareils à immobilisation simple* conviennent aux fractures sans déplacement, ou avec un déplacement pouvant se maintenir réduit. Ils sont *amovibles*, *inamovibles*, ou *amovo-inamovibles*.

a. Appareils amovibles. — Les principaux sont : le *bandage spiral* de Gerdy, l'*appareil de Scultet*, l'*hyponarthécie*.

Bandage spiral. — Essentiellement composé d'une longue bande de toile ou de flanelle, et d'une ou plusieurs attelles en bois, fer-blanc, gutta-percha, carton, etc., il pourrait convenir aux fractures sans déplacement de la cuisse, de la jambe, du bras : pourtant en raison de la nécessité où l'on se trouve de soulever le membre en totalité pour enlever ou remettre le bandage, d'où résultent des mouvements douloureux, et de l'impossibilité qu'il y a à graduer la pression, ce qui peut produire de l'œdème et de la gangrène, on ne l'emploie guère que pour les fractures des phalanges, de l'avant-bras, et comme moyen de contention provisoire pendant le transport des blessés.

Appareil de Scultet. — Il ne produit ni gangrène, ni douleurs, ni déplacement par mouvements involontaires, l'isolement des bandes permettant d'enlever les unes sans toucher aux autres et facilitant la compression. Dans les fractures de jambe et de cuisse avec plaie, ou seulement avec contusion et vaste épanchement sanguin, il permet l'immobilisation et la surveillance jusqu'à ce que la cessation des accidents inflammatoires laisse appliquer un appareil inamovible.

Il se compose de 15 à 20 bandelettes de linge, ayant chacune une largeur de 5 à 6 centimètres et une longueur double de la circonférence du membre ; de 3 attelles et de 3 coussins de balle d'avoine ayant la même longueur, d'un drap fanon un peu plus long ; de lacs de fils pour serrer le tout ; enfin d'un bandage de corps en cas de fracture de cuisse.

Nous ne citerons que pour mémoire l'appareil à 18 chefs de l'Hôtel-Dieu, qui se rapproche du précédent sans en avoir les avantages.

Appareils hyponarthéciques. — Les uns sont *stables*, les autres sont *mobiles*, à suspension.

Les premiers se composent soit d'une simple attelle munie de liens extenseurs, soit d'une boîte dont le fond rectiligne ou à double plan incliné est percé d'un grand nombre de trous destinés à recevoir les liens ; l'attelle peut être composée de 2 pièces qui s'écartent à volonté, ou de 2 planches réunies par une charnière et formant un double plan incliné (Delpech), ou formée de treillage de fil de fer (Mayor).

Dans les seconds, le mode de suspension varie suivant que l'appareil est rectiligne (4 cordes fixées aux 4 coins se réunissent en haut à un crochet) ou à double plan incliné (6 cordes répondant aux 4 coins et aux 2 extrémités de la charnière s'attachent deux à deux à une barre suspendue).

Dans tous ces appareils, outre les bandes formant l'extension et la contre-extension, un lien appliqué sur le niveau de la fracture maintient la coaptation.

L'hyponarthécie, surtout mobile, permet au chirurgien de faire une exploration facile et rapide du membre, et laisse au patient une certaine faculté de se mouvoir dans son lit. Mais elle a pour inconvénient de ne pas toujours produire une immobilisation parfaite, le lien placé au niveau de la fracture ne répondant pas aux indications multiples de la fixation. En somme, elle peut rendre de grands services en cas de complications, de plaie surtout, et la suspension sera alors utilement associée à l'appareil de Scultet.

b. Les *appareils inamovibles* immobilisent le membre dans une enveloppe permanente, formée d'une seule pièce. On ne coule plus directement sur le membre enduit d'huile les substances solidifiables ; on l'entoure d'abord d'une couche de ouate, ou de bandes roulées, avant d'appliquer les bandes de toile imprégnées des matières qui doivent produire l'immobilisation. Ces matières sont nombreuses : les plus employées sont la dextrine (Velpeau), l'amidon (Laugier), le plâtre (Lafargua, de Saint-Émilion), le plâtre associé à la gélatine, stuc (Richet), le silicate de soude (Mitscherlich) ; le stuc a l'avantage de se déliter moins vite que le plâtre et de se sécher moins rapidement (1 gram. de gélatine dans 500 gram. d'eau retarde d'une demi-heure la solidification); le silicate de soude forme un appareil résistant et imperméable aux liquides de pansement et autres, ce qui le rend très utile en cas de plaie. Il est toujours possible de pratiquer dans un appareil inamovible des ouvertures ou fenêtres qui permettent de surveiller ou de traiter une complication, sans en compromettre la solidité, soit qu'en appliquant la bande on lui fasse faire plusieurs renversés qui laissent à découvert la partie blessée ; soit que, le bandage appliqué, on y découpe un cercle ou une ellipse au moyen d'une pince. Il arrive souvent, lorsqu'on place l'appareil peu de jours après l'accident, que la diminution ultérieure du volume du membre fait cesser l'immobilisation et la coaptation parfaite des fragments : aussi fera-t-on bien d'attendre pour faire l'application du bandage que toute menace de congestion et de tuméfaction ait disparu.

Les appareils inamovibles doivent être surtout réservés aux fractures simples ; munis d'une fenêtre, ils peuvent être employés en cas de plaie peu étendue ; mais si celle-ci est large ou multiple, mieux vaut un appareil amovible, au moins dans les premiers jours.

c. Les *appareils amovo-inamovibles* se rapprochent des précédents par la fixité de la contention ; ils en diffèrent par la facilité qu'ils donnent d'examiner la fracture, et la possibilité qu'ils laissent de les enlever facilement : aussi conviennent-ils très bien aux fractures compliquées de plaies.

Le type de ces appareils est celui de Seutin, dans lequel les bandes superficielles seules sont imbibées de matières solidifiables, et qu'on incise dans toute sa longueur, lorsque la dessiccation est complète, de manière à avoir le moule du membre fracturé : ce moule peut, lorsqu'il est en place, être à volonté ouvert ou serré au moyen d'une bande amidonnée, de bandelettes de diachylon, de bandelettes en caoutchouc qui agissent extérieurement sur les deux valves.

2° Les *appareils à extension continue* conviennent aux fractures obliques, c'est-à-dire accompagnées d'un déplacement suivant la longueur tendant à se reproduire, et c'est aux fractures de la partie moyenne du fémur qu'on les applique presque exclusivement.

L'extension peut se faire sur *un seul fragment* ou *sur les deux* à la fois. Si elle porte sur le fragment inférieur, elle est assurée par un lien qu'on resserre à volonté au moyen d'une vis, ou par un poids qu'on peut varier, le tronc étant en contre-extension ; si elle porte sur le fragment supérieur, l'extrémité inférieure du membre est fixée, et un double plan incliné laisse le tronc, obéissant à la pesanteur, entraîner avec lui le fragment supérieur ; enfin dans un troisième genre d'appareils, le plus souvent employés, l'extension porte sur les deux fragments : tel est l'appareil de Desault, modifié par Boyer, qui se compose essentiellement d'une longue attelle dépassant en haut la racine du membre et servant, au même point, d'attache à un sous-cuisse, tandis qu'en bas elle est traversée par une rainure dans laquelle glisse une tige transversale portant une semelle et obéissant à une vis de rappel : le pied est fixé sur la semelle, et la vis tend à l'attirer en bas, pendant que le lacs supérieur oppose, au pli de l'aine, une résistance qu'on peut varier à volonté. De cet appareil découlent ceux de Baumers, de F. Martin, d'Hennequin, l'appareil américain, etc., dont le grand nombre témoigne de la difficulté qu'il y a à prévenir le raccourcissement du membre, but que se propose l'extension continue : en effet, l'idée de cette méthode est très rationnelle, mais d'une application difficile, d'une part, à cause des douleurs que déterminent les tractions nécessaires pour triompher de la contraction musculaire incessante, d'autre part, à cause de la gangrène qui se manifeste trop souvent dans les points où l'extension et la contre-extension prennent leur appui et qui ont déjà de la tendance à s'escharifier (Gosselin). Cependant il paraît résulter des succès obtenus par l'appareil du docteur Hennequin qu'il rend la pression supportable en faisant que les points d'appui se suppléent en quelque sorte les uns aux autres, et que de plus il laisse le plus petit raccourcissement possible en même temps qu'il évite les raideurs consécutives du genou (Desormeaux).

Quel que soit l'appareil employé, il ne faut prendre un point d'appui que sur des organes solides et fixes, et jamais sur une articulation ; on doit éviter de comprimer les vaisseaux importants et les muscles qui avoisinent la fracture, et d'agir d'une façon brusque, de peur d'épanchement sanguin, d'inflammation des parties molles.

A côté de ces appareils à action continue ne s'appliquant qu'au corps même des fragments et souvent même à l'os voisin, il faut placer quelques appareils à application très spéciale, qui agissent directement sur les fragments, dans un point plus ou moins voisin de la fracture : telles sont les griffes métalliques (Malgaigne) pour les fractures de la rotule ; les pointes métalliques (Malgaigne) pour les fractures obliques du tibia avec saillie d'un fragment ; la ligature médiate des fragments, pour la fracture du maxillaire inférieur.

II. — *Complications des fractures.*

Une fracture est *compliquée* toutes les fois qu'elle s'accompagne d'accidents généraux ou de désordres locaux de nature à aggraver la lésion principale, à retarder ou à compromettre la consolidation, à nécessiter un traitement spécial (Follin).

I. Les *accidents généraux* sont ceux des accidents des plaies en général : fièvre, délire nerveux, tétanos, infection purulente, eschares sur les points comprimés, particulièrement au sacrum, etc. Nous ne faisons que les rappeler, le *traitement* en ayant été précédemment étudié.

II. Les *accidents locaux* apparaissent immédiatement ou peu de temps après la fracture (*primitifs*), ou bien à une époque plus ou moins éloignée (*consécutifs*).

a. Accidents primitifs. 1° Contusion. — Elle ne devient une complication que lorsqu'il y a un gonflement considérable, et qu'une large surface est violemment contuse. Les topiques *résolutifs*, alcool camphré, eau blanche, arnica, n'ont aucune action spéciale : les *applications* ou *irrigations froides, continues*, sont préférables ; en même temps, il est nécessaire de tenir le membre *élevé* et *immobile* dans un appareil de Scultet, dans une gouttière de fil de fer, dans un hamac, en un mot dans un appareil amovible quelconque : au contraire, tant que durera la tuméfaction, tout appareil inamovible sera proscrit de peur de mortification.

2° Collections sanguines. — Elles doivent faire retarder l'application de l'appareil, et, celui-ci appliqué, il faudra éviter qu'il exerce sur elles une compression trop forte. Abandonnées à elles-mêmes, elles se résorbent d'ordinaire assez vite : aussi se gardera-t-on de les ouvrir, et, dans les cas où l'ouverture serait nécessitée par la lenteur de la résorption, on attendra, pour la pratiquer, que la consolidation soit faite dans le cas où la collection communique avec le foyer de la fracture.

3° Plaies. — Une fracture est compliquée de plaie quand les fragments sont mis en rapport avec l'air extérieur par une solution de continuité des téguments, que celle-ci soit produite par l'*issue des fragments*, de dedans en dehors, ou par la *violence extérieure*, de dehors en dedans.

Dans le *premier cas*, si le fragment est rentré, si la plaie tégumentaire est petite, on tentera la réunion immédiate avec précaution; après avoir réduit la fracture, on emploie de préférence l'appareil de Scultet, qui permet une surveillance facile. Si la plaie est étendue, on s'abstiendra de tout appareil inamovible : une gouttière en fil de fer fait une contention suffisante pendant les premiers jours. Enfin si la saillie du fragment ne disparait pas d'elle-même, il faut, avant tout autre soin, en opérer la réduction, soit en débridant la partie inférieure de la plaie, soit en réséquant le fragment, s'il est nécessaire.

Dans le *second cas*, plaie de dehors en dedans, les indications varient aussi suivant les circonstances. La plaie est-elle simple et peu étendue, on est encore autorisé à chercher la réunion immédiate par les agglutinatifs. Est-elle au contraire large ou anfractueuse, accompagnée d'esquilles, de contusion, etc., la réunion immédiate ne doit pas être tentée : la solution de continuité est pansée avec des topiques émollients, la fracture est traitée par l'immobilisation au moyen d'une gouttière, d'un appareil de Scultet, d'un appareil à suspension. Si une inflammation phlegmoneuse est imminente, on la combattra par les antiphlogistiques locaux et généraux, et surtout par la réfrigération (irrigation continue d'eau froide ou d'alcool, vessies remplies de glace), toujours indiquée au niveau des articulations. Enfin l'amputation immédiate est indiquée dans les cas où les os sont broyés, où il y a attrition et dilacération des parties molles, où la gangrène est inévitable.

L'indication capitale que présentent, en résumé, les fractures compliquées de plaies, c'est l'abstention de bandages inamovibles pendant les premiers jours.

4° *Esquilles*. — Elles sont *primitives*, *secondaires* ou *tertiaires* (Dupuytren).

Les esquilles *primitives*, immédiatement détachées de l'os et des parties molles par la violence extérieure, doivent être extraites dès les premiers jours.

Les *secondaires*, incomplètement séparées, peuvent se réunir aux autres fragments ou s'enkystent dans les tissus; mais le plus souvent elles se détachent et s'éliminent, ou doivent être extraites comme les primitives.

Enfin les *tertiaires* forment de véritables séquestres, résultant de l'élimination des fragments nécrosés.

En résumé, les esquilles libres ou très peu adhérentes doivent être extraites; on respectera, au contraire, celles qui adhèrent solidement.

5° *Hémorragie.* — L'hémorragie *veineuse* est facile à combattre.

L'hémorragie *artérielle* s'accompagne ou non de plaie des téguments. Dans le premier cas, le sang s'échappe au dehors ; dans le second, il s'épanche dans les parties molles et forme un anévrysme traumatique primitif : la compression indirecte (Verneuil) est le moyen de traitement le moins dangereux, et, comme tel, il sera d'abord essayé ; en cas d'échec, il faudra avoir recours à la méthode d'Anel (Dupuytren) ou à la ligature par la méthode ancienne (Boyer) ; quant à l'amputation (Pelletan), elle est indiquée par la gravité des lésions ou l'insuccès des autres procédés.

6° L'*emphysème primitif* (spontané, subit), infiltration d'air dans le tissu cellulaire, n'est possible qu'à la suite d'une plaie des téguments, qui doit être fort mince et passe souvent inaperçue (Velpeau, Nélaton).

Le seul moyen d'empêcher la mort, qui arrive presque constamment vers le 10ᵉ jour, serait d'appliquer une compression circulaire au-dessus et au-dessous de la plaie, aussitôt après l'accident (Boureau) ; plus tard, elle échouerait.

Nous devons dire que pour certains chirurgiens cette complication est une indication formelle d'amputation (Velpeau).

7° Les *spasmes musculaires*, lorsqu'ils ne cèdent pas à l'emploi de l'opium et du chloral à l'intérieur, ne peuvent disparaître que par les inhalations de chloroforme, qui anéantit rapidement la contraction des muscles.

8° *Inflammation.* — Cette complication se présente surtout dans les fractures produites par une violence considérable, par les armes à feu surtout. On s'opposera à sa propagation et à ses conséquences par l'irrigation continue et par les applications de glace, ainsi que par les antiphlogistiques ordinaires.

9° *Abcès locaux primitifs.* — Ils apparaissent dans les fractures par contre-coup et siègent toujours sur le côté du membre opposé au déplacement des fragments (Laugier), tout autre abcès étant consécutif. Dès qu'on se sera assuré de leur existence, on les ouvrira pour les empêcher de fuser dans les parties voisines.

10° Le *voisinage d'une articulation* amène toujours des lésions sérieuses : elles consistent dans les phénomènes de l'arthrite simple ou purulente, surtout quand le foyer de la fracture communique avec la cavité articulaire, et que cette fracture est compliquée de plaie. Aussi mettra-t-on en usage le traitement antiphlogistique le plus énergique, et spécialement les réfrigérants.

11° Le *décollement des épiphyses* est un accident de la première enfance, ou, au plus, de l'adolescence, dont le traitement est celui des fractures en général, avec une grande surveillance de l'articulation voisine.

b. Accidents consécutifs. 1° *Suppuration.* — Elle succède toujours à un état inflammatoire antérieur, et n'exige pas d'autre traitement que tout autre abcès.

2° La *gangrène* peut avoir la même cause ; mais le plus souvent elle résulte de la compression d'un vaisseau important par l'appareil, ou de la saillie d'un fragment contre les parties molles : les indications thérapeutiques sont donc subordonnées à l'étiologie et faciles à saisir.

3° La *nécrose* résulte du contact de l'air sur les fragments : le travail d'élimination se faisant lentement en général, il est quelquefois utile de hâter la sortie du séquestre.

4° *Fistules.* — C'est une complication fréquente des fractures avec plaie, surtout par armes à feu. Le meilleur traitement consiste dans le débridement du trajet, qui permet d'extraire les corps étrangers ou les esquilles qui entretiennent la fistule ; si celle-ci est simple, il peut déterminer une inflammation franche et amener la cicatrisation.

5° L'*érysipèle* et le *scorbut local* exigent le traitement habituel de ces affections.

6° *Thromboses et embolies veineuses.* — C'est surtout à la jambe qu'on les observe, sous l'influence du repos, d'un bandage trop serré, de la tuméfaction des parties molles, qui, entravant la circulation veineuse, amènent une tendance à la coagulation spontanée (Velpeau, Azam). De plus, du foyer partent des vaisseaux veineux qui s'oblitèrent de proche en proche, de sorte que le caillot arrive aux troncs volumineux, qu'il peut enflammer (Gosselin). Si un caillot se détache à la suite de mouvements, de frictions, ou par suite du rétablissement de la circulation dans une veine en partie oblitérée (Verneuil), surviennent des accidents graves, souvent mortels, par arrêt de l'embolie dans l'artère pulmonaire.

Le chirurgien ne peut prévenir la thrombose : quand celle-ci existe, il doit prescrire le repos le plus absolu, de peur qu'un mouvement favorise le détachement et la migration du caillot.

7° L'*ankylose* et l'*atrophie musculaire* consécutives, qui résultent de l'immobilisation et surtout d'un certain degré d'inflammation développée dans les tissus qui entourent le foyer traumatique (Valette), seront prévenues par des mouvements exécutés de bonne heure, ou combattues par le massage, les frictions, les douches, la faradisation.

III. — *Consolidation vicieuse des fractures.*

La consolidation est vicieuse dans deux circonstances :
1° Lorsque le cal est *douloureux;*
2° Lorsqu'il est *difforme.*

1° — *Cal douloureux.*

Le cal est quelquefois douloureux parce qu'il est *enflammé* (Gosselin) ; ailleurs, il n'y a pas d'inflammation locale, mais une véritable *ostéo-névralgie*, souvent accompagnée de lésions nerveuses concomitantes. Le plus fréquemment, la douleur résulte d'une *altération nerveuse*, inflammation ou dégénérescence, consécutive à la blessure des nerfs voisins par les fragments fracturés..

TRAITEMENT. — Il varie avec la cause probable des douleurs. Les antiphlogistiques et les révulsifs conviennent s'il y a des phénomènes inflammatoires.

S'il y a une lésion nerveuse produite par le cal ou par les fragments osseux, il faut mettre le cal à nu et en séparer le nerf comprimé (Ollier, Trélat).

Si les douleurs ont un caractère névralgique, un siège obscur, on les calmera par les injections sous-cutanées, les frictions, la compression (Gosselin), le massage et les révulsifs (Tillaux); la résection du nerf est quelquefois indiquée.

Enfin les douleurs peuvent être assez vives pour entraîner la mort ou nécessiter l'amputation.

2° — *Cal difforme.*

Le cal peut être simplement *exubérant;* ailleurs il présente des *stalactites osseuses* qui s'étendent plus ou moins loin en s'hypertrophiant; ailleurs encore il offre des *difformités* qui résultent de la permanence d'un déplacement, soit que les deux fragments forment un angle, soit qu'ils chevauchent l'un sur l'autre, soit enfin que les deux os voisins se réunissent et que leurs fragments aboutissent à un cal commun (avant-bras).

Ces vices de consolidation amènent des douleurs, l'impossibilité d'exécuter certains mouvements, des difformités, de la claudication, etc.

TRAITEMENT. — Si la consolidation est récente, si le cal est encore malléable, on peut espérer le redresser par l'*extension continue*, combinée à la *compression graduée* faite au moyen d'attelles garnies de ouate, que des bandes serrent peu à peu et progressivement. L'extension et la compression faites pendant vingt à quarante jours ont pu complètement redresser des fractures récentes ; on a eu de bons résultats, en continuant les deux actions plus longtemps, pour des fractures datant d'un à deux mois, et exceptionnellement de cinq à six mois.

Si le redressement du cal échoue, il faut en opérer la *rupture* lorsque la difformité est un trop grand obstacle à la marche ou aux mouvements de l'avant-bras. Les mains suffisent le plus souvent, en imprimant tour à tour au membre des mouvements en deux sens, et en y joignant une légère rotation (Verneuil, Tillaux, etc.). Dans certains cas, une puissance plus forte est nécessaire, il faut avoir recours à des appareils spéciaux, appareil d'Œsterlen, clamp de Butcher, etc. Chez les enfants, la rupture est facile (Lannelongue), et a pu être pratiquée au bout de six mois, un an.

Quant aux autres moyens, section, résection, ramollissement (par sétons) du cal, ils sont non seulement incertains, mais surtout dangereux. Le redressement et la rupture suffisent, du reste, le plus souvent, suivis de l'application immédiate d'un nouvel appareil inamovible.

IV. — *Pseudarthrose ou Non-consolidation des fractures.*

Si, à l'époque où la consolidation d'une fracture doit être achevée, la mobilité et la déformation persistent, avec abolition de la fonction du membre, et sans qu'on puisse reproduire la crépitation, la fracture n'est pas consolidée (Follin).

Rarement il y a absence complète d'éléments de réunion. Dans le cas de pseudarthrose proprement dite, qui est le plus fréquent, les extrémités osseuses, lisses et arrondies, sont réunies par un cordon fibreux ou par une capsule fibreuse solidement adhérente à leur périphérie, quelquefois assez longue pour permettre des mouvements nombreux et étendus.

Les causes *générales* de la non-consolidation sont toutes celles qui ont pour résultat immédiat de débiliter l'organisme : âge avancé, insuffisance de l'alimentation, grossesse, allaitement, abus alcooliques, cachexie goutteuse, cancéreuse, syphilitique. — Ses causes *locales* sont organiques ou fonctionnelles : les premières consistent dans l'obliquité de la fracture et l'écartement des fragments ; les autres sont l'inflammation locale, la présence de bourgeons charnus, l'anémie locale.

I. Traitement curatif. — Si, au moment où on supprime l'apᵣ
pareil inamovible, au bout du temps généralement nécessaire à
la consolidation, celle-ci n'est pas effectuée, on fera reprendre
l'immobilisation dans un nouvel appareil pendant un temps
au moins égal à la première période, en même temps qu'on
fortifiera le sujet par le régime, le fer, le vin, l'alcool.

Si, malgré une contention exacte et une extension permanente (en cas de fracture oblique avec déplacement), il n'y a
pas de consolidation au bout de plusieurs mois, il faut traiter
directement la pseudarthrose, soit en *rétablissant l'activité circulatoire locale*, soit en *détruisant le foyer de la pseudarthrose*.

1° Le moyen de remplir la *première indication* consiste dans
l'irritation des fragments.

Si la pseudarthrose est superficielle, on pourra déterminer
cette irritation par propagation, au moyen de *frictions excitantes* des téguments, d'applications de *vésicatoires*, de *badigeonnages iodés*. Dans le cas contraire, on peut employer un des
procédés suivants :

Le *frottement des deux fragments* l'un contre l'autre jusqu'à
ce que la sensibilité soit exagérée, moyen le plus souvent inutile (Nélaton, B. Anger) ;

L'*acupuncture* (Malgaigne), qui n'a pas donné de succès ;

L'*électro-puncture* (de Saint-Germain) avec deux aiguilles
rougies, enfoncées au centre de la fausse articulation ;

La *perforation de l'os* en plusieurs points, suivie de l'enfoncement dans les trous de chevilles d'ivoire destinées à amener
une inflammation modérée (Dieffenbach) ;

Le *séton* enfoncé directement à travers la pseudarthrose au
moyen d'un trocart, moyen du même genre que le précédent,
plus facile et plus certain que lui.

2° Pour *détruire le foyer de la pseudarthrose*, il faut *réséquer*
ou *cautériser* les bouts de l'os non réunis.

La *résection* consiste à retrancher toute la masse fibreuse avec
l'extrémité des fragments auxquels elle s'insère et à ramener
ainsi les surfaces aux conditions d'une nouvelle fracture (Follin).
—La résection doit être faite très obliquement (Laugier, Dolbeau) afin de multiplier les surfaces d'affrontement sans rien
faire perdre à l'os de sa longueur. Pour maintenir les fragments
en place après l'opération, on a conseillé de tailler dans l'inférieur un petit lambeau qu'on enfonce dans le canal médullaire
du supérieur, de façon à avoir une fracture par pénétration
(Roux, B. Anger) : mais cette fracture étant exposée peut donner
lieu à de graves accidents consécutifs. Mieux vaut donc suturer les deux fragments (Flaubert, Dolbeau) par plusieurs fils

de fer ou d'argent enfoncés jusqu'au canal central, au moyen d'un perforateur.

La *cautérisation* potentielle, appliquée sur les téguments au niveau de la fracture, ou sur la surface osseuse dénudée, a été employée dans le même but que la résection, mais est incertaine dans ses résultats.

II. Traitement palliatif. — Il est des cas de pseudarthrose où conviennent seuls des procédés palliatifs, c'est-à-dire des appareils mécaniques ou des bandages inamovibles le plus légers possible : ce sont, en particulier, les cas où la pseudarthrose est voisine d'une articulation, qui rend dangereuse toute intervention chirurgicale.

V. — *Fractures en particulier*.

1° — *Fractures des Os du nez*.

La voûte du nez étant formée par les os propres et par l'apophyse montante du maxillaire supérieur, c'est la solution de continuité de ces différents os qui constitue la fracture dite des os du nez.

S'il y a une *plaie extérieure*, l'occlusion est indiquée ; l'*emphysème*, qui peut paraître à cause du voisinage des voies respiratoires, est peu grave, l'air se résorbant spontanément ou pouvant être évacué par quelques ponctions ; l'*hémorragie* et les *abcès* sont traités comme à l'ordinaire. Les *accidents cérébraux* sont rares ; on observe plus souvent la perte de l'odorat, de l'épiphora, ou une tumeur lacrymale (par compression du canal nasal).

La *fracture elle-même* ne commande que des applications froides et résolutives. Si les fragments sont enfoncés vers les fosses nasales, leurs rapports seront rétablis au moyen d'une sonde introduite dans les narines. Bien réduits, ils ont rarement de la tendance à se déplacer de nouveau : s'il y avait une déviation latérale, une gouttière de gutta-percha moulée serait le moyen de contention le plus commode.

2° — *Fractures de l'Arcade zygomatique et de l'Os malaire*.

Ces fractures, très rares, n'offrent pas d'indications thérapeutiques particulières : les topiques froids et résolutifs sont seuls indiqués.

L'os malaire, n'étant brisé que par une violence extérieure

considérable, présente le plus souvent une fracture comminutive : les complications cérébrales sont à craindre.

3° — *Fractures du Maxillaire supérieur.*

Son apophyse montante est, plus souvent que le corps,
brisée avec les os propres du nez.

S'il n'y a pas de déplacement, on conseillera seulement au
malade de s'abstenir de parler et de mâcher : les aliments liquides seront prescrits dans tous les cas.

S'il y a un déplacement, on réduira avec un doigt introduit
dans la bouche ou une sonde dans les narines, en s'abstenant
d'enlever les esquilles, qui se consolident facilement (Malgaigne). La contention est souvent difficile à la voûte palatine,
dont la fracture est ordinairement comminutive : si l'immobilisation des mâchoires ne suffit pas, il faut appliquer un
appareil spécial (Græfe, Richet). Enfin les fragments alvéolaires seront maintenus en contact par une ligature médiate, un
ressort, etc., comme au maxillaire inférieur.

4° — *Fractures du Maxillaire inférieur.*

Il est plus fréquemment fracturé qu'aucun autre os de la
face, surtout au niveau de son corps et du col du condyle.
Comme complications, peuvent se présenter la déchirure du
nerf dentaire inférieur, ce qui est rare ; la commotion cérébrale ; et surtout la *suppuration du foyer*, avec symptômes
d'*infection putride aiguë* (Richet), résultant de la pénétration de
l'air extérieur et de l'absorption de substances septiques par
déchirure du périoste gingival : c'est l'indication d'un *traitement* spécial, consistant dans des *lavages* fréquents de la
bouche avec l'eau alcoolisée, ou phéniquée, ou chloralée, des
gargarismes au quinquina, des *toniques* à l'intérieur, des *pur-
gations*, et souvent une *contre-ouverture* sus-hyoïdienne avec
drainage (Richet).

S'il y a *déplacement*, la réduction se fait facilement avec les
doigts introduits dans la bouche et pesant extérieurement sur
la base de l'os. La contention est plus difficile : la fronde ordinaire suffit rarement ; celle du professenr Bouisson ne réussit
pas non plus dans tous les cas ; le meilleur moyen, le plus
sûr, consiste dans la ligature médiate ou immédiate des fragments, qu'on fixe soit en passant un fil métallique sous la
couronne des dents voisines de la fracture (Richet), soit en

faisant la suture osseuse avec un ou deux fils d'argent (Polaillon). Avec ou sans la ligature dentaire, un bon procédé de coaptation est l'appareil en gutta-percha qui exerce une double pression sur l'arcade dentaire inférieure et sur le menton (Morel-Lavallée).

Jusqu'à la consolidation, les bouillons, les potages très liquides doivent constituer exclusivement l'alimentation.

5° — *Fractures de l'Os hyoïde.*

Ses fractures, rares, ne se présentent qu'à partir d'un certain âge, cinquante ans : elles produisent souvent des accidents de déglutition, de la dyspnée, etc.

On réduira d'abord le déplacement, s'il existe, avec un doigt dans le pharynx, aidé de l'autre main à l'extérieur. Le régime liquide est de rigueur ; le malade doit s'abstenir de parler, de remuer la tête, il doit tenir le cou dans une demi-flexion antérieure (Malgaigne).

6° — *Fractures du Cartilage thyroïde.*

En cas de déplacement, une sonde laryngienne repoussera les fragments en avant. Le reste du traitement n'est qu'expectatif : topiques froids, silence, aliments liquides, trachéotomie en cas d'œdème glottique, d'oppression progressive.

7° — *Fractures du Sternum.*

Les fractures du sternum, exceptionnelles, portent presque toujours sur sa partie moyenne. Le péricarde, le cœur, les poumons, sont quelquefois blessés par les fragments; il peut se faire un épanchement dans le médiastin, un emphysème par déchirure du poumon.

Si la fracture est transversale, *sans déplacement, sans complication cardiaque ou pulmonaire*, le traitement est simple : compresses résolutives dans les premiers jours, en cas de gonflement et ecchymose, puis immobilisation par un bandage de corps (A. Després).

S'il y a *enfoncement des fragments*, on peut tenter la réduction en mettant le rachis dans l'extension (coussin sous les reins) et les muscles abdominaux dans le relâchement (flexion des cuisses sur le bassin).

Contre les *accidents viscéraux*, on appliquera le traitement antiphlogistique le plus énergique. La trépanation du sternum (J.-L. Petit, Boyer) n'est indiquée qu'en cas d'épanchement purulent assez abondant pour comprimer le cœur ou les poumons.

8° — *Fractures des Côtes.*

Après le radius et la clavicule, les côtes sont les os qui se fracturent le plus souvent, surtout les côtes moyennes, en raison de leur longueur et de leur position superficielle. L'enfoncement des fragments peut amener des troubles de la respiration, dyspnée, toux, crachement de sang, emphysème, pleurésie ou pneumonie, et des lésions cardiaques ; l'artère interscostale peut être déchirée.

S'il n'y a pas de déplacement, il suffit d'immobiliser les côtes avec un bandage de corps, une cuirasse de sparadrap (Malgaigne), ou mieux, le diachylon étant irritant et la toile ne faisant pas une compression régulière, avec une large ceinture, munie de courroies, de boucles, de bretelles (A. Guérin). Les laxatifs seront ordonnés pour éviter les efforts de défécation. Chez les sujets jeunes et vigoureux, une saignée conviendra pour prévenir les complications phlegmasiques ; si celles-ci paraissent, outre les émissions sanguines, on ordonnera le repos, la diète, les antimoniaux à doses fractionnées.

S'il y a déplacement et douleur vive, il est indiqué de réduire : un crochet courbe, un ténaculum, est enfoncé doucement derrière le bord supérieur de la côte et glissé sous sa face interne pour ramener en avant le fragment déplacé (Malgaigne).

9° — *Fractures des Vertèbres.*

Les fractures de la colonne vertébrale sont souvent compliquées de luxations, de ruptures musculaires, de commotion, compression, contusion, plus rarement rupture de la moelle. Ces lésions médullaires sont causes de troubles fonctionnels très importants, variables suivant le niveau de la fracture : paralysie de la sensibilité, de la motilité, des actions réflexes dans toutes les parties qui reçoivent leur nerfs de points situés au-dessous de la fracture, paraplégie, eschares au sacrum, altérations des fonctions de la vessie et du rectum, troubles respiratoires, etc. ; si la lésion siège entre l'occiput et la troisième vertèbre cervicale, la mort est immédiate.

Le plus souvent, les tentatives de *réduction* sont inutiles et même dangereuses, elles exposent aux lésions médullaires : mieux vaut donc faire prendre une *position* convenable, faire usage des *antiphlogistiques généraux* pour prévenir la myélite, administrer des *lavements* très fréquents et pratiquer le *cathétérisme* si la vessie et le rectum sont paralysés, panser avec soin et lotionner avec des substances toniques et excitantes les eschares du sacrum : les *lits mécaniques* rendent ici de grands services.

On a proposé la trépanation du rachis pour combattre les accidents de compression de la moelle (Brown-Séquard, etc.), mais, outre que cette grave opération expose à la méningite spinale et à la myélite, il est difficile de savoir si la paraplégie est due à la compression produite par des fragments osseux, ou si elle résulte de la présence d'épanchements sanguins intra-rachidiens qui disparaissent au bout de quelques mois avec les accidents paralytiques.

10° — *Fractures de la Clavicule.*

La clavicule est peut-être l'os qui se brise le plus souvent, surtout à sa partie moyenne. Ordinairement, le déplacement consiste en ceci : le fragment externe est abaissé, porté en avant et en dedans, tandis que l'interne est un peu attiré en haut par le muscle sterno-mastoïdien : il y a donc déplacement suivant l'épaisseur, la longueur et la direction.

Le chirurgien doit d'abord opérer la *réduction* en fléchissant le coude et le portant en haut et en dehors, le moignon de l'épaule étant aussi attiré en dehors ; il presse, d'autre part, sur le fragment interne pour le porter en bas (Gosselin).

La méthode de l'*amplexation* (Chassaignac), qui consiste à porter l'épaule aussi haut que possible en prenant un point d'appui sur l'épaule saine et embrassant le coude blessé avec les mains croisées, ne permet pas de réduire toutes les variétés de déplacement.

Les difficultés de la *contention* font que beaucoup de chirurgiens renoncent à corriger des déplacements qui le plus souvent persistent (Gosselin) : cependant ceux-ci exercent une grande influence non seulement sur la conformation ultérieure du cal, mais aussi sur la rapidité de la consolidation (Broca). L'application d'un appareil est donc utile quand il y a un déplacement considérable ; elle est indispensable quand il existe des douleurs intolérables et quand on craint qu'un fragment perce la peau (Demarquay).

La contention est difficile à cause de ses indications multiples : elle doit, en effet, porter le fragment externe en haut, en arrière, et en dehors ; abaisser le fragment interne ; les immobiliser tous deux. Or l'appareil de Desault n'attire pas le fragment externe en arrière, celui-ci est plutôt porté en bas et en dedans ; l'appareil de Boyer est également insuffisant à remédier au déplacement ; celui de Velpeau, surtout silicaté à sa surface, serait préférable. On pourrait également appliquer un moule plâtré ou en gutta-percha, en cuir bouilli (Demarquay, Polaillon, etc.). Mais il est certain que le plus souvent, au lieu de recourir à des appareils plus ou moins compliqués et de chercher une contention impossible, on fera bien d'employer les plus simples appareils, parce que seuls ils sont bien supportés par les malades : l'écharpe de J.-L. Petit, et mieux encore l'écharpe de Mayor rendront alors de grands services (Follin, Broca, Gosselin, etc.).

11° — *Fractures de l'Omoplate.*

Dans les fractures de l'omoplate, qu'elles siègent sur l'épine ou le corps de l'os, sur le col ou la cavité glénoïde, sur l'acromion ou l'apophyse coracoïde, il est indiqué de négliger le déplacement pour s'occuper de l'immobilisation (Boyer, Malgaigne), aucun appareil ne devant remplir efficacement le but qu'on se proposerait.

De plus, dans toutes ces fractures, on doit prévenir ou combattre la réaction inflammatoire par un traitement antiphlogistique.

12° — *Fractures de l'Humérus.*

a) Aux *fractures du corps* de l'humérus, une fois réduites, peut convenir l'application de l'appareil de Boyer : le bras, maintenu le long du corps, est entouré d'une bande roulée qui s'étend jusqu'à l'avant-bras inclusivement ; puis 3 attelles de bois sont fixées autour du membre par quelques tours de bande, le creux deltoïdien est rempli d'une couche de ouate, l'avant-bras est maintenu dans la flexion par une écharpe. Mais cet appareil a l'inconvénient d'exercer une trop forte pression : aussi dans les premiers jours, et si l'inflammation est à craindre, on devra souvent se contenter de l'immobilisation dans une gouttière de fil de fer, ou mieux dans un moule de carton formant gouttière à la partie postérieure du bras. Les appareils inamovibles, plâtrés, dextrinés, etc., ne conviennent qu'après la période inflammatoire. Si le chevauchement est considérable, avec tendance à la reproduction, l'extension continue peut être appliquée,

mais avec une grande surveillance. Enfin les appareils à suspension facilitent le traitement des complications.

b) Les *fractures de l'extrémité inférieure* exigent l'immobilisation du bras et de l'avant-bras, dans une gouttière d'abord,
par des attelles coudées et inamovibles pendant le reste du
traitement ; la demi-flexion de l'avant-bras est absolument commandée par la possibilité d'une ankylose, qui est moins incommode dans cette position, et dont la crainte doit faire exécuter
de bonne heure des mouvements à l'articulation.

c) Les *fractures de l'extrémité supérieure* sont extrêmement
difficiles à maintenir réduites, à cause de la difficulté qu'on
éprouve à immobiliser l'épaule et par suite le fragment supérieur, ce qui retarde la consolidation et expose à la formation
d'une pseudarthrose.

Dans les fractures du col chirurgical, extra-capsulaires, la
réduction est rarement nécessaire ; on ne doit, en tout cas, la
tenter que dans les premiers jours et avec grande réserve, à
cause de l'inflammation suppurative que ces tentatives peuvent
amener.

Les fractures du col anatomique se font ordinairement par
pénétration ; la consolidation osseuse est rare quand il y a déplacement, le fragment supérieur ayant perdu une grande partie de sa vitalité, et pouvant même se nécroser en amenant de
graves phénomènes articulaires. Il est presqu'impossible d'obtenir une contention parfaite, qui exigerait une immobilisation
des régions scapulaire et claviculaire, dans les fractures intra
et extra-capsulaires. Il faudra donc recouvrir l'épaule, jusqu'au
cou, avec un moule en plâtre (Polaillon) ou en gutta-percha
(Désormeaux), qui s'étendra sur le bras et l'avant-bras demi-
fléchi ; ou se contenter de laisser le bras près du tronc, et de
soutenir l'avant-bras dans une écharpe fixée par un bandage
de corps (Follin) ; ou, ce qui nous semble encore préférable,
appliquer un appareil plâtré léger, dont deux bandes transversales passent par le bras malade et le côté opposé du thorax,
deux verticales passent sur la clavicule du côté malade et le
coude correspondant, deux obliques passent sur la même clavicule et l'aisselle du côté sain, l'avant-bras étant fléchi et le
bras rapproché du tronc (Le Dentu).

13° — *Fractures des Os de l'avant-bras.*

La fracture des deux os de l'avant-bras s'accompagne presque
toujours d'un déplacement de leurs fragments tel que l'espace

interosseux se trouve diminué ou effacé, d'où résulte une perte
absolue des mouvements de pronation et de supination, par
soudure des deux os, ou au moins une grande gêne de ces
mouvements par suite du croisement des fragments.

C'est contre cette tendance au rapprochement qu'il faut lutter, et on y parviendra ordinairement, la réduction faite, en
mettant le membre en supination, et en appliquant sur ses
faces antérieure et postérieure, au niveau de l'espace interosseux, des compresses graduées, recouvertes par deux attelles
en bois qu'on fixe avec des bandelettes de diachylon, de façon
à laisser les téguments à découvert : car il survient souvent un
gonflement inflammatoire qui pourrait être suivi de gangrène,
si l'appareil, trop serré, n'était pas surveillé. L'avant-bras est
soutenu par une écharpe.

14° — *Fractures du Radius.*

a) Les *fractures du corps* de l'os doivent être réduites, puis
maintenues comme celles des deux os de l'avant-bras.

b) Les *fractures de l'extrémité inférieure* résultent d'une chute sur
la paume de la main, plus rarement sur sa face dorsale, et se font par
pénétration, plus rarement par arrachement ou par divulsion. Le *déplacement*, presque constant, se manifeste par une déformation, en
dos de fourchette, du poignet (Velpeau) : le radius est raccourci, déplacé selon l'épaisseur ; il y a diastasis de l'articulation radio-cubitale
inférieure, la main est dans l'abduction ; il n'y a pas de déplacement
vers l'espace interosseux, celui-ci n'existant plus au point blessé.

S'il n'y a pas de déplacement, le repos seul est indispensable,
deux attelles et un bandage suffisent.

Si le déplacement est peu prononcé, quelques tractions ra-
mènent la main dans l'adduction.

Si la déformation est très marquée, il faut s'efforcer de réduire, soit par la flexion forcée du poignet, l'avant-bras étant
dans la pronation (Velpeau), soit en faisant l'extension sur la
main, la contre-extension sur le coude, et la coaptation avec
les pouces appliqués en arrière du fragment inférieur qu'ils
repoussent en avant. La main ramenée dans son axe, on peut
l'y maintenir soit par des coussins d'ouate qui exercent une
compression douce sur les deux faces de l'avant-bras, où ils
sont appliqués par une bande silicatée (Trélat) ; soit par l'appareil de Malgaigne et de Nélaton, appliqué 36 ou 48 heures
après l'accident : il se compose de compresses graduées appli-

quées en avant et en arrière de l'avant-bras, de deux attelles
garnies, et de trois bandelettes de diachylon qui maintiennent
le tout ; on peut réduire l'appareil à l'attelle postérieure pressant sur le fragment inférieur par une petite pelotte rembour-
rée (B. Anger) ; après une dizaine de jours, on le remplace par
un appareil silicaté, qui n'emprisonne pas le pouce, et on cesse
l'immobilisation le plus tôt possible, de peur de raideurs articulaires (A. Després).

15° — *Fractures du Cubitus.*

a) Les *fractures du corps et de l'extrémité inférieure*, réduites,
seront maintenues par les appareils ordinaires des fractures de
l'avant-bras.

b) Celles de l'*olécrâne* portent le plus souvent sur la partie
moyenne de cette apophyse, et s'accompagnent constamment
du déplacement du fragment supérieur, entraîné en haut par
le triceps brachial : il se fait presque toujours un écartement
plus ou moins prononcé, qu'occupe un cal fibreux et rarement
osseux.

L'immobilisation dans la demi-flexion s'accompagne surtout
de formation d'un cal fibreux ; l'extension modérée ne met pas
à l'abri de cet inconvénient et ne préserve pas toujours de la
rigidité articulaire : aussi a-t-on conseillé l'*extension complète*,
au moyen d'une attelle appliquée à la face antérieure du coude,
et recouverte par les chefs d'une bandelette de diachylon dont
on applique le plein sur le bord supérieur de l'olécrâne (Malgaigne). Cependant les fractures du cubitus au tiers supérieur
exigeraient l'immobilisation de l'avant-bras dans la flexion forcée, si cette fracture s'accompagnait toujours de subluxation
ou de luxation de la tête du radius lorsque le membre est placé
dans toute autre position, ainsi qu'on l'a récemment observé
(A. Després).

16° — *Fractures des Os de la main.*

a) Les *os du carpe* sont bien rarement brisés. Si la fracture
est simple, l'immobilité suffit, pas trop prolongée ; si elle est
compliquée de contusion, de collection purulente, les résolutifs, les antiphlogistiques, les débridements, sont nécessaires.

b) Au *métacarpe*, presque toujours un seul os est cassé. Assez
souvent, il n'y a pas de déplacement, l'immobilisation est suffisante ; s'il existe, il est angulaire et postérieur, l'extrémité su-

périeure du fragment phalangien se portant en arrière du fragment supérieur en chevauchant, tandis que l'extrémité inférieure de celui-ci est portée en avant : on remédie à ce déplacement au moyen de deux compresses graduées, dont l'une, à la paume de la main, refoule en arrière la tête du métacarpien, tandis que l'autre, à la face dorsale, repousse en avant le fragment inférieur : deux attelles transversales et des bandelettes de diachylon complètent le bandage (Malgaigne).

c) Les *fractures des phalanges* s'accompagnent rarement de chevauchement; d'ordinaire, il y a un simple déplacement suivant la direction. Mais elles se font presque toujours par écrasement, ce qui entraîne une contusion ou une attrition des parties molles, qu'il est nécessaire de surveiller. S'il n'y a pas de complication, l'immobilisation sera faite au moyen d'une compresse longuette et d'une attelle de carton légèrement incurvée dans la paume de la main : on aura ainsi une demiflexion, moins favorable que l'extension au développement de raideurs articulaires.

17° — Fractures du Bassin.

a) Les os qui composent le bassin sont très-rarement brisés *isolément*. Le *déplacement*, lorsqu'il existe, peut amener des accidents du côté du rectum (sacrum), de la vessie et de l'urèthre (pubis), des autres viscères abdominaux (os iliaque), dont le *traitement* sera étudié à propos des lésions traumatiques de ces organes. La violence du choc nécessaire à la production de ces fractures peut causer des complications graves, quelquefois mortelles.

La *réduction* sera faite, toutes les fois qu'elle sera possible, par les doigts introduits dans le rectum (sacrum, coccyx), ou dans le vagin (pubis). Pour le reste du traitement, il se compose d'une *immobilisation* complète et prolongée dans le décubitus dorsal, et de l'application de *topiques émollients ou résolutifs*. La *contention* est, on le conçoit, bien difficile : une canule d'argent munie de deux liens qui la fixent au dehors à un bandage de corps et introduite dans le rectum conviendrait aux fractures du sacrum et du coccyx.

b) Les *fractures multiples* des os du bassin, bien plus fréquentes, présentent la combinaison de deux fractures verticales (Voillemier) : l'antérieure occupe presque toujours les branches horizontale et descendante du pubis; la postérieure divise l'ilium ou le sacrum; il en résulte le plus souvent une ascen-

sion de la moitié du bassin détachée, entraînant dans le même
mouvement le membre inférieur, qui présente ainsi un raccourcissement apparent. La *réduction* ne sera tentée que si elle
n'exige pas de tractions trop considérables : l'extension étant
faite sur la jambe, et la contre-extension dans l'aisselle, un
doigt introduit dans le rectum repousse en dehors la tubéro-
sité sciatique, tandis que l'autre main repousse en bas la crête
iliaque. Quant à la *contention*, toujours bien difficile, elle doit
avoir pour but de combattre la tendance au raccourcissement,
ce qu'on pourra obtenir au moyen d'un double plan incliné.
Un lit mécanique, et mieux la grande gouttière de Bonnet, est
indispensable pour assurer l'immobilisation tout en permettant
de donner au malade les soins nécessaires.

18° — *Fractures du Fémur*.

a) Les *fractures du corps* du fémur sont environ deux fois plus fréquentes que celles des deux extrémités (Malgaigne). Il y a presque
constamment un déplacement complexe, suivant l'épaisseur, suivant
la direction, et par rotation en dehors du fragment inférieur : la lésion
est donc grave à tout âge parce qu'elle amène un raccourcissement du
membre et une claudication plus ou moins marquée, presqu'impossible
à éviter quand il y a chevauchement des fragments.

A une fracture simple, *sans chevauchement*, l'appareil de
Scultet convient très bien. Il suffit même à donner une bonne
position au membre en cas de déplacement peu marqué
(A. Guérin, Gosselin) ; mais si celui-ci est *très prononcé*, les avis
sont partagés au sujet de la conduite à tenir. Nous avons déjà
parlé des avantages des appareils à extension continue (diminution du raccourcissement) et de leurs inconvénients (douleurs, eschares) : l'appareil à plan incliné (Malgaigne) est presque complètement abandonné ; au contraire, les appareils de
Desault, de Boyer, Américain, de Hennequin, etc., sont adoptés
par les chirurgiens qui cherchent surtout à combattre l'ascen-
sion du fragment inférieur (Panas, A. Després, Désormeaux,
etc.) ; d'autres, craignant les dangers de l'extension continue,
qui d'ailleurs ne prévient pas complètement le raccourcissement, et sachant que celui-ci, s'il ne dépasse pas 4 centimètres, ne fait pas boiter un sujet jeune, d'une façon permanente,
se contentent des appareils à contention simple (A. Guérin,
Gosselin, etc.), amovibles pendant les premiers jours, inamovibles plus tard, en plâtre, en silicate, en gutta-percha chez les
jeunes enfants (Guéniot, de Saint-Germain). Sans prendre

parti pour l'une ou l'autre méthode, nous dirons que les perfectionnements qu'a acquis l'extension continue nous semblent devoir lui faire donner la préférence.

b) Les *fractures de l'extrémité inférieure* peuvent être sus-condyliennes, intercondyliennes, ou détacher un seul condyle du reste de l'os. Les premières s'accompagnent d'un chevauchement assez considérable, le fragment supérieur étant porté en avant. Lorsqu'un seul condyle est détaché, il peut se porter en dehors ou en dedans du fémur, ou remonter le long de cet os, ou exécuter un mouvement de rotation sur son axe. Enfin le fragment supérieur peut faire éclater les deux condyles.

Les *complications* sont fréquentes et graves : plaie articulaire, phlegmon, gangrène, etc., et nécessitent un traitement spécial. Aussi le meilleur appareil est-il celui qui, laissant le genou à découvert, permet de surveiller la jointure : il faut non seulement assurer l'*immobilisation*, mais encore se préoccuper de l'ankylose consécutive, en mettant le membre dans l'*extension* ou la *demi-flexion* suivant le déplacement et en faisant exécuter de légers mouvements à l'articulation après 40 ou 45 jours.

Il est des cas où l'*amputation* est nécessaire : c'est ce qui arrive lorsqu'il y a une plaie de la région poplitée avec issue des condyles, lorsqu'il y a une fracture sus-condylienne en sac de noix, lorsqu'il y a déchirure de la veine poplitée et lésion probable de l'artère, lorsque la gangrène est imminente.

c) Les *fratures du col fémoral* sont *intra* ou *extra-capsulaires*. Les premières, le plus souvent complètes, se font rarement par pénétration ; s'il y a déplacement, le fragment inférieur se porte en bas, en arrière, et exécute un mouvement de rotation en dehors. Les secondes se font, en règle générale, par pénétration ; le grand trochanter peut être fracturé en même temps que le col, le petit l'est quelquefois aussi ; le déplacement est nul ou semblable au précédent ; le raccourcissement réel varie de quelques millimètres à huit ou dix centimètres.

La lenteur de la consolidation est, dans les deux cas, ce qui donne à la lésion une gravité immédiate : car elle exige un séjour prolongé dans le décubitus dorsal, qui peut être cause d'escharification, de marasme, d'épuisement, de mort quelquefois ; plus tard, la claudication est inévitable ; souvent il ne se fait qu'une réunion fibreuse ou une pseudarthrose. La consolidation osseuse est plus fréquente dans la fracture extra-capsulaire, à cause de l'engrènement des fragments qui est la condition de formation rapide du cal, et qu'on doit respecter en ne tentant, en cas de pénétration, aucune manœuvre de réduction.

La contention est très difficile, le fragment supérieur échappant à l'action des appareils : aussi ceux-ci sont-ils presque toujours insuffisants à maintenir une exacte coaptation, et les appareils de Desault, de Boyer, de Malgaigne, etc., sont-ils en général abandonnés au profit de la grande gouttière de Bonnet, qui assure l'immobilisation dans l'extension. Au bout de quarante à quarante-cinq jours, on peut tenter de faire marcher le malade avec des béquilles.

19° — *Fractures de la Rotule.*

Les fractures de la rotule peuvent être *transversales;* ou *obliques* (effort musculaire) ; ou *comminutives* (choc direct). Le déplacement est quelquefois nul ; mais il existe toujours en cas de fracture transversale avec déchirure du tissu fibreux qui recouvre la face antérieure de la rotule : le fragment supérieur est alors attiré en haut par le triceps ; d'où résultent un écartement et un cal fibreux.

La locomotion est moins entravée par cette réunion fibreuse que par le développement habituel d'une *arthrite consécutive,* sèche ou avec épanchement (Gosselin, Guyon, Le Fort), qui paraît surtout après une longue immobilisation : celle-ci ne doit donc pas être trop prolongée, et les mouvements seront commencés au bout d'un mois, six semaines (Broca).

Les deux autres indications du traitement consistent à combattre les symptômes inflammatoires et à maintenir les fragments en contact.

La *coaptation* peut être conservée soit par l'immobilisation simple dans une gouttière (Guyon), ou par l'extension complète, le membre étant placé sur un plan incliné (Panas), ou encore par l'extension forcée, le pied étant attaché aux tringles supérieures du lit (Duplay) ; soit à l'aide de bandages, de courroies ou d'appareils, tels que : des griffes métalliques (Malgaigne), deux plaques de gutta-percha moulées (Laugier), une combinaison des griffes et des plaques de gutta-percha (Trélat), deux petits matelas d'ouate en sautoir au-dessus et au-dessous de la rotule (Gosselin), etc. : le genou, en tout cas, doit être laissé à découvert.

L'*arthrite* et l'*épanchement* seront conjurés ou combattus par les résolutifs, les grands vésicatoires, les badigeonnages iodés et la compression ouatée (Guyon, Le Fort).

20° — Fractures des Os de la jambe.

Les fractures des deux os de la jambe, très fréquentes, sont *complètes* ou *incomplètes*, *transversales* ou *obliques* (en bas et en dedans ou en bas et en dehors), ou *comminutives*. Le déplacement varie avec le degré d'obliquité : quelquefois il y a déplacement par rotation ; plus souvent il est angulaire, le fragment supérieur du tibia faisant saillie à la partie antérieure de la jambe ; enfin il peut y avoir chevauchement, et dans les fractures dites en bec de flûte le tibia traverse la peau et fait saillie au dehors.

Si la fracture est *simple, sans déplacement* ou avec un déplacement peu marqué, la jambe, après la réduction, est maintenue dans l'extension. d'abord dans un appareil Scultet, puis dans un appareil plâtré, tel qu'une attelle postérieure coudée au niveau de la plante du pied (Guyon), ou deux attelles latérales maintenant le pied fortement relevé (A. Després) ; la suspension dans un hamac évite les douleurs, les soubresauts des tendons, et facilite l'exploration (Cusco).

S'il existe une petite *plaie*, il faut en faire l'occlusion immédiate au moyen de ouate imbibée de collodion (Guyon).

En cas de *fracture oblique*, avec saillie du fragment tibial supérieur telle qu'on ait à craindre l'ulcération ou la gangrène de la peau, il est nécessaire de s'opposer à cette saillie et de la réduire par un des appareils suivants : arc métallique muni d'une pointe très aiguë, mobile, qu'on enfonce à travers les téguments dans le fragment supérieur, très près de son extrémité (Malgaigne) ; tampon de ouate maintenu par du diachylon (Denonvilliers) ; pelote à compression (Laugier) ; pelote de bandage herniaire ; appareil à pression limitée, alternative ou intermittente, au moyen de deux pelotes n'agissant pas en même temps pour éviter la mortification des téguments (B. Anger).

Enfin, en cas de *plaie étendue*, c'est surtout l'état des parties molles qui doit guider la conduite du chirurgien (Duplay) : si les téguments sont à peu près conservés, une gouttière et des attelles plâtrées suffisent ; mais s'ils sont extrêmement contus et déchirés, il faut immédiatement faire le sacrifice du membre, plutôt par l'amputation de la cuisse au tiers inférieur que par la désarticulation du genou (Després).

21° — *Fractures du tibia.*

a) Les *fractures du corps et de l'extrémité supérieure* ne présentent pas d'autres indications que celles des deux os de la jambe.

b) A l'*extrémité inférieure*, on rencontre surtout la variété dite fracture en V (Gosselin), particulièrement grave par ses conséquences : elle s'accompagne presque constamment d'une ou plusieurs fêlures osseuses, spiroïdes, qui gagnent l'articulation tibio-tarsienne ; d'écrasement du tissu spongieux, de déchirure du canal médullaire ; consécutivement, il peut y avoir suppuration de ce canal, inflammation articulaire, infection putride, etc. Il en résulte que si, dans une fracture avec plaie, on pouvait diagnostiquer la complication de fêlure intra-articulaire, il y aurait indication d'amputation immédiate (Gosselin). En tout cas, il est nécessaire d'immobiliser le membre et de prévenir l'inflammation articulaire, surtout au moyen d'irrigations continues et froides.

22° — *Fractures du péroné.*

Le mécanisme de la fracture exerce une grande influence sur son siège. Or elle peut se produire dans trois circonstances (Maisonneuve) : par *arrachement* (à trois centimètres de la malléole) : par *divulsion* (quatre à six centimètres au-dessus du sommet de la malléole) ; par *diastase* (au tiers supérieur du péroné).

Elle peut se compliquer de fracture de la malléole interne (fracture bi-malléolaire) ou de l'extrémité inférieure du tibia, de déchirure des ligaments latéraux, de luxation du pied, de déchirure de la peau.

Le déplacement est souvent nul ; lorsqu'il existe, il consiste dans un angle formé par la malléole externe, qui se porte en dehors, d'où résulte une déviation de la pointe du pied dans le même sens.

Pendant les premiers jours, on applique des compresses résolutives sur le membre maintenu dans une gouttière ; puis on immobilise le pied et la jambe par un appareil silicaté, en laissant le pied dans sa direction normale, s'il n'y a pas de déplacement, ou en exagérant son mouvement d'adduction pour prévenir tout déplacement en dehors.

23° — *Fractures des os du pied.*

Au pied, comme à la main, les fractures s'accompagnent

très souvent d'écrasement, de contusion violente, de délabrement des parties molles avec issue des fragments, et exigent le même traitement résolutif, antiphlogistique, etc.

a) Les *fractures de l'astragale*, ordinairement complètes, transversales ou antéro-postérieures, présentent souvent la luxation d'un fragment détaché. S'il n'y a pas de déplacement, on commencera par combattre énergiquement les accidents inflammatoires ; puis on immobilisera le pied et la jambe, pendant un temps limité pourtant, de crainte de rigidités articulaires.

b) Les *fractures du calcanéum* se font par arrachement ou par écrasement : dans le premier cas, il y a écartement des fragments, le supérieur étant attiré en haut par le muscle triceps de la jambe ; la réunion se fait souvent par un cal fibreux ; — dans le second, il y a tantôt deux fragments superposés, [le supérieur est enfoncé dans l'inférieur, tantôt deux fragments latéraux et plus ou moins écartés, le plus fréquemment la fracture est comminutive ; en tout cas, il reste une roideur articulaire et les fonctions ne sont jamais complètement rétablies.

Dans la fracture *par arrachement*, la réduction se fait en plaçant le pied dans l'extension et la jambe dans la flexion sur la cuisse ; la contention peut être faite par un grand nombre d'appareils, pantoufle, guêtre, chausson à semelle très solide avec une bandelette de diachylon passée sous le talon et dont les extrémites viennent s'entre-croiser sur le cou-de-pied (Malgaigne).

Dans la fracture *par écrasement*, l'immobilisation est d'abord faite par deux attelles latérales, puis, après la disparition du gonflement et de l'inflammation, par un bandage silicaté qui doit rester longtemps en place.

ARTICLE III. — **Affections syphilitiques.**

Nous avons déjà vu que la périostite, l'ostéite, la carie, la nécrose pouvaient avoir une origine syphilitique ; mais indépendamment de ces manifestations de la syphilis acquise ou constitutionnelle, survenant peu de jours après le chancre et à l'approche des phénomènes secondaires, il existe aussi une ostéo-périostite et même une ostéomyélite caractérisées par la présence de gommes situées profondément ou superficiellement, dans l'os ou sous le périoste (Fournier, Mauriac).

Traitement. — Ces manifestations de la syphilis tertiaire

doivent être traitées, dès le début, par des *frictions d'onguent mercuriel*, des applications d'*emplâtre de Vigo cum mercurio* ; et par l'usage de l'*iodure de potassium* à l'intérieur. Si les douleurs nocturnes, dites ostéocopes, qu'elles déterminent, sont très vives, il faut les combattre par les topiques émollients et narcotiques. Si la tumeur s'enflamme et se ramollit, il faut l'ouvrir et panser la plaie avec l'onguent mercuriel. Enfin un traitement général tonique et une bonne hygiène sont nécessaires.

ARTICLE IV. — **Tumeurs des os.**

I. Les *exostoses*, production anormale et circonscrite de tissu osseux à la surface ou dans l'intérieur d'un os, sont quelquefois le résultat d'une ostéite ou d'une périostite ; mais le plus souvent elles sont idiopathiques ou ostéogéniques (Gosselin) et paraissent de 11 à 20 ans, par hérédité, ou à la suite de fatigues, d'un traumatisme. La syphilis joue un grand rôle dans leur apparition.

Ces tumeurs dévient les muscles, les tendons, compriment les organes, repoussent les os voisins (Gosselin), peuvent amener l'ulcération des téguments, la formation d'abcès.

TRAITEMENT. — *En cas de syphilis*, l'iodure de potassium à l'intérieur, l'emplâtre de Vigo localement, conviennent.

L'intervention chirurgicale n'est indiquée qu'en cas de gêne, de difformité, de compression d'organes essentiels (Terrier). Or la dénudation qui consiste à dépouiller la tumeur de son périoste pour en provoquer la nécrose, et la cautérisation directe par l'acide azotique ou le nitrate de mercure sont abandonnées ; l'amputation est une opération radicale, rarement nécessaire ; reste l'*excision* à l'aide du ciseau ou de la scie ordinaire ou à chaine, si une opération est nécessaire. Si l'exostose est pédiculée, on peut, avant d'en pratiquer l'excision, la fracturer et empêcher sa consolidation par des mouvements communiqués (Follin).

II. Contre l'*hyperostose*, hypertrophie générale d'un os (surtout au crâne), aucun traitement rationnel n'est applicable.

III. Les *chondrômes*, productions accidentelles de tissu cartilagineux (surtout à la main), doivent être *extirpés* s'ils sont périphériques ; si la tumeur est centrale, l'*évidement* de l'os est nécessaire ; il est des cas où l'*amputation* ou la *résection* doit être pratiquée.

IV. Les *tumeurs ostéoïdes*, constituées par un tissu analogue au tissu osseux, ont les symptômes et la marche des tumeurs malignes : aussi l'*amputation* du membre est-elle indiquée plutôt que l'ablation de la tumeur.

V. Les *fibrômes, myxômes, lipômes* des os, sont très rares et peu connus.

VI. Les *sarcômes*, formés par du tissu embryonnaire pur ou subissant une des premières modifications qu'il présente pour devenir tissu adulte (Cornil et Ranvier), présentent deux formes anatomiques et cliniques : les uns, sarcômes myéloïdes ou ossifiants, ont une marche ordinairement lente, et peuvent même passer inaperçus, l'état général se conservant longtemps sans altération et les ganglions étant très rarement envahis ; les autres, encéphaloïdes et fasciculés, s'accompagnent de tuméfaction ganglionnaire, se généralisent et récidivent fréquemment, et peuvent amener des accidents mortels par compression.

Contre les premiers, on a conseillé l'*excision* simple ou l'*énucléation*, avec ou sans cautérisation ; la résection est très rarement indiquée, ainsi que l'amputation. Les seconds ne peuvent être traités par l'*amputation* dans la contiguïté que quand on peut apprécier l'étendue des désordres et les rapports des os, et qu'il reste assez de parties molles intactes pour former des lambeaux (Nélaton) : ailleurs on est obligé de recourir à la *désarticulation* de la jointure située au-dessus de la tumeur (Nicaise).

VII. Les *épithéliòmes* primitifs n'ont jamais été observés ; les secondaires sont assez fréquents. Le traitement consiste à ruginer, à évider le tissu osseux : si on ne peut ainsi enlever tout le mal, la résection ou l'amputation est nécessaire.

VIII. Les *carcinômes*, le plus souvent secondaires, sont fréquemment la cause de fractures spontanées. Aux membres seulement on peut intervenir par la désarticulation plutôt que par l'amputation ; ailleurs, il faudrait pratiquer l'extirpation, ce qui constitue une opération détestable (Follin).

IX. Les *tumeurs pulsatiles* siègent dans le tissu spongieux, aux extrémités des os longs. Leur début est ordinairement brusque, à la suite d'une contusion (Richet), du moins en apparence, et leur marche assez lente ; elles sont réductibles par une pression lente et soutenue, et présentent des battements isochrones au pouls qui cessent lorsqu'on comprime l'artère principale du membre.

On essaiera, comme premier moyen de traitement, de la *compression* de cette artère, surtout digitale (Richet) ; puis, en cas d'échec, la *ligature* du vaisseau, qui donne des résultats assez satisfaisants. La résection est mauvaise ; et, s'il y a une destruction de l'os très étendue, c'est à l'amputation dans la continuité ou la contiguité qu'il faut avoir recours (Richet).

X. Les *kystes* sont des poches osseuses renfermant des substances liquides, demi-liquides, ou des hydatides. Ils siègent dans le tissu spongieux des os longs, dans le diploé des os plats, et peuvent déterminer des phénomènes de compression.

Il faut *ouvrir le foyer* par l'instrument tranchant ou les caustiques, et le *faire suppurer* à l'aide d'injections excitantes ; s'il renferme des hydatides, il faudra les extraire et désorganiser leur enveloppe commune à l'aide des caustiques ou du fer rouge. Aux membres, la résection est souvent préférable (Terrier).

ARTICLE V. — Lésions de développement et de nutrition.

§ 1. — RACHITISME.

Cette maladie, propre à l'enfance, est caractérisée par une certaine altération dans le développement des os, qui subissent à leurs extrémités épiphysaires un gonflement anormal, et dans leurs diaphyses des incurvations ou des fractures (Follin, Broca).

Peut-être héréditaire, quelquefois congénital, le rachitisme se développe surtout à l'âge de la première dentition, de 6 à 8 mois, ou de 1 à 3 ans, sous l'influence d'une mauvaise hygiène ou d'une alimentation défectueuse, d'un sevrage prématuré, de l'humidité, du froid.

On observe d'abord des symptômes généraux, mouvement fébrile, diarrhée, ballonnement du ventre, sueurs nocturnes, etc. ; puis viennent le gonflement des extrémités articulaires (nouûres), et les courbures des os : il en résulte des troubles dans la sustentation et la marche, dans la respiration et la circulation, dans la grossesse et l'accouchement. La mort peut survenir par le fait de l'état cachectique ou d'une complication thoracique ; la guérison peut se faire avec un simple gonflement épiphysaire ou avec des déviations osseuses persistantes.

1. TRAITEMENT GÉNÉRAL. — Il doit d'abord être médical, et diététique, et l'hygiène tient la première place. Les petits malades, couchés sur un matelas de crin, seront mis à l'abri de l'humidité, et exposés au soleil, au bon air, sur les bords de la mer si c'est possible : on ne permettra un exercice modéré que si la consolidation commence à se faire. L'alimentation doit également être surveillée : jusqu'à douze ou dix-huit mois, on fera continuer, ou reprendre en cas de sevrage prématuré,

un régime exclusivement lacté, avec le lait d'une nourrice ; de deux à quatre ans, on associera à ce régime l'usage de bouillons, de vin, et les aliments solides seront conseillés seulement si la dentition est accomplie. Enfin on fera prendre de l'huile de foie de morue, ou au moins du beurre en certaine quantité (Trousseau), c'est-à-dire des substances hydrocarbonées.

II. Traitement local. — Si le rachitisme est léger, les courbures des os peuvent disparaître sans appareil redresseur ; dans le cas contraire, on tentera le redressement avec les mains et les appareils : au membre inférieur, on entoure les jambes et les cuisses avec une épaisse couche de ouate, puis on fixe de longues attelles sur les parties incurvées, et on applique un appareil silicaté. Quant aux opérations chirurgicales proposées contre les difformités persistantes dues au rachitisme, les principales sont l'ostéoclasie et l'ostéotomie : mais il faut, pour qu'on soit autorisé à y avoir recours, que des accidents sérieux se produisent et que les moyens ordinaires de redressement n'aient donné aucun résultat (Verneuil).

§ 2. — Ostéomalacie.

C'est une maladie caractérisée par une diminution considérable dans la consistance des os, qui se déforment en proportion de ce ramollissement : le plus souvent la lésion est générale, les ramollissements partiels sont rares.

La cause déterminante la plus certaine est la grossesse, ce qui explique la prédisposition du sexe féminin. L'hérédité, le froid, l'humidité, ont une influence contestable.

Les épiphyses ne sont pas gonflées, mais les membres sont le siège de courbures, de déformations, de fractures : les fonctions respiratoires et circulatoires peuvent s'embarrasser assez pour que la mort arrive par insuffisance de l'hématose.

Traitement. — Il est beaucoup plus médical que chirurgical, et la meilleure méthode paraît être l'association d'un régime général tonique à l'usage de l'huile de foie de morue, qui a quelquefois agi favorablement. En même temps, on prescrira le repos et toutes les précautions destinées à prévenir les courbures et les fractures, qui s'accompagnent de vives douleurs, sans tendance à la cicatrisation ; si ces lésions se produisaient, on conseillerait l'emploi de moyens orthopédiques.

CHAPITRE XI

MALADIES DES ARTICULATIONS

Nous avons à étudier ici les *affections inflammatoires*, les *lésions traumatiques*, les *tumeurs (corps étrangers* articulaires) : quant aux *lésions syphilitiques*, elles trouveront leur place dans le chapitre consacré aux tumeurs blanches, avec lesquelles elles ont été décrites (Ricord, Richet).

Enfin les *déformations des articulations* (ankylose, déviations, etc.) et les *arthropathies nerveuses* nécessitent une étude particulière du traitement qu'elles nécessitent.

ARTICLE PREMIER. — **Arthrites.**

L'arthrite est l'inflammation partielle ou simultanée des divers tissus qui composent une articulation. Elle est *monoarticulaire* ou *polyarticulaire*, *aiguë* ou *chronique*.

§ 1. — ARTHRITES AIGUES.

L'inflammation aiguë d'une jointure est produite par des *causes* variées, qu'il n'est pas indifférent de connaître, avant d'instituer un traitement, celui-ci étant subordonné à l'étiologie comme aux symptômes de l'affection. Ainsi l'arthrite traumatique, les arthrites pyohémiques, celles qui sont déterminées par l'infection purulente et certaines maladies infectieuses, celles qui se développent dans le cours ou à la suite du typhus, des fièvres éruptives, celles qui ont leur point de départ dans l'état puerpéral, nécessitent une intervention chirurgicale rapide et énergique, en raison de la tendance à la suppuration qu'elles présentent dès le début ou dans le cours de l'évolution inflammatoire. Au contraire, l'arthrite dite spontanée, idiopathique, due sans doute à l'influence du froid, l'arthrite rhumatismale, l'arthrite blennorrhagique, l'arthrite uréthrale, c'est-à-dire développée à la suite d'opérations pratiquées sur les voies urinaires (cathétérisme, lithotomie, etc.), sont justiciables d'une thérapeutique moins active. Remarquons cependant que l'arthrite uréthrale peut être pyohémique lorsqu'elle succède à la suppuration de la prostate, des corps caverneux, etc.; tandis qu'inversement les arthrites secondaires, consécutives aux maladies infectieuses, se rapprochent souvent des arthrites spontanées et rhumatismales, et ne nécessitent pas un traitement plus radical.

Les *symptômes* sont *généraux* et *locaux, primitifs* et *consécutifs ;* quelquefois il y a, au début, des frissons, un malaise général, de la fièvre, surtout dans l'arthrite polyarticulaire. Plus tard il y a un certain degré d'affaiblissement, de dépression, amené en partie par l'absence de sommeil, causée elle-même par la douleur locale. A la douleur se joignent la rougeur, la chaleur, la tuméfaction, et la gêne des mouvements de la jointure.

Plus tard, ou bien l'épanchement augmente, et avec lui la roideur articulaire ; ou la suppuration apparaît avec ses signes particuliers, très obscurs ; ou, enfin, l'inflammation devenue chronique prend les caractères de la tumeur blanche.

I. TRAITEMENT GÉNÉRAL. — Il n'a habituellement qu'une importance secondaire. Une ou deux *saignées* générales, la *diète,* les *boissons délayantes,* sont indiquées au début, lorsque le sujet est jeune, vigoureux, de tempérament sanguin ; lorsque, au contraire, il est de constitution strumeuse, scrofuleuse, ce qui est certainement plus fréquent, les *toniques* seront préférables. Il est un cas où la médication interne acquiert une véritable inportance : c'est celui où l'état rhumatismal est évident, où plusieurs articulations sont envahies et deviennent le siège d'épanchement de sérosité : alors les *alcalins,* la *poudre de Dower*, les *préparations d'aconit* doivent être mis en usage, de préférence à tout traitement chirurgical. Dans toute autre circonstance, celui-ci doit être appliqué dès le début et continué sans relâche.

II. TRAITEMENT LOCAL. — La conduite du chirurgien variera suivant que les phénomènes inflammatoires existent seuls, ou qu'ils sont accompagnés d'un épanchement séreux, ou qu'ils sont compliqués de suppuration.

1° *Lorsque les phénomènes inflammatoires existent seuls,* ou avec un épanchement peu abondant, les indications qui dominent la thérapeutique des arthrites aiguës sont les suivantes :

Faire cesser ces phénomènes ;

Diminuer la douleur ;

Mettre le membre dans une position favorable ;

Rétablir à temps les mouvements pour prévenir les roideurs consécutives.

a. Pour prévenir ou combattre l'inflammation, on doit appliquer dès le début le traitement *antiphlogistique* le plus complet : topiques froids et astringents, immobilisation de l'articulation, enfin ventouses scarifiées ou sangsues.

Les *saignées locales* (Lisfranc) ne sauraient avoir d'action que si elles sont employées dès les premiers symptômes inflammatoires, et si l'écoulement sanguin est abondant ; encore ce moyen est-il à peu près abandonné, à juste titre suivant nous.

Les *topiques froids et astringents*, et en première ligne les légers cataplasmes de farine de lin, arrosés d'eau blanche ou d'alcool camphré, doivent être employés toutes les fois qu'un état manifestement rhumatismal ne s'oppose pas à l'application du froid.

L'*onguent mercuriel* peut aussi être employé en onctions locales, comme adjuvant de la méthode antiphlogistique.

Enfin l'*immobilisation*, outre qu'elle diminue la douleur, combat puissamment les phénomènes inflammatoires en soustrayant l'articulation aux mouvements qui sont une cause incessante d'irritation. Elle est obtenue soit à l'aide d'une gouttière en fil de fer, soit au moyen d'un bandage inamovible, plâtré ou dextriné. Ces deux moyens ont leurs partisans : les uns reprochent à la gouttière de laisser trop de liberté à la jointure ; les autres la préfèrent parce qu'elle permet de continuer l'usage des topiques astringents ou narcotiques. Mais comme cet avantage peut être obtenu avec l'emploi des appareils inamovibles en pratiquant des ouvertures ou fenêtres plus ou moins étendues, c'est à eux que nous donnons la préférence.

b. Pour diminuer la douleur, plusieurs moyens peuvent être mis en usage.

D'abord on peut employer les *topiques émollients et narcotiques* qui remplaceront les topiques froids et astringents, ou associeront leur action à la leur : c'est ainsi que les cataplasmes seront arrosés de laudanum ou d'une solution aqueuse d'extrait de datura (Trousseau) ; de même on pourra joindre l'extrait de belladone à l'onguent mercuriel. De plus, les petits vésicatoires morphinés, les injections sous-cutanées de chlorhydrate de morphine, ne devront pas être négligés.

Nous avons dit que l'*immobilisation* agissait dans le même sens, en empêchant les mouvements.

Enfin la douleur étant souvent le résultat d'une position vicieuse du membre, le *redressement* de ce membre est alors indispensable.

c. Pour mettre le membre dans une position favorable, l'immobilisation suffit quelquefois, lorsqu'elle peut être appliquée au début ; mais bien souvent le chirurgien ne peut intervenir que lorsqu'une position vicieuse, la demi-flexion surtout, est déjà prise : il n'y a plus alors qu'une ressource, le *redressement* qui a en même temps l'avantage de calmer la douleur. Ce redressement peut être *brusque* ou *progressif*, fait avec les mains ou à l'aide d'appareils mécaniques. Il est hors de doute que le redressement brusque, avec les mains, doit être préféré à tout autre. Mais l'anesthésie par le chloroforme est nécessaire, à cause des violentes douleurs déterminées par cette opération. Celle-ci n'est suivie d'aucun accident grave, et amène une disparition rapide et complète des douleurs. Au redressement doit succéder immédiatement une immobilisation aussi exacte que possible du membre : il sera bon de le tenir dans une position élevée (Gerdy).

d. Enfin on *préviendra les raideurs consécutives* et l'ankylose vraie ou fausse, en cessant à temps l'usage de la gouttière ou du bandage inamovible, dont l'emploi, excellent au début, deviendrait déplorable s'il était prolongé outre mesure : c'est au moment où, les phénomènes inflammatoires ayant disparu, la pression exercée sur les parties superficielles de la jointure, sur les saillies osseuses des extrémités articulaires, ne détermine aucune douleur, qu'on doit non seulement suspendre l'immobilité, mais encore imprimer quelques mouvements à l'articulation (Malgaigne).

Malgré cette précaution, il arrive souvent que quelques muscles et quelques groupes musculaires, voisins de la jointure enflammée, ou même plus ou moins éloignés d'elle, ont subi un certain degré d'atrophie, moins peut-être par suite du défaut d'action qui résulte de l'immobilité prolongée, que par défaut de nutrition (Vulpian) : on combattra cette atrophie par l'usage des *courants électriques*, continus, faibles et permanents, combinés à la faradisation (Le Fort).

Nous devons signaler encore les *révulsifs* dont l'emploi doit succéder à celui des antiphlogistiques, lorsque ceux-ci n'ont pas donné le résultat attendu. Les vésicatoires volants, larges, souvent renouvelés (Velpeau), sont alors très efficaces, si on a soin de les associer à l'immobilisation après le redressement du membre. Toutefois ce moyen, comme les cautères, les moxas, la cautérisation transcurrente, conviennent surtout aux cas où l'inflammation est compliquée d'épanchements intra et extra-articulaire ; on les unit alors à la compression.

2° Lorsqu'aux phénomènes inflammatoires se joint l'existence d'un *épanchement séreux intra-articulaire*, ou d'un *œdème circonvoisin*, une nouvelle méthode s'impose, et doit être appliquée concurremment avec l'immobilisation, alternativement avec les révulsifs : c'est la *compression* des parties tuméfiées. Elle peut être faite par l'application d'une série de bandelettes de diachylon imbriquées et formant cuirasse au niveau des parties gonflées ; mais comme ces bandelettes amènent assez souvent une démangeaison rapide et irritante, nous leur préférons un bandage roulé, légèrement dextriné ou silicaté à sa surface. Ce bandage doit être renouvelé et resserré au bout de quelques jours, de façon à suivre les surfaces dans leur mouvement de retraite, et à les maintenir toujours exactement comprimées.

3° Enfin dans une troisième période, la *suppuration* s'établit malgré l'emploi de tous les moyens précédents. Il y aurait alors de grands avantages à pratiquer l'*ouverture hâtive* de la jointure, si l'on pouvait reconnaître, dès sa formation, la présence du pus dans les éléments articulaires. Mais il est loin d'en être toujours ainsi, et ordinairement la collection purulente est formée avant qu'on puisse affirmer son existence, masquée par la tuméfaction des parties qui la recouvrent. Dès que l'on a quelques raisons de la soupçonner on doit s'empresser de *ponctionner* l'articulation avec un trocart explorateur enfoncé obliquement, qui peut servir à la fois de moyen de diagnostic et de traitement. Si le liquide qui s'écoule par la canule est simplement séreux, le malade n'éprouve pas moins un certain soulagement, la tension des parties se trouvant diminuée ; si au contraire c'est du pus qu'on voit apparaître, on peut ou faire suivre la ponction d'*injections détersives, iodées* en particulier ; ou, ce qui est préférable, *ouvrir largement et promptement l'articulation*, la débarrasser du liquide qu'elle renferme, et y faire des lavages immédiats, qu'on répétera les jours suivants : grâce à la méthode de Lister, les dangers d'une pareille opération seront considérablement diminués. L'*immobilisation* absolue devra suivre l'ouverture de l'articulation et être longtemps prolongée.

Dans le cas où le pus, ayant ulcéré la synoviale, se répandra hors de la jointure avant que sa présence ait pu être reconnue, il faut, par de *larges débridements*, lui donner une issue facile ; puis par des *injections détersives* fréquemment répétées, par des *pansements phéniqués*, on lave les trajets d'écoulement et la cavité elle-même, de façon à empêcher la stagnation et la putridité du liquide.

Enfin la *résection* et l'*amputation* seront une suprême ressource lorsque, malgré tout, les altérations s'étendent et se prolongent, de façon à transformer l'arthrite aiguë en tumeur blanche ; nous y reviendrons en étudiant le traitement de ces tumeurs.

Il nous reste à dire un mot de l'*arthrite blennorrhagique*, à laquelle on appliquera les moyens ordinaires propres à combattre l'inflammation : sangsues, topiques émollients et narco-

tiques, immobilisation ; puis compression et révulsifs s'il y a
épanchement ; enfin douches de vapeur, massage, électricité
s'il y a raideur articulaire. Le point intéressant du traitement
de cette arthrite est de savoir s'il faut suspendre l'usage des
balsamiques, employés contre l'écoulement qui en a été le
point de départ. Or il est certain qu'une pareille conduite serait bien plus funeste qu'utile au malade, et que l'apparition
de la lésion de la jointure ne doit nullement arrêter l'emploi
des anti-catarrhaux.

§ 2. — ARTHRITES CHRONIQUES.

L'inflammation chronique des articulations revêt trois formes assez tranchées pour que le traitement de chacune exige
une étude distincte. Tantôt les lésions inflammatoires le cèdent en importance à l'épanchement intra-articulaire, c'est
l'*hydarthrose*; tantôt elles s'accompagnent de déformations
particulières dues à des altérations spéciales, c'est l'*arthrite
sèche* ou *déformante*; tantôt enfin, les lésions sont complexes
et profondes, c'est la *tumeur blanche*.

I. — *Hydarthrose.*

On désigne ainsi l'accumulation de la synovie ou de la sérosité dans
une cavité articulaire. Nous avons déjà parlé du traitement de l'épanchement limité qui accompagne souvent l'arthrite aiguë ou suraiguë :
nous n'y reviendrons pas, et nous nous occuperons ici de ce qu'on
peut appeler l'hydarthrose chronique.

Rarement l'hydarthrose chronique est primitive ; elle succède généralement à la forme aiguë, et affecte de préférence le genou.

Essentiellement caractérisée par une tumeur fluctuante, indolore,
elle change l'apparence extérieure et gêne les mouvements de l'articulation qu'elle atteint, sans amener ni rougeur de la peau, ni chaleur,
ni douleur : il peut y avoir au début, lorsque la synoviale commence à
être distendue par le liquide, quelques sensations douloureuses, vagues,
légères ; mais en somme c'est d'une tuméfaction indolore qu'il s'agit,
et le membre se place indifféremment dans une position quelconque.
De là il résulte qu'en elle-même l'hydarthrose chronique est une affection bénigne, et ne présente aucun symptôme alarmant ; mais sa
marche est fort lente, et sa durée très longue ; la résorption spontanée du liquide est extrêmement rare, sa quantité reste stationnaire
ou augmente, au point qu'elle peut entraîner la rupture de la synoviale ; enfin la constitution du sujet aidant, l'affection peut dégénérer

en tumeur blanche. Elle mérite donc, malgré sa bénignité apparente, d'attirer sérieusement l'attention au point de vue thérapeutique.

I. TRAITEMENT GÉNÉRAL. — Il ne sera établi que s'il y a une diathèse rhumatismale, goutteuse ou scrofuleuse, et les indications qu'il comporte, conformes à cette diathèse, sont du ressort de la médecine plus que de la chirurgie.

II. TRAITEMENT LOCAL. — Deux sortes de procédés doivent être employés suivant la période de l'affection, suivant la quantité du liquide épanché. Les uns ont pour but de le faire résorber ; les autres, de l'évacuer au dehors et de s'opposer à sa reproduction.

1° Procédés ayant pour but de *faire résorber le liquide épanché :*

a) Les *antiphlogistiques* : sangsues, ventouses, saignées générales, topiques émollients et astringents, ont une importance secondaire et ne devront être employés qu'au début, s'il y a des phénomènes franchement inflammatoires.

b) Les *dérivatifs* sont très infidèles dans leurs résultats, ce qui les a fait presque totalement oublier : tels sont le calomel donné jusqu'à salivation (O' Beirn, de Dublin) et l'émétique à très hautes doses, de 20 à 80 centigrammes dans les 24 heures (Gimelle).

c) Les *résolutifs* : onguent mercuriel, iodure de plomb, etc., appliqués par la méthode épidermique ou endermique, sont, comme les moyens qui précèdent, bien inférieurs au suivant.

d) Les *révulsifs* les plus employés sont les larges vésicatoires volants (Velpeau), embrassant et dépassant même les limites de l'articulation. Ils doivent être souvent répétés et alterner avec la compression méthodique faite par le diachylon ou mieux par un bandage roulé. Ainsi comprise, la méthode révulsive est le meilleur moyen de résorption du liquide, et peut donner une guérison complète et durable.

Nous ne pouvons en dire autant des badigeonnages iodés et de la cautérisation transcurrente, qui ne peuvent que diminuer la quantité du liquide sans amener sa disparition totale.

Doit-on, en même temps qu'on emploie les vésicatoires alternativement avec la compression, immobiliser la jointure ? Sans doute le repos complet de l'articulation est une bonne condition pour obtenir la résolution du travail inflammatoire; mais lorsque celui-ci n'existe pas ou a disparu, l'immobilité absolue et prolongée doit être proscrite (Panas).

2° Si les vésicatoires unis à la compression n'amènent pas

la disparition du liquide, il faut songer à l'*évacuer au dehors*, et plusieurs procédés ont été proposés dans ce but :

a) *L'incision* simple ou modifiée par Desault est, ainsi que le séton, abandonnée à juste titre, comme ne s'opposant pas au retour de l'épanchement.

b) Nous en dirons autant de la *ponction simple* avec le trocart (Boyer), et de l'*incision sous-cutanée* (Guérin, Goyrand, d'Aix) : ces méthodes, même suivies de la compression méthodique, sont purement palliatives.

c) Le seul procédé vraiment curatif consiste dans la *ponction suivie d'injections irritantes* (Jobert, Velpeau, Bonnet). Cette méthode est facile à employer grâce à l'invention d'instruments spéciaux qui réalisent le double avantage d'évacuer le liquide articulaire et d'injecter immédiatement le liquide irritant. La teinture d'iode pure étant trop irritante, on se sert ordinairement d'une préparation ainsi formulée : eau 16 gr., iode 2 gr., iodure de potassium 4 gr., qu'on injecte en quantité égale à celle du liquide évacué. Après deux ou trois minutes de contact avec la séreuse, on laisse sortir l'injection ; puis le malade garde un repos absolu pendant quelques jours, et s'il survient quelques phénomènes inflammatoires, les cataplasmes suffisent le plus souvent à les combattre, avec l'immobilisation de la jointure.

3º Enfin s'il restait de la *raideur articulaire*, avec un certain degré d'*atrophie* musculaire, on les combattrait par les *douches*, les *frictions*, le *massage*, les *courants électriques* (Le Fort).

II. — *Arthrite sèche ou déformante.*

Nous n'aurons que fort peu de mots à dire du traitement de l'arthrite déformante, maladie essentiellement chronique, sans réaction générale, sans douleur locale, ni gêne des mouvements, mais à peu près toujours rebelle à la thérapeutique.

La douleur, lorsqu'elle existe, est peu marquée, variable, influencée surtout par les changements de température, peu augmentée par la pression, rarement assez forte pour gêner les mouvements : en tout cas, l'ankylose n'est jamais complète. Les deux symptômes principaux sont la déformation déterminée par les productions osseuses, et les bruits et sensations de frottement, de craquement, de crépitation.

TRAITEMENT. — Les phénomènes précédents étant durables comme la cause qui les engendre, le traitement ne peut être que *palliatif*. On doit d'abord chercher à faire bénéficier les malades de la conservation des mouvements, heureusement

-compatible avec la maladie : aussi, loin de conseiller l'immobilisation, il faut obliger le patient à faire usage des membres atteints, le repos complet prédisposant aux ankyloses.

L'iodure de potassium à l'intérieur, l'iode en frictions locales, l'hydrothérapie, les eaux minérales de Bourbonne, de Néris, du Mont-Dore, des Pyrénées, d'Aix (Savoie), sont les seuls moyens thérapeutiques dont on peut disposer contre l'arthrite sèche. Cependant il est bon de savoir que des symptômes inflammatoires peuvent apparaître dans le cours de cette affection chronique : alors on emploiera le traitement antiphlogistique ordinaire.

III. — TUMEURS BLANCHES.

1° — *Tumeurs blanches en général.*

L'affection ainsi dénommée est une phlegmasie articulaire chronique, dont le principal caractère *anatomique* est la formation d'un tissu nouveau, dit fongueux ou fongoïde, d'où le nom d'arthrite fongueuse chronique (Panas), avec tendance à la suppuration et altération profonde des éléments de la jointure.

Les *causes* sont *générales*, subordonnées à la diathèse rhumatismale, tuberculeuse, scrofuleuse ou syphilitique ; et *locales*, la maladie se développant ordinairement, chez un individu ainsi prédisposé, à l'occasion d'une arthrite aiguë ou chronique, d'une entorse, d'une contusion, d'un traumatisme quelconque.

Les *symptômes généraux*, qui manquent rarement pendant tout le cours de la maladie, se montrent quelquefois dès le début. A cette époque une fièvre rémittente, subcontinue, une insomnie opiniâtre, entretenue surtout par la douleur locale, de l'anorexie et un état languissant des voies digestives, les constituent essentiellement ; lorsque la suppuration s'établit, la fièvre, plus forte, devient continue, et l'emploi du thermomètre est un excellent moyen de juger l'état général, en même temps qu'il annonce les progrès du liquide purulent. Enfin l'infection putride est annoncée par la sécheresse et l'aspect terreux de la peau, par l'hecticité de la fièvre qui redouble le soir, par l'apparition de sueurs profuses, par une diarrhée séreuse et colliquative.

De même les *signes locaux* varient suivant la période de la maladie. La douleur et la gêne des mouvements sont ordinairement les premiers en date ; quelquefois le gonflement et l'épanchement intra et extra-articulaire apparaissent en même temps. Quoi qu'il en soit, la tuméfaction se montre toujours à un degré variable, à une époque plus ou moins éloignée ; elle est produite non seulement par l'accumulation de liquide dans la synoviale et l'infiltration des parties

molles, mais encore par l'augmentation de volume des extrémités osseuses, et par la présence des fongosités.

Le membre prend une position fixe et vicieuse, ordinairement la
demi-flexion, causée par la contraction involontaire et permanente
des muscles péri-articulaires. Les mouvements sont très limités ou
au contraire il y a mobilité anormale et exagérée.

Plus tard, se montrent les signes habituels de la suppuration : la
tuméfaction augmente, la peau devient rouge, lisse, tendue, œdémateuse, au niveau de l'articulation ; le pus fuse sous les téguments
qu'il décolle, ou se fait jour au dehors par des trajets fistuleux. Enfin
on peut voir apparaître des déformations, des changements de longueur, en un mot tous les signes des luxations et des subluxations.

I. Traitement général. — Il a deux indications à remplir :
d'une part il doit remplacer par une hygiène appropriée les
conditions insalubres où se trouve placé le malade ; d'autre
part il doit combattre le vice constitutionnel qui a joué le rôle
de cause prédisposante.

1° Le *régime diététique* a pour principaux aides le grand air
et le soleil : aussi le séjour à la campagne sera-t-il conseillé
toutes les fois que les considérations sociales ne s'y opposeront
pas. Le quinquina, les préparations ferrugineuses, les bains
sulfureux, les eaux minérales naturelles, l'hydrothérapie seront mis en usage, en même temps qu'on choisira une alimentation fortifiante et réparatrice.

Les boissons légèrement fermentées, la bière, les amers
seront d'un puissant secours pour rappeler l'appétit et exciter
les fonctions de l'estomac. On combattra la constipation ou la
diarrhée, suivant le cas, soit par les laxatifs, soit par les astringents. Ces soins hygiéniques s'adressent évidemment à
tous les sujets atteints de coxalgie, quelle que soit sa cause;
les suivants varient au contraire avec l'origine de l'affection.

2° Est-on en présence d'une constitution manifestement
rhumatismale ? Les diurétiques, scille, digitale, vin blanc,
seront employés avec avantage.

Le vice *scrofuleux* sera combattu par l'iode et les préparations iodées : notons à ce sujet que la teinture d'iode, à la
dose de 8 à 10 gouttes par jour a paru donner de meilleurs
résultats que l'iodure de potassium, qui sera cependant administré si le malade se refuse à l'ingestion de la teinture, et
dont la dose peut être progressivement amenée à 4 gr. en
24 heures sans inconvénient. Ici se place encore l'huile de
foie de morue, dont l'éloge n'est plus à faire.

Enfin l'infection *syphilitique* sera combattue soit par le mercure, soit par l'iodure de potassium, soit par le traitement mixte, suivant qu'on aura affaire à une arthrite secondaire ou tertiaire. Les uns décrivent deux formes de tumeurs blanches d'origine vénérienne, la synovite et l'ostéite (Richet); pour d'autres, il n'y a pas de tumeur blanche syphilitique débutant ailleurs que dans le tissu osseux ; encore, lorsque le début de l'affection a lieu dans les os, la syphilis seule aurait été impuissante à déterminer l'apparition d'une vraie tumeur blanche, sans la concomitance du vice scrofuleux, s'il n'y a pas du scrofulate de vérole (Ricord). Les mercuriaux et l'iodure de potassium n'en seraient pas moins indiqués si, avec ou sans scrofule, le malade présentait des signes certains de syphilis antérieure.

II. Traitement local. — Il peut être subordonné dans tous les cas aux règles suivantes : le membre doit être placé dans une bonne position ; l'articulation doit être mise dans l'impossibilité d'exécuter aucun mouvement ; enfin la résorption du liquide constamment épanché dans la jointure ou autour d'elle doit être favorisée par la compression.

1° *Redressement, immobilisation, compression.* — Nous avons vu ailleurs le moyen de *redresser* un membre qui a pris une mauvaise position : ajoutons seulement qu'il faut réserver le redressement brusque au membre inférieur, et essayer du redressement lent pour le membre supérieur, qui de cette façon échappera souvent, sinon aux raideurs articulaires, du moins à l'ankylose complète (Panas). Quant à la nouvelle position à donner au membre malade, elle variera nécessairement avec la fonction que celui-ci doit normalement remplir, et nous l'indiquerons à propos de chaque articulation.

Aussitôt après avoir procédé au redressement, il faut *immobiliser* la jointure aussi complètement que possible, soit au moyen de la gouttière de Bonnet, qui a l'inconvénient, outre son prix fort élevé, de ne pas produire la contention exacte de l'articulation, soit par les appareils inamovibles, qui opéreront en même temps la compression désirable.

Cette *compression* sera obtenue, en même temps que l'immobilité, par les moyens déjà cités à propos de l'arthrite aiguë. La compression ne saurait à elle seule constituer une méthode de traitement; mais associée à d'autres moyens, tels que des révulsifs au début, à la cautérisation ou à l'ignipuncture (Richet); plus tard, elle devient une ressource précieuse, qui ne doit d'ailleurs pas être séparée de l'immobilisation : c'est surtout dans le cas d'épanchement qu'elle donne des résultats satisfaisants.

L'immobilisation de la jointure ne doit pas condamner le reste du corps à un repos absolu ; c'est l'article seul qui doit être privé de tout mouvement, tandis qu'on obligera le malade à marcher, avec des béquilles s'il est nécessaire, et à s'exposer à l'air et au soleil ; il ne gardera le lit que dans le cas de vive inflammation locale.

2° S'*il n'y a pas d'inflammation*, la médication *révulsive* sera appliquée avec une énergie croissante suivant les indications spéciales à l'état des parties, et variables d'un individu à l'autre.

La *teinture d'iode* est le premier degré de cette médication ; appliquée en badigeonnages locaux, elle pourra donner quelques résultats favorables, mais la durée de l'amélioration sera trop courte, pour que l'on puisse se contenter d'un pareil essai.

Les *vésicatoires* (Velpeau), larges et fréquemment renouvelés, produiront un excellent effet au début, surtout si on les associe à la compression et à l'immobilisation. On pourrait les employer de la même façon à une période avancée de la maladie, lorsque celle-ci a pris une marche indolente, chronique, pour lui imprimer une allure plus aiguë et plus franche.

C'est dans le même but, et dans les mêmes cas, qu'on aura recours non pas aux cautères ni aux moxas, mais à la *cautérisation* locale, soit chimique (par la potasse, la pâte de Vienne, le chlorure de zinc, l'acide sulfurique), soit par le fer rouge : cautérisation transcurrente et ponctuée, ignipuncture (Richet), galvano-caustique (Julliard, de Genève). Ces derniers moyens, certainement très-énergiques, et dignes d'être employés lorsqu'il existe des fongosités très développées et une infiltration considérable des tissus péri-articulaires, ne sont pas exempts de dangers ; donnant naissance à des solutions de continuité chez un individu ordinairement affaibli, elles exposent à des complications sérieuses, comme l'érysipèle. Aussi, sauf indications spéciales, les vésicatoires volants devront-ils leur être préférés.

3° S'*il existe une poussée inflammatoire*, avec de vives douleurs que n'ont pu faire disparaître le redressement et l'immobilisation, on aura recours aux saignées locales, aux émollients, aux narcotiques, aux réfrigérants.

Les *émissions sanguines*, toutefois, ne seront recherchées que si le malade est assez robuste pour supporter sans inconvénients cette perte de liquide nutritif ; elles seront obtenues au moyen de ventouses plutôt que de sangsues (Panas).

Les *émollients* et les *narcotiques*, comme les applications mercurielles, ne seront employés que dans la phase aiguë, et seront absolument proscrits dans l'état chronique de la maladie. Encore l'usage de ces topiques sera-t-il rapidement cessé si on n'obtient pas le résultat cherché, le redressement suffisant d'habitude à modérer et même à faire disparaître les douleurs.

Le *froid* peut être appliqué sur la jointure d'une façon continue ou interrompue. On a employé les douches intermittentes, les douches en colonne (Bonnet); les compresses froides, l'irrigation continue, les vessies remplies de glace : la réaction amenée par ces moyens aurait l'avantage de faire résorber les liquides épanchés; mais elle peut dépasser le but et amener une poussée inflammatoire, bientôt suivie de suppuration. De plus, les réfrigérants sont souvent difficiles à appliquer : c'est ce qui arrive lorsque l'articulation atteinte est assez rapprochée du tronc pour qu'il y ait à craindre des complications thoraciques, et surtout lorsque la diathèse rhumatismale a été le point de départ des acccidents.

4° *Si la suppuration apparait*, malgré l'emploi des moyens qui précèdent, ce qui arrive plus souvent quand la maladie a débuté par les parties molles, il faut ouvrir largement la collection purulente lorsqu'elle ne s'est pas fait jour spontanément à l'extérieur.

L'intervention sera rapide si l'abcès est péri-articulaire; pour l'abcès intra-articulaire, on attendra que l'articulation soit fortement distendue par le pus, et que celui-ci menace de rompre la synoviale. La ponction sous-cutanée sera préférée à tout autre mode d'évacuation du liquide, même à l'ouverture oblique avec le trocart ou le bistouri étroit; l'opération sera renouvelée aussi souvent qu'il sera nécessaire pour éviter l'accumulation de la matière septique dans les profondeurs de la jointure, et toujours suivie d'injections détersives, iodées ou phéniquées.

Si au contraire le pus trouve une issue facile et spontanée par des orifices et des trajets fistuleux, la ponction devient complètement inutile; on mettra ces orifices à profit pour injecter dans le foyer les liquides antiseptiques, on aura recours à la ponction dans le cas seulement où les trajets tendront à se fermer avant que la collection soit tarie; enfin si les fistules persistent au delà du temps nécessaire, elles seront cautérisées ou mises en contact avec un liquide irritant, comme la liqueur de Villate, qui déterminera une inflammation adhésive de leurs parois.

5° *Si toutes les médications ont échoué*, que le malade aille en s'affaiblissant par suite de l'abondance de la suppuration, que l'hecticité commence à se montrer, il faut avoir recours à une opération radicale, supprimant la cause de ces accidents, sauf dans le cas où le poumon renferme des tubercules ramollis, ou sur le point de se ramollir, ceux-ci recevant du fait de l'opération une impulsion capable de hâter la terminaison fatale.

L'*amputation* ou la *résection* sera pratiquée, et le choix s'établira d'après l'articulation altérée d'une part, d'après l'état général de l'individu et l'état local d'autre part. Nous verrons, en parlant des tumeurs blanches en particulier, à quelles articulations doit être appliqué tel ou tel procédé opératoire. Quant aux règles qui résultent de l'état général ou local et qui doivent servir de guide dans le choix de l'amputation ou de la résection, il est difficile de les établir d'une manière absolue, et nous nous bornerons à les indiquer sommairement de la façon suivante : on peut dire qu'en général la résection est supérieure non-seulement par la comparaison des statistiques de mortalité, mais aussi par les résultats dont elle est suivie au point de vue de la conservation et de l'usage du membre atteint ; mais pour qu'elle soit possible, il faut que les parties molles péri-articulaires ne soient pas décollées ou gravement altérées, et que la constitution du malade soit encore assez robuste pour supporter, outre ce grave traumatisme, la suppuration longue et abondante qu'elle détermine ; aussi est-il important d'intervenir avant que les forces soient épuisées par la fièvre hectique, les douleurs, les sueurs, etc. C'est au contraire à l'amputation qu'on aura recours quand les téguments sont décollés ou lardacés, quand les altérations sont trop mal limitées pour que la résection en atteigne sûrement les extrémités, enfin quand le sujet est très-affaibli. Ajoutons que la résection convient davantage aux membres supérieurs, et que l'amputation sera faite de préférence aux membres inférieurs.

De tout ce qui précède, il résulte que le traitement des tumeurs blanches en général peut se *résumer* ainsi :

Dans tous les cas, et pendant tout le cours de la maladie, immobilisation de la jointure dans une bonne position après redressement brusque ou progressif;

Le plus souvent, compression associée à l'immobilité, et aidée soit de vésicatoires volants, soit de cautérisation ;

Saignées locales, topiques émollients et narcotiques, d'une façon modérée et seulement s'il y a des phénomènes de vive inflammation ;

Ponction sous-cutanée des abcès intra-articulaires, et débridement des collections péri-articulaires, avec injections iodées ou phéniquées, en cas de suppuration ;

Enfin résection ou amputation si tous les autres moyens ont échoué.

6° Il nous reste à parler des *procédés propres à rétablir les mouvements* dans les cas heureux, et trop rares, où la maladie se termine par une ankylose fibreuse, qui peut être considérée comme une véritable guérison. Pour obtenir ce résultat, il est indispensable de ne pas trop prolonger l'immobilité et d'imprimer à l'articulation des mouvements méthodiques lorsqu'il n'existe plus aucun signe d'inflammation ni de douleur locale (Malgaigne). Le massage et les douches de vapeur ou de liquides, simples ou aromatisées, rendront alors de grands services. Mais ces moyens accessoires seront sévèrement proscrits tant que la maladie n'aura pas pris une allure absolument chronique.

2° — Tumeurs blanches en particulier.

Nous nous bornerons, dans ce paragraphe complémentaire, à préciser les indications spéciales qui résultent de la fonction et de la situation de la jointure malade.

1° *Articulations occipito-atloïdienne*, et *atloïdo-axoïdienne*. — (Tumeurs blanches *sous-occipitales*.)

Deux règles fondamentales sont imposées par le voisinage de la moelle :

Il faut *prévenir le déplacement* en immobilisant la tête, soit par la position seule et le décubitus dorsal, soit par une cravate de carton (Malgaigne) ou un collier de gutta-percha (Broca) ;

Si le déplacement existe, il faut le corriger par le redressement progressif avec les mains ou à l'aide des différentes machines employées contre le mal de Pott et le torticolis. Ce redressement doit être opéré avec les plus grands ménagements.

2° *Pour l'articulation temporo-maxillaire*, on emploiera les moyens ordinaires d'hygiène et de contention : une particularité est importante à connaître, c'est l'impossibilité de maintenir le repos complet de l'articulation.

3° Les *articulations sterno-claviculaire et acromio-claviculaire* sont rarement atteintes de tumeur blanche. Si le traitement ordinaire est impuissant à amener la guérison, la résection est préférable à l'amputation.

4° A l'*articulation scapulo-humérale*, l'immobilisation est difficile. On peut appliquer une écharpe pour soutenir le coude et l'avant-bras, et un bandage de corps embrassant le tronc et les bras (Malgaigne), ou se servir de deux gouttières ou demi-cuirasses, l'une sur la moitié de la poitrine du côté malade, l'autre autour du bras (Bonnet). L'appareil ouaté de Burggræve, renforcé d'attelles de carton mouillé et d'une bande amidonnée ou dextrinée, est plus simple que les autres et doit être préféré.

La résection est bien supérieure à la désarticulation.

5° Il en est de même pour l'*articulation huméro-cubitale*, du coude, sauf dans le cas où il existe de vastes décollements des parties molles, et un état général trop faible. Avant d'en arriver à la résection, on emploiera les moyens habituels : l'immobilité sera faite dans la flexion à angle droit et la demi-pronation, en vue de l'ankylose possible.

6° Au *poignet*, les articulations radio-carpiennes, carpiennes et carpo-métacarpiennes sont ordinairement prises en même temps : d'où la difficulté et souvent même l'impossibilité d'enlever toutes les parties malades par la résection, qui d'ailleurs, après la guérison, laisse des ankyloses ou des raideurs telles que l'usage du poignet est aboli; l'amputation est donc préférable.

C'est dans l'extension modérée et la demi-pronation que l'immobilité sera maintenue par l'appareil de Burggræve.

7° Aux *doigts*, les articulations seront immobilisées par de petites attelles dorsales et palmaires, et une bande prenant son point d'appui sur le poignet. Les séquestres formés par les phalanges seront extraits. Souvent l'amputation d'une phalange ou d'un doigt sera nécessaire.

8° Dans la *sacro-coxalgie*, l'immobilité dans le décubitus dorsal, les révulsifs sur les côtés de l'articulation, la compression au moyen d'une bande amidonnée et d'une plaque de carton ouaté, s'il y a des douleurs et du gonflement, enfin les moyens généraux, constituent le traitement.

9° La *coxalgie* est la plus fréquente et la plus grave des tumeurs blanches.

Le traitement général est très-important.

Localement, l'immobilité dans une bonne position est l'indication capitale, mais elle est difficile à remplir. Les lits mécaniques sont insuffisants à produire une contention exacte ; les appareils à double plan incliné placent le membre dans une mauvaise position ; ceux de Guersant, de Giraldès, de Marjolin, etc., ont leurs avantages et leurs inconvénients. La gouttière de Bonnet rend ici les plus grands services, mais

est d'un prix trop élevé. A son défaut, c'est à l'appareil de
M. Verneuil que nous donnons la préférence : il se compose
essentiellement d'un caleçon doublé d'ouate et de trois attelles
en fil de fer, dont l'une entoure le bassin ; une seconde, fixée
à celle-ci, descend sur le côté externe de la cuisse jusqu'en
son milieu ; une 3ᵐᵉ, de même longueur que la 2ᵐᵉ et également fixée à la 1ᵉ, recouvre la partie interne de la cuisse ; elles
sont toutes trois fixées par des bandes sèches recouvertes d'un
bandage dextriné.

La résection, malgré sa gravité, l'emporte de beaucoup sur la
désarticulation de la hanche.

10° L'*articulation du genou* est une des plus fréquemment
atteintes de tumeur blanche.

La gouttière de Bonnet ayant l'inconvénient d'obliger les
malades à garder le lit, on emploiera les appareils inamovibles
ou mieux amovo-inamovibles, qui permettront un exercice
modéré lorsque l'état général ne s'y opposera pas.

L'amputation est préférable à la résection, qui a toujours
donné des résultats déplorables, et qui laisse, en cas de survie, les membres ankylosés, difformes, raccourcis.

11° A l'*articulation tibio-tarsienne*, l'amputation sera encore
préférée à la résection, qui n'enlève pas d'une façon certaine
toutes les parties malades, entretient une suppuration indé-
finie, et laisse un membre trop peu solide pour être utilisé :
après l'amputation, on emploiera les appareils prothétiques
appropriés. Quant à la position du pied dans le cours de la
maladie, elle doit répondre à la flexion complète sur la
jambe.

12° Enfin dans la *tumeur blanche du pied*, l'intervention chirurgicale sera très prudente, la guérison pouvant se faire après
l'élimination spontanée d'un ou plusieurs séquestres, ou l'extraction des parties nécrosées.

En cas de nécessité opératoire, on aura recours à la désarticulation du pied, si elle est possible, ou à l'amputation de la
jambe à sa partie inférieure. Ce n'est qu'à l'articulation mé-
tatarso-phalangienne du premier orteil qu'on pourra tenter la
résection.

ARTICLE II. — Lésions traumatiques.

Les articulations peuvent être atteintes d'entorse, de contusions, de plaies, de luxations.

§ 1. — Entorse.

L'entorse est l'ensemble des effets produits sur une articulation par les mouvements forcés, résultant d'un acte mécanique extérieur ou d'une contraction musculaire exagérée, souvent des deux causes agissant simultanément (Duplay). On peut trouver les ligaments tiraillés, rompus ou arrachés ; les extrémités articulaires contuses ou écrasées ; les muscles distendus, rupturés, etc.

La douleur, le gonflement, l'ecchymose, la gêne des mouvements ou l'immobilité absolue de l'articulation : tels sont les principaux signes cliniques de l'entorse.

TRAITEMENT. — Il est essentiellement local, et doit varier suivant l'une des trois périodes suivantes (Bonnet) :

La lésion est récente, il n'y a pas d'inflammation ;

La lésion date de plusieurs jours, l'inflammation est intense ;

La lésion, devenue chronique, présente des accidents nouveaux, consécutifs.

1. *Entorse récente*. — Ici l'indication capitale est de prévenir l'inflammation, de combattre le gonflement et l'ecchymose. Les moyens propres à la remplir sont de deux sortes : *moyens mécaniques* (mouvements artificiels, massage, immobilisation); et *applications locales* (émollients, répercussifs).

1° *Moyens mécaniques*. — *a*. Les *mouvements artificiels* ont donné d'excellents résultats, mais à la condition indispensable qu'il n'y ait ni fracture, ni inflammation vive de l'articution.

b. Le *massage* ne doit être employé qu'avec les mêmes restrictions ; alors il peut devenir un prompt et excellent moyen de traitement, surtout s'il est exécuté par un chirurgien prudent, et non par les empiriques aux mains desquels il est resté trop longtemps confié. Il consiste dans une série de frictions et de pressions méthodiques pratiquées avec les pouces ou les paumes des mains enduits d'un corps gras, et faites de l'extrémité du membre vers sa racine. Les premières frictions, presque toujours très douloureuses, seront légères, puis deviendront de plus en plus fortes jusqu'à ce qu'on arrive à un véritable pétrissage des parties. Les séances nécessaires seront au nombre de 3 à 10 en moyenne, et seront suivie d'immobilisation (Broca, Lebatard, etc.).

c. L'*immobilisation*, surtout indiquée dans les entorses graves avec gonflement et douleur, et obtenue à l'aide de gouttières en fil de fer, d'appareils plâtrés ou dextrinés, de l'appareil ouaté de Burggræve, ne doit pas être prolongée outre mesure.

2º *Applications locales.* — *a.* Les *émollients* seront réservés aux cas où l'inflammation commence à se développer.

b. Les *répercussifs* seront employés avec avantage dès le début pour prévenir le développement du travail phlegmasique et combattre la douleur ; tels sont : l'eau froide en bain local avec addition de glace, ou, à défaut d'eau froide, les cataplasmes froids faits avec de la pulpe de diverses plantes fraîches ; l'irrigation continue ; l'application incessante de compresses imbibées de liquides réfrigérants, eau blanche, eau-de-vie camphrée, et très souvent renouvelées.

II. L'*inflammation*, lorsqu'elle se développe au bout de quelques jours, peut être intense ou modérée. Dans le premier cas, on a affaire à une véritable arthrite traumatique, et on agit en conséquence ; dans le second cas, on prolonge l'immobilité, on applique les émollients et surtout les antiphlogistiques, que nous connaissons : on a grand soin, avant tout, de s'abstenir de mouvements artificiels et de massage ; on suspend aussi l'usage des réfrigérants, qu'on remplace par des applications tièdes et des onctions grasses (cataplasmes laudanisés, pommade mercurielle, etc.).

III. Enfin l'*entorse chronique* peut dégénérer en arthrite suppurée, en tumeur blanche, ou amener une véritable ankylose ; elle réclame alors les moyens de traitement déjà vus à propos de ces affections.

Si les symptômes nouveaux se composent seulement d'empâtement, de roideur, d'affaiblissement du membre, on les combattra par des frictions stimulantes, le massage, les mouvements communiqués, les douches locales, les bains généraux et locaux, les courants intermittents.

§ 2. — CONTUSION.

La contusion est dite *directe* ou *indirecte* (par contre-coup) suivant que l'action contondante atteint immédiatement l'articulation, ou que celle-ci reçoit le choc par l'intermédiaire d'un segment du membre plus ou moins éloigné d'elle. Bornée aux parties molles, ce qui arrive surtout si l'action est directe, la contusion détermine de la douleur, qui, du point vulnéré, s'étend à toute la jointure ; du gonflement, des ecchymoses, une bosse sanguine, quelquefois un épanchement intra-articulaire ; les mouvements deviennent difficiles et douloureux, ou même impossibles.

Quand les ligaments sont déchirés, les os contus, brisés, ce qui accompagne plus souvent la contusion par contre-coup, les phénomènes deviennent plus sérieux : l'épanchement est considérable, quelquefois séro-sanguinolent ; la lésion peut être le point de départ d'une arthrite suppurée, ou d'arthrite chronique fongueuse ou déformante.

Traitement. — Il doit s'attacher : à prévenir et combattre l'inflammation ; à faciliter la résorption du liquide.

1° Pour remplir la *première indication*, on commencera par immobiliser le membre dans une flexion légère, au moyen d'un bandage ouaté ou d'une gouttière, bien supérieurs aux appareils inamovibles à cause du gonflement qui est toujours à craindre et à surveiller.

Le massage sera absolument proscrit, comme inutile et dangereux : il pourrait avoir pour conséquence le développement de phénomènes inflammatoires.

Il existe, à la suite des contusions articulaires, un état de stupeur locale (et même générale) qui fera remplacer les applications froides par les liquides excitants et résolutifs, alcool, vulnéraire, teinture d'arnica, solutions salines (chlorure de sodium, sel ammoniac, nitre, 1 partie pour 10 parties d'eau), eau vinaigrée, etc.

S'il y a inflammation, on appliquera les antiphlogistiques et les émollients.

2° Pour *favoriser la résorption du liquide*, les moyens qui précèdent, l'immobilité surtout, seront continués. On y joindra la révulsion par de larges vésicatoires volants et la compression.

Quant aux *accidents consécutifs*, il sont les mêmes que ceux de l'entorse et exigent un traitement semblable.

§ 3. — Plaies articulaires.

Elles sont dites *pénétrantes* ou *non pénétrantes*, suivant que la jointure a été ouverte par le corps vulnérant, ou que celui-ci a borné son action aux parties molles péri-articulaires.

Produites soit par arrachement, soit par des instruments piquants, tranchants ou contondants, soit enfin par des armes à feu, elles entraînent dans ce dernier cas des désordres considérables qui nécessitent un traitement spécial.

1. — Plaies par arrachement, ou par instruments piquants, tranchants ou contondants.

1° — *Plaies non pénétrantes.*

Traitement. — Il est le même que celui des parties molles

en général. On cherchera à obtenir la réunion par première
intention au moyen de bandelettes de diachylon, ou de linge
collodionné, ou encore de points de suture si les bords sont
très-écartés ; puis on immobilisera la jointure par les procédés ordinaires, sans chercher à savoir, en cas de doute, si la
plaie est pénétrante : ce qui domine le traitement, c'est la possibilité qu'on doit toujours avoir présente à l'esprit d'une inflammation consécutive des bourses séreuses, des gaines tendineuses, et de la jointure elle-même.

2° — *Plaies pénétrantes.*

Les phénomènes primitifs qui permettent d'affirmer la pénétration
sont la douleur, l'écoulement de sang, et surtout l'écoulement de synovie. Il est exceptionnel que ces symptômes constituent toute la
maladie, et qu'il n'y ait pas d'accidents consécutifs : le plus souvent au
quatrième ou au cinquième jour, apparaissent les signes de l'arthrite
traumatique, qui ordinairement devient suppurée, et entraîne à sa
suite l'ankylose, la gangrène, la septicémie et la mort. Enfin on se
rappellera que les lésions traumatiques des articulations ont le triste
privilège de déterminer des accidents nerveux, le tétanos traumatique
en particulier.

TRAITEMENT. — Il variera suivant qu'il n'y aura pas d'inflammation, ou que celle-ci existe, ou enfin que la suppuration est
survenue.

L'indication capitale du traitement est d'empêcher l'entrée de
l'air dans la cavité articulaire : car si on s'accorde à reconnaître que son influence a été exagérée, on s'entend moins sur la
cause des accidents dont on lui attribuait le développement ;
il vaut donc mieux, jusqu'à ce que la cause soit élucidée, agir
comme si l'entrée de l'air la constituait.

a. Si la plaie est exempte d'inflammation, on omploiera les
moyens suivants : immobilisation, occlusion de la plaie, applications locales.

L'*immobilisation absolue* est indispensable à toutes les périodes du traitement. Si le gonflement n'est pas à craindre, un
bandage ouaté conviendra assez bien pour la maintenir.

L'*occlusion* de la plaie sera faite par des bandelettes de diachylon ou de sparadrap, ou de linge collodionné, ou au besoin
par des points de suture métallique.

Les *applications locales* consistent en eau froide, compresses
mouillées, irrigation continue.

Si des *corps étrangers* sont restés dans la plaie, ils seront extraits, à la condition qu'on puisse facilement les saisir, sans débridements trop étendus.

Dans le cas d'*hémorrhagie*, on comprimera ou on liera l'artère qui en est la source ; si l'épanchement de sang s'est formé, on ne le débridera que s'il est très considérable et si on ne peut espérer la réunion.

Enfin si une *portion d'os* a été séparée et forme séquestre, on ne tentera pas de réunion immédiate ; on fera un pansement à plat, on réduira la luxation avant de procéder à la réunion.

b. Si l'inflammation s'est déclarée, on procédera à l'extraction du *corps étranger* qui souvent en est la cause ; on enlèvera les bandelettes agglutinatives ou les sutures destinées à réunir les bords de la plaie, on prolongera l'immobilisation, enfin on établira le traitement local ordinaire par les *antiphlogistiques locaux*, les *émollients*, les *narcotiques*, les *révulsifs*.

Rarement la saignée générale sera indiquée : mais, comme adjuvants du traitement local, on donnera les *purgatifs* doux et salins, le *tartre stibié*, les *narcotiques* à l'intérieur ; on conseillera une *diète sévère* et l'usage de *boissons acidulées et délayantes*.

c. Si la suppuration est établie, on ouvrira tous les abcès, qu'ils communiquent ou non avec l'articulation ; on débridera la plaie, et au besoin on fera des contre-ouvertures, avec l'établissement de tubes à drainage qui faciliteront l'écoulement du pus et les injections à grand courant dans le foyer. On enlèvera tous les corps étrangers, qui peuvent entretenir la suppuration. Enfin une compression douce favorisera la disparition de l'œdème du membre.

L'ankylose est un mode de guérison qu'on obtiendra en prolongeant l'immobilité de l'articulation, et conservant les forces par l'usage de bon vin, de quinquina, d'eau-de-vie, de café.

II. — PLAIES PAR ARMES A FEU.

1° *Les plaies non pénétrantes* demandent le repos et l'immobilité ; les réfrigérants et les antiphlogistiques. Il ne faut pas oublier que ce sont des plaies contuses, et souvent accompagnées d'une perte de substance considérable : d'où la nécessité de surveiller la cicatrisation à cause de la mobilité de la peau et des bords, entraînant l'établissement d'une cicatrice vicieuse ; d'où aussi la possibilité d'une gangrène, laissant l'articulation ouverte à la chute des eschares. L'amputation sera quelquefois rendue nécessaire par l'étendue de la perte de substance.

2º *Pour les plaies pénétrantes*, on peut se proposer de *conserver le membre*, ou il est nécessaire de le *sacrifier*.

a. — Si une balle, par exemple, a pénétré dans l'articulation sans produire de grands désordres, si elle n'y a pas séjourné, si l'articulation est peu étendue, si enfin le sujet est jeune, on instituera le traitement ordinaire des plaies articulaires, sans faire de réunion immédiate à cause de la contusion des bords.

b. Si, au contraire, de graves désordres ont été produits dans une grande articulation, du membre inférieur surtout, une opération est urgente. L'amputation est indiquée quand un gros projectile a ouvert une articulation importante, dilacéré les parties molles, qui sont ainsi menacées de gangrène, blessé des vaisseaux ou des nerfs volumineux, ou que les os sont fracassés, ou sont le siège de fissures étendues. La résection est préférable quand le fracas des os est limité, quand il n'y a pas une trop vaste perte de substance des parties molles, quand les grands faisceaux vasculo-nerveux ont été respectés ; enfin elle paraît moins grave aux membres supérieurs, mais convient beaucoup moins dans les camps que dans la pratique civile.

Quelle que soit l'opération choisie, on aura tout avantage à la faire d'une façon rapide, sauf la désarticulation de la hanche, assez grave pour qu'il n'y ait pas à se hâter (Legouest).

§ 4. — LUXATIONS TRAUMATIQUES.

On désigne ainsi le changement permanent et anormal survenu dans les rapports des extrémités articulaires des os (Follin).

Bien plus rares que les fractures, ces accidents ont leur maximum de fréquence au membre supérieur. Les violences extérieures et l'action musculaire sont les deux ordres de causes déterminantes des luxations, et peuvent agir directement ou d'une manière indirecte.

Leurs symptômes sont rationnels : douleur, perte de fonctions du membre, gonflement, ecchymoses ; ou physiques : déformation, changements de longueur, difficulté, ou impossibilité, ou au contraire exagération des mouvements, et enfin crépitation ou mieux frottement articulaire.

I. — *Luxations en général.*

TRAITEMENT. — Il varie suivant que l'accident est récent ou ancien.

I. *Luxation récente.* — Nous trouverons plus loin les complications qui peuvent accompagner le déplacement : ici nous le supposerons simple.

12.

Il y a trois indications nécessaires et capitales :

Il faut réduire la luxation ;

Il faut la maintenir réduite ;

Il faut rétablir les mouvements.

1° *Réduction*. — Elle a pour but de rendre aux extrémités articulaires leurs rapports normaux, et peut se faire très facilement, ou devenir très difficile ou même impossible : il faut chercher l'obstacle à la réduction tantôt dans un spasme musculaire, dont l'anesthésie peut seule avoir raison ; tantôt dans l'existence d'une sorte de boutonnière qui étrangle pour ainsi dire l'extrémité osseuse déplacée, et qui est formée soit par les muscles agissant à la fois d'une manière active et passive, soit par des parties fibreuses, telles que la capsule, dont les fibres se sont écartées en un point, ou les ligaments restés intacts et fortement tendus. Il est indispensable, avant de commencer la réduction, de connaître les obstacles à vaincre.

Elle peut se faire par les méthodes de douceur ou par les méthodes de force (Malgaigne).

a) *Méthodes de douceur*. — Ici c'est l'adresse et l'habileté qui pourront vaincre le déplacement, et ces qualités, pour s'exercer avec fruit, devront se baser sur la connaissance exacte des variétés anatomiques de luxations : les procédés changeront donc avec ces variétés et ne peuvent être étudiées d'une façon générale. On peut cependant les ramener à trois catégories, dites de *pression*, d'*impulsion*, de *dégagement*, suivant qu'on presse directement sur l'os déplacé, ou qu'on refoule une surface osseuse avant de presser sur elle ou qu'on dégage un os enclavé ou chevauchant. Ces méthodes, en somme, ne diffèrent entre elles que par des nuances.

Lorsqu'elles ne réussissent pas à amener la réduction, il faut avoir recours aux suivantes.

b) *Méthodes de force*. — Elles se composent de trois manœuvres :

La *contre-extension*, qui maintient l'un des os fixe ;

L'*extension*, qui ramène l'os luxé au niveau de l'articulation ;

La *coaptation*, qui lui rend sa place habituelle.

La *contre-extension* sera faite par les mains d'un aide, ou par des liens, bandes, serviettes, draps dont les extrémités seront confiées à des aides, ou mieux fixées à un crochet, à un anneau. Elle sera appliquée, autant que possible, sur l'os articulé avec celui qui est luxé.

L'*extension* a exercé l'imagination des chirurgiens, qui, sans compter leurs propres mains ou celles des aides, ont eu recours à une foule d'appareils et de machines pour l'exécuter :

liens, bandes, mouchoirs, légèrement mouillés pour éviter le glissement ; bracelets de cuir serrés à l'aide de boucles et munis d'anneaux ; pinces de B. Anger ou de Farabœuf ; poids, machines, pour opérer la traction, etc.

Le meilleur appareil, suivant nous, est la *moufle*, employée d'abord par A. Paré, et perfectionnée de nos jours au point de faire à la fois l'extension et la contre-extension ; de montrer à tout moment, par l'application d'un dynamomètre, le degré exact de la traction exercée, et de permettre de cesser brusquement l'extension par l'interposition d'une pince à échappement.

A défaut de cet ingénieux système, nous donnons la préférence à l'*extension continue par le caoutchouc* (Ch. Legros et Th. Anger), qui épuise rapidement la contractilité musculaire : 5 ou 6 tubes à drainage, passés dans une anse que forme la partie moyenne d'un certain nombre de bandes de sparadrap dont les extrémités forment spirale autour du membre, sont attachés à un point fixe : au bout de 15 à 20 minutes, la luxation est réduite.

L'extension peut être brusque et instantanée ou lente et continue ; elle doit être appliquée sur l'os luxé directement, et non, comme le pensait Boyer, à l'extrémité du membre, loin de la luxation. Enfin le chloroforme pourrait être donné pour vaincre la contractilité musculaire ; elle n'est pourtant pas sans danger à cause de la tendance à la syncope et à la congestion cérébrale qui résulte du choc traumatique (Gosselin).

La *coaptation*, destinée à faire reprendre sa place à l'os luxé, lorsqu'il a été ramené au niveau de la surface articulaire, est quelquefois inutile, la réduction s'opérant seule.

Si elle est nécessaire, on aura recours aux procédés de douceur.

Avant d'en finir avec la réduction, il est indispensable de mentionner les *accidents* qu'elle peut déterminer. Les uns sont primitifs : contusions, excoriations, arrachement des téguments ; ruptures des vaisseaux et épanchements sanguins ; arrachement, tiraillement des nerfs ; arrachement d'un membre ; enfin épuisement général, congestion cérébrale, syncope.

Les autres sont consécutifs : eschares cutanées, abcès et phlegmons péri-articulaires ; arthrite aiguë, quelquefois suppurée, gangrène, œdème persistant, réduction incomplète, récidive par fracture ou déformation des surfaces articulaires.

2° *Immobilisation.* — Elle doit être faite dès que la réduction est obtenue, et prolongée jusqu'à ce que la réparation ait eu le temps de se faire. Un simple bandage suffit ordinairement.

3° Pour *rétablir les mouvements* on s'empressera, dès que les lésions sont suffisamment réparées, d'imprimer des mouvements artificiels et méthodiques à la jointure, et de conseiller les bains stimulants, les frictions, le massage.

II. *Luxation ancienne.* — Il serait très important de connaître l'époque à laquelle une luxation peut encore être réduite ; mais il est impossible de la fixer d'une façon générale, chaque articulation différant des autres à ce point de vue.

On trouve ici les mêmes obstacles à la réduction que précédemment ; il s'y joint des adhérences fibreuses, la formation de nouveaux ligaments, la rétraction musculaire.

a. Si la luxation est encore réductible, on exécutera les mêmes manœuvres que pour une luxation récente, avec les méthodes de force et une énergie bien plus grande. L'anesthésie rend ici moins de services, ne pouvant agir sur des parties fibreuses aussi efficacement que sur des fibres musculaires. Aussi on a proposé et tenté la section sous-cutanée des ligaments et des muscles contractés : mais c'est un moyen bien incertain, à cause de la difficulté de déterminer exactement à l'avance les parties qui résistent.

b) Si le déplacement ne peut plus être réduit, on cherchera par des mouvements appropriés à rendre une certaine mobilité à la jointure, et on appliquera les appareils préconisés contre l'ankylose.

III. *Complications.* — Nous n'avons envisagé jusqu'ici que le cas où la luxation est simple, qu'elle soit d'ailleurs récente ou ancienne : il nous reste à passer rapidement en revue les *complications* qui peuvent survenir. On a l'habitude, en France, de comprendre sous cette dénomination tous les accidents locaux et généraux qui aggravent notablement la lésion principale, au lieu de la réserver, comme en Angleterre, à la communication du foyer traumatique avec l'air extérieur par une plaie pénétrante.

Ces accidents sont *locaux* et *généraux* ; ces derniers n'offrant rien de spécial, nous nous en tiendrons à l'énumération des accidents locaux, qui peuvent être primitifs ou consécutifs.

A. — *Accidents primitifs :*

1° *La contusion* n'apporte aucune modification au traitement ;

2° La *rupture de la capsule*, des ligaments, des tendons, des muscles, exige une longue immobilisation, une fois la réduction obtenue ; de plus, elle est souvent la source de phénomènes inflammatoires qui exigent un traitement antiphlogistique énergique ;

3° La *fracture* de l'extrémité de l'os luxé n'empêche pas la réduction, mais l'empêche d'être durable, et fait que la luxation se reproduit : il faut employer tous les moyens contentifs susceptibles de maintenir l'os en place et prolonger l'immobilisation.

L'arthrite que cet accident peut amener détermine de la raideur et même une ankylose de la jointure (massage, douches, etc.).

Si c'est sur le corps de l'os que siège la fracture, la luxation est souvent irréductible, et on est obligé d'attendre la consolidation pour tenter la réduction.

4° La *déchirure des artères* est tantôt la cause d'un anévrysme traumatique primitif, tantôt d'un anévrysme consécutif, très rarement d'une hémorrhagie : il faut réduire la luxation par les méthodes de douceur, puis instituer le traitement de l'anévrysme. Si les téguments sont intéressés, on fera la ligature des deux bouts du vaisseau.

La *déchirure des veines*, très rare, n'entraîne pas de conséquences graves.

5° Les *lésions des nerfs*, compression, tiraillement, déchirure, lésions de nutrition, commandent le traitement habituel de ces affections.

6° Les *plaies* superficielles sont peu graves et ne méritent pas un traitement spécial; les plaies pénétrantes, au contraire, sont très-graves et exigent le traitement de l'arthrite traumatique. Si la plaie est étroite, il faut d'abord réduire la luxation, puis instituer le traitement des plaies articulaires. Si l'os fait saillie à l'extérieur, il faut tenter la réduction, au moyen de débridements s'ils sont nécessaires. Si la réduction est impossible, il faut faire la résection de la partie saillante.

Dans tous ces cas, l'ankylose est à craindre : aussi devra-t-on s'attacher, en immobilisant le membre, à le mettre dans une position convenable. Enfin, si les délabrements sont considérables, il faudra choisir entre la résection et l'amputation, dont les indications ont été examinées précédemment.

B. — *Accidents consécutifs :*

1° L'*inflammation*, peu à redouter dans les luxations simples, est fort à craindre après une contusion violente, ou quand les surfaces n'ont pas été réduites. Les luxations compliquées de plaies surtout sont exposées à l'arthrite, qui suppure ordinairement : ces abcès, que Laugier nomme primitifs locaux, se développeraient toujours, d'après lui, sur le côté du membre opposé au déplacement ; cette règle n'est pas absolue, car ces abcès peuvent ne pas survenir ou se développer ailleurs que du côté indiqué. On devra néanmoins surveiller attentivement le membre blessé, et donner rapidement issue au pus s'il s'est formé.

Si l'inflammation s'est développée avant la réduction, on ne tentera celle-ci que si elle ne présente aucune difficulté ; dans le cas contraire, ou si la luxation est ancienne, ou enfin si l'inflammation est intense, on attendra, pour opérer la réduction, que les symptômes phlegmasiques soient apaisés.

2° La *gangrène*, produite par la contusion directe, par une rupture vasculaire, ou par une compression prolongée des téguments, offre des indications variables ; quelquefois elle nécessite l'amputation.

3° Enfin les *roideurs articulaires*, l'atrophie des muscles, l'ankylose, seront combattues par le massage, les douches, l'électrisation, etc.

II. — *Luxations en particulier.*

1° — *Luxations du maxillaire inférieur.*

On doit chercher, pour réduire la luxation de la mâchoire, soit à abaisser la partie postérieure du maxillaire inférieur, soit à produire un écartement entre les dernières molaires ; on obtiendra ce résultat par une des trois méthodes suivantes :

On *abaissera totalement la mâchoire* en relevant le menton, puis on la repoussera en arrière ;

Ou on *abaissera seulement la partie postérieure* de la mâchoire par une pression sur les dernières molaires ou sur les apophyses coronoïdes ;

Quelquefois enfin, il sera nécessaire *d'abaisser la partie postérieure* par une pression sur le condyle ou sur l'apophyse coronoïde, en même temps qu'on *relèvera le menton.*

La réduction sera maintenue par un bandage en fronde ; on conseillera le silence et les aliments faciles à mastiquer.

2° — *Luxations du sternum.*

Il y a deux sortes de déplacement, ceux du *corps sur la poignée*, ou du sternum proprement dits ; ceux de l'*appendice xiphoïde.* Ils sont très rares.

a. Pour réduire le premier, le tronc étant étendu, on le renverse en arrière, sur un coussin épais, et on presse sur le bassin en même temps que sur les épaules et le menton ; ou bien on refoule la pièce moyenne du sternum en bas et en arrière avec la main ou un poinçon (Malgaigne).

b. On ne connaît que deux exemples du second mode de déplacement, ce qui rend impossible l'établissement de règles fixes de réduction.

3° — *Luxations des côtes et des cartilages.*

a. Les observations de luxation costo-vertébrale sont aussi trop peu nombreuses pour qu'on en puisse faire l'histoire.

b. On a admis, sans doute à tort, des luxations des côtes sur leurs cartilages, sur lesquelles nous n'insisterons pas davantage.

c. Les cartilages des 6e, 7e et 8e côtes ont été trouvés luxés les uns sur les autres : on réduirait en pressant et refoulant en arrière le cartilage supérieur. Enfin les 4e, 5e et 6e cartilages costaux paraissent seuls s'être luxés sur le sternum.

4° — *Luxations des vertèbres.*

Les vertèbres *cervicales* sont le siège le plus ordinaire des luxations, en raison de leur mobilité. Le déplacement des vertèbres *dorso-lombaires* est, au contraire, extrêmement rare et ne s'observe guère que comme complication de fractures de la colonne vertébrale.

a. Il n'existe qu'un cas authentique de *luxation de l'atlas sur l'occipital* (Bouisson); encore la mort fut instantanée. Nous n'en parlerons pas.

b. Les *luxations de l'axis sur l'atlas,* moins rares, sont *simples* ou *compliquées* de la fracture de l'apophyse odontoïde ou de l'atlas.

S'il n'y a pas de symptômes de compression de la moelle, il vaut mieux ne tenter aucun essai de réduction ; dans le cas contraire, on redressera lentement la tête, et, la réduction obtenue, le décubitus dorsal, la contention de la tête dans une bonne position, seront de rigueur.

c. La 5e et la 6e vertèbres cervicales sont les plus fréquemment atteintes de luxation; puis vient la 4e, enfin la 3e et la 7e. Considérées comme imprudentes par le plus grand nombre de chirurgiens, les manœuvres de réduction sont conseillées par Malgaigne, qui prescrit de relever lentement la tête en repoussant en avant la partie inférieure de la colonne.

d. Les vertèbres dorso-lombaires sont très rarement déplacées : le traitement consiste uniquement dans l'immobilité du rachis, les désordres considérables qu'on rencontre avec cette luxation interdisant les essais de réduction.

5° — *Luxations de la clavicule.*

Elle peut être déplacée par chacune de ses extrémités, ou par les deux ensemble.

a. Les luxations de l'*extrémité interne* sont présternale, rétrosternale ou sus-sternale.

Le déplacement *présternal* sera réduit par une simple pression des doigts sur l'extrémité déplacée, en même temps que l'épaule et la partie supérieure du bras seront portées en dehors : l'écharpe de Mayor. ou un simple bandage herniaire à ressort feront la contention.

La luxation *rétro-sternale* sera facilement réduite, le tronc étant maintenu, en portant les épaules en arrière et en dehors. Les divers bandages pour la fracture de la clavicule seront employés pour maintenir la réduction.

Il n'existe que deux cas de luxation *sus-sternale* : dans l'un, la réduction fut facile, mais se reproduisit ; dans l'autre, elle fut maintenue par le bandage cubito-claviculaire.

b. Les luxations de l'*extrémité externe* sont *sus-acromiale* ou *sous-acromiale.*

La première est la plus fréquente des luxations de la clavicule. L'élévation et l'abduction du bras, en même temps qu'une pression directe sur la clavicule, suffiront à la réduction, qui sera difficilement conservée : Velpeau conseillait de placer simplement le bras dans une bonne écharpe.

La luxation sous-acromiale, rare, sera réduite par des tractions du bras en bas et en dehors, en même temps qu'on tirera la tête humérale en arrière.

c. Enfin la luxation *simultanée des deux extrémités* de la clavicule a été observée deux fois : la réduction a été assez facile ; quant à la contention, faite au moyen de compresses graduées et d'un bandage de Desault, elle n'a réussi que pour une des deux extrémités.

6° — *Luxations de l'humérus.*

La plus fréquente des luxations, celle de l'humérus présente de très nombreuses variétés qui peuvent se ranger en quatre catégories : en avant et en dedans (*sous-coracoïdienne, intra-coracoïdienne, sous-claviculaire*) ; en bas (*sous-glénoïdienne*) ; en arrière et en dehors (*sous-acromiale, sous-épineuse*) ; en haut *sus-coracoïdienne*).

Les complications sont nombreuses et fréquentes. Pour la luxation *récente*, les méthodes de douceur réussissent souvent : soit la pression directe à l'aide des doigts introduits dans l'aisselle ; soit le procédé indirect, en rapprochant le coude du tronc, ce qui fait basculer la tête humérale en dehors ; soit en dégageant cette tête par la rotation en dedans, en dehors, ou, ce qui est mieux, par l'élévation et la traction du bras.

Si la luxation est *ancienne*, ou si, bien que récente, elle résiste aux méthodes de douceur, il faut avoir recours aux procédés de force connus : l'*extension oblique en haut* convient mieux que toute autre direction pour la luxation *sous-coracoïdienne ;*

Dans la luxation *intra-coracoïdienne*, l'*extension horizontale* est préférable ;

Dans la luxation *sous-claviculaire*, c'est l'*extension oblique en bas* et l'*extension horizontale ;*

Dans la luxation *sous-acromiale*, c'est l'*extension horizontale associée à un mouvement de bascule* qu'on obtient en élevant le coude et le portant en arrière.

7° — *Luxations du coude.*

Le déplacement simultané des deux os de l'avant-bras sur l'humérus peut se faire *en arrière, en avant, en dehors, en dedans.*

a) Le déplacement *en arrière* se complique assez souvent de fractures de l'apophyse coronoïde, de l'olécrâne, de la tête du radius, du condyle huméral.

Les procédés de douceur suffisent souvent ; ce sont : l'extension, qui s'applique à l'avant-bras étendu ou demi-fléchi ; la pression directe de l'humérus en arrière, de l'avant-bras en avant, précédée de l'extension ; enfin, l'impulsion ou glissement, qui consiste à croiser les deux mains sur l'extrémité inférieure de l'humérus qu'elles refoulent en arrière, tandis que les pouces, appuyant sur l'olécrâne, repoussent le cubitus en avant.

Les luxations anciennes exigent l'emploi des méthodes de force, et les obstacles tiennent surtout à la présence d'adhérences fibreuses. L'extension en ligne directe est préférable à toute autre direction lorsqu'elle est possible. La réduction obtenue, l'avant-bras est maintenu dans la flexion forcée pendant deux ou trois jours, puis dans la demi-flexion pendant huit jours ; ensuite on lui fait exécuter des mouvements gradués.

b) Le déplacement *en avant* se fait directement ou par rotation.

Dans le premier cas, les méthodes de douceur sont ordinairement suffisantes, le traitement n'a rien de particulier.

Quant à la deuxième variété, il n'y en a qu'une observation.

c) Le déplacement *en dehors* sera réduit par une extension légère, la rotation de l'avant-bras en dehors, et une impulsion en dedans jointe à une flexion brusque.

d) La luxation *en dedans,* très rare, exige d'abord la contre-extension sur le bras et une traction sur le poignet; puis on ramène l'avant-bras dans l'extension et la supination avant de compléter la coaptation.

8° — *Luxations de l'extrémité supérieure du cubitus.*

Déplacé à la fois sur l'humérus et le radius, le cubitus se luxe toujours en arrière. Le traitement est celui des luxations du coude en arrière.

9° — *Luxations de l'extrémité supérieure du radius.*

a) Les luxations *complètes* se font *en avant, en arrière* ou *en dehors.*

La réduction du déplacement *en avant* se fera par la pression directe sur la tête du radius ou par l'extension sur le poignet ou la main : mais elle est difficilement maintenue, et on est réduit à rendre au membre blessé le plus de mouvement possible par un exercice méthodique.

Il en est de même des moyens de réduction et de la difficulté de la maintenir pour le déplacement *en arrière* et *en dehors :* dans cette dernière variété, si la réduction ne reste pas maintenue, les mouvements de l'avant-bras restent gênés, principalement la flexion complète et la supination.

b) La luxation *incomplète,* chez l'adulte, se réduira comme la luxation complète.

Chez l'enfant, elle diffère surtout par son mécanisme, c'est plutôt une élongation (Duverney) : pour réduire cette subluxation, l'avant-bras est mis en supination et fléchi brusquement, puis il est immobilisé dans une écharpe pendant quelques jours.

10° — *Luxation simultanée du cubitus en arrière et du radius en avant.*

Il n'en existe qu'un très petit nombre d'observations.

On essaiera la réduction isolée et ordinaire de chaque os ; ou, après une extension légère sur l'avant-bras, on lui imprimera un mouvement de torsion en dehors.

11° — *Luxations de l'extrémité inférieure du cubitus.*

Ces luxations, en avant ou en arrière, sont fort rares.

Pour la luxation *en arrière*, on ramène la main dans la supination ou on emploie la simple pression directe, ou encore la méthode d'impulsion.

Pour la luxation *en avant*, l'impulsion simple réussit mieux que le mouvement de pronation.

12° — *Luxations du Poignet.*

La réduction du déplacement, en avant ou en arrière, se fait par l'extension sur la main ou l'impulsion directe.

13° — *Luxations carpo-métacarpiennes.*

Celle du pouce seule est intéressante. Elle se fait *en avant* ou *en arrière*.

Dans le premier cas, on inclinera le pouce vers la paume de la main, et on exercera une tension prolongée.

Dans le deuxième cas, la pression directe avec une légère extension suffit souvent à la réduction. La contention sera obtenue au moyen de compresses graduées.

14° — *Luxations métacarpo-phalangiennes.*

a) Du pouce. — La luxation *en arrière* est la plus fréquente. On a d'abord recours, pour la réduire, aux méthodes de douceur, impulsion, glissement ou dégagement, qui réussissent quelquefois et échouent souvent ; on a alors recours aux méthodes de force, surtout à la traction énergique sur le pouce au moyen de pinces à préhension.

La luxation *en avant* est facilement réduite par la flexion forcée, l'extension directe, l'impulsion.

b) Des quatre derniers doigts. — La luxation *en arrière* est aussi difficile à réduire que celle du pouce, et pour les mêmes raisons : boutonnières musculaires, interposition de ligaments, etc.

La luxation *en avant* est réduite par des tractions directes associées à une pression sur les os luxés et au brusque renversement du doigt en arrière.

15° — *Luxations des phalangines et phalangettes.*

Elles se font *en arrière* ou *en avant*, et sont également faciles à réduire par les méthodes de douceur : impulsion avec traction et extension, ou flexion.

Les luxations *de la phalangette du pouce* sont souvent compliquées de déchirures des téguments, avec ou sans saillie extérieure des extrémités articulaires, et cette complication entraîne rapidement l'apparition de phénomènes inflammatoires : phlegmon, gangrène, suppurations étendues, tétanos. Il n'en est pas moins utile de réduire les luxations compliquées, avec un débridement au besoin. Si la réduction est impossible, on pratiquera la résection de l'extrémité de la phalange.

16° — *Luxations du bassin.*

a) Luxation de la symphyse pubienne. — L'immobilité la plus complète, assurée par un bandage entourant le bassin, constitue le traitement.

b) Il en est de même pour les *luxations unilatérales des symphyses sacro-iliaques.* Elles s'accompagnent presque constamment d'une disjonction de la symphyse pubienne ou d'une fracture de l'os iliaque, qui s'oppose à la réduction.

c) La luxation du sacrum n'est connue que par une observation de Foucher.

Si les trois symphyses sont luxées à la fois, comme il en existe quelques exemples, la mort succède rapidement aux graves désordres qui en résultent.

d) Le *coccyx* peut se déplacer *en avant* ou *en arrière.*

La luxation *en avant* sera facilement réduite en introduisant le doigt dans le rectum et repoussant le coccyx en arrière : l'application d'un pessaire ou d'un tampon rectal préviendra le retour du déplacement.

Le déplacement *en arrière* a été observé dans un seul cas, et la réduction fut facile.

17° — *Luxations du fémur.*

Elles se font en arrière (*ischiatique   iliaque*), en avant (*ilio-*

pubienne, ischio-pubienne), en haut (*sus-cotyloïdienne*), en bas (*sous-cotyloïdienne*).

Les méthodes de douceur réussissant souvent, c'est à elles qu'il faut d'abord avoir recours. Celle qui convient le mieux est la méthode de dégagement, qui consiste à imprimer à la cuisse des mouvements de flexion, de rotation, de circumduction (Després).

Pour les luxations *en arrière*, on emploiera la flexion combinée à la rotation et à la circumduction de dedans en dehors.

Pour les luxations *en avant*, la circumduction et la rotation de dehors en dedans, avec la flexion, réussiront mieux.

Si on emploie les méthodes de force, après les procédés de douceur, c'est sur la cuisse fortement fléchie qu'on fera les tractions pour les luxations en arrière et pour le déplacement ilio-pubien ; dans la luxation ischio-pubienne, la cuisse sera légèrement fléchie et portée dans une forte abduction.

Enfin pour les luxations *verticales*, comme pour les précédentes, les tractions sur la cuisse fléchie, la pression directe sur la tête fémorale, la circumduction, la rotation, ont bien réussi.

L'immobilité sera maintenue pendant une quinzaine de jours. Parmi les complications, la fracture du rebord cotyloïdien surtout expose au retour du déplacement.

18° — *Luxations de la rotule.*

Elles peuvent se faire *en dehors, en dedans, verticalement* ou *par renversement* (Malgaigne).

La luxation *en dehors*, la plus fréquente, se réduit par le procédé de Valentin, qui consiste à étendre la jambe sur la cuisse, à fléchir celle-ci sur le bassin, et à refouler avec les deux pouces la rotule de dehors en dedans. L'immobilité sera gardée trente ou quarante jours, à cause des récidives fréquentes ; quelquefois même l'usage d'une genouillère sera indispensable.

La luxation *en dedans* est très rare.

La luxation de champ ou *verticale* est dite verticale interne ou verticale externe suivant que la face articulaire de la rotule est dirigée en dedans ou en dehors. Le procédé de Valentin, c'est-à-dire le dégagement de la rotule, suffit ordinairement, avec l'extension et la flexion alternative de la jambe, et des mouvements d'adduction et d'abduction.

La luxation *par renversement* n'est qu'un degré plus avancé de la précédente.

19° — *Luxations du tibia.*

Les luxations *en avant* et *en arrière* se réduisent à l'aide d'une extension pratiquée sur la jambe et aidée soit de l'impulsion directe et en sens inverse des deux extrémités osseuses, soit de la flexion de la jambe.

Les déplacements *en dehors* et *en dedans* se réduisent par l'extension directe aidée de la pression en sens inverse sur les os.

La réduction de la luxation *par rotation en dehors* ou *en dedans* s'opère par une traction légère sur la jambe, suivie d'un mouvement de rotation en sens opposé à celui du déplacement.

20° — *Luxations du péroné.*

Elles sont rares. A sa partie supérieure, le péroné peut se déplacer en avant ou en arrière : la pression directe, d'arrière en avant ou d'avant en arrière, suffit à la réduction. Le plus souvent, il y a en même temps fracture oblique du tibia.

Il n'y a qu'un exemple de luxation de l'articulation péronéo-tibiale inférieure.

21° — *Luxations de l'articulation tibio-tarsienne.*

Les os de la jambe se déplaçant sur l'astragale, le tibia peut être porté *en dedans, en dehors, en avant* ou *en arrière* de cet os. Les fractures du péroné et du tibia sont des complications à peu près constantes.

La jambe étant dans la demi-flexion ou dans la flexion complète, on exercera des tractions sur le pied, puis on exercera une pression en sens inverse sur les os déplacés.

Si les accidents résultant de fractures et de saillies osseuses sont trop graves, il faut recourir à la résection secondaire et, exceptionnellement, à l'amputation.

22° — *Luxations de l'astragale.*

Dans la luxation sous-astragalienne, l'astragale, déplacé par rapport au calcanéum et au scaphoïde, se porte *en avant, en arrière, en dehors* ou *en dedans*. Dans tous ces cas, la réduction s'opère, la cuisse et la jambe étant fléchies, à l'aide d'une traction directe sur le pied aidée d'une pression en sens inverse sur les os déplacés.

Dans l'*énucléation de l'astragale*, c'est-à-dire lorsque cet os a perdu ses rapports avec le calcanéum, le scaphoïde et l'articulation péronéo-tibiale inférieure, il peut se déplacer en avant, en arrière, en dedans, en dehors, par rotation ou par renversement. Si la luxation est simple, on doit tenter la réduction, et n'extraire l'astragale que si l'articulation est ouverte par la mortification des parties molles ; s'il y a une plaie primitive, il est encore indiqué de tenter la réduction, et, si celle-ci est impossible, on aura recours à l'extraction immédiate ou consécutive, rarement à l'amputation.

On a observé quelques cas de *luxations des os du tarse et du métatarse*, du calcanéum, du scaphoïde, des cunéiformes, etc. ; mais, outre qu'elles sont très rares, ces luxations présentent trop peu d'intérêt, au point de vue thérapeutique, pour que nous en fassions l'histoire, et nous renverrons, pour ce qui les concerne, à tout ce que nous avons dit des procédés de douceur, seuls applicables ici.

ARTICLE III. — **Tumeurs.**

§ 1er. — CORPS ÉTRANGERS OU ARTHROPHYTES.

Les corps étrangers articulaires, ou arthrophytes, sont des productions pathologiques qui se développent autour ou dans l'intérieur même des articulations : d'où leur division en corps organiques *extra* et *intra-articulaires*.

Les corps extra-articulaires sont assez rares, et ne donnent pas souvent lieu à des accidents assez sérieux pour nécessiter leur extraction.

Les intra-articulaires sont bien plus fréquents ; ils sont libres ou pédiculés ; leur nombre, leur consistance, leur texture sont variables ; enfin ils coexistent souvent avec les lésions de l'arthrite sèche, dont ils sont un épiphénomène.

TRAITEMENT. — Fréquemment les premiers ne déterminent aucune gêne, et ne nécessitent aucun *traitement*. Si des phénomènes inflammatoires sont amenés par leur présence, les résolutifs et la compression suffisent à les faire disparaître.

Il en est quelquefois de même pour les corps intra-articulaires ; mais le plus souvent la douleur et la gêne qu'ils déterminent sont assez intenses pour nécessiter l'intervention chirurgicale. Celle-ci se fera suivant une des trois méthodes suivantes :

Ou bien on saisira le corps étranger et on le fixera, jusqu'à ce qu'il ait contracté des adhérences, en un point de la jointure où il ne soit plus nuisible ;

Ou, après l'avoir fixé, on le fragmentera sous la peau ;

Ou enfin, on l'extraira.

I. — Pour le *fixer* en un point de la cavité articulaire, on a essayé de le comprimer par un *bandage agglutinatif* ou par des *bandages compressifs*. Cette méthode a paru trop infidèle, et on a tenté des moyens plus certains, en apparence du moins. Ainsi on a employé une longue épingle traversant le corps étranger à travers les parties molles, et fixée par une suture entortillée (Blandin) ; on a embroché l'arthrophyte au moyen d'un certain nombre d'aiguilles à acupuncture (Jobert) ; on a tenté, après avoir amené le corps étranger à la partie externe et inférieure de la rotule, de déchirer la synoviale autour de lui par une aiguille à cataracte, et de le fixer dans sa nouvelle position par une bande de diachylon (Dufresse-Chassaigne) ; on a tenté la ligature sous-cutanée de la portion de capsule et de synoviale située autour du corps étranger (Dumoulin). En somme, de tous ces procédés, la compression seule peut être tentée ; les autres procédés sont aussi incertains qu'elle, et bien plus dangereux.

II. — D'autres chirurgiens ont eu l'idée, après avoir momentanément fixé le corps étranger en un point de la synoviale, de le *fragmenter* sous la peau à l'aide d'un ténotome (Bonnet) ; d'après Velpeau, qui a pratiqué cette opération avec succès, le corps se résorberait. Le moyen n'en reste pas moins dangereux et d'une application limitée.

III. — L'*extraction* par l'*incision simple* (Paré) ou par l'*incision modifiée* (Desault) expose à tous les accidents des plaies articulaires, à la suppuration de l'article en particulier. Aussi la *méthode sous-cutanée* (Goyrand, d'Aix) est-elle bien préférable : elle se fait en deux temps ; dans une première séance, on incise la synoviale de façon à faire sortir le corps étranger de la cavité et à le fixer dans le tissu cellulaire périarticulaire ; au bout de 15 jours, la membrane est cicatrisée : alors on peut laisser l'arthrophyte dans la nouvelle place qu'il occupe, ou l'extraire sans danger.

La méthode de Goyrand, certainement la meilleure, est malheureusement si difficile que des chirurgiens comme Bonnet et Velpeau ont renoncé à la terminer. Cette difficulté tient, d'une part, au volume et aux adhérences du corps étranger qui l'empêchent de sortir de la synoviale, et auxquels on a cherché à remédier par le débridement de la capsule et du tissu cellulaire (Bonnet, Liston) ; mais cette opération supplémentaire a été le point de départ d'une arthrite suppurée grave ; elle tient, d'autre part, à la grande mobilité du corps à extraire. Enfin cette méthode, outre qu'elle est souvent difficile et même impossible, présente des dangers, comme le montre l'examen des statistiques dont elle a été l'objet.

En conséquence on réservera l'opération chirurgicale des corps étrangers aux cas d'absolue nécessité, et, si la douleur et la gêne ne sont pas trop grandes, on se bornera à la compression.

§ 2. — TUMEURS MALIGNES.

D'après Rokitansky, ces tumeurs ne débutent jamais par la synoviale ; mais les tumeurs à myéloplaxes, fibro-plastiques et encéphaloïdes des extrémités osseuses peuvent envahir consécutivement les éléments de la jointure.

Les tumeurs articulaires sont ordinairement des sarcômes, exceptionnellement des carcinômes ou des épithéliômas (Panas).

TRAITEMENT. — Le seul applicable est l'amputation du membre, ou mieux la désarticulation, si elle est possible. Quant à la résection, elle est tout à fait insuffisante, n'atteignant pas d'une façon certaine les limites du mal.

ARTICLE IV. — Difformités articulaires.

On comprend sous ce titre toutes les dispositions anormales permanentes qui altèrent la forme extérieure des jointures ou apportent une gêne plus ou moins marquée à leurs fonctions.

Elles sont *congénitales* ou *acquises*.

Les premières surtout sont souvent rebelles à tout traitement curatif ; les secondes, l'ankylose principalement, cèdent plus facilement aux efforts de la thérapeutique.

§ 1er. — DIFFORMITÉS CONGÉNITALES.

Robert les rangeait en quatre classes, comprenant les vices de conformation : 1° par ankylose ; 2° par diastasis ; 3° par absence d'une extrémité articulaire ou d'un os entier ; 4° par déviation, subluxation et luxation. Il y a intérêt à faire une cinquième classe de la luxation congénitale, rangée dans la quatrième par Robert.

I. *Ankylose congénitale.* — Ce vice de conformation, assez rare, présente les mêmes symptômes que l'ankylose acquise, et réclamerait le même traitement, si les vices de conformation concomitants ne s'opposaient souvent à toute intervention chirurgicale.

II. *Diastasis congénital.* — Il n'a été observé qu'aux os du crâne et aux symphyses du bassin, du pubis en particulier. Aucun traitement ne lui est applicable.

III. *Absence d'une extrémité articulaire ou d'un os entier.* — Cette difformité, plus fréquente que la précédente, entraîne des déviations, des subluxations, des luxations.

Le traitement, simplement palliatif, consiste dans l'emploi .d'appareils de prothèse.

IV. *Déviations et subluxations congénitales.* — Ces difformités atteignent surtout le genou, puis les doigts, les orteils, le tarse ; on les a plus rarement observées à l'épaule et à la hanche. Elles persistent indéfiniment lorsqu'elles sont abandonnées à elles-mêmes.

Le *traitement* consiste dans l'emploi de moyens mécaniques, tels que massage, tractions et manipulations opérées avec les mains pour faire le redressement brusque, appareils agissant d'une façon graduelle, bandages, amovibles et inamovibles, appareils orthopédiques ; et dans la pratique de certaines opérations : ténotomie, section des parties fibreuses ou musculaires par la méthode sous-cutanée.

Les moyens mécaniques et opératoires peuvent d'ailleurs être combinés et employés alternativement.

Si le traitement curatif a échoué, le traitement palliatif par les appareils prothétiques reste seul utilisable.

V. *Luxations congénitales.* — C'est à la hanche d'abord, puis à l'épaule et au coude, qu'on les a surtout observées. Aussi est-ce à propos des luxations de la hanche que le traitement a été étudié, sans que d'ailleurs l'accord se soit établi sur la question de la curabilité. Il est certain que la réduction est très facile dans les premiers temps de la vie, et que les altérations anatomiques secondaires la rendent d'autant plus difficile que l'âge du sujet est plus avancé. Mais, une fois obtenue, la réduction peut-elle être maintenue ? On n'arrivera guère qu'à une amélioration plus ou moins grande à la suite d'un traitement rationnel, souvent pénible, dont nous avons parlé à propos de la luxation congénitale du fémur.

§ 2. — DIFFORMITÉS ACQUISES.

On peut les ranger en deux classes, suivant que les rapports des os sont changés ou conservés.

Dans la première classe se rangent :

Les *luxations traumatiques non réduites*, nous n'y reviendrons pas ;

Les *luxations pathologiques.*

La deuxième classe comprend :

Les *relâchements articulaires ;*

Les *attitudes fixes* ou *déviations ;*

L'*ankylose.*

I. *Luxations pathologiques*, dites *spontanées*, morbides, secondaires, symptomatiques, consécutives, graduelles (Nélaton).

Étiologiquement, elles forment trois groupes (Volkmann) :

1° Elles sont dues à un relâchement de la capsule ou des ligaments résultant d'une hydarthrose, d'une arthrite simple ou suppurée, d'une entorse, d'une tumeur blanche ;

2° Elles résultent d'une destruction des extrémités osseuses, consécutive à une tumeur blanche ;

3° Elles sont produites par une déformation de ces extrémités, après une arthrite déformante, ou une de ces arthrites qui surviennent par lésions des nerfs ou des centres nerveux (Charcot).

TRAITEMENT. — Il a deux buts :

Traiter l'affection primitive, ce dont nous avons vu ailleurs le moyen ;

Remédier au déplacement articulaire, et alors deux cas peuvent se présenter :

Si la luxation est *récente* et a déterminé peu d'altérations, la réduction sera obtenue, sans force considérable, comme dans les luxations traumatiques.

La réduction est difficile à maintenir ; on y parviendra par le repos dans une bonne position, et par l'emploi des toniques, des ferrugineux à l'intérieur.

Si la luxation est *irréductible*, on peut tenter la résection (Sédillot). Le plus souvent, dans ce cas, il vaut mieux chercher à obtenir une pseudarthrose, ou une ankylose dans une bonne position, qui doivent être considérées comme de bons résultats.

II. *Relâchement articulaire.* — Il s'observe principalement à la suite d'entorses, de luxations, d'affections aiguës ou chroniques des articulations. Son signe caractéristique est une mobilité anormale de la jointure, qui détermine la gêne des mouvements, la tendance aux entorses et aux luxations, quelquefois la perte complète des fonctions du membre.

Le *traitement*, purement palliatif, consiste dans l'emploi d'appareils inamovibles ou prothétiques.

III. *Attitudes vicieuses et déviations.* — L'attitude vicieuse des surfaces articulaires entraîne lorsqu'elle est acquise, comme lorsqu'elle est congénitale, une attitude anormale, un changement plus ou moins marqué dans la direction réciproque des divers segments du squelette. Elle survient à la suite de cicatrices vicieuses, de rétraction des tissus fibreux périarticulaires, de rachitisme, d'ostéomalacie, de rhumatisme chronique osseux, de goutte, de paralysie, contraction ou rétraction musculaire.

Le *traitement* est analogue à celui des déviations et subluxations congénitales.

IV. *Ankylose.* — C'est l'état des articulations mobiles caractérisé par la diminution ou la perte des mouvements normaux. Ses causes sont physiologiques (vieillesse, attitudes habituelles, immobilité prolongée) ou pathologiques (rhumatisme, goutte, cicatrices vicieuses, affections musculaires, arthrites, tumeurs blanches).

Elle est vraie ou fausse suivant qu'il y a des lésions articulaires ou périarticulaires ; complète ou incomplète, suivant qu'il y a abolition complète ou non des mouvements.

Ses deux signes capitaux sont la gêne des mouvements et la position vicieuse de l'articulation.

Le traitement est prophylactique et curatif ; il existe des cas où il doit être nul : c'est celui où l'ankylose est la terminaison favorable d'une maladie grave ; alors il faut se garder de toute manœuvre intempestive.

1° TRAITEMENT PROPHYLACTIQUE. — Il consiste à placer le membre dans sa position naturelle, et à le soumettre aux mouvements méthodiques, au massage, aux douches, aux bains, etc.

2° TRAITEMENT CURATIF. — Il varie suivant le degré de l'ankylose.

Ankylose incomplète : a). La *mobilisation* (Bonnet) faite au moyen des mains, ou de machines, par le chirurgien ou par le malade lui-même, est une excellente méthode de traitement ; ce que les mains ont commencé peut être continué par les appareils, dont le nombre est trop grand et qui sont trop variables pour chaque articulation pour que nous en puissions donner une description, même sommaire. Les frictions et le massage sont des adjuvants.

b). Un second procédé laisse tout à faire aux machines, qui opèrent le *redressement progressif,* ou *immédiat,* ou *successif* (Malgaigne) : dans tous les cas, après le redressement ou dans l'intervalle des séances, on immobilise le membre, puis on lui imprime des mouvements. En général, les phénomènes inflammatoires sont modérés ; on les combat par la glace, l'irrigation continue, l'immobilisation, etc.

Ankylose complète : *a*). La *rupture* de l'ankylose par la machine de Louvrier ne doit être employée qu'à la dernière extrémité, à cause des accidents graves, quelquefois suivis de mort, qu'elle entraîne.

b). L'*ostéotomie* et l'établissement d'une pseudarthrose ont surtout donné de beaux résultats dans les ankyloses temporo-maxillaires (6 cas de guérison sur 8, Verneuil). Ailleurs, l'opération a donné quelques succès, soit que la fausse articulation persiste, soit qu'il se fasse une soudure consécutive, avec le bénéfice d'une position moins vicieuse.

c). L'exécution de la *résection partielle* est très sérieuse, et demande les plus grandes réserves : c'est au coude et au col du fémur qu'elle a paru le moins dangereuse. Elle n'en sera pas moins faite à titre très-exceptionnel.

d). Enfin il est certains cas d'ankylose très vicieuse et compliquée de lésions osseuses qui exigent l'*amputation* ou la *désarticulation*.

ARTICLE V. — **Névralgies des articulations.**

Cette affection, encore appelée maladie hystérique ou nerveuse des articulations, arthralgie ou arthropathie hystérique, arthronévralgie, coxalgie hystérique, consiste essentiellement en contractures douloureuses des muscles périarticulaires, sans lésions des jointures.

Elle affecte le plus souvent la hanche, et se manifeste surtout chez les femmes chlorotiques, nerveuses, hystériques.

I. TRAITEMENT GÉNÉRAL — Il a une grande importance, et consiste dans l'emploi des antispasmodiques, des ferrugineux, des toniques, de l'hydrothérapie, des eaux minérales sulfureuses ou alcalines et gélatineuses, de Néris en particulier.

II. TRAITEMENT LOCAL. — Les applications narcotiques, et surtout les injections sous-cutanées de morphine et d'atropine, calmeront les douleurs. Mais le plus sûr procédé thérapeutique, le plus propre à combattre les contractures, est le redressement brusque du membre, fait avec les mains après anesthésie, et suivi de massage qui assouplira les muscles et rétablira les mouvements.

TROISIÈME SECTION

MALADIES DES RÉGIONS

Dans cette troisième section nous suivrons, autant que possible, l'ordre adopté dans les deux premières : cependant à l'étude des affections inflammatoires, des lésions traumatiques, des altérations syphilitiques, et des tumeurs de chaque région, nous aurons souvent à joindre celle des troubles fonctionnels, des difformités, des vices de conformation que chacune peut présenter.

CHAPITRE PREMIER

MALADIES DU CRANE.

Le crâne présente à étudier les maladies *des téguments qui le recouvrent, des os qui le forment, des parties qu'il renferme.*

ARTICLE PREMIER. — Affections inflammatoires.

§ 1er. — INFLAMMATIONS DES TÉGUMENTS DU CRANE.

I. Le *furoncle* et l'*anthrax*, rares dans cette région, ne présentent aucune particularité : mais se compliquant parfois de phlegmon diffus, ils exigent une incision prompte et large.

II. L'*érysipèle* y est au contraire fréquent, spontané ou consécutif à une lésion traumatique : la même complication est à craindre.

III. Le *phlegmon diffus* apparaît non seulement après les affections

précédentes, mais aussi après les plaies et contusions du crâne, après
l'ostéite, la carie, la nécrose, etc. Rarement il se termine par résolution ; la suppuration est ordinaire, et s'accompagne de décollement
plus ou moins étendu ; mais la mortification de la peau est exceptionnelle ; la mort peut survenir par épuisement général et hémorrhagie,
par complication de méningo-encéphalite ou d'infection purulente :
de là la nécessité d'une intervention rapide.

TRAITEMENT. — Au début seulement, il sera permis de chercher à obtenir la résolution, moins par les antiphlogistiques
que par les *révulsifs* locaux et généraux, en particulier par l'application d'un large vésicatoire, les cheveux étant préalablement rasés : dès qu'on soupçonnera la présence du pus, on
devra lui donner une issue facile par des *incisions multiples*,
par le *drainage* du foyer, par des *injections* d'eau tiède alcoolisée, phéniquée, chloralée ; plus tard, une *compression* douce
aidera au recollement des tissus.

IV. Les *abcès* doivent être ouverts de bonne heure : profonds,
ils pourraient amener une dénudation osseuse.

§ 2. — INFLAMMATIONS DES OS DU CRANE.

I. L'*ostéo-périostite* succède souvent à des traumatismes de la
tête, à une affection de l'oreille moyenne ; elle peut aussi être
déterminée par la scrofule, par la syphilis, comme partout ailleurs : nous avons déjà vu le *traitement* d'une semblable affection.

II. La *carie* a le plus souvent pour causes ces deux diathèses.

TRAITEMENT LOCAL. — Il doit être actif, surtout en cas de
syphilis. C'est à la cautérisation des os cariés qu'on aura d'a-
bord recours : le chlorure de zinc est préférable au fer rouge,
dont la chaleur peut se propager aux méninges et au cerveau,
et à tous les caustiques chimiques qui peuvent fuser.

Si les os sont complètement perforés, si le pus stagne, il
faut lui donner une large issue en enlevant les parties malades
par le *trépan* ou à l'aide de la gouge et du maillet (Quesnay,
Daviel, etc.).

TRAITEMENT GÉNÉRAL. — Dans tous les cas, le traitement
interne, spécifique, est indiqué, il pourra même suffire, avec
les pansements excitants, dans les cas de carie très superficielle et peu étendue.

III. La *nécrose* est remarquable par la lenteur de sa marche ;
l'expulsion des séquestres exige souvent plusieurs mois, quel-

quefois plusieurs années, pendant lesquels le pus décolle le péricrâne sur une étendue plus ou moins large.

Traitement. — En cas de nécrose partielle, on pourra se borner à des *incisions* et à des *pansements convenables*, pour favoriser l'écoulement du pus ; de même, si aucun accident ne se présente malgré l'envahissement par la nécrose de l'épaisseur totale de l'os ; mais si le pus s'écoule difficilement et avec une odeur putride, si des accidents généraux, fièvre, agitation, coma, etc., apparaissent, il faut, par une large incision, procéder à l'extraction du séquestre, et, si celui-ci se trouve trop adhérent ou trop profond, il est indiqué de pratiquer la *trépanation immédiate*. Consécutivement les organes encéphaliques devront être protégés par une calotte résistante, suppléant à l'insuffisance de la régénération osseuse du point affecté.

§ 3. — Inflammation de l'encéphale et de ses enveloppes.

Nous parlerons de la *méningo-encéphalite* en traitant des accidents qui peuvent compliquer les traumatismes crâniens, dont elle est trop souvent la conséquence.

ARTICLE II. — Lésions traumatiques du crâne.

§ 1er. — Lésions traumatiques des téguments du crane.

I. *Contusions*. — Elles s'accompagnent presque toujours de l'apparition de bosses sanguines, qui siègent le plus souvent sur le frontal et les pariétaux, entre la peau et la couche fibromusculaire, ou au-dessous de celle-ci, ou entre l'os et le périoste.

Traitement. — Petite et récente, la tumeur peut disparaître sous l'influence d'une simple compression (pièce de monnaie, morceau de carton, etc.). Volumineuse, elle exige des applications émollientes et résolutives, destinées à prévenir l'inflammation de la poche : si cependant celle-ci vient à s'abcéder, il devient nécessaire de l'ouvrir et de lui appliquer le traitement habituel des abcès. Enfin on a conseillé, dans le cas-où, en l'absence de phénomènes inflammatoires, la résorption tarderait à se faire, d'évacuer le sang par des ponctions capillaires répétées tous les deux jours (Voillemier).

II. *Plaies*. — 1° Les *piqûres*, généralement peu profondes, se compliquent souvent d'érysipèle, de phlegmon : aussi l'application des *topiques froids* est-elle indiquée, ainsi que les *injec-*

tions narcotiques sous-cutanées ou les larges *débridements* (Dupuytren) en cas de vives douleurs.

2° Les *coupures* doivent aussi être traitées par les *applications froides*, qui ne nuisent nullement à la réunion par première intention. L'*hémorrhagie* est une complication fréquente : la compression suffit quelquefois à l'arrêter ; ailleurs, la ligature serait nécessaire ; mais si la densité du tissu dans lequel serpentent les artères rend impossible l'application du lien constricteur, il faudra porter une pointe de feu sur l'ouverture du vaisseau (Duplay).

3° Les *plaies contuses* présentent plusieurs variétés, et offrent diverses indications thérapeutiques. *Nettes et régulières*, elles peuvent être réunies par première intention ; mais la suture ne convient pas dans le cas, plus fréquent, de plaies *irrégulières*, mâchées, qui doivent être couvertes de topiques froids et émollients.

Elles peuvent s'accompagner de *bosses sanguines* : si celles-ci communiquent avec la plaie, mais d'une façon insuffisante pour que les liquides s'écoulent facilement à l'extérieur, il ne faudra pas hésiter à agrandir l'ouverture ; si la tuméfaction est indépendante de la plaie, on appliquera à chacune d'elles le traitement ordinaire.

On rencontre souvent ici des *plaies à lambeaux*, qui peuvent avoir d'énormes dimensions : la guérison est cependant facile par la réapplication des lambeaux lavés et nettoyés, et leur réunion par des points de suture ; on pourrait même tenter cette réunion lorsque la violence a détaché le périoste et mis l'os à nu : mais si ce dernier cas se compliquait de perte de substance, la réunion ne pourrait plus s'obtenir ; il faudrait donc recouvrir les parties de topiques émollients et attendre l'exfoliation osseuse (Duplay). Enfin lorsque le lambeau est à base inférieure, le point déclive devient souvent le siège d'une collection sanguine, puis purulente : dès que celle-ci est formée, c'est par un tube à drainage qu'il convient de donner issue aux liquides (Chassaignac).

§ 2. — LÉSIONS TRAUMATIQUES DES OS DU CRANE.

I. *Plaies.* — 1° Les *piqûres* non pénétrantes n'exigent pas de traitement spécial. Les pénétrantes exigent le traitement des complications, corps étrangers, épanchements, etc., que nous verrons plus loin : une grande surveillance est de rigueur, et, en cas de doute sur la pénétration, la cathétérisme est absolument proscrit.

2° Les *coupures* osseuses superficielles ne s'opposent pas, à moins de contusion concomitante, à la réunion immédiate des téguments. Si un fragment osseux complètement séparé n'est plus adhérent qu'aux parties molles, mieux vaut le retrancher avant de suturer celles-ci, sauf à protéger la cicatrice au moyen d'une plaque appropriée, si la réparation osseuse ne se fait pas. Enfin si le fragment d'os a été enlevé avec les parties molles par la violence extérieure, il faudra se contenter d'un pansement simple comme dans toute plaie qui s'accompagne de perte de substance.

II. *Contusions.* — Si les téguments ne sont pas lésés, ou s'ils le sont sur une très-petite étendue, si d'ailleurs on voit apparaître de la fièvre, de la douleur, de l'œdème local, etc., on incisera sur le point contus pour constater l'état de l'os : celui-ci est-il sain, on réappliquera les téguments et on fera usage du traitement des plaies contuses ordinaires ; est-il au contraire dénudé, livide, déprimé, on appliquera une couronne de trépan (Ravaton, Boyer, etc.).

Si la contusion est supposée légère, si elle a disséminé ses effets, on se contentera d'un traitement antiphlogistique énergique : repos absolu, diète, purgatifs, topiques émollients, réfrigérants, résolutifs ; le trépan ne sera appliqué que si on voit apparaître des phénomènes locaux ou généraux alarmants.

III. *Fractures.* — Produites par des instruments piquants, tranchants et surtout contondants, ou par une chute d'un lieu élevé, les fractures du crâne sont dites *directes* ou *indirectes* suivant leur mécanisme, et peuvent porter sur la *voûte*, sur la *base*, ou sur ces *deux régions* à la fois (*fractures par irradiation*).

Les fractures de la *voûte*, presque toujours directes, sont rarement incomplètes, limitées à la table interne ou externe ; plus souvent, elles sont complètes (fêlure ou fissure simple, ou écartement, chevauchement, enfoncement). Celles de la *base* sont directes, dans certaines régions mal protégées (apophyse basilaire, voûte orbitaire, etc.), et très rarement indirectes : car les fractures communes à la voûte et à la base, dites *par irradiation*, constituent la majeure partie des prétendues fractures indirectes (ou par contre-coup) de la base du crâne (Aran, U. Trélat, etc.).

Ces lésions sont extrêmement graves par la possibilité de complications méningées et cérébrales : commotion, contusion, épanchements sanguins, méningo-encéphalite, etc.

Traitement. — Il variera d'abord suivant que la fracture intéresse la voûte seule ou la voûte et la base ; puis, dans le premier cas, suivant qu'il n'y a pas de déplacement, ou que celui-ci existe avec ou sans plaie extérieure.

1° Dans les *fractures de la voûte sans déplacement*, le diagnostic reste incertain en l'absence de solution de continuité des parties molles. S'il y a une plaie permettant de constater la fracture, on favorisera la réunion immédiate, sauf en cas de complication primitive, telle qu'une commotion cérébrale, nécessitant un traitement spécial : quant au trépan préventif des accidents ultérieurs, il est formellement proscrit comme capable d'aggraver les lésions existantes, étant du reste destiné à prévenir des accidents qui souvent ne se montrent pas (Desault, Bichat, Velpeau, Malgaigne, Denonvilliers, etc.) : on se bornera donc à prévenir le développement de la méningo-encéphalite (Duplay) en pansant convenablement la plaie, en favorisant le libre écoulement du pus s'il se forme, en appliquant le traitement antiphlogistique le plus complet, local et général ; et on n'interviendra que si une complication particulière, compression, épanchement sanguin, etc., réclame le traitement que nous verrons plus loin.

2° S'il y a *enfoncement de la voûte avec plaie extérieure*, il sera généralement facile et utile de relever, au moyen d'une spatule, les fragments enfoncés qui irriteraient l'encéphale ; puis on appliquera sur la plaie un pansement simple, et on cherchera à prévenir l'inflammation par le repos absolu, la diète, les révulsifs sur les membres inférieurs et sur le tube intestinal, la saignée générale, l'application de sangsues, de ventouses scarifiées, aux apophyses mastoïdes. Si les fragments n'ont pu être relevés, si on voit apparaître des phénomènes cérébraux importants, aphasie, hémiplégie, etc., il faudra pratiquer la trépanation, rendue plus sûre par les notions récemment acquises sur les localisations cérébrales, en particulier sur certains centres moteurs (Broca, Proust, Terrillon, Lucas-Championnière, etc.).

3° Dans le cas d'*enfoncement sans plaie*, le chirurgien se guidera sur les complications encéphaliques : si celles-ci n'existent pas, l'expectation est de règle ; si, au contraire, surgissent des troubles cérébraux liés à la fracture, il est nécessaire d'inciser les téguments et de relever les fragments enfoncés (Duplay).

4° Enfin dans les *fractures de la base et par irradiation*, il peut y avoir enfoncement de la voûte, et on se conduira alors comme si celui-ci existait seul, c'est-à-dire suivant les règles précédentes. Dans le cas contraire, les indications thérapeutiques se tirent des accidents immédiats ou consécutifs, telles que nous le verrons plus loin.

§ 3. — Lésions traumatiques de l'encéphale et de ses enveloppes.

I. *Plaies de l'encéphale.* — Elles s'accompagnent le plus souvent de fractures crâniennes, sauf dans le cas exceptionnel où un instrument piquant pénètre à travers une ouverture naturelle.

1° Les *piqûres* (par une esquille pointue ou par un instrument piquant, épée, fleuret, etc.) peuvent amener la mort immédiate quand elles atteignent le bulbe, ou produire après un temps variable des accidents inflammatoires très graves : c'est à prévenir ceux-ci que le traitement doit tendre d'abord ; de plus, il aura pour but de combattre les complications possibles, corps étranger, épanchement sanguin, etc.

2° Les *plaies par instruments tranchants* présentent les mêmes indications antiphlogistiques lorsqu'elles sont simples. Lorsque l'instrument vulnérant a enlevé une couche de cerveau et détaché une rondelle osseuse qui n'adhère plus qu'aux parties molles, il est indiqué de réunir celles-ci après avoir enlevé la partie osseuse soulevée, sauf à supprimer les sutures et à donner issue au pus s'il apparaît. Mais si la perte de substance cérébrale, osseuse, et tégumentaire, est considérable, la mort survient rapidement par encéphalite diffuse.

3° Les *plaies par instruments contondants* (surtout par projectiles de guerre) présentent des complications nombreuses, souvent mortelles, contre lesquelles le chirurgien ne peut agir que par un traitement antiphlogistique très énergique : quelquefois il pourra intervenir plus activement pour enlever des esquilles ou un corps étranger, pour assurer l'écoulement des liquides.

II. *Commotion de l'encéphale.* — Elle est caractérisée par la perte de la connaissance, du mouvement et du sentiment, par la résolution musculaire sans paralysie ni contracture, par l'apparition de ces phénomènes immédiatement après le traumatisme et par leur décroissance graduelle (Duplay).

Traitement. — La commotion cérébrale présente des indications variables avec son intensité, ou mieux suivant qu'elle est à une des trois périodes suivantes (Abernethy) : perte de connaissance ; retour de l'intelligence ; retour à la santé.

Au début, si la respiration est lente, si le pouls est petit, dépressible, il faudra exciter la peau et les muqueuses aérienne et intestinale au moyen de frictions sur le corps, de sinapismes, de lavements excitants, d'aspiration de vapeurs ammoniacales : au contraire les émissions sanguines, à moins d'indications réelles tirées de la constitution vigoureuse du sujet, seraient nuisibles à ce moment.

Elles seront utiles seulement *à la deuxième période*, lorsque le pouls se relève, que l'intelligence se réveille : ou encore lorsque la commotion est forte : une saignée générale, des sangsues aux tempes, aux apophyses mastoïdes, seraient alors indiquées ; en même temps, on conseillerait les dérivatifs sur l'intestin, les purgatifs salins, l'émétique en lavage.

Enfin, *dans la troisième période*, si les effets de la commotion se prolongeaient, outre les purgatifs fréquents, on aurait recours à l'application d'un large vésicatoire à la nuque ou sur le cuir chevelu préalablement rasé ; l'emploi des courants continus aurait aussi donné de bons résultats (Laugier).

III. *Contusion de l'encéphale*. — Différente des plaies contuses de l'organe en ce que l'attrition plus ou moins considérable qu'elle détermine ne résulte pas de l'introduction forcée d'un corps étranger dans le cerveau, la contusion cérébrale, qui coïncide le plus souvent avec une fracture du crâne, est plus fréquemment soupçonnée que reconnue (Duplay).

TRAITEMENT. — La contusion présente, comme les plaies, comme la commotion, une indication thérapeutique capitale, qui est de prévenir le développement de l'encéphalo-méningite par un traitement énergique, froid sur la tête, dérivatifs intestinaux, émissions sanguines générales et locales.

IV. *Compression de l'encéphale*. — Elle est caractérisée cliniquement par un ensemble de troubles fonctionnels, dont le développement, influencé sans doute par la gêne circulatoire qui résulte d'une pression extérieure, est déterminé par les modifications que cette pression amène dans les rapports réciproques des diverses parties constituantes de l'encéphale.

TRAITEMENT. — Il est essentiellement subordonné à la connaissance des causes qui les ont fait naître, et qu'on peut ramener à quatre ordres : enfoncement d'un fragment de la voûte crânienne ; corps étranger introduit dans le crâne ; épanchement sanguin ; collection purulente. Nous avons vu que dans les fractures avec enfoncement l'intervention chirurgicale est nécessitée par les accidents de compression ; nous

examinerons bientôt les indications qui résultent des autres
causes : en somme, un traitement rationnel pourrait être établi si les troubles observés pouvaient être sûrement rapportés
à la compression, si le diagnostic n'était pas toujours très
obscur, parfois impossible.

§ 4. — Accidents et complications des lésions traumatiques du
crane et de l'encéphale.

I. *Hernie du cerveau, encéphalocèle traumatique.* — Cette complication, assez rare, des plaies et fractures du crâne, peut paraître immédiatement après le traumatisme, ou, ce qui est plus
fréquent, seulement après quelques jours.

Traitement. — Faut-il se borner à une compression légère
et méthodique pour empêcher le développement ultérieur de
la tumeur, et à des applications froides ou astringentes, qui,
avec un traitement antiphlogistique, préviendront la méningo-
encéphalite ? ou avoir recours à la cautérisation, à l'excision,
à la ligature, et même à l'incision de la partie herniée ? Les
deux méthodes ont eu leurs partisans ; mais la seconde n'a
pas donné de résultats assez satisfaisants pour qu'on soit en
droit de l'appliquer dans d'autres cas que ceux où la tumeur
prend un accroissement considérable, et est menacée de sphacèle : alors on enlèverait les parties mortifiées, et on donnerait
issue au pus s'il s'en trouvait dans la partie herniée. Quoi qu'il
en soit, si on parvenait à maintenir la hernie réduite, il faudrait,
la cicatrisation fibreuse effectuée, protéger le cerveau avec une
plaque ou un appareil approprié (Terrier).

II. *Corps étrangers.* — Des esquilles osseuses, des fragments d'armes,
des projectiles variés, etc., peuvent compliquer par leur présence les
lésions traumatiques du crâne et de l'encéphale, et déterminent le
plus souvent une méningo-encéphalite, qui, aiguë et diffuse, est
promptement suivie de mort, tandis que, si elle est lente et circonscrite, elle aboutit à la formation d'un abcès cérébral.

Traitement. — L'extraction du corps étranger est indiquée
toutes les fois que sa présence est manifeste, et à plus forte
raison quand elle a donné lieu à l'apparition de phénomènes
inflammatoires.

Si une de ses extrémités déborde à l'extérieur, il est facile de
l'arracher au moyen d'une pince ou d'un davier ; dans le cas
contraire, on le comprendra dans une couronne de trépan de
façon à l'emporter dans une portion osseuse plus ou oinsm

étendue. Le trépan sera encore utile pour élargir la plaie du crâne si le corps étranger s'est enfoncé dans le cerveau sans conserver de rapports avec la boîte osseuse ; mais s'il est enfoncé depuis longtemps sans produire d'accidents, l'abstention est préférable.

III. *Epanchements sanguins intra-crâniens.* — Ils compliquent assez souvent les fractures du crâne, les plaies et contusions cérébrales : tantôt le contenu se résorbe, tantôt le foyer s'enflamme et suppure, et on voit apparaître les signes de la méningo-encéphalite.

Traitement. — En pareil cas, il y a deux partis à prendre (Laugier): *obtenir la résorption* du sang épanché, ou lui *donner issue;* le second est évidemment plus rationnel, mais si l'on tient compte de la gravité de l'opération qu'il nécessite, et de la difficulté de reconnaître l'existence et le siège exact de l'épanchement, on comprendra que les opinions les plus opposées aient pu être soutenues au sujet de la conduite à tenir. Les chirurgiens du siècle dernier et l'Académie de chirurgie préconisèrent le trépan préventif ; Boyer l'admit dans quelques cas ; Malgaigne le repoussait toujours : aujourd'hui c'est l'opinion mixte, celle de Boyer, qui a prévalu. Si donc il existe des symptômes de compression, notamment de l'hémiplégie, et si en même temps un signe local siégeant du côté opposé à la paralysie (fracture avec plaie, ou fracture nettement constatée quoique sans plaie) indique suffisamment le point d'application du traumatisme, le trépan est indiqué (Boyer, Duplay, Broca, Terrillon, etc.); dans le cas contraire, si même il existe une plaie ou une contusion sans fracture, l'incertitude du diagnostic rend l'abstention nécessaire, ainsi que dans toute circonstance où n'existent pas de symptômes suffisants à faire supposer la compression cérébrale : c'est alors qu'un traitement antiphlogistique très rigoureux doit être appliqué pour prévenir l'inflammation et favoriser la résorption.

Il peut se faire qu'après l'application du trépan on ne trouve aucun épanchement sanguin, celui-ci siégeant au-dessous de la dure-mère : alors si celle-ci paraît bleue, tendue, rénitente, il est rationnel de l'inciser pour donner issue au liquide qu'elle recouvre manifestement ; dans le cas où cette incision n'aurait pas de résultat, il est nécessaire de s'arrêter là, les épanchements plus profonds n'ayant aucun signe qui les fasse reconnaître (Duplay).

IV. *Méningo-encéphalite traumatique.* — Nous avons déjà signalé la possibilité de cette terrible complication des divers traumatismes du crâne, et nous avons parlé du traitement propre à prévenir cet accident. Si les phénomènes inflammatoires apparaissent, il faudra insister de nouveau sur les *antiphlogistiques locaux et généraux*, appliquer des sangsues en permanence aux apophyses mastoïdes en les renouvelant à mesure qu'elles tombent (Sanson), faire usage de *révulsifs* sur le crâne, le tube digestif et les membres inférieurs : mais rarement on parvient à enrayer l'inflammation et à l'empêcher de devenir suppurative.

Alors si un point du crâne présente une plaie ou une contusion, si la *collection purulente* manifeste son existence par de la contracture ou de la paralysie siégeant dans la moitié du corps opposée à la lésion crânienne, l'application du *trépan* est indiquée au point occupé par cette lésion : elle est formellement contre-indiquée par l'absence de signes locaux. On est autorisé à inciser la dure-mère lorsqu'on la trouve jaunâtre, rénitente, et manifestement distendue par une collection de pus ; enfin si cette incision ne donnait pas issue au liquide, il existe des observations autorisant à tenter la ponction du cerveau lui-même (Dupuytren, Maisonneuve, Tillaux, etc.).

V. *Accidents consécutifs et éloignés des lésions traumatiques du crâne et de l'encéphale.* — Ce sont les troubles de l'intelligence (hébétude, imbécillité, perte de la mémoire), de la motilité (convulsions, accès épileptiformes), de la sensibilité (douleurs névralgiques), des organes des sens (amblyopie, amaurose, diplopie, altérations de l'ouïe et de l'odorat), de la sécrétion urinaire (polyurie, glycosurie), du langage articulé (aphasie), de la respiration (pneumonie, apoplexie, congestion).

Nous ne faisons que signaler ces troubles fonctionnels, dont le *traitement* est celui des lésions traumatiques qui les ont amenés.

ARTICLE III. — Tumeurs.

§ Ier. — TUMEURS DES TÉGUMENTS DU CRANE.

I. — *Tumeurs vasculaires.*

1° Les *anévrysmes artériels* ont été observés sur l'artère temporale et ses branches (Pétrequin, Malgaigne, etc.), sur l'occipitale, sur l'auriculaire postérieure (Boyer), sur la sus-orbitaire. On peut employer successivement : le perchlorure de fer par voie endermique, les injections coagulantes dans le sac, la galvano-puncture, la méthode d'Anel, la méthode ancienne (Broca).

2° Les *anévrysmes artérioso-veineux*, très rares, succèdent à des coups ou à des plaies (Laugier).

Le traitement consiste à ouvrir le sac, et à lier l'artère lésée au-dessus et au-dessous de sa communication avec la veine (Le Fort).

3° Les *anévrysmes cirsoïdes* sont très fréquents et souvent congénitaux.

Le traitement des varices artérielles en général a déjà été vu : rappelons seulement qu'on peut tenter la compression directe ou celle des branches afférentes dilatées ; lier ces branches ou leur tronc commun ; enlever la tumeur avec ou sans ligature préalable des vaisseaux afférents ; cautériser la tumeur ou la modifier en l'enflammant ; chercher la coagulation du sang et l'oblitération des vaisseaux par le perchlorure de fer ou l'électro-puncture (Le Fort).

4° Les *tumeurs érectiles*, bien plus rares ici qu'à la face, ne guérissent guère spontanément.

Si l'angiôme est peu volumineux, on peut essayer d'abord la compression et les réfrigérants, ou l'application de perchlorure de fer sur la tumeur dénudée par un vésicatoire, ou encore la ligature de la tumeur (Rigal, de Gaillac) ; la cautérisation a aussi donné quelques résultats. Mais si les progrès sont continuels, s'il survient des ulcérations et des hémorrhagies, la ligature de la carotide primitive du côté malade devient nécessaire ; quelquefois même on est obligé de lier successivement les deux vaisseaux.

II. — *Céphalématôme.*

On désigne ainsi une tumeur qui se rencontre chez les nouveau-nés et qui est formée par un épanchement sanguin siégeant entre le périoste et un os du crâne. Stationnaire pendant quelque temps, la tumeur se termine d'ordinaire par la résorption et la guérison ; très rarement, elle s'enflamme, suppure, et amène des accidents mortels.

TRAITEMENT. — L'expectation seule, aidée d'applications résolutives, constitue la meilleure méthode (Simpson, Tarnier, etc.), et il faut renoncer aux procédés inutiles ou dangereux qui ont été proposés, tels que la compression, le séton (Paletta), les caustiques (Gœlis), l'incision (Nœgelé) ; cependant ce dernier moyen serait indiqué dans le cas exceptionnel où surviendraient des accidents inflammatoires.

III. — *Pneumatocèle.*

Cette tumeur crânienne, produite par l'issue des gaz contenus dans les sinus frontaux et les cellules mastoïdiennes, est tantôt la conséquence d'une fracture, d'une carie, d'une nécrose, etc., tantôt d'une sorte d'atrophie progressive de la paroi externe de ces cavités aériennes, qui en amène la déhiscence (L. Thomas, Denonvilliers). C'est une affection peu grave, à moins de perforation des os par usure progressive.

TRAITEMENT. — La guérison pouvant être obtenue par des moyens inoffensifs, on s'abstiendra de l'incision, de l'excision, du séton, qui, en amenant une inflammation adhésive, peuvent déterminer la suppuration avec toutes ses conséquences (Fleury). Une simple *compression*, si la tumeur est réductible, ou quelques *ponctions capillaires*, suffisent à évacuer le gaz, dont la reproduction peut être empêchée par la compression prolongée au moyen de la ouate et d'une bande de caoutchouc : si cette compression ne suffisait pas à faciliter les adhérences et à amener l'oblitération de l'ouverture osseuse, on pourrait en aider l'effet par des injections successives de teinture d'iode (Wernher).

IV. — *Kystes.*

1° Les *kystes glandulaires*, loupes, tannes, etc., résultant de l'hypertrophie des glandes sébacées, sont extrêmement fréquents à la voûte du crâne. L'ablation (par le bistouri ou la cautérisation) expose à l'érysipèle et ne doit être pratiquée que si la tumeur devient très volumineuse et douloureuse.

2° Les *kystes dermoïdes*, le plus souvent congénitaux, ne guérissent ni par l'incision ni par la cautérisation : l'extirpation très complète de la poche est le seul procédé opératoire utile.

§ 2. — TUMEURS DES OS DU CRANE.

1° Les *exostoses*, hypertrophie partielle du tissu osseux, résultent le plus souvent de la diathèse syphilitique, rarement d'une cause locale, d'une fracture par exemple, dont le cal est exubérant. Le mercure et l'iodure de potassium amènent souvent une guérison radicale : si la diminution ne s'effectuait pas et si des symptômes graves apparaissaient, il faudrait enlever la tumeur par le trépan.

2° Nous ne dirons rien de l'*hyperostose*, hypertrophie générale du crâne, dont le diagnostic est le plus souvent impossible.

3° Contre le *cancer des os du crâne* (épithéliôme, sarcôme, carcinôme) le *traitement*, purement *palliatif*, ne peut consister qu'à calmer les douleurs, à diminuer les accidents cutanés en excisant la tumeur lorsqu'elle fait saillie au dehors : la mort est fatale au bout d'un temps plus ou moins long.

§ 3. — Tumeurs de l'encéphale et de ses enveloppes.

I. — *Anévrysmes intra-crâniens.*

1° *L'anévrysme de la carotide interne* a été observé au niveau de son passage sur les côtés de la selle turcique et dans l'intérieur du sinus caverneux.

Si l'existence pouvait en être sûrement reconnue, le *traitement* rationnel consisterait dans la compression ou la ligature de la carotide primitive correspondante.

2° Il en serait de même pour l'*anévrysme de l'artère méningée moyenne*, si la tumeur faisait de rapides progrès après avoir perforé les os du crâne.

3° Contre l'*anévrysme artérioso-veineux de la carotide interne et du sinus caverneux* on a employé la méthode de Valsalva (Langenbeck), l'ergot de seigle (Holmes), la compression digitale intermittente et la ligature de la carotide primitive (Nélaton).

II. — *Tumeurs veineuses en communication avec la circulation intra-crânienne.*

C'est toujours avec le sinus longitudinal supérieur qu'on a observé cette communication qui paraît résulter tantôt de la déchirure traumatique du sinus, tantôt de l'atrophie et de la perforation des os à son niveau (E. Dupont). Ces tumeurs présentent une gravité éventuelle, subordonnée à leur ouverture accidentelle, qui peut être suivie de l'entrée de l'air dans les sinus, d'hémorrhagie, de phlébite, etc.

Traitement. — On s'abstiendra de toute opération, qui pourrait amener les mêmes complications, et on se bornera d'une part à protéger la tumeur contre les violences extérieures, d'autre part à empêcher son développement par la compression faite avec une plaque de métal, de gutta-percha, de carton (Duplay).

III. — *Tumeurs des méninges et du cerveau.*

Les seules à étudier sont les *tumeurs fongueuses* de la dure-mère et du cerveau.

La plupart des tumeurs de la dure-mère qui perforent les os et font saillie à l'extérieur sont d'origine fibro-plastique (Lebert); ce sont des sarcomes, qui restent renfermés dans la cavité crânienne pendant un temps plus ou moins long, et, après la perforation, amènent la mort en un ou deux ans.

TRAITEMENT. — Dans la *première période*, on se bornera à tâcher de diminuer la douleur, en s'abstenant d'intervention active.

Le *crâne perforé*, le seul traitement rationnel consiste dans l'extirpation complète de la tumeur, mise à nu par plusieurs couronnes de trépan : malgré sa gravité, cette opération, ayant parfois réussi, peut être tentée si la tumeur fait des progrès rapides, et amène des douleurs ou des accidents graves.

Quant au fongus du cerveau, c'est une lésion fatalement mortelle, contre laquelle aucune opération ne peut être tentée.

ARTICLE IV. — **Lésions syphilitiques du crâne.**

Outre l'*ostéite*, la *périostite*, la *carie*, la *nécrose*, l'*ostéite gommeuse*, la *périostose*, les *exostoses*, que la syphilis peut déterminer aux os du crâne, ceux-ci peuvent présenter une déformation spéciale, autrefois confondue avec le rachitisme, et qui est produite par la syphilis héréditaire (Parrot) : ce sont, d'une part, la *transformation gélatiniforme* de quelques points des os ; et, d'autre part, la *production d'ostéophytes* poreux, vasculaires, de texture spéciale.

Il est évident que toutes ces lésions sont justiciables du *traitement spécifique* usité contre la syphilis acquise ou héréditaire.

ARTICLE V. — **Difformités et vices de conformation du crâne.**

Une fracture, la nécrose, l'atrophie osseuse, sont les causes ordinaires des déformations *acquises*, telles que dépressions, enfoncements, etc., ordinairement limitées. Quant aux déformations *congénitales*, en général complexes, elles résultent le plus souvent de vices de conformation des organes encéphaliques : tels sont l'hydrocéphalie et l'encéphalocèle.

§ 1ᵉʳ. — HYDROCÉPHALIE.

Cette hydropisie des ventricules cérébraux ou de la cavité arachnoïdienne, le plus souvent congénitale, revêt une forme aiguë (qui est du ressort de la pathologie interne) ou chronique : celle-ci a une marche lente, mais progressive, ou irrégulière avec des temps d'arrêt ; la mort est la terminaison la plus habituelle.

TRAITEMENT MÉDICAL. — Il n'a pas donné de succès positifs, et c'est en vain qu'on a successivement employé les diurétiques, les sudorifiques, les amers, les toniques, les révulsifs (vésicatoires et cautères sur la tête et autour du cou), les onctions mercurielles sur le crâne rasé, le calomel et l'iodure de potassium à l'intérieur.

TRAITEMENT CHIRURGICAL. — Il compte, comme procédés :

Les *injections iodées*, qui sont restées sans résultat satisfaisant ;

La *compression*, qui n'a pas grande influence ;

Enfin la *ponction* (Conquest), qui offre quelques chances de succès, et qui doit être pratiquée avec un fin trocart qu'on n'enfoncera pas trop profondément de peur de blesser la base du cerveau : toutefois la ponction ne doit être faite que si l'hydrocéphalie est considérable, ou si elle s'accroît continuellement chez un enfant sain, non paralysé, bien développé (Bruns).

§ 2. — ENCÉPHALOCÈLE ET MÉNINGOCÈLE.

L'*encéphalocèle* est la hernie congénitale d'une portion plus ou moins considérable du cerveau ou du cervelet à travers une ouverture naturelle ou accidentelle du crâne ; la *méningocèle* est la hernie des méninges ; enfin on donne le nom d'*hydrencéphalocèle* à la hernie de l'encéphale compliquée d'hydropisie ventriculaire : c'est à la région occipitale qu'on rencontre surtout ces lésions, qui coïncident souvent avec d'autres malformations, microcéphalie ou macrocéphalie, spina-bifida, bec-de-lièvre, etc.

TRAITEMENT. — Les procédés thérapeutiques proposés pour la cure de ces difformités sont nombreux, et chaque variété a ses indications particulières.

La *compression* faite avec une plaque de plomb garnie de ouate,

14.

avec une pelote de carton, de cuir, etc., compte quelques succès comme moyen palliatif dans une hernie volumineuse; elle est sans action dans l'hydrencéphalocèle. En tout cas elle doit être douce, de peur de phénomènes cérébraux, de sphacèle, d'ulcérations.

La *ponction* avec une aiguille fine, une lancette, un trocart, ou sous-cutanée (J. Guérin), ne convient que dans les méningocèles, où elle est curative, et, à titre palliatif, dans les grosses hydrencéphalocèles transparentes.

Les *injections iodées* (Paget, Holmes) ne peuvent être utiles que dans les méningocèles : encore est-ce un moyen dangereux. Il en est de même du séton (Platner) ; les caustiques sont trop redoutables pour être employés dans aucun cas.

L'*incision* est presque toujours suivie de mort (Thierry), l'*excision* aussi, à plus forte raison.

La *ligature* (Niemeyer), absolument proscrite dans toute hernie contenant de la substance nerveuse, ne peut être tentée que dans une méningocèle pure et bien pédiculée : on peut alors la combiner à l'excision ou à la cautérisation (Giraldès).

CHAPITRE II

MALADIES DU RACHIS ET DE LA MOELLE ÉPINIÈRE.

ARTICLE PREMIER. — **Mal de Pott, Mal vertébral.**

On comprend sous ce nom toutes les lésions spontanées, inflammatoires ou tuberculeuses, du rachis, pouvant s'accompagner degibbosité, de paralysie, et d'abcès par congestion (Terrier).

Les trois types de tuberculisation, de carie, d'arthrite vertébrales existent réellement, mais se combinent entre eux la plupart du temps (Duplay). On peut distinguer dans l'évolution anatomique deux périodes, l'une de *ramolli sement* et de destruction, l'autre de *réparation* ou de *marasme*. La moelle éprouve une série d'altérations plus ou moins graves; le foie et les reins sont atteints de dégénérescence graisseuse ou amyloïde, etc. Cependant le mal de Pott est très souvent curable, surtout chez les enfants (Bouvier), par ankylose plus ou moins complète : mais le plus souvent le malade succombe à l'épuisement qu'amène la suppuration chronique des *abcès par congestion*, dont le premier degré est représenté par des kystes appendus aux vertèbres, et contenant du pus mêlé aux débris caséeux des os ; ce pus, obéissant à l'influence de la pesanteur, suit une marche variable suivant son point d'origine, et fuse dans diverses directions dont le sens est déterminé par les obstacles qu'il rencontre ainsi que par le trajet des muscles, des nerfs, des vaisseaux, qu'il a une grande tendance à suivre. La guérison peut encore survenir lorsqu'un abcès par congestion s'est formé, si la fistule à laquelle il donne lieu se tarit sans qu'aient apparu les phénomènes septicémiques que détermine ordinairement l'entrée de l'air dans le foyer ; la marche de la maladie est encore grandement influencée par l'existence ou l'absence de phénomènes médullaires (irritation chronique ou compression).

En résumé, le mal de Pott peut se terminer de deux façons : soit par ankylose, avec gibbosité plus ou moins prononcée, et guérison définitive ; soit par la mort du malade, qui survient tantôt par cachexie, avec œdème des membres inférieurs et du ventre, tantôt par septicémie, avec frissons, sueurs, diarrhée, amaigrissement rapide, fièvre hectique, tantôt enfin par myélite et compression de la moelle.

TRAITEMENT. — Il varie suivant que les lésions inflammatoires ou tuberculeuses existent seules ou ont amené la formation du pus : nous étudierons donc d'abord le traitement du mal vertébral proprement dit, puis celui des abcès par congestion.

I. TRAITEMENT DU MAL DE POTT PROPREMENT DIT. 1° TRAITEMENT GÉNÉRAL. — Le développement de l'affection étant, comme celui des tumeurs blanches, subordonné le plus souvent à une influence générale, surtout à la diathèse scrofuleuse, éveillée elle-même, à part les causes locales (chocs, contusions, chutes sur le dos, etc.), par la mauvaise nourriture, le mauvais air, l'encombrement, etc., le traitement général a la plus grande importance. On conseillera donc d'abord les aliments reconstituants, le grand air, le séjour au bord de la mer, les bains sulfureux, les bains salés, les bains de mer, à condition toutefois qu'ils n'amènent pas de surexcitation, l'hydrothérapie, la médication antiscrofuleuse (huile de foie de morue, sirop de raifort iodé, phosphate de chaux tribasique), le fer, le quinquina, les amers.

2° TRAITEMENT LOCAL. — *L'immobilité absolue* est préconisée par les uns (Bonnet, Delpech, U. Trélat, Bergeron) ; elle est repoussée par les autres (Boyer, Sanson, Nélaton, Bouvier, Verneuil), qui, considérant surtout la coïncidence du mal de Pott avec la diathèse scrofuleuse, laquelle, on le sait, exige l'exercice au grand air, prescrivent la marche et un exercice modéré. Or on peut, à ce point de vué, différencier trois phases dans l'évolution de la maladie (Gosselin) : 1° début des accidents inflammatoires ; 2° ramollissement précurseur de la gibbosité ; 3° consolidation. Ce serait à la deuxième période seulement que le repos serait nécessaire pour prévenir la déformation qui résulte de la dégénérescence osseuse (Gosselin); on peut cependant remarquer qu'il serait plus utile dans la première phase, pour empêcher toute cause d'irritation, que dans la seconde, puisque la gibbosité qui paraît alors est la condition inéluctable de l'ankylose et par conséquent de la guérison (Duplay).

Quoi qu'il en soit, à quelque période qu'on prescrive l'exercice, il doit toujours être modéré, et le malade devra éviter les grands efforts, s'abstenir de gymnastique, qu'on a conseillée bien à tort ; de plus, il est prudent de soutenir et d'immobiliser la colonne, pendant la marche, par divers appareils, tels qu'une cuirasse de linge silicaté (Després), ou une cuirasse de cuir composée de deux pièces, l'une antérieure, l'autre postérieure, rattachées l'une à l'autre par des lacets latéraux, et garnies sur leurs bords de renforts en acier (Verneuil). Quant à l'immobilisation pendant le décubitus dorsal, sur un lit dur et plat, elle sera assurée au moyen d'une sorte de plastron modelé sur la gibbosité et rembourré à sa face concave (Bonnet); quant à la véritable gouttière de Bonnet, elle a l'inconvénient d'être très coûteuse, mais facilite beaucoup tous les soins à donner aux malades.

Il nous reste à parler des *révulsifs* locaux qui, très employés autrefois comme moyen curatif direct (Pott, Dupuytren, Boyer, Sanson), puis complètement abandonnés (Bouvier), peuvent avoir de bons effets à la première période, pour diminuer la congestion et la douleur (Gosselin), tandis qu'ils deviennent inutiles ou nuisibles quand la déviation est produite et que la consolidation s'effectue. Les sinapismes, la teinture d'iode, l'huile de croton, les vésicatoires, ont été employés sans grande efficacité ; les cautères doivent être proscrits à cause de la difficulté qu'on éprouve à amener leur cicatrisation (de Saint-Germain); on doit les remplacer par des applications de pointes de feu au niveau malade, faites avec le cautère vulgaire, et pas trop profondément (Charcot, de Saint-Germain).

Le mal de Pott qui s'accompagne de *paraplégie* ne doit pas être traité autrement que les autres formes: du reste, les phénomènes paralytiques disparaissent souvent en même temps que se montrent les abcès (de Saint-Germain). Ici la faradisation des membres inférieurs pourrait être utile en conservant aux éléments musculaires leur intégrité. On peut joindre l'em-

ploi, à l'intérieur, de la strychnine et du seigle ergoté qui rétablissent les fonctions de la moelle (Brown-Séquard), et l'usage
de l'hydrothérapie.

II. Traitement des abcès par congestion. — (Nous le plaçons
ici en raison de la fréquence de leur origine vertébrale.) Il
comprend trois points : il faut d'abord établir, en tout cas, le
traitemént antiscrofuleux que nous avons vu précédemment ;
puis s'adresser à la lésion osseuse, carie, nécrose, tuberculose, etc., qui est le point de départ de la formation de la
poche ; enfin s'adresser à l'abcès lui-même (Terrier).

Ce dernier point, le *traitement local*, présente lui-même deux
indications :

1° S'efforcer d'obtenir et d'activer l'*absorption du pus* par la
compression de l'abcès, par l'application locale de vésicatoires,
de moxas (Larrey), de teinture d'iode (Bouvier), et par l'administration de l'iode à l'intérieur : la réduction de la poche peut
être obtenue, máis plus souvent l'échec est complet ;

2° Alors il faut procéder à l'*évacuation du foyer*, mais le plus
tard possible (Duplay, de Saint-Germain, etc.), à moins qu'il n'y
ait une compression fâcheuse d'organes importants, tels que
le pharynx ou le larynx, en cas d'abcès rétro-pharyngiens ; ou
que la collection menace de s'ouvrir dans le thorax ou l'abdomen ; ou enfin que l'ouverture spontanée soit imminente ; car
il est important de s'opposer à cet accident, qui devient l'origine d'une fistule, de l'entrée de l'air dans le foyer, et d'accidents septicémiques. L'évacuation résolue, on doit ouvrir largement l'abcès par le *bistouri* et employer pour cela la méthode
de Lister qui a simplifié considérablement la suite de cette
opération (de Saint-Germain) : l'ouverture faite, on lave la
poche avec la solution phéniquée forte et on réunit par première intention. L'ouverture de la poche par les caustiques
est une méthode douloureuse, et la réparation consécutive est
parfois très longue à se faire.

Les *ponctions* obliques ou sous-cutanées, avec les perfectionnements qu'ont acquis les instruments destinés à les pratiquer,
sont une bonne méthode (Abernethy, Boyer, J. Guérin, Dieulafoy), qui est le plus souvent suivie d'une cicatrisation rapide,
et qui donne rarement lieu à des accidents septicémiques, à
condition toutefois que l'entrée de l'air soit empêchée au moyen
de l'obturation immédiate de la piqûre par le diachylon ou
le collodion. Il est au moins inutile de joindre à la ponction les
injections iodées (Abeille, Boinet), qui n'ont pas donné de résultats satisfaisants.

Enfin une troisième méthode, qui a donné de beaux succès,

consiste dans le *drainage* (Chassaignac) qui permet de faire des injections, des lavages antiseptiques répétés dans la poche (eau chlorurée, créosotée, phéniquée), de manière à supprimer la putridité du foyer, et à entretenir l'écoulement constant des liquides.

ARTICLE II. — **Lésions traumatiques du rachis et de la moelle épinière.**

§ 1er. Lésions traumatiques du rachis et des parties molles.

I. Les lésions des *parties molles* différant suivant la hauteur de la région atteinte (cervicale, dorsale, lombo-sacrée), nous les étudierons à propos des plaies du cou, de la poitrine, de l'abdomen.

II. — Pour ce qui est de la *colonne vertébrale* elle-même, nous avons déjà vu que les os qui la composent pouvaient être brisés ou déplacés; mais, de plus, les contusions, chutes, mouvements forcés du rachis, peuvent déterminer la distension, la déchirure, l'arrachement des ligaments, et l'écartement des surfaces articulaires : si celui-ci disparaît quand cesse le traumatisme, on dit qu'il y a *entorse;* s'il persiste à un faible degré, il y a *diastasis;* au cou, c'est une forme de torticolis ; aux lombes, c'est ce qu'on appelle le tour de reins.

Traitement. — Il consiste dans un repos absolu, l'application de sangsues ou de ventouses scarifiées, l'usage de frictions calmantes, de préparations opiacées à l'intérieur. L'immobilisation locale est assurée par le décubitus dorsal, si la lésion siège aux vertèbres lombaires ; et, si c'est au cou, par une gouttière de carton ou de gutta-percha.

§ 2. Lésions traumatiques de la moelle et de ses enveloppes.

I. *Plaies.* — Très rares aux régions dorsale et lombaire, elles sont surtout fréquentes à la moelle cervicale, principalement à ses deux extrémités, ce qui s'explique par le défaut de protection qui résulte à ce niveau de la disposition et de la minceur des parties molles et osseuses.

1° Les *piqûres*, assez rares, sauf dans l'espace interoccipital, s'accompagnent presque toujours de fracture des lames vertébrales.

2° Les *coupures* ne présentent presque jamais une section nette, l'instrument tranchant produisant tantôt de véritables piqûres, tantôt des contusions.

3° C'est par des *instruments contondants*, et par l'intermédiaire de fragments osseux qu'ils repoussent dans le canal médullaire, que les blessures de la moelle sont produites dans l'immense majorité des cas ; il y a alors fracture ou déplacement des vertèbres.

La myélite est la complication habituelle des blessures médullaires, dangereuse surtout par les lésions secondaires, paraplégie définitive, inertie du rectum et de l'intestin, eschares au sacrum, qu'elle détermine.

Traitement. — Lorsque la plaie siège à la partie supérieure de la région dorsale ou à la région cervicale, la mort survient très rapidement par asphyxie. En tout autre point, c'est dans une médecine de symptômes que consiste presque exclusivement le traitement (Duplay).

Les *corps étrangers* enlevés (seulement lorsqu'ils sont facilement accessibles et que les apophyses épineuses ne présentent pas de crépitation), on fera avec soin l'*occlusion* des plaies par instruments piquants ou tranchants ; puis on placera le malade dans une *position* favorable à l'examen et au pansement des parties déclives, menacées de sphacèle : un matelas d'eau résistant et élastique, des coussins percés à leur centre, seront très utiles en ce sens ; il en est de même des pansements avec du vin aromatique, du tannin, de la poudre de quinquina ; de même aussi d'une large plaque de diachylon recouvrant la région menacée de gangrène ou sphacélée.

Contre l'inertie de l'intestin, on emploiera les *lavements* répétés et stimulants. Le *cathétérisme* empêchera la rétention d'urine : les sondes à demeure sont proscrites comme appelant des dépôts organiques et s'encroûtant vite des sédiments que contiennent abondamment ces urines pathologiques ; le cathéter servira aussi à faire dans la vessie de larges injections détersives et antiputrides (solutions de chlorure de chaux, de permanganate de potasse, d'acide phénique).

Les *sangsues* à l'anus, les ventouses et sangsues le long de la colonne vertébrale, seront souvent utiles. L'*ergot de seigle* et la *belladone* décongestionneraient la moelle (Brown-Séquard) ; la *strychnine* et le *sulfate de zinc* (3 à 4 milligrammes de l'une, 3 à 5 centigrammes de l'autre) seraient utiles contre la paraplégie (Hancock).

Enfin quand les fonctions médullaires commencent à reparaître, on retirera de bons effets des *révulsifs* appliqués sur la colonne vertébrale, de l'*électricité*, des *douches sulfureuses*.

II. *Contusion de la moelle.* — Le traitement est identique à celui que nous venons de voir pour les blessures médullaires : l'imminence et la gravité des phénomènes inflammatoires consécutifs doivent faire insister sur les antiphlogistiques (émissions sanguines locales), sur les médicaments vaso-constricteurs (ergot, belladone), et surtout sur les révulsifs locaux (frictions iodées et .slibiées, sinapismes, vésicatoires, cautères) et généraux.

III. *Commotion de la moelle.* — Quoiqu'on ne sache rien sur sa nature intime, sur son mécanisme, sur ses lésions anatomiques, on admet l'existence de la commotion médullaire, dans laquelle les fonctions de la moelle, après une violente secousse, subiraient un brusque anéantissement, pour recouvrer rapidement leur intégrité (Duplay).

Traitement. — On doit appliquer celui des plaies médullaires, et agir comme si celles-ci existaient : donc, au début, repos absolu dans un décubitus convenable, lavements, cathétérisme ; puis antiphlogistiques et révulsifs quand survient le travail congestif qui précède le retour des fonctions ; plus tard encore, bains sulfureux, douches, etc., et surtout électricité.

IV. *Compression de la moelle.* — Les causes peuvent siéger dans les vertèbres (fracture, luxation, ostéite, affection tuberculeuse, tumeur du rachis), dans le canal médullaire (épanchement sanguin ou purulent), dans les méninges (infiltration, tumeur), dans la moelle (pseudoplasme) ; or, produite par une tumeur ou une lésion osseuse, elle est absolument incurable ; par un épanchement susceptible de se résorber, elle peut se dissiper au bout de quelques semaines, mais rarement les fonctions de l'organe persistent dans leur intégrité (Duplay).

Traitement. — On comprend, d'après ce qui précède, que le traitement est presque toujours impuissant (Bouchard) et doit se borner à surveiller la marche et l'apparition des accidents : les antiphlogistiques et les révulsifs sont indiqués s'il y a des signes de congestion rachidienne ; l'électrisation pourra retarder l'atrophie des membres ; les eschares au sacrum seront prévenues par les moyens ordinaires.

ARTICLE III. — **Tumeurs du rachis.**

Les tumeurs malignes de la colonne vertébrale, carcinômes, sarcômes, myxômes, sont presque toujours le fait d'un envahissement cancéreux, dont le squirrhe atrophique du sein et le sarcocèle du testicule sont les points de départ ordinaires.

Le traitement curatif d'une semblable affection est, on le comprend, absolument nul. On peut seulement soulager, momentanément du moins, les douleurs du patient par des applications locales d'éther et de chloroforme, par l'emploi des préparations opiacées, par les méthodes endermique (emplâtres opiacés et belladonés) ou hypodermique, plutôt que par les voies digestives, afin de conserver la possibilité d'alimenter le malade, rapidement supprimée par l'action de l'opium sur l'estomac.

ARTICLE IV. — **Vices de conformation et difformités du rachis.**

§ 1. — SPINA-BIFIDA OU HYDRORACHIS.

Ce vice de conformation consiste dans la fissure des arcs vertébraux (par ossification incomplète), à travers laquelle s'échappe une partie ou la totalité de la moelle et de ses enveloppes : quelquefois l'axe nerveux ne prend pas part à la hernie, *méningocèle pure;* le plus souvent il pénètre dans la poche, qui contient en même temps une sérosité limpide, épanchée tantôt entre la moelle et ses enveloppes (*hydrorachis externe*), tantôt, et plus fréquemment, au centre même de la moelle (*hydrorachis interne*).

Si l'affection suit une marche aiguë, presque toujours la mort survient par inflammation du sac et extension du travail aux méninges ; le plus souvent, la marche est lente, mais la moindre cause extérieure peut amener une issue funeste par méningite rachidienne, plus rarement par gangrène de la tumeur.

I. TRAITEMENT PALLIATIF. — C'est le seul qui convient dans bien des cas : on temporisera donc en mettant la tumeur à l'abri des violences extérieures et en la comprimant légèrement au moyen d'une pelote circulaire percée à son centre et fixée par une ceinture abdominale. L'ulcération et l'inflammation superficielle de la tumeur, l'augmentation de volume qu'elle peut présenter rapidement, enfin la gêne qu'elle occasionne parfois, sont les conditions qui indiquent une intervention (Malgaigne).

II. TRAITEMENT CURATIF. — Cette intervention peut se faire en agissant sur le liquide ou sur le sac.

1° On agit *sur le liquide :*

Par *la compression* (Abernethy, Ast. Cooper), moyen peu dangereux, mais ordinairement impuissant à empêcher l'accroissement de la tumeur;

Par *la ponction*, qui, seule, est insuffisante ; combinée à la compression (Ast. Cooper, Holmes), elle n'est guère plus efficace ; suivie d'injections iodées (Velpeau, Chassaignac), elle donne des succès durables, mais souvent l'inflammation adhésive se propage aux méninges, et elle est absolument contre-indiquée, dans ces conditions, si l'orifice de communication de la tumeur avec le rachis est trop large pour être oblitéré avec le doigt pendant l'opération. Récemment on a substitué à la teinture d'iode une solution d'iodo-glycérine (iode 60 centigrammes, iodure de potassium 2 grammes, glycérine 30 grammes) dont on injecte 2 à 7 grammes après avoir évacué la moitié environ du liquide de la tumeur, et qui paraît avoir donné de bons résultats (J. Morton) ;

Par *le séton*, moyen très dangereux.

2° On agit *sur le sac :*

Par l'*excision suivie de suture*, procédé peu applicable, et surtout peu satisfaisant (Paget, Molmes, etc.) ;

Par la *cautérisation* au fer rouge (Page) ou par le galvano-cautère ;

Par la *ligature simple*, l'*écrasement linéaire*, la *ligature élastique :* dans l'immense majorité des cas, la présence de la moelle contre-indique formellement ces opérations, qui, en tout cas, doivent être précédées de la compression graduelle de la tumeur, destinée à produire l'accolement des parois de la poche, de façon à rétrécir et oblitérer l'orifice du rachis.

§ 2. — Déviations du rachis.

Sous ce nom on désigne tout un ordre de difformités du tronc résultant de l'inclinaison des vertèbres, dont l'assemblage décrit des angles ou des arcs anormaux (Bouvier et Bouland) : il y a des *courbures par flexion* et des *courbures par déformation*.

Les déviations sont *antéro-postérieures* ou *latérales :* les premières présentent une convexité postérieure ou antérieure.

I. — *Déviation à convexité postérieure, Cyphose.*

Très rare avant douze ou quatorze ans, la cyphose est fréquente à cette époque, et sa cause réside dans le développement même de la colonne qui croît plus vite que les ligaments et les muscles, de sorte que l'équilibre est rompu entre les deux parties ; la prolongation d'une mauvaise attitude a une influence incontestable sur la production de la déviation, ainsi que le manque d'exercice, une mauvaise hygiène, etc. Cette influence se fait aussi sentir chez l'adulte : à cet âge, la cyphose, rarement essentielle, est le plus souvent consécutive à une affection

des vertèbres, ou à une maladie viscérale, thoracique ou abdominale
(Duplay).

TRAITEMENT. — Il comporte deux indications :
1° Il faut *combattre la cause* organique ou mécanique de la
déviation en relevant l'économie par les amers, les ferrugineux,
les toniques, l'hygiène générale, les frictions excitantes, les
douches, etc. ;
2° Il faut chercher à *redresser le rachis* et à *fortifier les muscles
spinaux extenseurs* par l'électricité localisée, une gymnastique
rationnelle, le décubitus horizontal sur un matelas de crin,
sans oreillers ni traversin. Si cependant la déviation augmente,
on se verra forcé d'appliquer des appareils orthopédiques, contentifs et redresseurs.

II. — *Déviation à convexité antérieure, Lordose.*

Très rare, cette déviation, qui siège presque exclusivement
à la région lombaire et qui est l'exagération de la convexité
antérieure naturelle en ce point, offre les mêmes indications
que la cyphose : mais les appareils sont plus difficiles à appliquer et à supporter.

III. — *Déviations latérales, Scoliose.*

Plus fréquente que les déviations antéro-postérieures, la scoliose se
combine le plus souvent avec elles. Les modifications musculaires et
ligamenteuses seraient toujours consécutives à une lésion osseuse
(Bouvier); indépendamment de l'influence générale qui préside à son
développement, comme à celui des autres déviations, il y a beaucoup
de circonstances occasionnelles, attitude vicieuse, claudication, etc.,
qui déterminent le sens de la déviation (Duplay). C'est une affection
essentiellement chronique, qui, abandonnée à elle-même, détermine
une ankylose osseuse et l'immobilité complète des vertèbres.

1. TRAITEMENT GÉNÉRAL. — L'hygiène, les frictions, l'exercice,
les douches, etc., ne sont que des moyens palliatifs, insuffisants quand la courbure est prononcée, mais qui ne doivent
pas être négligés au début.
II. TRAITEMENT LOCAL. — Il y a deux indications à remplir (Bouvier
et Bouland) : ramener les vertèbres déviées dans une situation
aussi voisine que possible de la normale ; et les maintenir dans
cette situation. Ce double but peut être atteint par la position
du corps, par des moyens mécaniques, par la gymnastique, par
l'électricité.

a. La *position* dans le décubitus horizontal (Duverney) doit être prolongée, mais non permanente, n'étant pas toujours supportée par le malade : c'est surtout au début qu'elle peut rendre des services.

b. Les *moyens mécaniques* se composent de l'extension, de pressions latérales, d'inclinaison.

L'*extension* dans la position verticale a amené l'invention d'appareils plus ou moins compliqués et à peu près abandonnés. L'extension dans la position horizontale, à l'aide des lits orthopédiques, est excellente quand la scoliose est ancienne et très accusée : on fait usage, en même temps, de corsets, de béquilles, etc.

Les *pressions latérales* se font avec des corsets, des ceintures, munis de pelotes, de plaques matelassées, et font partie du traitement de la scoliose par les lits orthopédiques, en venant en aide à l'extension horizontale. Elles sont aussi très utiles dans la station verticale et maintiennent l'épine dans une rectitude relative (Bouvier).

L'*inclinaison* (Tavernier et Malgaigne) consiste à tenir le tronc constamment incliné dans le sens inverse de la courbure dorso-lombaire principale à l'aide d'un appareil, tel qu'une ceinture orthopédique, les autres courbures, dites de compensation, disparaissant d'elles-mêmes à la suite de la première. Ce procédé n'est applicable que dans certaines conditions de souplesse du rachis, et surtout dans le cas où la courbure principale siège à la région dorsale (Bouvier et Bouland).

c. La *gymnastique*, employée seule, est inefficace ; mais c'est un adjuvant puissant des appareils (Bouvier).

d. Enfin l'*électricité* (Duchenne de Boulogne) est utile pour combattre l'inertie des muscles spinaux.

CHAPITRE III

MALADIES DE L'APPAREIL OLFACTIF.

Nous aurons à étudier, dans chaque article, les affections du *nez*, des *fosses nasales*, des *sinus maxillaires*, des *sinus frontaux*, qui concourent à former l'appareil complexe de l'olfaction.

ARTICLE 1er. — **Affections inflammatoires**.

§ 1er. — INFLAMMATION DU NEZ PROPREMENT DIT.

I. — *Inflammations des parties molles du nez*.

1° — *Furoncle*.

Le *furoncle* siège ordinairement au voisinage de l'ouverture des narines : il faut en faire rapidement l'ouverture à cause de la gravité particulière des furoncles de la joue.

2° — *Abcès de la racine du nez*.

Les *abcès* de la racine du nez exigent aussi une prompte incision à cause de leur tendance à fuser vers les paupières. S'ils siègent à la portion cartilagineuse en proéminant à la fois sous la peau et dans la narine, c'est en ce dernier point qu'on pratiquera l'incision, pour éviter une cicatrice apparente.

3° — *Ulcères du nez*.

Les *ulcères* n'ont aucune gravité lorsqu'ils sont limités et consécutifs à une éruption vésico-pustuleuse, chez un sujet lymphatique.

Au contraire, ceux qui sont sous l'influence d'une diathèse syphilitique, scrofuleuse, cancéreuse, gagnent en profondeur et en largeur. Le chancre du nez est très rare, ainsi que les plaques muqueuses ; les ulcères de la période tertiaire, plus fréquents et plus graves, succèdent à des manifestations analogues de la peau, des os, des cartilages, et détruisent tous les tissus intermédiaires entre la peau et la muqueuse : la réparation s'accompagne de difformités variables. Les ulcères scrofuleux, extrêmement fréquents (lupus), surtout chez les jeunes sujets, amènent les mêmes accidents ; il en est de même des ulcères cancéreux.

I. TRAITEMENT GÉNÉRAL. — Il est très important et varie suivant l'état constitutionnel : l'iodure de potassium dans un cas, les préparations iodées dans un autre, les toniques, les amers, les ferrugineux, dans toutes les circonstances, sont indiqués.

II. TRAITEMENT LOCAL. — Si la réparation d'un lupus se fait longtemps attendre, les modificateurs locaux pourront l'activer : teinture d'iode, huile de cade, pommade au bi-iodure de mercure (Hardy), chlorure de zinc (Duplay).

Il est très important de surveiller la cicatrisation, de prévenir le développement des difformités, en faisant des pansements méthodiques, en cautérisant légèrement les bourgeons charnus. Si cependant le nez est difforme, on aura le choix, suivant les circonstances, entre la prothèse et l'autoplastie.

II. — *Inflammations des os du nez.*

L'*ostéite*, la *carie*, la *nécrose*, se développent par l'influence de la scrofule ou de la syphilis plutôt qu'après un traumatisme : nous avons déjà vu le traitement général et local de ces lésions.

§ 2. — Inflammations des fosses nasales.

I. — *Abcès de la cloison.*

Les uns sont aigus, d'origine traumatique le plus souvent ; les autres sont chroniques, d'origine osseuse ou infectieuse (abcès ossifluents ou métastatiques), et ont pour causes la nécrose, la morve, la variole, etc. Dans les deux cas, il y a perforation de la cloison ou du cartilage, de sorte que la pression exercée sur la tumeur se transmet d'un côté à l'autre.

I. Traitement local. — Le pus doit être évacué par une incision simple ou suivie d'une contre-ponction du côté opposé, suivant la facilité avec laquelle il s'écoule. Cette évacuation ne suffit pas dans les abcès dits chroniques, le liquide ayant de la tendance à se reproduire : souvent alors cette tendance cesse après l'ablation d'un séquestre ; il est prudent de maintenir l'ouverture à l'aide d'un fil de soie ou d'argent, et de faire des injections émollientes, astringentes ou antiputrides, pour prévenir l'altération du pus et l'ozène (coaltar, solution alcoolophéniquée ou chloralée au 1/100), avec un simple irrigateur ou le siphon de Weber.

II. Traitement général. — Il sera tonique, antiscrofuleux, antisyphilitique.

II. — *Coryza aigu.*

L'inflammation aiguë de la membrane pituitaire, très fréquente, est le plus souvent causée par le froid ; elle peut être également déterminée par l'insolation, l'exposition à une haute température, l'action de vapeurs, de poudres, de gaz irritants, l'absorption d'iodure de potassium.

TRAITEMENT. — Les palliatifs, corps gras, fumigations émollientes, suffisent le plus souvent. On se trouvera bien de conseiller les badigeonnages avec une solution étendue de nitrate d'argent (Tessier), l'inhalation de vapeurs acétiques, iodées, d'acide phénique, l'aspiration de poudre de camphre, de chlorate de potasse, etc.

III. — *Coryza chronique.*

Cette forme chronique, persistante, de l'inflammation pituitaire, se rencontre principalement dans l'enfance et l'adolescence, où elle se développe le plus souvent sous l'influence d'une cause générale, la scrofule en particulier; l'action du tabac en poudre, chez les priseurs, la détermine également.

I. TRAITEMENT GÉNÉRAL. — L'iode, le fer, les sulfureux, en forment la base.

II. TRAITEMENT LOCAL. — Il comprend l'emploi d'insufflations, de fumigations, d'inhalations, d'injections.

Il ne faut guère compter sur l'*insufflation des poudres médicamenteuses*, alun, tannin, calomel, bismuth, etc. (Duplay).

Les *fumigations* ont pour but de faire pénétrer dans les fosses nasales de la vapeur d'eau simple, ou additionnée de substances résineuses (benjoin, goudron), ou légèrement caustiques (iode), ou émollientes, narcotiques, etc.

Par les *inhalations* ce sont des liquides pulvérisés (eau de goudron, eaux sulfureuses) qu'on fait pénétrer dans le nez.

Le meilleur procédé consiste certainement dans l'emploi des *douches naso-pharyngiennes* (Th. Weber), qui repose sur le fait que lorsqu'une cavité nasale est exactement remplie par un liquide, tandis que le sujet respire par la bouche, le voile du palais ferme complètement l'arrière-cavité des fosses nasales, de sorte que le liquide s'échappe par l'autre narine après avoir été en contact avec la totalité des fosses nasales. Ce liquide peut être, suivant les indications, de l'eau tiède, ou une solution médicamenteuse d'alun, de sulfate de zinc, de nitrate d'argent, de sublimé, d'acide phénique, de permanganate de potasse (Duplay); il peut être injecté au moyen du siphon de Weber, ou plus simplement d'un irrigateur ordinaire, à la condition que celui-ci soit muni d'un embout olivaire qui remplisse exactement la narine.

IV. — *Épaississement de la pituitaire.*

C'est une complication assez fréquente du coryza chronique

scrofuleux : la guérison en est très difficile, les récidives sont habituellement rapides.

I. Traitement local. — Ce qui convient le mieux, c'est l'excision de la partie épaissie au moyen de ciseaux droits portés sur la paroi externe des fosses nasales, en arrière et au-dessous du cornet inférieur, siège ordinaire de l'épaississement ; les cautérisations de la surface saignante pourront prévenir le retour de l'accident.

II. Traitement général. — Il sera tonique et antiscrofuleux.

V. — *Catarrhe naso-pharyngien.*

Sous l'influence de la scrofule, de la syphilis, de l'herpétisme, l'inflammation peut s'étendre des fosses nasales à leur arrière-cavité, ou même débuter dans celle-ci.

I. Traitement général. — Il sera antistrumeux, antisyphilitique, antidartreux.

II. Traitement local. — Mêmes procédés que pour le coryza chronique, c'est-à-dire les injections et douches naso-pharyngiennes de préférence à tout autre moyen.

VI. — *Ulcères des fosses nasales, coryza ulcéreux.*

Nous trouvons encore ici les diathèses herpétique (Boyer, Trousseau), et surtout scrofuleuse et syphilitique, comme causes principales des ulcères spécifiques, qui peuvent aussi survenir dans le cours de la morve, de la fièvre typhoïde, de la rougeole, de la variole, et dans l'exercice de certaines professions (papiers peints). Quant aux ulcères simples, ils succèdent le plus souvent à une inflammation chronique, produite par la présence d'un corps étranger, d'un polype, etc.

Aux uns et aux autres conviennent les *traitements général et local* des affections précédentes : toutefois il est préférable de cautériser directement les parties ulcérées, lorsqu'elles sont accessibles à la vue, au toucher, par la teinture d'iode, le nitrate de mercure, le perchlorure de fer.

VII. — *Coryza caséeux.*

Cette forme de phlegmasie chronique est caractérisée par l'accumulation dans l'intérieur des cavités nasales d'une matière caséeuse, analogue au contenu de certains kystes sébacés, et qui peut constituer des dépôts assez considérables pour déformer le visage et amener la perte de l'odorat (Duplay).

Traitement. — C'est ici que les larges irrigations souvent répétées seront utiles pour entraîner toutes les matières ; souvent les douches nasales doivent être continuées pendant plusieurs mois. Le grattage des fosses nasales avec une curette, l'ablation directe des masses détachées au moyen d'une pince à polypes, peuvent être indiqués. L'intervention doit être rapide pour éviter la perforation de la cloison et la perte d'un cornet.

§ 3. — Inflammations du sinus maxillaire.

I. — *Inflammation et abcès.*

Leur cause la plus ordinaire consiste dans la propagation d'une phlegmasie voisine, quelquefois d'un coryza violent, bien plus souvent d'une périostite alvéolo-dentaire, particulièrement de la deuxième ou première grosse molaire (Magitot, Guyon) ; ils résultent aussi d'un traumatisme, contusion de la joue, fracture, plaie du sinus, surtout compliquée de la présence d'un corps étranger.

Traitement. — On cherchera d'abord à obtenir la résolution par le traitement *antiphlogistique* ordinaire, diète, calomel à l'intérieur, cataplasmes, sangsues sur la joue ou sur la gencive.

L'*abcès* formé et reconnu, il faut donner au pus une issue facile.

S'il est infiltré entre les dents altérées ou cariées, c'est par le bord alvéolaire (Meibomius, Cooper) que le sinus devra être attaqué, ou par la voûte palatine quand la tumeur fait saillie de ce côté ; si, au contraire, cette saillie se manifeste à la joue, la fosse canine devient le lieu d'élection (Desault, Lamorier) : en tout cas, l'ouverture de la cavité doit être suivie d'injections fréquentes, détersives et antiputrides.

II. — *Fistules.*

Qu'elles soient la conséquence d'un traumatisme, de l'ouverture artificielle de la cavité en cas d'abcès, de tumeur, ou qu'elles soient la terminaison d'un abcès du sinus, les fistules, ordinairement uniques, s'ouvrent tantôt à l'extérieur, sur la joue, tantôt du côté du bord alvéolaire de la voûte palatine.

Traitement. — Les fistules buccales doivent être entretenues avec soin jusqu'à ce que la suppuration soit tarie : on passera donc chaque jour un stylet dans le trajet, puis on y fera des injections d'eau tiède ou de teinture d'iode pour solliciter l'accolement des parois.

L'oblitération des fistules cutanées doit être également surveillée ; de plus, il est indiqué de favoriser l'écoulement du liquide par une contre-ouverture pratiquée sur le bord alvéolaire ou sur la paroi antérieure du sinus : dans le premier cas, on peut se borner à enlever une ou plusieurs molaires, dont les alvéoles livrent passage au pus (Meibomius); mais l'écoulement sera plus facile si, après l'avulsion des dents, on traverse par un perforateur la mince cloison osseuse qui sépare la cavité du sinus (Cooper) ; — dans le second cas, on incise transversalement la muqueuse au-dessous de l'apophyse malaire (Lamorier), ou, ce qui est plus facile et plus utile, au niveau de la fosse canine (Desault), puis on perfore la paroi osseuse mise à nu. En tout cas, les injections détersives, puis légèrement caustiques, dans la cavité osseuse, sont le complément nécessaire de son ouverture.

§ 4. — INFLAMMATIONS DU SINUS FRONTAL.

I. — *Inflammation et abcès.*

Un coryza aigu ou chronique, les contusions et plaies du sinus, ses altérations osseuses, les corps étrangers et les tumeurs de la cavité, peuvent en amener l'inflammation qui se termine quelquefois par résolution, mais peut être suivie soit de suppuration (abcès), soit de l'accumulation des produits sécrétés (hydropisie).

TRAITEMENT. — Pour l'inflammation simple, le traitement est celui du coryza aigu ou chronique. Si le liquide muqueux ou purulent s'écoule facilement par les fosses nasales, on peut encore se contenter de l'expectation ; mais s'il fait saillie au front et à la paupière supérieure, s'il y a perforation osseuse, il est nécessaire d'intervenir, surtout si la rapidité de la marche fait soupçonner l'existence d'un abcès ; car on a vu le pus pénétrer dans le crâne et amener des accidents mortels (Duplay).

Si la paroi du sinus est amincie ou détruite, le bistouri suffit à donner issue au liquide ; dans le cas contraire, la trépanation est nécessaire : après l'ouverture de la cavité, il faut veiller à ce que l'oblitération ne se fasse pas trop rapidement, en entretenant la plaie au moyen d'une mèche, en l'agrandissant de nouveau, au besoin ; enfin de fréquents lavages, des injections répétées, préviendront la rétention et l'altération des liquides.

II. — *Fistules.*

Les unes sont *traumatiques* (plaie, fracture, corps étranger) ;
les autres sont dites *spontanées* (ostéite, carie, nécrose, scrofule, syphilis).

Traitement. — On pourra prévenir les premières en enlevant les corps étrangers, les esquilles, en rapprochant et comprimant les bords d'une plaie ; et guérir les secondes en traitant
les maladies qui leur donnent naissance. Si la persistance de
l'ouverture anormale est due à l'oblitération de l'orifice de
communication du sinus avec les fosses nasales, il est nécessaire de créer une voie aux liquides en perforant la paroi inférieure du sinus, c'est-à-dire la lame criblée de l'ethmoïde,
avec un trocart ou tout autre instrument (Duplay).

ARTICLE II. — **Lésions traumatiques.**

§ 1er. — LÉSIONS TRAUMATIQUES DU NEZ.

Nous ne parlerons que des lésions des *parties molles*, celles
des os du nez, les fractures, ayant été vues ailleurs.

I. — *Plaies.*

Les *plaies* par instruments *piquants, tranchants* ou *contondants* ne
présentent aucune gravité lorsqu'elles sont bornées à la peau : mais
si elles pénètrent dans les cavités olfactives, elles tirent une certaine
gravité de l'existence de lésions profondes, fractures de la lame criblée
de l'ethmoïde, des os de la face et du crâne, blessures de l'encéphale, etc. A la racine du nez, l'emphysème est fréquent.

Traitement. — Il doit surtout avoir pour but de *prévenir
les difformités* qui pourraient résulter de la cicatrisation isolée
des bords de la plaie quand ceux-ci présentent de l'écartement
(Duplay) : les points de suture seront donc posés avec le plus
grand soin et maintenus jusqu'à ce que la cicatrisation soit
complète.

II. — *Contusions.*

Les *contusions* de la portion cartilagineuse ne s'accompagnent ni d'ecchymoses ni de bosses sanguines, qui se présentent, au contraire, fréquemment à la racine du nez, d'où ils
s'étendent aux paupières.

§ 2. — Lésions traumatiques des fosses nasales.

I. — *Fractures.*

Les *fractures* des os propres, du maxillaire supérieur, de la base du crâne, ont été étudiées précédemment.

II. — *Contusions.*

Les *contusions* produisent tantôt une simple ecchymose de la membrane pituitaire qui disparaît vite et spontanément, tantôt une véritable bosse sanguine, chaude, rénitente, faisant saillie d'un côté ou des deux côtés de la cloison.

Traitement. — Une ecchymose diffuse et légèrement proéminente cède à l'application de quelques *compresses résolutives* sur le nez, à l'emploi de *lotions émollientes* ; mais s'il y a une bosse sanguine, saillante et fluctuante, une *ponction* avec la lancette est utile : c'est le meilleur moyen de prévenir la nécrose du cartilage.

III. — *Epistaxis.*

L'*épistaxis chirurgicale* est ordinairement traumatique, et succède à des coups, à des chutes sur le nez ; mais presque toutes les affections locales, coryza chronique, ulcérations, végétations, polypes, peuvent lui donner naissance. L'hémorrhagie symptomatique d'une affection viscérale ou d'une altération du sang est du domaine médical.

Traitement. — Si le sang ne se coagule pas seul, ou sous l'influence du froid local et de lotions astringentes, il est nécessaire d'intervenir soit par le *tamponnement antérieur* (introduction dans la narine d'un bourdonnet de charpie, d'agaric, d'éponge préparée, etc.), soit, si l'écoulement sanguin n'est pas arrêté, par le *tamponnement complet* (occlusion de la narine postérieure et de l'ouverture des fosses nasales à l'aide de la sonde de Belloc).

IV. — *Corps étrangers.*

Les *corps étrangers* qu'on observe le plus souvent sont des fruits de toutes sortes, puis des noyaux, des pierres, des haricots, des perles, etc. : ces corps sont souvent inoffensifs par leur nature, mais ils peuvent glisser dans le larynx, ou être arrêtés dans un point rétréci de l'intestin, ou former des masses véritablement calculeuses dans le nez; les calculs, rhinolithes, peuvent aussi se former sur place, sans la présence de corps étrangers. La gêne de la respiration, l'enchifrènement, les épistaxis répétées, les douleurs profondes, une sécrétion de muco-pus, ou de sérosité fétide, sont les accidents que déterminent les corps étrangers et les calculs.

TRAITEMENT. — L'*extraction* doit être faite le plus rapidement possible. Les pinces à polype peuvent suffire, mais l'emploi en est souvent très difficile. Si le corps à extraire est plus large que l'orifice des narines, on peut agrandir l'ouverture par une incision complémentaire, ou broyer un calcul quand il n'est pas trop dur (Verneuil). Quand le corps n'est pas soudé solidement aux parois nasales, on réussira souvent à l'entraîner au dehors par les injections naso-pharyngiennes suivant le procédé de Weber (Jorissenne, de Liège).

§ 3. — LÉSIONS TRAUMATIQUES DU SINUS MAXILLAIRE.

I. Les *plaies* ne réclament pas d'autre traitement que l'application de quelques compresses froides.

II. Les *contusions* se compliquent habituellement d'épanchement de sang dans le sinus et de fracture de sa paroi antérieure.

III. Les *fractures* sont ordinairement comminutives et compliquées de plaie des parties molles, d'épanchement sanguin, d'enfoncement de fragments, etc. Ceux-ci doivent être relevés à l'aide d'une spatule, d'un élévateur, et leurs esquilles seront enlevées à moins d'être suffisamment adhérentes ; le sang et les corps étrangers seront amenés au dehors ; enfin un traitement antiphlogistique sera rigoureusement prescrit.

IV. Pour évacuer les *épanchements de sang* consécutifs à une épistaxis, à un traumatisme, il faut ouvrir le sinus par le bord alvéolaire ou par la fosse canine, et faire des injections détersives dans la cavité.

V. Enfin les *corps étrangers* seront aussi enlevés par une large ouverture artificielle du sinus, ou par le trajet fistuleux, s'il existe, et en débridant ce trajet au besoin.

§ 4. — LÉSIONS TRAUMATIQUES DU SINUS FRONTAL.

I. — *Plaies, contusions, fractures.*

Les lésions traumatiques des sinus frontaux, *plaies, contusions, fractures*, sont très souvent accompagnées de déchirure de la membrane pituitaire, d'épanchement de sang dans le sinus (Larrey), dans l'orbite, etc. ; l'emphysème qui survient quelquefois par le passage de l'air des fosses nasales dans le tissu cellulaire ambiant est rarement assez étendu pour amener des accidents sérieux.

TRAITEMENT. — *Relever les pièces osseuses enfoncées* dans le sinus, extraire celles qui sont complètement détachées ainsi que les projectiles, *rapprocher* et *comprimer* légèrement les lèvres de la plaie pour prévenir ou limiter l'emphysème, appliquer les *résolutifs* et les *antiphlogistiques* : tel est le traitement de ces lésions traumatiques, qui, peu graves par elles-mêmes, ne pourraient le devenir que par le voisinage du cerveau, ou par les fistules aériennes dont elles peuvent être l'origine (Dupuytren).

II. — *Corps étrangers.*

Les *corps étrangers* n'indiquent une intervention rapide que s'ils sont libres ou enclavés dans la paroi antérieure du sinus : alors on *trépanera* cette paroi de façon à enlever le corps étranger avec une rondelle osseuse, ou à pénétrer dans la cavité. Si, au contraire, ce corps est fixé dans la paroi postérieure, la proximité du cerveau commande l'expectation (à moins d'accidents graves du côté de l'encéphale) ; du reste, il pourra se déplacer consécutivement et devenir accessible.

ARTICLE III. — **Tumeurs.**

§ 1er. — TUMEURS DU NEZ.

I. L'*exostose* et l'*hyperostose* des os du nez n'offrent rien de spécial.

II. L'*éléphantiasis* augmente d'une façon générale le volume du nez par hypertrophie uniforme de la peau et du tissu cellulaire ; ou affecte isolément certains points, de façon à former de véritables tumeurs solitaires ou multiples (Duplay).

TRAITEMENT. — Produit et entretenu par les abus alcooliques, il peut être modifié au début par des *changements dans le régime*, par des *révulsifs digestifs*, par des applications locales de *teinture d'iode*. Plus tard, si les fonctions respiratoires sont notablement gênées, l'*extirpation* par le bistouri des productions morbides devient nécessaire.

III. L'*épithéliome*, le *cancroïde* du nez, se présentent surtout sous forme d'ulcérations superficielles et limitées.

Traitement. — Dans cette forme, on a pu obtenir de bons résultats en recouvrant l'ulcération de *chlorate de potasse* en poudre pendant quelques minutes (Vidal, Péan, etc.); on pourrait donc, avant de recourir au bistouri, essayer des cautérisations, qui, en tout cas, doivent être peu profondes, de peur de nécrose des os et des cartilages. L'*excision* n'est applicable qu'aux tumeurs proprement dites : elle est souvent suivie de difformités qui nécessitent une opération autoplastique.

IV. On donne le nom de *rhinosclérome* (Hebra) à une affection du nez, des fosses nasales et des parties voisines (lèvre supérieure), déterminée par l'apparition de tumeurs dures ou plutôt de nodosités, séparées par des fissures sécrétant un liquide jaunâtre.

La *cautérisation* et l'*excision* sont encore les procédés opératoires indiqués; mais ces tumeurs présentent une grande tendance à la récidive.

§ 2. — Tumeurs des fosses nasales.

I. — *Polypes.*

1° — *Polypes muqueux, myxômes.*

Cé sont des tumeurs molles, ordinairement pédiculées et disséminées en grand nombre sur la muqueuse, particulièrement sur la partie supérieure de la paroi externe ; leurs causes sont presque totalement inconnues. Ils ont une marche continuellement progressive, et un développement subordonné à l'espace qu'ils trouvent libre devant eux.

Traitement. — L'*excision* et l'*arrachement* sont les seules méthodes pratiques pour la destruction de ces tumeurs. L'emploi d'un spéculum nasi, aidé d'un éclairage convenable, est indispensable dans les deux cas pour contourner les obstacles, en particulier le cornet inférieur qui souvent se présente le premier, pour saisir exclusivement le polype, pour éviter les déchirures de la muqueuse, la douleur, l'hémorrhagie (Duplay).

L'*arrachement*, dans ces conditions, doit être fait avec une pince très courte, tenant moins de place ouverte que fermée, et fenêtrée et dentelée à son extrémité : un double mouvement de traction et de torsion est nécessaire (Gosselin).

L'*excision*, avec le polypotome de Wilde, est une méthode préférable peut-être à l'arrachement, auquel elle peut être combinée (Duplay, Terrier, Terrillon, etc.).

L'emploi du spéculum permet aussi, les véritables polypes

enlevés, de *ruginer* la muqueuse, qui souvent porte encore une série de petites excroissances; il permet encore d'opérer avec l'anse galvano-caustique.

Enfin il est indispensable au *traitement consécutif, préventif des récidives :* dans ce but, en effet, il est bon non seulement de faire la rugination de la muqueuse, mais aussi de porter directement sur les points suspects, à l'aide d'un pinceau, des *poudres* ou des *liquides caustiques* (alun, tannin, ratanhia, acide chromique ou acétique, chlorure de zinc, perchlorure de fer, nitrate d'argent).

2° — Polypes fibreux, fibrômes.

Presque toujours solitaires et non pédiculés, ces polypes siègent rarement dans les fosses nasales proprement dites exclusivement ; leur point d'implantation habituel est au voisinage immédiat de l'orifice pharyngien de la trompe d'Eustache, mais il peut exister dans l'étendue d'une région assez considérable (Verneuil, Follin, Flaubert, etc.), d'où ils envoient des prolongements constants (par l'orifice postérieur des fosses nasales et par le pharynx) ou accidentels (dans la fente ptérygo-maxillaire, la fosse zygomatique, la fosse temporale, l'orbite). Leur marche continue, généralement assez lente, aboutit habituellement à la mort par asphyxie, par dysphagie, par hémorrhagies répétées.

I. Traitement curatif. — Il compte un grand nombre de procédés opératoires, qu'on peut ranger en deux classes (Duplay): par les *méthodes simples*, on détruit le polype sans atteindre les parties molles ni le squelette; par les *méthodes composées*, on met la tumeur à nu par une opération préalable avant de l'attaquer.

1° *Méthodes simples*. Elles ne sont plus guère employées que combinées à d'autres procédés.

Ainsi la *cautérisation* par la pâte de Canquoin ou par l'acide chromique (Verneuil) est douloureuse, difficile à localiser, et indiquée seulement comme adjuvant du traitement consécutif.

La *compression* est presque toujours insuffisante.

L'*excision* n'est que palliative et expose à de graves hémorrhagies.

L'*arrachement* (J. L. Petit, Garengeot) n'est guère applicable puisqu'on ne peut agir sûrement.

La *rugination* seule ne saurait convenir, elle devrait être précédée de l'incision médiane du voile du palais et de l'excision du polype, et suivie de la cautérisation (A. Guérin).

Le *broiement* (Velpeau) est très dangereux.

La *ligature* avec le serre-nœud de de Græfe modifié (Broca) est incertaine : le fil peut glisser, n'étreindre qu'incomplètement la tumeur ; il ne peut atteindre que les polypes à implantation directement postérieure et médiane.

L'*électrolyse* ou électro-chimie ne détermine pas d'hémorrhagie, permet de détruire vite, et sans grande douleur, une portion considérable de la tumeur, elle a donné des succès (Nélaton, Guyon, Dolbeau).

2° *Méthodes composées*. Elles sont au nombre de trois, comprenant chacune un grand nombre de procédés.

a. Méthode palatine. La simple perforation de la voûte, sans incision du voile du palais (Dieffenbach, Maisonneuve) ne donne pas assez de jour et d'espace. Mieux vaudrait prolonger la section verticale de la voûte sur le voile du palais, et la croiser par une incision transversale, puis faire sauter par la pince de Liston le pont osseux dénudé, de façon à pouvoir exciser et arracher le polype (Nélaton) ; toutefois, lorsque celui-ci a un volume considérable, la voie n'est pas encore assez large pour attaquer son point d'implantation.

b. Méthode nasale. Elle est avantageuse quand le polype siège à la partie supérieure des fosses nasales, et n'a pas d'adhérences secondaires, qui la contre-indiquent formellement (Duplay). Le meilleur procédé consiste à fendre directement le nez sur la ligne médiane et à écarter les ailes latérales (Verneuil) ; les autres (Langenbeck, Huguier, Chassaignac) ont aussi pour but d'avoir le plus de jeu possible pour exciser le polype.

Cette méthode, comme la précédente, expose aux hémorrhagies, aux fractures des cellules ethmoïdales, à la méningite traumatique, etc. ; enfin elle est insuffisante en cas de prolongements nombreux (Duplay).

c. Méthode faciale. Par l'ablation totale du maxillaire (Syme, Flaubert, Michaux), par l'ablation partielle (Chassaignac), par la résection sous-périostée (Ollier), enfin par le procédé qui consiste à détacher entièrement le maxillaire en le laissant adhérer aux parties molles et replacer l'os après l'arrachement du polype (Huguier), on arrive toujours à extirper un fibrôme, quel qu'il soit, à moins de certitude d'un prolongement intra-crânien : mais c'est une opération pénible, douloureuse, dangereuse, à laquelle on ne se résoudra qu'à la dernière extrémité. Elle est même complètement rejetée, ainsi que la voie palatine, par certains chirurgiens qui n'admettent que l'arrachement par la voie bucco-pharyngienne lorsque l'intervention est nécessitée par la gêne ou les hémorrhagies répétées que peut déterminer la tumeur (Gosselin).

II. TRAITEMENT PALLIATIF. — Les polypes fibreux étant une affection de l'adolescence, qui peut, à l'âge adulte, s'atténuer spontanément ou disparaître par une opération plus simple que les précédentes (arrachement ou ligature), on devrait jusque-là n'avoir recours qu'à une opération palliative, surtout à l'application de flèches de pâte de Canquoin qui détruisent la tumeur successivement et par portions (Gosselin).

II. — Ostéômes.

Tumeurs osseuses spéciales, indépendantes des exostoses syphilitiques, siégeant le plus souvent sur le plancher des fosses nasales, et se développant sans doute par suite d'une déviation de la nutrition, d'origine et de nature peu connues (Dolbeau, Verneuil).

TRAITEMENT. — L'intervention est indiquée dès que l'existence de ces tumeurs est certaine (Dolbeau), et comme leur caractère principal consiste dans leur défaut d'adhérences au squelette, c'est en bloc, et non par fragments, que l'*arrachement* doit être fait, au moyen d'un levier ou d'un davier, dès qu'on a préparé une ouverture suffisante par une incision faite de préférence au niveau du sillon naso-génien pour rendre la difformité moins apparente.

III. — Tumeurs diverses.

I. Les *adénômes* (Robin, Michon, Verneuil, Voillemier) exigent le traitement des polypes naso-pharyngiens.

II. Les *sarcômes* seront enlevés, si l'opération est possible.

III. Les *épithéliômes* seront aussi enlevés ou cautérisés vigoureusement (Terrier).

IV. De même des *chondrômes* (Richet), et des *tumeurs érectiles* (Verneuil); la cautérisation peut être faite par le fer rouge (Verneuil) ou par les caustiques.

§ 3. — TUMEURS DU SINUS MAXILLAIRE.

I. Les *tumeurs liquides* peuvent consister dans une hydropisie du sinus par accumulation du mucus consécutive à l'oblitération de l'orifice normal (Jourdain et Deschamps), ou, ce qui est plus fréquent (Verneuil), dans le développement d'un kyste aux dépens d'une des glandes folliculaires du sinus dont le canal excréteur est oblitéré (Giraldès).

Traitement. — Il consiste dans l'évacuation du liquide par une *incision* ou une *ponction* au niveau des alvéoles dentaires, de la voûte palatine ou de la fosse canine, ou par l'*excision* d'une partie de la paroi amincie du sinus dans lequel on peut alors promener un stylet pour détruire les petits kystes qui existeraient encore (Giraldès); l'ouverture sera maintenue béante, et la cavité remplie de charpie.

II. Les *tumeurs solides* sont de nature variable, fibrômes, ostéômes, enchondrômes, lipômes, épithéliômes, sarcômes.

Traitement. — La *cautérisation* ne peut être utile que dans le cours d'une autre opération, pour arrêter une hémorrhagie, ou pour prévenir les récidives.

L'*excision combinée à l'arrachement*, et suivie de la cautérisation au fer rouge, nécessite l'ouverture préalable du sinus ou l'agrandissement des orifices accidentels à travers lesquels la tumeur envoie des prolongements ; si ceux-ci sont multiples et ont envahi une grande partie du maxillaire, il devient nécessaire de faire la *résection particlle ou totale* de cet os (A. Després).

En cas de tumeur bénigne, l'intervention n'est indiquée que s'il y a gêne ou accidents de voisinage; au contraire, une tumeur maligne à marche rapide et envahissante doit être attaquée avant d'avoir pris un développement considérable et d'avoir altéré les parties environnantes (Duplay).

§ 4. — Tumeurs du sinus frontal.

Les tumeurs du sinus frontal sont extrêmement rares. On a rencontré des *kystes hydatiques* (Langenbeck), des *polypes*, des *ostéômes*.

Traitement. — Après avoir découvert la tumeur par la trépanation ou la résection d'une partie plus ou moins étendue du sinus, on détruit le produit morbide en l'*arrachant*, l'*excisant*, le *liant*, suivant sa nature, et en *ruginant* l'os ou *cautérisant* le point d'implantation si c'est nécessaire.

ARTICLE IV. — **Vices de conformation et difformités.**

§ 1er. — Difformités du nez.

I. Le nez peut être attiré du côté de la joue ou de la lèvre supérieure par des *cicatrices vicieuses*, qu'il faudra inciser, ou mieux exciser ; on pourra ensuite suturer les bords de la plaie ou interposer entre ses lèvres de petits lambeaux autoplastiques.

II. Les narines peuvent être *rétrécies*, ou plus rarement *oblitérées*, à la suite de plaies, d'ulcérations scrofuleuses ou impétigineuses, de brûlures, etc.

La dilatation simple d'un *rétrécissement* au moyen de sondes, de canules, de cônes d'éponge, de racines de laminaria, est souvent insuffisante : aussi est-il bon de la faciliter par de petites incisions faites sur le contour de la narine, et qu'on empêche de se réunir par de légères cautérisations avec le nitrate d'argent (Duplay). Quant à l'autoplastie par inflexion ou renversement (Velpeau et Jobert), elle n'est pas toujours applicable et laisse après elle une notable difformité (Compendium).

L'incision et la dilatation ne suffisent pas en cas d'*oblitération*, et une assez large excision, suivie du maintien de l'ouverture par un corps étranger, peut seule convenir.

§ 2. — Difformités des fosses nasales.

Elles peuvent être *aplaties latéralement*, sans déviation de la cloison ; ou *rétrécies verticalement* aux dépens de la paroi inférieure ou supérieure. Cette étroitesse congénitale est au-dessus des ressources de l'art qui ne peut modifier un vice de conformation du tissu osseux.

La cloison peut être *déviée* au point de gêner assez le passage de l'air pour que la respiration se fasse presque exclusivement par la bouche, ce qui prédispose aux inflammations chroniques de la muqueuse naso-pharyngienne, des trompes, et des cavités tympaniques : il est alors nécessaire d'intervenir et de réséquer une portion plus ou moins étendue de la cloison.

CHAPITRE IV

MALADIES DE L'APPAREIL AUDITIF.

Le pavillon de l'oreille, le conduit auditif externe, la membrane du tympan, la trompe d'Eustache, la caisse tympanique, l'apophyse mastoïde, l'oreille interne : telles sont les parties qui constituent l'appareil auditif, et qui peuvent être affectées isolément ou simultanément.

ARTICLE PREMIER. — **Affections inflammatoires.**

§ 1ᵉʳ. — INFLAMMATIONS DU PAVILLON DE L'OREILLE.

I. Nous ne ferons que citer l'*érysipèle*, dont le traitement ne présente aucune indication particulière.

II. L'*érythème* s'observe surtout chez les sujets jeunes, lymphatiques, scrofuleux, sous l'influence d'un froid humide, ou par le fait d'un léger traumatisme (comme le percement du lobule pour le passage de boucles d'oreilles).

1° TRAITEMENT GÉNÉRAL. — A l'intérieur, les préparations toniques et iodées sont indiquées.

2° TRAITEMENT LOCAL. — Un linge fin enduit de cérat, de glycérine, les lavages légèrement excitants (alcool, vin aromatique), les embrocations tièdes ou astringentes, suffisent le plus souvent. Contre le gonflement et les douleurs violentes, les sangsues derrière l'oreille conviennent ; enfin des cataplasmes de fécule font tomber les croûtes, et, s'il existe des ulcérations sous-jacentes, il est bon de les cautériser doucement et à plusieurs reprises.

III. L'*eczéma* est une affection très fréquente, qui passe le plus souvent à l'état chronique, et devient alors très tenace et gênante par les démangeaisons qu'elle occasionne : souvent elle s'étend aux parties voisines, face, cuir chevelu, conduit auditif.

TRAITEMENT. — 1° Dans la *forme aiguë* et localisée, les laxatifs, les boissons délayantes, un régime peu excitant, constituent le *régime général*.

Localement on soustraira les parties au contact de l'air par de la poudre de riz ou d'amidon, et on les couvrira de topiques astringents, au sulfate de zinc, à l'extrait de saturne.

2° Dans la *forme chronique*, l'arsenic, le soufre, conviennent comme *remèdes généraux*.

Localement les parties seront également lavées avec des solutions astringentes ou saupoudrées avec des substances inertes, après avoir été débarrassées des croûtes par les cataplasmes et les fumigations émollientes ; les topiques substitutifs, goudron, huile de cade, cinabre, seront utiles dans les cas rebelles : mais on devra s'abstenir des pommades, des corps gras de toute nature, plus nuisibles qu'utiles.

§ 2. — Inflammations du conduit auditif externe.

I. — *Otite externe.*

Elle peut être circonscrite ou diffuse.

1° — *Otite externe circonscrite.*

Tantôt les glandes sébacées et les follicules pileux sont enflammés (*furoncle*) : tantôt ce sont les glandes cérumineuses (*hydradénite*, Verneuil). L'herpétisme joue un grand rôle dans le développement de cette inflammation locale, qui peut être une des manifestations de la diathèse furonculeuse.

Traitement. — *Au début*, on peut essayer d'enrayer le travail inflammatoire par des *cautérisations locales* avec le nitrate d'argent ou avec des badigeonnages avec une solution concentrée de sulfate de zinc (Wilde, von Tröltsch).

Plus tard, les *sangsues* en avant du tragus, les *cataplasmes*, les *instillations* chaudes et narcotiques, calment les douleurs ; mais le meilleur moyen d'abréger la durée de la maladie consisterait dans une *incision* large et profonde de la peau du conduit auditif par un petit bistouri boutonné (Duplay).

2° — *Otite externe diffuse.*

a. — *Otite externe aiguë.*

Cette forme est d'origine *externe* (corps étrangers, manœuvres d'extraction, action de liquides chauds ou irritants), ou *interne* (dans le cours de l'érysipèle, des exanthèmes fébriles) ; chez les enfants, elle est souvent sous la dépendance de la dentition. Elle se termine par résolution, ou plus souvent devient chronique ; elle peut se propager au périoste et aux couches superficielles de l'os.

I. Traitement général. — Il est essentiellement antiphlogistique : diète modérée, révulsifs sur le tube digestif et sur les membres inférieurs, etc.

II. Traitement local. — Au début, quelques sangsues au-devant du tragus, et non derrière l'apophyse mastoïde (Wilde), des cataplasmes sur l'oreille ; des bains d'oreilles chauds et fréquents, narcotiques au besoin, calmeront l'inflammation et la douleur.

Après deux à trois jours, survient un écoulement séro-puru-

lent, puis purulent : alors la stagnation du liquide sera prévenue par des injections détersives, tièdes et antiseptiques, faites
doucement, le pavillon étant attiré en haut et en arrière ; plus
tard, elles seront remplacées, pour prévenir la persistance de
l'inflammation, par des instillations astringentes de sulfate de
zinc, de cuivre, etc.

b. — Otite externe chronique.

Cette forme est une terminaison fréquente de la précédente, mais
peut aussi survenir d'emblée sous une influence diathésique (scrofule,
herpès, syphilis). Elle peut s'étendre à l'oreille moyenne, et coïncide
le plus souvent avec l'otite moyenne purulente lorsqu'elle se propage
au périoste et à l'os du conduit externe : toutefois elle peut guérir
sans suppuration. Si l'ostéo-périostite amène la carie ou la nécrose de
la paroi supérieure, il peut y avoir de graves accidents encéphaliques.

I. TRAITEMENT GÉNÉRAL. — Il est subordonné à la nature de
la diathèse, et a en tout cas une grande importance.

II. TRAITEMENT LOCAL. — Les huiles, en se décomposant, sont
une nouvelle cause d'irritation, et doivent être proscrites :
mieux vaut s'attacher à prévenir la stagnation et l'altération du
pus par des lavages répétés trois ou quatre fois par jour avec
de l'eau tiède, et suivis d'instillations de solutions astringentes, d'eaux sulfureuses, d'eau de goudron.

L'ostéo-périostite, en raison de ses complications possibles,
exige des moyens plus énergiques associés aux précédents :
les révulsifs, ventouses, vésicatoires, frictions irritantes derrière l'oreille, ou deux ou trois cautères au même point, sont
surtout indiqués.

II. — Concrétions cérumineuses.

Nous plaçons ici l'étude de cet accident parce qu'il est très souvent
lié à une inflammation chronique de l'oreille externe ou moyenne. Ces
concrétions sont le résultat de l'augmentation de la sécrétion normale,
ou de l'altération des matières sécrétées, ou d'un obstacle à leur élimination.

TRAITEMENT. — Une grande prudence est nécessaire dans l'évacuation artificielle de ces produits morbides : s'ils sont durs
et anciens, on cherchera d'abord à les ramollir par des instillations d'huile d'amandes douces ou de glycérine dans l'oreille ;

puis des injections tièdes, répétées en plusieurs séances, suffisent ordinairement à les entraîner au dehors. L'usage des
instruments est absolument proscrit tant que les concrétions
ne sont pas détachées : alors seulement on pourrait les saisir
avec de petites pinces. Après l'évacuation, on conseillera de
préserver l'oreille contre les influences extérieures avec un
petit tampon de coton.

§ 3. — Inflammations de la membrane du tympan.

I. — *Myringite.*

Très rarement primitive, la myringite succède ordinairement à l'inflammation du conduit auditif externe, plus souvent
encore à celle de la caisse du tympan : elle est *aiguë* ou *chronique.*

1° La *forme aiguë* ne se termine guère par résolution ; habituellement elle arrive à suppurer, de petits abcès se formant dans l'épaisseur de la membrane.

Traitement. — Comme dans l'otite externe aiguë, il consiste
dans l'emploi des antiphlogistiques ordinaires, particulièrement
du calomel à l'intérieur : les injections tièdes, les instillations
de quelques gouttes d'huile tiède, sont spécialement indiquées.

2° La *forme chronique* peut succéder à la précédente, ou survenir
d'emblée chez les jeunes enfants ou les sujets scrofuleux : elle s'accompagne toujours d'un écoulement de pus, d'odeur repoussante.

I. Traitement général. — L'emploi, à l'intérieur, des toniques
et des anti-scrofuleux a une grande importance.

II. Traitement local. — Les lavages, les instillations de liquides astringents ou modificateurs, surtout de sulfate de cuivre et d'alun en solution, conviennent comme dans l'otite
externe chronique : de plus, si la membrane présente de la
tendance à s'ulcérer ou un état granuleux, on se trouvera bien
de la toucher directement, à l'aide du spéculum, avec un petit
crayon de nitrate d'argent qui fait une cautérisation superficielle et bien limitée (Bonnafont).

II. — *Dégénérescences diverses.*

Les couches cutanée, muqueuse et fibreuse, peuvent subir un épaississement notable ou une dégénérescence calcaire qui altèrent la transparence de la membrane, consécutivement à une myringite, à une otite externe, à un catarrhe de la caisse, c'est-à-dire après une inflammation chronique des parties voisines. La fonction auditive est troublée à divers degrés, qui dépendent surtout des complications possibles du côté des organes environnants.

TRAITEMENT. — Il s'attachera surtout à prévenir ou à combattre ces complications, la dégénérescence produite ne pouvant guère être modifiée. A la vérité on a conseillé, comme traitement curatif, d'inciser la membrane (Ast. Cooper, Bonnafont) : mais, quoi qu'on fasse, cette ouverture artificielle tend à s'oblitérer.

§ 4. — INFLAMMATIONS DE LA TROMPE D'EUSTACHE.

La phlegmasie de la trompe, très rarement isolée, se présente concurremment avec les maladies de la caisse ; nous la verrons à propos de l'otite moyenne, et nous ne parlerons ici que de l'*obstruction* du conduit.

Elle siège le plus souvent au niveau du *pavillon, comprimé* par une tumeur voisine (polype naso-pharyngien), ou *obturé* par un amas de mucus concret (catarrhe chronique naso-pharyngien), ou *rétréci* à la suite d'une ulcération syphilitique. Le canal peut aussi être obstrué *dans sa continuité* par un gonflement de la muqueuse, par des amas de mucosités, compliqués de catarrhe de la caisse.

TRAITEMENT. — Les deux premières causes nécessitent un traitement que nous avons déjà vu, celui des polypes ou du coryza naso-pharyngiens ; une cicatrice vicieuse exigerait la perforation de la membrane, mais l'ouverture artificielle se cicatriserait vite. Le plus souvent il est nécessaire d'employer, à titre thérapeutique, l'expérience de Valsalva ou le procédé de Politzer, qui servent à établir le diagnostic par l'exploration directe de la trompe, et de les répéter plusieurs fois par jour, en pratiquant aussi le cathétérisme du conduit, qui permet d'y pousser des douches d'air plus fortes, d'y faire des injections (Duplay).

§ 5. — INFLAMMATIONS DE LA CAISSE DU TYMPAN.

Les inflammations de la caisse s'accompagnent généralement de phlegmasie de la trompe, souvent aussi des cellules mastoïdiennes.

I. — *Catarrhe aigu de la caisse et de la trompe.*

Il est le plus souvent consécutif à une inflammation naso-pharyngienne (froid), surtout chez les enfants ; une plaie de la membrane du tympan, un corps étranger de la caisse, la propagation d'une otite externe ou d'une myringite lui donnent parfois naissance.

On peut lui distinguer trois formes ou stades cliniques (Duplay) :

L'otite moyenne *simple*. qui peut guérir en plusieurs jours par résolution, ou passer à l'état chronique, ou devenir suppurative ;

L'otite *suppurative*, qui amène la perforation de la membrane suivie d'un écoulement de pus mêlé de sang par le conduit auditif, et qui très souvent devient chronique ;

Enfin la forme *périostique*, qui complique plus souvent l'otite chronique.

I. Traitement général. — Le repos, ou du moins un exercice modéré, les révulsifs sur le tube digestif, le calomel jusqu'à salivation, une saignée générale en cas d'inflammation suraiguë, constituent cette partie du traitement.

II. Traitement local. — Le plus souvent, il consiste dans les moyens propres à combattre le catarrhe naso-pharyngien : *fumigations* tièdes dans les fosses nasales ; *injections tièdes*, émollientes, narcotiques dans le conduit auditif ; *injections sous-cutanées* de morphine si les moyens précédents ne suffisent pas à calmer les douleurs.

Au moment où la caisse contient manifestement du liquide, et avant que la membrane soit perforée, il est indiqué de *ponctionner* celle-ci avec une aiguille à cataracte dans son point le plus saillant (en se servant du spéculum), et de faciliter l'écoulement par une douche d'air poussée au moyen du cathétérisme ou par le procédé de Politzer : cette insufflation est surtout indiquée pour rétablir la perméabilité de la trompe, dont l'obstruction s'oppose ordinairement à ce qu'on puisse utiliser son canal pour donner issue au liquide.

Enfin la perforation spontanée de la membrane, avant toute intervention, est une nouvelle source d'indications dont nous allons parler à propos de l'otite chronique.

II. — *Otite moyenne chronique.*

1° — *Otite moyenne simple.*

Tantôt elle succède à la forme aiguë, tantôt elle survient d'emblée, ordinairement par propagation d'un catarrhe naso-pharyngien d'origine scrofuleuse, arthritique, syphilitique ; rarement elle débute dans la caisse du tympan, la trompe restant saine. Elle présente deux formes cliniques, l'une humide, *catarrhale*, l'autre sèche, *scléreuse*, qui l'une et l'autre conduisent le plus souvent à une surdité complète, parfois incurable.

a) — *Forme catarrhale.*

I. TRAITEMENT GÉNÉRAL. — Il est destiné à combattre la diathèse qui a donné naissance au catarrhe naso-pharyngien, cause ordinaire de l'otite moyenne. De plus, les purgatifs fréquemment renouvelés, l'usage interne du bromure de potassium, de l'aconit, de la digitale, ont pour but de calmer les bourdonnements, les vertiges, etc., ainsi que l'application de quelques sangsues à l'anus, si ces phénomènes sont sous la dépendance de la congestion encéphalique. Les eaux minérales de Cauterets, de la Bourboule, du Mont-Dore, agissent aussi sur l'état constitutionnel.

II. TRAITEMENT LOCAL. — Les sangsues ou les ventouses, en petit nombre, à l'apophyse mastoïde, les applications répétées de teinture d'iode ou les cautérisations ponctuées avec le thermocautère dans le même point (Bonnafont) peuvent être utiles.

Mais il faut surtout agir directement sur l'oreille moyenne par la voie de la trompe d'Eustache qu'on commencera par dilater, en cas d'épaississement et de rétrécissement, au moyen de fines bougies, de sondes en baleine, de petites tiges de laminaire : alors il sera facile de faire pénétrer dans la caisse des substances gazeuses ou liquides. Dans les cas légers, les insufflations d'air par la méthode de Politzer, répétées plusieurs fois, peuvent suffire ; on peut, par le même procédé, modifier l'état de la muqueuse par des *substances volatiles insufflées* seules ou mélangées à de la vapeur d'eau : iode, chlorhydrate d'ammoniaque, calomel, éther, chloroforme, acide acétique, lavande, benjoin, etc. Mais le seul moyen vraiment curatif consiste dans l'emploi d'*injections liquides* astringentes, alcalines, caustiques, narcotiques, etc., poussées tous les deux ou trois jours, et répétées pendant longtemps (6 à 8 semaines).

Lorsque la trompe est obstruée d'une façon complète et incurable, et que la caisse est le siège d'un épanchement abondant, il faut recourir à la *paracentèse* de la membrane du tympan comme dans l'otite aiguë, et faire suivre l'incision d'une douche d'air ou d'une injection alcaline par le cathéter : malheureusement cette perforation artificielle se cicatrise quoi qu'on fasse pour la maintenir béante. C'est dans ces cas d'obstruction de la trompe qu'on a conseillé les bains d'air comprimé (Pravaz), qui, en même temps qu'ils désobstruent le conduit, modifient l'état général.

b) — Forme sèche, scléreuse.

Malgré une thérapeutique rationnelle, *générale* (antiherpétique, etc.), et *locale* (douches d'air, de vapeurs médicamenteuses, injections de liquides dans la caisse), il peut survenir une surdité complète, contre laquelle on a conseillé les moyens suivants :

La *perforation du tympan*, qui ne donne qu'une amélioration passagère, en raison de la tendance à l'oblitération ;

La *section des adhérences intra-tympaniques* (Weber), dont les résultats sont incertains ;

La *ténotomie du muscle tenseur du tympan* (Weber, Voltolini), qui, en raréfiant l'air du conduit auditif, diminue les bourdonnements ; les courants électriques, faradiques ou continus, ont été employés avec succès dans le même but.

2° — Otite moyenne purulente.

Elle succède le plus souvent à une perforation plus ou moins étendue de la membrane du tympan, consécutive à un état aigu (otite moyenne ou externe, myringite), ou produite lentement. Constamment il y a un écoulement de pus, généralement fétide ; l'état de l'ouïe est extrêmement variable avec la nature et le siège des lésions anatomiques : la surdité et les bourdonnements peuvent persister même après la cicatrisation de la membrane. Le catarrhe peut aboutir à l'ostéite, la carie, la nécrose des parois.

I. Traitement général. — Il existe presque toujours un état constitutionnel, qui exige un traitement général antidiathésique.

II. Traitement local. — Il doit prévenir la stagnation et l'altération du pus, et modifier l'état des parties malades (Duplay). Les *injections* fréquentes avec de l'eau tiède, avec des liquides désinfectants (eau phéniquée ou chloralée), remplissent la première indication. Pour modifier les surfaces, les *instillations* de substances astringentes ou légèrement caustiques (sulfate de zinc et de cuivre, alun, tannin, sous-acétate de plomb) sont inférieures aux *attouchements directs* avec un petit crayon de nitrate d'argent ou avec un pinceau imbibé d'une des solutions précédentes, ou de teinture d'iode, de glycérine phéniquée.

L'écoulement au dehors du pus versé dans le conduit auditif externe serait facilité par l'application dans le conduit d'un drain en caoutchouc long de 3 centim. environ et ne touchant pas la membrane (Guyon).

On a cherché à remédier à la perforation tympanique en bouchant l'ouverture par un tympan artificiel (Toynbee, Triquet, Field) ; mais ces appareils, irritants pour le malade, ne peuvent être supportés longtemps ; mieux vaudrait une boulette de coton imbibée de glycérine (Yearsley, Tood, Bonnafont, etc.).

Enfin si une lésion osseuse est supposée ou reconnue, il faut insister sur les révulsifs digestifs, et surtout sur les révulsifs locaux, derrière les oreilles : vésicatoires, cautères, séton.

§ 6. — INFLAMMATIONS DE L'APOPHYSE MASTOIDE.

I. — *Ostéo-périostite.*

Elle peut être primitive, succéder à un traumatisme (Deleau) ; plus souvent, elle est consécutive, et tient soit à la scrofule ou à la syphilis, soit surtout à un catarrhe purulent de la caisse : aussi y a-t-il ordinairement un écoulement de pus par l'oreille, avant que la région mastoïdienne devienne rouge, chaude, tuméfiée, douloureuse.

TRAITEMENT. — Les sangsues, les cataplasmes, les antiphlogistiques ordinaires sont d'abord indiqués ; si les douleurs sont très vives dans l'oreille et dans la tête, s'il y a un gonflement œdémateux sur l'apophyse mastoïde, sans même que la fluctuation soit manifeste, il est utile de pratiquer derrière l'oreille une incision de 5 à 6 centimètres allant jusqu'au périoste, sans dénuder l'os (Wilde) : outre qu'elle est antiphlogistique, cette incision permet de déterminer la nature du mal, ou de donner issue au pus s'il existe (Terrier), et de faire des lavages locaux, détersifs, iodés, antiseptiques, etc.

II. — *Inflammation des cellules mastoïdiennes.*

Aiguë ou chronique, cette inflammation est toujours consécutive à celle de la muqueuse tympanique, ou du moins coïncide avec elle (Duplay). Lorsqu'elle arrive à suppuration, le pus se porte tantôt vers la paroi externe de l'apophyse, qui se nécrose, tantôt vers la paroi interne qui répond à l'encéphale, d'où l'imminence d'accidents mortels. Dans le premier cas, une ou plusieurs fistules peuvent succéder à l'évacuation du liquide au dehors ; dans le second, on peut voir survenir les signes habituels d'une méningo-encéphalite.

16.

TRAITEMENT. — De ce qui précède, il résulte que l'intervention doit être rapide et active, et que les antiphlogistiques ordinaires ne sont indiqués qu'au début, pendant un espace de temps très limité. Dès que la présence du pus est certaine, il faut lui donner une issue avec la gouge et le maillet (Tillaux), ou par la trépanation de l'apophyse (Follin, Duplay, Péan); de plus, si la membrane du tympan est intacte, ou si le conduit auditif est obstrué, il est nécessaire de créer de ce côté une nouvelle voie en perforant la membrane, en excisant les polypes et les fongosités du conduit; ultérieurement, des injections détersives, un tube à drainage, préviendront la rétention du pus.

III. — *Abcès sous-cutanés de la région mastoïdienne.*

Consécutifs à une contusion de la région, et plus souvent à une adénite suppurée, ils doivent être ouverts de bonne heure, le pus pouvant fuser vers le conduit auditif externe qu'il perfore, ou se porter à la fois vers le conduit et la région mastoïdienne, d'où résulte une fistule complète (Chassaignac) : dans ce dernier cas, le drainage du trajet est indispensable.

§ 7. — INFLAMMATIONS DE L'OREILLE INTERNE.

Les affections inflammatoires de l'oreille interne sont encore trop mal connues dans leur nature et leur développement, pour que la thérapeutique puisse agir sur elles d'une façon certaine : aussi ne parlerons-nous que de la *maladie de Ménière*, dont on rapporte les symptômes à une lésion du labyrinthe, consistant probablement dans une exsudation rapide de sang ou de sérosité, sous l'influence d'une congestion des membranes de l'oreille interne. Cette exsudation subite a sans doute pour effet de détruire les organes si délicats du labyrinthe membraneux, ce qui expliquerait l'impuissance absolue de la thérapeutique, telle qu'elle a été appliquée jusqu'ici du moins (Duplay) : c'est ainsi qu'on a employé sans succès les antiphlogistiques locaux et généraux, les révulsifs, le calomel, l'iodure de potassium, l'électricité, le chloral et le bromure de potassium, le sulfate de quinine, les pointes de feu (Charcot); dans le cas où l'otite labyrinthique serait consécutive à une lésion de l'oreille moyenne, on aurait plus de chances de réussir en traitant celle-ci avec soin.

ARTICLE II. — **Lésions traumatiques.**

§ 1ᵉʳ. — Lésions traumatiques du pavillon de l'oreille.

I. Les *contusions* produisent souvent des ecchymoses, quelquefois des épanchements sanguins, exceptionnellement la rupture du cartilage. Elles sont la conséquence de chutes, de coups sur le côté de la tête ; la compression du pavillon par un bandage trop serré peut provoquer la formation d'eschares (Boyer).

Traitement. — Il est facile de prévenir cet accident, en interposant de la charpie ou de la ouate entre l'oreille et le crâne. Contre les contusions simples, les résolutifs suffisent ; si le cartilage est rompu, on maintiendra le pavillon appliqué sur les parties latérales du crâne, avec un bonnet garni de ouate (Jarjavay).

II. Les *plaies* par *instruments piquants* n'offrent aucune gravité.

Les *coupures* doivent, quelle que soit leur étendue et la forme du lambeau, être immédiatement réunies par des points de suture, comprenant la peau et le cartilage, lorsque le bord libre est intéressé ; cette réunion devrait même être tentée quand une portion plus ou moins considérable du pavillon est séparée.

Les *plaies contuses* doivent être traitées de la même façon, malgré la fréquence des pertes de substance, lorsque celles-ci peuvent être réparées par l'affrontement des bords.

§ 2. — Lésions traumatiques du conduit auditif.

I. Les *fractures* isolées de la paroi antérieure sont assez rares : en immobilisant, autant que possible, la mâchoire inférieure, on éviterait des douleurs au malade. Ordinairement la base du crâne est intéressée par la violence extérieure, et la conduite du chirurgien est guidée par cette complication.

II. Les *corps étrangers* du conduit auditif sont vivants (insectes, mouches, etc.) ou inanimés : sans parler des liquides qu'il est toujours facile de faire écouler au dehors, ces corps inanimés sont de nature variable, importante à connaître au point de vue thérapeutique : les uns sont mous (boulettes de pain, de papier), les autres durs (cailloux, grains de plomb) ; d'autres sont susceptibles de se briser (perles de ver), de se gonfler (pois, haricots), de s'implanter dans les parois et de déchirer la membrane du tympan (fragments de verre, épis de blé) ; enfin le traitement varie encore suivant que le corps vient d'être introduit dans le conduit ou qu'il y séjourne depuis un temps variable (A. Després).

TRAITEMENT. — Tous les chirurgiens s'accordent à recommander la plus grande prudence dans les manœuvres d'extraction, et à préconiser la méthode qui consiste à essayer d'abord des *injections d'eau tiède*, fortes et larges, pour ébranler et entraîner le corps étranger (Verneuil, Després, Duplay) ; elles doivent être répétées plusieurs fois, parce qu'il est nécessaire, pour qu'elles réussissent, que le corps étranger soit séparé de la paroi par un certain espace vide (Terrier). Ces injections sont impuissantes quand le corps se gonfle par imbibition, ou quand il a été refoulé jusque dans la caisse du tympan, après destruction de la membrane ; une solution de sulfate de zinc (30 centigr. pour 10 gr. d'eau de chaux diluée) produirait le resserrement des fruits à gousse ; pourtant on est souvent obligé, dans ces cas, d'avoir recours à l'extraction directe avec une épingle recourbée en crochet, si le corps est mou (Després), avec une curette s'il est dur (Giraldès), avec une vrille très fine et acérée (J. Cloquet), avec un fil de fer mince et recourbé (Marjolin), etc. ; souvent la chloroformisation est nécessaire pour introduire et manœuvrer l'instrument, surtout chez les enfants (Verneuil, Duplay).

Enfin si ces moyens échouent, et si d'autre part les accidents intenses commandent de débarrasser le malade à tout prix, on pourra pratiquer une incision semi-lunaire derrière le pavillon, à la partie supérieure, où il est facile de pénétrer dans le conduit auditif (von Tröltsch).

§ 3. — LÉSIONS TRAUMATIQUES DE LA MEMBRANE DU TYMPAN.

Les *plaies* et *déchirures* de la membrane sont tantôt produites *directement*, soit de dehors en dedans (objet pointu, forte pression d'un liquide ou de l'air extérieur), soit de dedans en dehors (augmentation de pression de l'air intra-tympanique) ; tantôt *indirectement* (violence exercée sur le crâne à une distance plus ou moins éloignée de l'oreille).

TRAITEMENT. — Il consiste à faire des *injections tièdes* qui débarrassent le conduit auditif du sang qu'il peut contenir, et, si l'hémorrhagie continue, à toucher le point qui en est la source avec un pinceau imbibé de perchlorure de fer. Pour éviter que la déchirure augmente et lui laisser les moyens de se cicatriser, on évitera les efforts violents, les cris, le chant, et on immobilisera la membrane par un petit tampon de ouate. .

§ 4. — Lésions traumatiques de la caisse du tympan.

Les *blessures de la caisse* peuvent aussi être *directes*, un instrument vulnérant intéressant ses parois ou les organes de sa cavité ; ou *indirectes*, par fracture du rocher ; quelquefois même un traumatisme crânien, sans lésion osseuse, produit dans la caisse un épanchement sanguin.

Traitement. — Il faut donner issue à cet épanchement par une ponction de la membrane tympanique ; si le rocher est brisé, c'est cette fracture qu'il faut exclusivement traiter, la blessure de la caisse ne présentant alors qu'une médiocre importance auprès d'une semblable lésion.

Lorsque la lésion traumatique est directe, l'extraction des corps étrangers, l'évacuation par des injections tièdes du sang épanché, l'application d'un petit tampon de ouate dans l'oreille, constituent tout le traitement qui doit s'attacher, en somme, à prévenir les inflammations secondaires.

L'extraction des corps étrangers se fait facilement au moyen d'injections d'eau tiède, poussées par le conduit auditif et même par la trompe, ou au moyen d'instruments appropriés, lorsque la membrane est largement perforée ; lorsqu'elle est cicatrisée ou ne présente qu'une fistule, il faut la débrider et extraire le corps étranger par cette ouverture artificielle (Ménière).

§ 5. — Lésions traumatiques de l'apophyse mastoïde.

I. Les *plaies*, produites par des *instruments piquants*, ou *contondants*, balle, etc., intéressent les parties molles seules, ou, avec elles, l'apophyse sous-jacente ; elles peuvent même devenir pénétrantes et atteindre le sinus latéral, la dure-mère, l'encéphale. Souvent compliquées de la présence d'un corps étranger (Dupuytren), elles laissent après elles une fistule, ou se ferment, mais amènent de graves accidents consécutifs, abcès, ostéite, méningo-encéphalite (Demarquay).

Traitement. — Dans une *plaie simple*, il suffit d'arrêter l'hémorrhagie par la compression directe, par la ligature ou la torsion du vaisseau. *Si l'os est intéressé*, il faut enlever les esquilles; les *corps étrangers* seront extraits en agrandissant la plaie, en ouvrant au besoin l'apophyse par la trépanation ou l'évidement.

II. Les *fractures complètes* sont très rares : on en.rapprocherait les fragments par un bandage approprié (Dupuytren).

Les *fractures incomplètes*, outre les symptômes des plaies ordinaires, donnent lieu à de nouveaux phénomènes dus au voisinage de l'oreille moyenne, emphysème, otorrhée, surdité : leur traitement est analogue à celui des plaies osseuses.

§ 6. — Lésions traumatiques de l'oreille interne.

Les lésions traumatiques de l'oreille interne résultent d'une fracture de la base du crâne, d'un violent ébranlement de cette boîte osseuse sans fracture, d'un coup fortement appliqué sur l'oreille, d'un bruit violent dans son voisinage, et sont causes de surdités très graves : cependant il est permis d'espérer que celles-ci résultent d'extravasations sanguines, et de chercher une amélioration en favorisant leur résorption ; de plus, il est indiqué de prévenir, par un traitement antiphlogistique énergique, l'inflammation consécutive du labyrinthe. Enfin, s'il existe un corps étranger dans le rocher, on s'efforcera de l'extraire (Larrey, Dupuytren, Terrillon).

ARTICLE III. — **Tumeurs**.

§ 1er. — Tumeurs du pavillon.

I. Les *tumeurs sanguines*, hématòmes, othématômes, constituées par un épanchement sanguin entre le périchondre et le cartilage, sont assez fréquentes chez les aliénés, surtout chez les déments paralytiques ; on les rencontre aussi chez les lutteurs et boxeurs de profession (Jarjavay).

Si les *compresses résolutives* n'amènent pas la résorption du liquide, si, les *ponctions* ne suffisent pas à l'évacuer, il est indiqué d'*inciser* la tumeur en s'entourant des précautions antiseptiques de Lister (Terrier).

II. Les *tumeurs érectiles veineuses* constituent une difformité, le plus souvent irrémédiable.

Les *angiómes artériels* localisés en un point du pavillon peuvent être directement enlevés ; mais ceux qui se compliquent de varices artérielles du crâne exigent la ligature de l'artère auriculaire postérieure, et même de la carotide primitive en cas d'hémorrhagie.

III. Les *tumeurs fibreuses*, qui se développent surtout sur le trajet cicatriciel résultant du percement du lobule (boucles d'oreilles), sont tantôt de véritables fibrômes, tantôt des chéloïdes cicatricielles (Dolbeau). Il faut exciser la tumeur aussi complètement que possible pour éviter les récidives.

IV. Le *cancroïde*, rare, exige une intervention rapide qui s'oppose aux progrès du mal, par la cautérisation, l'excision, la ligature, ou l'amputation partielle ou totale du pavillon (Bouisson).

§ 2. — Tumeurs du conduit auditif.

I. Les *polypes* seront vus avec ceux de la caisse du tympan.

II. Les *tumeurs sébacées* peuvent, en se développant, déterminer l'absorption complète des parois osseuses et s'étendre vers la cavité du tympan, les cellules mastoïdiennes, et même le crâne, d'où résultent des troubles encéphaliques parfois mortels (Toynbee). Si la tumeur est ulcérée, il faut enlever toute la masse sébacée par des lavages fréquents, et modifier la poche en la touchant avec un pinceau imbibé d'une solution de nitrate d'argent; si la tumeur n'est pas ouverte, on incisera crucialement sa membrane d'enveloppe, on videra le contenu, et on arrachera les parois de la poche avec une forte pince.

III. Les *exostoses*, uniques ou multiples, amènent une diminution graduelle de l'ouïe. Celle-ci ne pourrait être améliorée que par l'ablation ou la perforation de l'exostose, si le canal était complètement oblitéré (Bonnafont); dans le cas contraire, quelques tiges de laminaire pourraient amener la dilatation graduelle du conduit, en même temps que des injections fréquentes détacheraient les amas de cérumen produits derrière l'obstacle. Enfin on a vanté l'usage, intus et extra, des préparations iodées (Toynbee).

§ 3. — Tumeurs de la caisse du tympan.

Les *polypes* se développent le plus souvent après une longue suppuration affectant l'oreille externe ou moyenne; ils déterminent un écoulement de pus fétide, souvent mêlé de sang; leur développement est ordinairement lent, ce n'est qu'après plusieurs mois qu'ils envahissent tout le conduit auditif.

Traitement. — Lorsqu'ils sont arrivés à cette période, les styptiques, les astringents sont devenus inutiles; la cautérisation est un procédé lent, douloureux ; l'arrachement est dangereux : la meilleure méthode, pour enlever la tumeur, consiste dans la *ligature extemporanée*, à l'aide du polypotome de Wilde (Duplay), suivie de la *cautérisation* directe du pédicule, pour prévenir les récidives, avec un crayon de nitrate d'argent ou une solution concentrée de chlorure de zinc.

ARTICLE IV. — Vices de conformation et difformités.

§ 1er. — DIFFORMITÉS DU PAVILLON.

I. Les difformités *par excès de développement* sont totales ou partielles : l'excision conviendrait au développement partiel excessif (Boyer).

II. Les difformités *par défaut* sont plus communes : l'absence congénitale du pavillon, et sa destruction totale par brûlures, gangrène, etc., sont incurables ; partielle, elle peut être réparée par une opération autoplastique empruntant un lambeau sur la tempe, à la région mastoïdienne (Dieffenbach).

III. Les *altérations de forme* peuvent consister dans l'accolement du tragus et de l'antitragus, fermant complètement le méat auditif : il est alors nécessaire d'exciser l'une ou l'autre partie, ou les deux (Boyer), et de maintenir la dilatation du conduit.

IV. Enfin les *adhérences vicieuses et traumatiques* du pavillon au crâne seront divisées, et la cicatrisation ultérieure sera attentivement surveillée.

§ 2. — DIFFORMITÉS DU CONDUIT AUDITIF.

Lorsque ce conduit est *oblitéré*, d'une façon congénitale ou accidentelle, par une membrane plus ou moins profonde, on n'interviendra que si le conduit existe réellement, si le pavillon est bien développé, s'il n'y a pas de vice de conformation des parties profondes : alors on inciserait crucialement la membrane oblitérante, dont on exciserait les lambeaux, et on maintiendrait la dilatation béante ; de plus, la cautérisation avec le nitrate d'argent serait utile (Boyer, Itard), surtout si l'obstacle était voisin de la membrane du tympan. Dans les conditions inverses de celles que nous avons énumérées, on s'abstiendrait de toute intervention.

Contre les simples *rétrécissements*, congénitaux ou accidentels, des portions osseuse ou cartilagineuse, la dilatation lente et progressive suffit, de préférence avec une tige de laminaire.

ARTICLE V. — Complications pouvant survenir dans le cours des maladies des oreilles.

I. La *méningo-encéphalite*, circonscrite ou diffuse, peut souvent être prévenue par un traitement rationnel de l'oreille malade, qui permette l'écoulement du pus et combatte les causes d'irritation locale, par l'incision de la membrane du tympan, la trépanation de l'apophyse mastoïde, l'ablation des polypes, etc. Les accidents inflammatoires développés, on cherchera à les combattre par tous les moyens locaux et généraux que nous avons déjà fait connaître à propos de la méningo-encéphalite traumatique.

II. La *paralysie faciale* résulte tantôt de la propagation de l'inflammation dans le cours de l'otite moyenne, tantôt de la destruction ou de la compression du nerf, quand les parois de l'aqueduc de Fallope sont cariées ou nécrosées : le traitement est entièrement subordonné à la cause de la paralysie.

III. Les sinus de la dure-mère peuvent être atteints de *phlébite* et de *thrombose*, lorsque le conduit auditif et la caisse du tympan sont enflammés : l'infection purulente est la conséquence fréquente de cette complication, qui ne peut être prévenue ou combattue que par un traitement rationnel des altérations de l'oreille.

IV. Quant à l'*ulcération des vaisseaux*, elle atteint le plus souvent la carotide interne, plus rarement une branche de la méningée moyenne, les sinus pétreux et latéral, et donne naissance à une hémorrhagie lente ou rapide, ordinairement mortelle, ou à une phlébite, à une infection purulente, également fatales. Le tamponnement de l'oreille est une ressource insuffisante : la ligature de la carotide primitive pourrait seule réussir, si on pouvait soupçonner que la carotide interne est ouverte.

ARTICLE VI. — Symptômes communs à un grand nombre de maladies de l'oreille.

Les principaux de ces symptômes sont l'*otalgie*, les *bourdonnements* et *tintements* d'oreilles, la *diplacousie* ou paracousie double, la *surdité*, la *surdi-mutité*.

TRAITEMENT. — On combattra ces symptômes en traitant, comme nous l'avons dit, les affections de l'oreille externe ou moyenne qui leur donnent naissance.

Cependant certains troubles fonctionnels sont indépendants de toute lésion anatomique appréciable ou exigent une thérapeutique spéciale. Ainsi l'*otalgie* est très souvent liée à la carie d'une dent molaire, dont l'avulsion fait cesser la douleur : si celle-ci persiste, on la calmera par des instillations chaudes et narcotiques dans le conduit auditif, par des injections de morphine, etc.

La *surdité* peut être symptomatique d'une affection de l'oreille interne ou de l'origine des nerfs acoustiques, sur laquelle l'art a bien peu de prise : s'il n'y a pas d'espoir d'amélioration, on se bornera à conseiller l'usage des cornets acoustiques, qui peuvent rendre de grands services.

Quant à la *surdi-mutité*, elle est la conséquence d'altérations organiques, congénitales plutôt qu'acquises (Duplay) : si elle est congénitale, double et complète, il n'y a rien à faire qu'à donner l'instruction ordinaire des sourds-muets ; si au contraire elle est tardive et incomplète, c'est-à-dire si l'enfant a entendu et parlé pendant quelque temps avant de perdre l'usage de cette fonction, il faut s'efforcer de reconnaître et de traiter l'affection de l'oreille qui a amené cette absence de l'audition, et de développer par une sorte de gymnastique locale les quantités de langage et d'ouïe que l'enfant a pu conserver.

CHAPITRE V

MALADIES DE L'APPAREIL DE LA VISION

Nous étudierons successivement les affections qui peuvent atteindre le globe oculaire (dans sa totalité ou dans chacune de ses parties), les muscles de l'œil, les sourcils, les paupières, les voies lacrymales, l'orbite.

ARTICLE I. — **Maladies du globe oculaire.**

§ 1er. — MALADIES DU GLOBE ENTIER.

I. — *Affections inflammatoires.*

1° — *Phlegmon de l'œil, ophthalmite.*

Il résulte le plus souvent d'un traumatisme, accidentel ou chirurgical ; il peut être la terminaison de certaines affections oculaires suppuratives ; enfin l'ophthalmite métastatique s'observe dans certaines maladies générales, septicémie, fièvre typhoïde, affections puerpérales, etc. : la perte complète du globe oculaire en est la conséquence habituelle.

TRAITEMENT. — Les *antiphlogistiques* ordinaires locaux et généraux sont presque toujours impuissants à empêcher la suppuration : on est donc obligé d'en arriver à une large *ouverture de la sclérotique* pour donner issue au contenu de l'œil.

2° — *Ophthalmie sympathique.*

Son point de départ constant est une maladie antérieure de l'œil du côté opposé, presque toujours d'origine traumatique (corps étranger, opération de la cataracte, etc.). L'œil primitivement sain peut être atteint de congestion ou d'hyperémie, d'irido-choroïdite ; ou d'anémie, amenant le ramollissement de l'organe par lésion de nutrition (Dolbeau).

TRAITEMENT. — On peut commencer par faire l'*occlusion temporaire* de l'œil perdu au moyen de mousseline collodionnée (Verneuil) ; mais le plus souvent l'*énucléation* de cet œil peut seule enrayer l'ophthalmie dont le globe congénère est atteint sympathiquement (Wardrop, Dolbeau, Verneuil, etc.) : après l'opération on applique un œil artificiel.

II. — *Lésions traumatiques.*

1° — *Commotion* et *contusion.*

Dans la *commotion*, l'œil n'est pas directement atteint, la violence extérieure, coup ou chute, agissant sur le front, la tempe, la région sous-orbitaire ; — dans la *contusion*, l'action vulnérante est directe : les conséquences sont les mêmes dans les deux cas. Les troubles fonctionnels peuvent être fugitifs ; mais si le traumatisme est intense, il détermine une amaurose ou une mydriase persistante ; il peut y avoir épanchement de sang dans l'œil (hémophthalmie), décollement de l'iris, déchirure de la membrane cristalline et luxation du cristallin, déchirure de la choroïde et décollement de la rétine (Duplay).

TRAITEMENT. — Le *repos* absolu de l'organe, les *sangsues* et les *ventouses*, le *froid local*, conviennent pour prévenir l'inflammation générale et partielle de l'œil ; les *préparations opiacées* calment les douleurs.

L'*hémophthalmie* peu considérable peut être abandonnée à elle-même; un épanchement de sang abondant sera évacué par une *ponction de la cornée*.

Pour les autres complications, nous les verrons avec les lésions traumatiques des diverses membranes.

2° — *Rupture.*

Consécutive à un coup, à une pression exagérée sur le globe de l'œil, la rupture s'annonce par deux symptômes constants : la dépressibilité de l'organe, et la déformation de la cornée, résultant de l'issue plus ou moins complète des humeurs intra-oculaires. Souvent aussi le cristallin vient se placer sous la conjonctive, ou présente des opacités capsulaires ou capsulo-lenticulaires.

TRAITEMENT. — Les accidents inflammatoires seront énergiquement combattus. Si le cristallin est déplacé, il est facile de l'extraire par une incision de la conjonctive ; si c'est une quantité plus ou moins considérable du corps vitré qui se trouve sous cette membrane, on se contentera de cautériser légèrement la partie tuméfiée lorsque la déchirure de la sclérotique sera cicatrisée.

3° — *Luxation* (exophthalmie traumatique).

Si le traumatisme qui a chassé l'œil de l'orbite à un degré variable s'est compliqué de la présence d'un corps étranger, l'extraction de celui-ci est la première indication à remplir ; la seconde consiste à réduire le globe oculaire en le pressant doucement d'avant en arrière dans l'axe de l'orbite : puis on combattra l'inflammation par le traitement approprié.

4° — *Blessures par armes à feu.*

Il arrive souvent qu'un *grain de plomb* pénètre dans l'œil : il y occupe une position variable, et détermine surtout des accidents inflammatoires.

TRAITEMENT. — Ces accidents peuvent céder à l'emploi des émissions sanguines, des réfrigérants, de l'opium, pour reparaître plus tard et d'une façon intermittente, en s'accompagnant de douleurs très vives et en déterminant une inflammation sympathique de l'œil sain : c'est alors que la recherche du corps s'impose, et qu'il serait important de déterminer à l'avance la place qu'il occupe. S'il est visible dans la chambre antérieure, une ponction peut suffire à l'extraire ; dans le cas contraire, il est nécessaire, un lambeau étant taillé à la partie supérieure de la cornée, de chercher le corps derrière l'iris avec un stylet, et, s'il ne s'y trouve pas, de le chercher dans l'humeur vitrée, après avoir enlevé le cristallin : le grain de plomb est alors extrait avec une petite pince. Il est évident que ces manœuvres ne sont autorisées que par des phénomènes douloureux et inflammatoires très graves, qui justifieraient même l'énucléation de l'œil.

Le même *traitement* et un large débridement de la sclérotique seraient indiqués par la *pénétration d'une balle*, qui produit souvent une destruction immédiate ou une luxation de l'œil, ou au moins un phlegmon du globe.

5° — *Brûlures.*

La glace ou les applications froides, l'opium à l'intérieur, les émissions sanguines, conviennent dans tous les cas, et sont seuls applicables quand la brûlure est produite par la flamme, un fragment de bois brûlé ou de métal rougi, etc. De plus, les caustiques acides doivent être entraînés ou neutralisés par une injection de solution alcaline ; d'un autre côté, le sucre formant avec la chaux un saccharate soluble, une solution sucrée sera avantageusement mise en contact avec l'œil brûlé par de la chaux (Bussy et Gosselin).

Il peut se faire ultérieurement des brides cicatricielles, que le chirurgien ne peut empêcher malgré la plus grande surveillance (Duplay).

III. — *Tuméfactions et tumeurs.*

1° — *Glaucôme.*

Le fait capital du glaucôme consiste, au point de vue anatomique et pathogénique, dans l'*augmentation de la pression intra-oculaire*, qu'on rapporte le plus généralement à l'action des nerfs ciliaires de la cinquième paire : l'affection serait donc déterminée par toutes les causes d'irritation de ces nerfs, en particulier par l'enclavement de l'iris dans une plaie cornéenne, par des synéchies postérieures, par la présence d'un corps étranger dans le corps vitré, par la luxation du cristallin.

Le glaucôme est tantôt *aigu* et même *foudroyant :* il peut alors amener le ramollissement de la cornée, l'issue du contenu de l'œil, la perte complète de la vision, en quelques heures ; tantôt il est *chronique* et a une marche progressive, qui aboutit à l'opacité de la cornée et du cristallin.

TRAITEMENT. — La *forme aiguë* peut guérir spontanément : c'est contre elle qu'on a conseillé les *antiphlogistiques* (sangsues à la tempe), les dérivatifs intestinaux (*purgatifs*), les narcotiques (*injections de morphine*) : ces moyens sont sans effet (Cusco). La paracentèse de la chambre antérieure (Le Fort) n'amène qu'un soulagement momentané. Au contraire l'*iridectomie*, pratiquée le plus près possible du début de l'affection, a donné les plus beaux résultats (de Græfe, Cusco, Trélat, etc.).

Les mêmes considérations sont applicables au traitement du *glaucôme chronique*, dans lequel l'*iridectomie* doit être pratiquée de bonne heure pour enrayer la maladie, sinon pour la guérir.

2° — *Hydrophthalmie.*

On désigne ainsi l'augmentation de volume du globle oculaire due à la distension de ses enveloppes par suite de l'hypersécrétion des liquides qu'elles renferment.

C'est une affection souvent congénitale, fréquente chez l'enfant, exceptionnelle chez l'adulte ; elle est souvent bilatérale.

TRAITEMENT. — L'iridectomie n'a pas donné de bons résultats (Duplay) ; les paracentèses répétées de la chambre antérieure, suivies de l'application du bandeau compressif, ne peuvent être utiles qu'au début. Plus tard, quand un seul œil est atteint, que ses enveloppes sont désorganisées par un épanchement considérable, que l'œil sain est menacé d'ophthalmie sympathique, il faut *énucléer* le premier.

3° — *Cancer.*

Il a ordinairement son point de départ dans une des enveloppes externes, mais peut envahir tous les tissus contenus dans l'orbite, et amener la mort par épuisement hémorrhagique ou suppuratif, par complications encéphaliques.

TRAITEMENT. — La seule méthode rationnelle consiste dans l'*extirpation* de la totalité du globe oculaire : mais si toutes les parties constituantes de celui-ci sont atteintes, on verra certainement se produire une récidive sur place ou une généralisation rapide du mal.

4° — *Ophthalmozoaires.*

Ce sont le plus souvent des cysticerques, qui siègent tantôt dans le tissu cellulaire sous-conjonctival, tantôt dans l'intérieur de l'œil.

TRAITEMENT. — Dans le premier cas, on extirpera la tumeur, ou au moins on en excisera la plus grande partie. Les vermifuges ordinaires ayant échoué, en collyres comme sous forme de médicaments internes, on a tenté l'extraction directe de la poche (occupant la chambre antérieure, le corps vitré ou le tissu cellulaire sous-rétinien) à travers une incision scléroticale (de Græfe): mais l'atrophie du globe a suivi l'opération. Aussi l'énucléation serait-elle indiquée en cas de douleurs très vives et d'imminence d'ophthalmie sympathique.

§ 2. — MALADIES DES DIFFÉRENTES PARTIES DU GLOBE.

I. — *Conjonctive.*
1° — *Affections inflammatoires.*
A. — *Conjonctivites.*

L'inflammation de la muqueuse palpébro-oculaire présente, au point de vue anatomique, cinq formes différentes, qui méritent d'être également distinguées en thérapeutique. Nous étudierons donc successivement la conjonctivite simple ou catarrhale, papuleuse, purulente, diphthéritique, granuleuse.

a. — *Conjonctivite simple, catarrhale.*

La présence d'un corps étranger, l'impression de l'air froid et humide (aidée d'une certaine prédisposition), sont les causes ordinaires de cette forme d'inflammation, ainsi que l'exposition de l'œil à une vive lumière ou à des émanations irritantes. Elle est *aiguë* ou *chronique;* habituellement binoculaire, elle peut être angulaire, palpébrale, ou occuper les culs-de-sac conjonctivaux.

TRAITEMENT. — On combattra d'abord les *causes* en extrayant les corps étrangers, en conseillant d'éviter le froid, la lumière vive, le travail du soir, en faisant prendre un purgatif salin en cas d'embarras gastrique.

Au début, les *sangsues* ou les *ventouses scarifiées* appliquées à la tempe, à l'angle externe de l'œil, derrière les oreilles, et les *applications froides*, sont propres à combattre la congestion, à calmer la douleur ; et s'il y a un chémosis considérable, avec tension oculaire, quelques *scarifications de la conjonctive* sont indiquées. A cette période d'acuité, il est également bon de laver souvent l'œil avec une décoction tiède de racine de guimauve et de tête de pavot. Mais les topiques les plus usités sont les *collyres liquides*, dont on laisse tomber quelques gouttes dans l'œil à l'aide d'un tuyau de plume : celui qui convient le mieux ici est une solution de nitrate d'argent ou de sulfate de cuivre (5 ou 10 centigr. pour 30 grammes d'eau distillée), à laquelle on ajoute quelques gouttes de laudanum ; toutefois le nitrate d'argent n'est utile que s'il n'existe aucun vestige de kératite concomitante. Quant à ce qu'on appelle les collyres secs, poudres qu'on insuffle dans l'œil, ils sont bien moins employés.

Dans la *conjonctivite chronique*, on concentrera la solution de nitrate d'argent ou de sulfate de cuivre (15 à 25 centigr. pour 15 grammes d'eau), et, si ce moyen ne suffit pas, on aura recours à l'*attouchement direct* par le crayon de sulfate de cuivre, répété tous les 3 ou 4 jours : un léger collyre laudanisé sera instillé dans l'intervalle.

La conjonctivite des culs-de-sac conjonctivaux est souvent très rebelle ; parfois elle ne cède qu'au rétablissement du cours des larmes par une injection ou une incision des conduits lacrymaux (Galezowski).

b. — *Conjonctivite papuleuse, pustuleuse, phlycténulaire.*

Caractérisée par le développement sur la conjonctive d'une papule, d'une vésicule, ou d'une pustule, cette affection est le plus souvent une manifestation de la diathèse scrofuleuse ou arthritique ; ailleurs, elle se rattache à un zona de la branche ophthalmique (Hybord).

I. TRAITEMENT GÉNÉRAL. — Les toniques et les antiscrofuleux forment la base du traitement interne, qui a une grande importance.

II. TRAITEMENT LOCAL. — On facilitera la résolution de la petite tumeur en la touchant tous les 2 ou 3 jours avec le *crayon de sulfate de cuivre* ; et on en facilitera la rupture par des *insufflations de calomel*, à la condition que l'inflammation soit modérée et que le malade ne fasse usage d'aucune préparation iodée qui, formant alors du bi-iodure de mercure, deviendrait très nuisible (Hennequin). Les douleurs périodiques ou intermittentes sont justiciables du *sulfate de quinine* ; les troubles nerveux continus, douloureux ou spasmodiques, seront calmés par les *injections sous-cutanées de morphine*, par la *pommade au bioxyde rouge de mercure* (30 à 50 centigr. pour 10 grammes d'axonge), dont on introduit la grosseur d'une lentille entre les paupières matin et soir. Enfin si la tension intra-oculaire amène des complications cornéennes, le *collyre belladoné* rendra des services en dilatant l'iris ; nous verrons plus loin les indications nouvelles qui surgissent des ulcérations de la cornée.

c. — Conjonctivite purulente.

La conjonctivite purulente ou *ophthalmie purulente* se présente dans deux conditions bien différentes au point de vue étiologique, mais analogues par les symptômes cliniques auxquels elles donnent lieu, et par le traitement qui leur est applicable. Chez les *nouveau-nés*, elle est épidémique et contagieuse ; chez l'*adulte*, elle résulte de l'inoculation directe du pus blennorrhagique sur la conjonctive, par défaut de soins de propreté.

On peut distinguer dans sa marche trois périodes principales, marquées par le développement des accidents inflammatoires, par l'abondance de la suppuration, par les altérations de la cornée et des milieux de l'œil : tous les efforts doivent tendre à prévenir l'apparition du dernier stade, dont la conséquence peut être la perte irrémédiable de l'œil, et même le développement d'une ophthalmie sympathique du côté primitivement sain.

I. Traitement prophylactique. — Il a une très grande importance. Il serait nécessaire d'isoler le nouveau-né dès l'apparition du pus, et de n'employer qu'à son usage exclusif tous les linges et objets de pansement qui peuvent lui être utiles. Aux adultes on indiquera la possibilité et l'origine de l'affection, en conseillant la propreté la plus minutieuse.

II. Traitement curatif. — Il est plus complexe et varie suivant la période de l'affection, et surtout suivant l'existence et la nature des complications cornéennes.

Dans les cas *simples*, c'est-à-dire quand l'inflammation est limitée à la conjonctive, le traitement comporte deux indications capitales : *entraîner le pus* au dehors, le *neutraliser* à mesure qu'il se forme (Verneuil). On fera donc faire des *lavages répétés* au moyen d'un irrigateur chargé d'eau simple (Verneuil, Gosselin), et toutes les heures ou deux heures on instillera quelques gouttes d'un *collyre faible*, agissant comme modificateur et antiseptique : sublimé ou sulfate de cuivre, 1 à 3 centigr.

pour 30 grammes d'eau ; alcool, 1/3 pour 2/3 d'eau (Gosselin) ;
comme antiseptiques, l'acide borique et le benzoate de soude
sont insuffisants, les solutions faibles d'acide phénique le sont
aussi, tandis que les solutions fortes sont irritantes : mieux
vaudrait se servir d'une pommade à l'huile de cade (vaseline,
10 gr. ; huile de cade, 2 gr.), dont on fait introduire une certaine
quantité entre les paupières 3 ou 4 fois par jour (Galezowski).
Comme modificateurs locaux, on peut aussi se servir, chaque
jour, des *crayons de nitrate d'argent* dont l'action est graduée
par un mélange variable de nitrate de potasse (Desmarres, de
Saint-Germain).

Mais les cautérisations énergiques sont proscrites comme
douloureuses et inefficaces, sauf à la première période d'inflammation franche, où le collyre au nitrate d'argent pourrait
rendre les mêmes services que dans la conjonctivite simple : il
est nuisible lorsque le pus existe ; il en est de même des scarifications de la conjonctive, qui, au lieu d'empêcher la formation du pus, en favorisent l'absorption ; les émissions sanguines ne sont pas plus utiles (Verneuil).

Les *révulsifs intestinaux*, 1 gramme de calomel en une fois,
peuvent produire une dérivation favorable lorsqu'il y a une
tension considérable de l'œil (Gosselin); dans le même cas, les
applications permanentes de glace, ou au moins de compresses
très fraîches, calment les douleurs : celles-ci peuvent être assez
intenses pour ne céder ni au froid ni aux frictions belladonées,
et pour nécessiter une *paracentèse* du globe lorsqu'elles sont
entretenues par une fluxion intra-oculaire.

Lorsque la cornée est atteinte, mais simplement dépolie, un
collyre au sulfate d'atropine (2 à 5 centigr. pour 10 gr. d'eau)
en instillations 2 ou 3 fois par jour, s'opposera aux adhérences et aux synéchies postérieures, en dilatant la pupille.

Un *abcès cornéen* nécessite la *paracentèse* de la zone ou du
noyau d'infiltration, et, en même temps, celle de la chambre
antérieure. Les *perforations* graduelles et limitées peuvent se
cicatriser sans trouble consécutif ; tandis que la réparation des
perforations larges ou brusques s'accompagne d'opacités et de
déformation de la membrane : suivant qu'il reste ou non une
zone transparente, on établira une pupille artificielle, ou on se
bornera à pratiquer l'iridectomie qui maintiendra une diminution de la pression intra-oculaire.

d. — *Conjonctivite diphthéritique.*

Caractérisée par la présence à la surface et dans l'épaisseur de la conjonctive d'un exsudat pseudo-membraneux spécial, cette forme de conjonctivite ne s'observe guère qu'entre la première et la dixième année, lorsqu'elle est le fait de l'épidémie et de la contagion; pendant la défervescence des maladies éruptives, surtout de la scarlatine (diphthérite secondaire), elle s'observe à tous les âges.

I. TRAITEMENT GÉNÉRAL. — Comme traitement interne, et pour ainsi dire spécifique, on a conseillé les *mercuriaux* à l'intérieur, particulièrement le calomel jusqu'à salivation (de Græfe, Wecker); ou le *chlorate de potasse*, 2 à 8 gr. par jour (Raynaud) : en tout cas, le régime doit être tonique et fortifiant.

II. TRAITEMENT LOCAL. — Au début, à la période d'infiltration fibrineuse, on peut faire quelques applications de sangsues (de Græfe); mais le meilleur moyen consiste dans l'emploi de la *glace* localement, des *compresses* et des *irrigations fraîches*, des lavages avec une *solution d'acide citrique* étendue, puis avec de l'eau froide.

Plus tard, quand les phénomènes inflammatoires sont franchement établis, on peut employer les *agents modificateurs* et *substitutifs*, surtout les crayons gradués de Desmarres, qui servent à toucher les points vascularisés, mais ne doivent atteindre aucun point de la cornée. Les symptômes de suppuration qui président à l'élimination des productions morbides doivent être traités comme nous l'avons dit en parlant de l'ophthalmie purulente.

Quand vient la période de rétraction ou de cicatrisation, celle-ci doit être surveillée et dirigée de façon à prévenir les adhérences vicieuses.

Pendant tout le cours du traitement, l'œil sain doit être couvert d'un bandeau qu'on lèvera plusieurs fois par jour pour s'assurer qu'il n'est pas atteint de la même affection, la propagation pouvant se faire très rapidement.

e. — Conjonctivite granuleuse.

La véritable granulation (distincte de l'hypertrophie papillaire inflammatoire) qui caractérise la conjonctivite granuleuse (conjonctivite purulente des adultes, ophthalmie des armées) est un petit corps arrondi, solide, qui devient gélatiniforme et translucide, et qui finit par laisser sur la conjonctive une cicatrice dure et rétractile. L'épidémie et la contagion sont les deux origines des granulations, maladie plus souvent chronique qu'aiguë.

I. TRAITEMENT PRÉVENTIF. — Les causes de l'affection indi-

quent nettement l'importance du traitement prophylactique,
et la nécessité d'éviter l'encombrement, la malpropreté, etc.

II. TRAITEMENT CURATIF. — Localement, la thérapeutique varie
suivant les circonstances.

Dans les cas de granulations *simples* et *récentes*, sans inflammation ni douleur, on favorisera la vascularisation et par suite
la résorption des corps granuleux, soit en introduisant chaque
soir sur la paupière malade une très petite quantité de *pommade
au calomel* ou *au précipité rouge* (5 à 20 centigr. pour 10 gr.
d'axonge), soit, si ces corps sont volumineux, en les cautérisant avec le *crayon de sulfate de cuivre* tous les jours ou tous
les 2 ou 3 jours : la compression des paupières sur le globe
oculaire avec la ouate pourrait, dans le même cas, aider la résorption (Broca).

Mais si la muqueuse est *rouge* et *injectée*, s'il y a une abondante sécrétion de muco-pus, on appliquera d'abord le traitement de l'ophthalmie purulente. S'il y a de l'*hypertrophie papillaire* en même temps que des granulations, on se trouvera bien
de *cautérisations* faites avec un mélange, à parties égales, d'eau
et de sous-acétate de plomb (Wecker), et même de *scarifications*
conjonctivales répétées, si l'hypertrophie est considérable.

Le *pannus* qui accompagne souvent les granulations n'exige
pas d'autre traitement lorsqu'il est partiel et simplement vasculaire ; mais s'il est généralisé et inodulaire, il est nécessaire
de l'exciter et de ramener la vascularisation non seulement
par des cautérisations au *sulfate de cuivre*, mais aussi par des
lotions chaudes et aromatiques, souvent renouvelées.

B. — *Xérophthalmie.*

Cette affection, qu'on observe surtout après les conjonctivites
chroniques, consiste dans un état de sécheresse et de rétraction
de la muqueuse oculaire, contre laquelle l'art est impuissant.
La seule indication consiste à en prévenir, ou du moins à en
retarder les conséquences, qui sont ordinairement l'opacité de
la cornée et l'atrophie du globe de l'œil : on est parfois arrivé à ce résultat en maintenant l'occlusion par la suture des
bords palpébraux.

2° — *Tuméfactions et tumeurs.*

I. Le *ptérygion* est un épaississement partiel de la conjonctive
ayant la forme d'un triangle à base tournée vers la caroncule,
à sommet dirigé vers la cornée.

Si la *cautérisation* avec l'azotate d'argent, le sulfate de cuivre, ne le fait pas disparaître, il faut en venir à une *opération* : le meilleur procédé consiste à disséquer le ptérygion, inciser la conjonctive, et fixer la petite tumeur entre les lèvres de l'incision par un point de suture (Desmarres).

II. On donne le nom de *pinguecula* à une petite tumeur constituée par un amas d'épithélium pavimenteux, qui siège à la partie interne du diamètre transversal du globe : l'*extirpation* n'est nécessaire que si elle s'enflamme et s'hypertrophie.

III. Les *polypes* de la conjonctive consistent dans une hypertrophie partielle de son tissu, tantôt à large base, tantôt pédiculée. Après avoir *excisé* la production morbide, il est nécessaire de *cautériser* son point d'implantation.

IV. L'excision convient aussi aux *kystes dermoïdes*, qui sont toujours congénitaux et siègent au voisinage de la cornée.

V. Enfin les *épithéliômes* et les *sarcômes* de la conjonctive ont une marche assez rapide qui commande une prompte destruction par les caustiques ou par l'instrument tranchant : mais souvent ils récidivent et se généralisent.

II. — *Cornée.*

1° — *Affections inflammatoires.*
A. — *Kératites.*

La possibilité et l'existence d'un travail inflammatoire dans la cornée ne sont plus contestables, soit que l'élément vasculaire de la conjonctive y joue le seul ou le principal rôle, surtout par l'intermédiaire du chémosis, soit que les lames cornéennes deviennent en même temps le siège d'une multiplication cellulaire.

a. — Kératites superficielles.

I. *Kératite phlycténulaire*, herpès de la cornée. — Cette forme, qui consiste principalement dans la production de petites phlyctènes ou vésicules à la surface de la cornée, est très fréquente chez les enfants, chez les scrofuleux surtout, et se montre isolément ou concurremment avec une éruption herpétique ou impétigineuse de la face, du cuir chevelu, dans le cours ou à la suite de la rougeole.

TRAITEMENT. — Il doit s'adresser d'abord aux causes de l'affection : c'est ainsi qu'à l'intérieur les préparations iodées et ferrugineuses sont indiquées, en même temps que les érup-

tions voisines seront traitées par les moyens appropriés, lotions
de sublimé, pommades à l'oxyde de zinc, au calomel, etc. Puis
l'instillation de quelques gouttes d'un collyre au sulfate d'atropine et de quelques gouttes de laudanum, une légère compression ouatée sur les paupières fermées, les onctions belladonées sur les tempes (Wecker, Trélat, Marc Sée), servent à
calmer les douleurs et la photophobie, généralement intense.
Quand les symptômes douloureux et inflammatoires sont passés, on pourra faire usage de préparations excitantes, insufflations de calomel, pommades au précipité rouge.

II. *Kératite vasculaire, pannus.* — Dans la *kératite vasculaire* la couche
épithéliale de la cornée, terne et dépolie, devient le siège d'un développement anormal de petits vaisseaux sanguins. Dans le *pannus proprement dit*, la nouvelle circulation ne vient pas seulement des vaisseaux superficiels; elle se forme aussi aux dépens du plan sclérotical
profond, et est constituée par le développement exagéré des artères
ciliaires longues, ce qui explique les échecs fréquents de la thérapeutique chirurgicale.

TRAITEMENT. — Dans la *kératite vasculaire simple* et dans le
pannus primitif, on peut obtenir la guérison par les antiscrofuleux à l'intérieur et par les topiques propres à combattre la
douleur et la photophobie, tels que nous venons de les indiquer.

Mais le *pannus secondaire*, le plus fréquent, qui résulte d'une
irritation répétée en un point circonscrit de la cornée, est plus
rebelle. On en cherchera d'abord la cause : la conjonctivite
granuleuse sera traitée avec soin ; s'il y a entropion et trichiasis, les cils seront enlevés ; s'il y a ectropion, on empêchera
le contact de l'air extérieur, etc. Puis on combattra la tendance
au bourgeonnement par la pommade au précipité jaune (1 gr.
pour 8 gr. d'axonge), par la cautérisation directe avec le perchlorure de fer (Follin). En cas de pannus invétéré, ces moyens
sont insuffisants, ainsi que les incisions et scarifications de la
conjonctive : il est alors nécessaire de pratiquer une excision
périkératique, limitée ou circonférentielle (Küchler, Duplay,
Lannelongue, etc.).

Quant à l'inoculation du pus blennorrhagique (F. Jager),
destinée à amener une vascularisation très active, et, par suite,
la résorption des opacités, elle ne saurait être employée,
commé en cas de granulations conjonctivales, qu'à la dernière
extrémité, si la vue était gravement compromise.

b. — *Kératite interstitielle ou profonde.*

Caractérisée par l'opacification de la cornée, disséminée et poncti-
forme, ou uniforme et s'avançant graduellement de la périphérie au
centre en restant confinée à un segment de la membrane, cette forme
de kératite détermine peu de douleurs, mais amène un obscurcisse-
ment croissant de la vision.

I. TRAITEMENT GÉNÉRAL. — Comme elle paraît se développer
sous l'influence d'une affection constitutionnelle, syphilis héréditaire, scrofule, tuberculose, le traitement interne par l'iodure de potassium, les préparations iodées, ferrugineuses et
toniques, peut avoir quelqu'influence.

II. TRAITEMENT LOCAL. — Les instillations de collyre au sulfate
d'atropine sont également utiles, ainsi que les compresses imbibées d'eau tiède ou d'infusions aromatiques, qui, en favorisant une vascularisation suffisante, faciliteront la disparition
des opacités : mais cette limite ne doit pas être dépassée, et
les moyens irritants, propres à amener une véritable inflammation, seraient nuisibles.

c. — *Kératite suppurative, Abcès de la cornée.*

La kératite profonde, la kératite phlycténulaire, l'ophthalmie purulente
des nouveau-nés, se compliquent souvent de la formation de petits
abcès entre les lames de la cornée, dont la marche est aiguë, et qui
s'ouvrent à la face postérieure ou antérieure de cette membrane ; chez
les jeunes enfants, des collections semblables peuvent se former d'emblée, et suivent alors une marche chronique.

TRAITEMENT. — Dans le premier cas, on traitera d'abord l'inflammation oculaire qui a été le point de départ de l'abcès ; puis
on instituera un traitement *antiphlogistique* en rapport avec
l'acuité des symptômes : sangsues aux tempes et derrière les
oreilles, frictions belladonées, instillations d'atropine ou de
laudanum de Rousseau (Trélat), injections hypodermiques
morphinées, compresses tièdes pour favoriser par la chaleur
la vascularisation et la nutrition de la cornée ; purgatifs à l'intérieur, surtout le calomel.

Ces moyens peuvent suffire si l'abcès est peu étendu, si la
tension intra-oculaire n'est pas très considérable, si la perforation de la cornée n'est pas imminente ; dans les conditions
inverses, il faut pratiquer la *paracentése* au moyen du couteau

lancéolaire, pénétrant à la partie la plus déclive de l'abcès. On peut encore remplacer cette opération par la *cautérisation ignée de la cornée*, à l'aide de cautères extrêmement petits et incapables de rayonner (Gayet de Lyon , Trélat), qui aurait l'avantage de limiter l'abcès, d'en faciliter la détersion, d'enrayer les accidents inflammatoires et réactionnels consécutifs : on l'appliquerait aussi avec avantage aux abcès atoniques, chroniques, indolents, d'origine strumeuse, en la répétant plusieurs fois au besoin.

L'*huile de cade* a été employée comme antiseptique dans les kératites suppuratives, surtout dans les irido-kératites consécutives à l'extraction de la cataracte, à l'iridectomie (Galezowski) comme dans toutes les affections suppuratives des yeux ; dans le même but, on a conseillé les instillations répétées toutes les heures, et même toutes les demi-heures, d'un *collyre au sulfate neutre d'ésérine* (1 p. 100) (Wecker).

Enfin dans cette forme d'inflammation de la cornée, comme dans toutes les autres, l'*occlusion de l'œil* par le bandeau compressif ne doit jamais être négligée.

d. — *Kératite ulcéreuse, Ulcère de la cornée.*

Les pertes de substance du tissu cornéen peuvent apparaître non seulement après les diverses formes de kératite qui précédent, mais encore après les inflammations simples ou spécifiques de la conjonctive ; ils résultent aussi de la présence d'un corps étranger, des brûlures de la cornée, de son contact prolongé avec l'air extérieur (ectropion). Les conséquences de ces ulcères sont variables : superficiels, ils peuvent guérir rapidement, sans opacités consécutives ; larges, ils sont souvent suivis de la formation d'un staphylôme opaque ; perforants, ils déterminent les adhérences, la procidence, le staphylôme de l'iris, l'issue d'une partie du corps vitré, etc.

I. Traitement général. — Il est subordonné à la nature de l'affection oculaire qui a donné naissance à l'ulcère.

II. Traitement local. — Si l'ulcère est de nature inflammatoire, le traitement *antiphlogistique* est indiqué ; au contraire, dans les cas d'atonie, il faut chercher à réveiller la vitalité soit avec des *collyres au sulfate de zinc* ou *de cuivre* (les sels de plomb et d'argent ayant l'inconvénient de s'incruster dans la cicatrice consécutive), soit par la *cautérisation ignée* (Gayet), comme dans les abcès de la cornée. Ce qui convient dans tous les cas, ce sont, d'une part, l'application du *bandage compressif*, et d'autre part l'*instillation d'atropine* (avec ou sans laudanum, qui diminue la tension intra-oculaire : ces deux moyens remplissent la même indication, en prévenant autant que possible la perforation de la cornée dont le tissu est notablement affaibli.

B. — *Taies, Opacités, Taches de la cornée.*

De nature épithéliale, parenchymateuse ou cicatricielle, d'épaisseur et de profondeur variables, ces opacités troublent la vision d'une façon plus ou moins complète.

TRAITEMENT. — Il a pour but d'activer la circulation de la cornée et de donner à ce tissu une impulsion nutritive favorable à la résorption des produits morbides. Cette indication est remplie par les *insufflations de poudre de calomel* et de *sulfate de soude*, par la *pommade au précipité rouge*, par les *collyres légers au sulfate de zinc* (en cas de conjonctivite concomitante) additionnés de laudanum qui modifie les opacités récentes ; l'*atropine* facilite l'absorption en diminuant la tension de la cornée ; récemment on a proposé les badigeonnages de la taie avec le sulfate de cadmium (5 à 15 centigr. pour 10 gr. de mucilage gommeux, Michel). Enfin le *déplacement de la pupille* vis-à-vis d'une partie de la cornée demeurée transparente peut être nécessaire lorsqu'il y a une tache centrale étendue.

2° — *Lésions traumatiques.*

I. La *contusion* détermine tantôt une dépression légère et limitée qui devient le siège d'une petite taie qui s'efface lentement, tantôt la mortification d'une couche cornéenne qui se détache et laisse après elle une ulcération.

II. Les *corps étrangers* doivent absolument être extraits, avec la chloroformisation s'il y a un spasme convulsif des paupières. S'ils font une saillie extérieure, on les détachera facilement ; s'ils sont interstitiels, une légère incision des couches superficielles de la cornée est indiquée.

III. Les *piqûres* superficielles, peu graves, nécessitent seulement les applications froides, les antiphlogistiques, les dérivatifs intestinaux. Mais il peut y avoir des complications par la présence d'un corps étranger ou par la production d'une cataracte consécutive à la pénétration du corps piquant dans la capsule antérieure ou dans le cristallin.

IV. Les *coupures* se réunissent très souvent par première intention, quelquefois sans opacité de la cicatrice. Dans les plaies simples, il suffit de faire l'occlusion des paupières et d'exercer une légère compression pour empêcher l'ouverture de s'agrandir. S'il reste une fistule ayant de la tendance à rester béante, on en cautérisera très légèrement les bords avec un petit crayon de nitrate d'argent. Un accident plus grave consiste dans la hernie de l'iris : il faut essayer d'opérer la réduction à l'aide d'un stylet mousse ; une hernie du bord pupillaire à travers une plaie voisine du centre de la cornée est utilement traitée par un collyre à l'atropine, ou par l'application sur l'œil de compresses trempées dans une forte infusion de belladone et de jusquiame et entourées de glace (Desmarres), de façon à obtenir la mydriase artificielle. Si la réduction n'a pas été faite, la partie herniée sera cautérisée tous les deux ou trois jours avec le nitrate d'argent.

3° — *Tuméfactions et tumeurs, Staphylôme.*

Le *staphylôme* consiste dans une altération de la courbure de la cornée, résultant d'une exagération de la pression intra-oculaire par rapport à la résistance amoindrie des lames cornéennes, et consécutive à une lésion de nutrition de ces lames (kératites, ulcères, etc.). Tantôt la membrane a conservé sa transparence, et le staphylôme, partiel ou général, est dit *pellucide;* tantôt elle l'a perdue, et le staphylôme est *opaque* ou cicatriciel.

TRAITEMENT. — Dans le premier cas, l'indication capitale de diminuer la pression peut être remplie par les *ponctions* répétées de la cornée ou par l'*iridectomie;* dans le second cas, et dans tout staphylôme invétéré, ces opérations sont insuffisantes : on *trépanerait* alors la cornée en pratiquant à la partie moyenne du staphylôme, à l'aide du trépan oculaire, une sorte de trou pupillaire comprenant toute l'épaisseur du tissu cicatriciel et une portion de l'iris (Wecker, Panas).

III. — *Sclérotique.*

1° — *Affections inflammatoires.*

I. La *sclérite* est une affection secondaire le plus souvent, qui se montre avec la choroïdite ou avec l'épisclérite.

II. L'*épisclérite*, inflammation de la mince lame cellulaire intermédiaire à la sclérotique bulbaire et au globe de l'œil, a une origine rhumatismale le plus souvent et une marche très lente (Duplay). Les sudorifiques à l'intérieur, les topiques tièdes, les instillations journalières d'atropine, l'usage des verres fumés, constituent le traitement le plus rationnel.

2° — *Lésions traumatiques.*

I. Les *piqûres* ne peuvent devenir sérieuses que lorsqu'elles s'accompagnent de piqûre des vaisseaux choroïdiens, de choroïdite, de décollement de la rétine : ces accidents seront vus plus loin.

II. Les *coupures* n'exigent pas d'autre traitement que le repos de l'organe, l occlusion et une douce compression des paupières, l'emploi des réfrigérants. Très souvent il y a hernie de la choroïde ou sortie du corps vitré ; assez fréquemment, déchirure ou décollement de l'iris.

La choroïde peut aussi se rompre isolément, en un point du fond de l'œil où la sclérotique et la rétine sont restées intactes (Duplay) : le traitement doit s'attacher à prévenir les accidents inflammatoires comme il a été dit précédemment.

3° — *Tuméfactions et tumeurs, Staphylôme.*

L'altération de courbure de la sclérotique s'observe surtout chez les enfants, par défaut de résistance de cette membrane ; chez l'adulte, elle peut survenir par augmentation de pression intérieure (glaucome chronique), ou par altération de la nutrition scléroticale (scléro-choroïdite).

Traitement. — Le *bandage compressif*, les *paracentéses* répétées, l'*iridectomie*, sont indiqués comme s'opposant au développement de la tumeur. Mais quand il y a un tiraillement continuel des nerfs ciliaires, avec tension très élevée, douleurs intenses et persistantes, distension du globe considérable et menace de rupture, il faut se résoudre à pratiquer l'*énucléation partielle*.

IV. — *Iris.*

1° — *Affections inflammatoires, Iritis.*

A. — *Iritis aiguë.*

Une des causes les plus fréquentes est la syphilis ; les diathèses rhumatismale, goutteuse, arthritique, ont aussi une grande influence sur le développement de l'iritis, qui peut être consécutive à un traumatisme (accidentel ou chirurgical), à une choroïdite, à une kératite ulcéreuse. Les troubles fonctionnels sont en rapport avec la forme et la nature des exsudats qui occupent les bords de la pupille, synéchies postérieures rudimentaires.

I. Traitement général. — Il est *antisyphilitique* (5 à 10 centigrammes de protoiodure de mercure en pilules par jour, calomel à doses fractionnées, frictions d'onguent napolitain, comme spécifiques, et, dans toutes les formes, comme altérants), *antigoutteux* ou *antirhumatismal* (sudorifiques, régime approprié, eaux de Vichy, de Contrexeville, traitement alcalin).

II. Traitement local. — Si les phénomènes douloureux et congestifs sont très prononcés, on produira une dérivation intestinale par les *purgatifs*; puis une application de 6 à 8 *sangsues* à la tempe, les *frictions belladonées* autour de l'orbite, et la *paracentèse de la chambre antérieure*, seront utiles en calmant l'irritation des nerfs ciliaires. Dans tous les cas, les instillations de *collyre à l'atropine* (10 centigrammes de sulfate neutre pour 30 grammes d'eau) sont absolument indiquées pour combattre la tendance aux adhérences iriennes.

B. — *Iritis chronique.*

Ce qui fait la gravité de cette forme, ce sont les synéchies postérieures dont elle est l'origine et qui produisent des poussées inflammatoires et glaucomateuses, des douleurs ciliaires, etc.

Traitement. — C'est à prévenir ou à combattre les synéchies qu'on s'attachera en instillant plusieurs fois par jour un *collyre concentré à l'atropine* (20 centigrammes pour 30 grammes); il peut se faire que la pupille dilatée contracte des adhérences vicieuses dans sa nouvelle position; il faudrait alors chercher à la faire contracter par un *collyre à l'ésérine* (au centième) qui agit sur le sphincter interne.

Si ces moyens n'ont pu prévenir la formation des adhérences, et si elles sont l'origine d'accidents inflammatoires et douloureux, on essaiera de les rompre par le procédé de Passavant, ou on déchirera l'iris (de Græfe, Desmarres) s'il est fortement soudé au cristallin par des synéchies postérieures totales.

2° — *Lésions traumatiques.*

Les *piqûres*, les *plaies*, les *décollements* de l'iris, sont très souvent suivis d'une inflammation ayant pour conséquences une rétraction du tissu irien et une déformation pupillaire,

Aussi a-t-on conseillé, pour améliorer la vision, de faire porter des lunettes qui présentent du côté malade une plaque opaque pourvue à son centre d'une ouverture circulaire ou d'une fente transversale jouant le rôle de la pupille (Whililooper, Duplay).

3° — *Tumeurs.*

On peut les diviser au point de vue clinique, en deux grandes classes : les tumeurs *bénignes*, comprenant les kystes (le plus souvent d'origine traumatique) liquides ou épithéliaux, et une partie des tumeurs dites granulômes (Virchow) (celles qui sont d'origine traumatique) ; les tumeurs *malignes*, comprenant les granulômes spontanés ou plutôt tuberculeux, les sarcômes, et le cancer mélanique (Panas).

Traitement. — Dans le *premier cas*, le meilleur mode opératoire consiste dans une large iridectomie, enlevant à la fois le kyste et la partie de l'iris qui le supporte (Duplay).

Dans le *second cas*, une semblable opération ne serait indiquée que si elle devait à coup sûr empêcher la généralisation de la maladie, et le traitement ne peut consister que dans des palliatifs (Panas) ; anti-scrofuleux à l'intérieur ; localement, emploi de l'atropine, et, si des phénomènes inflammatoires ou douloureux se produisent, ventouses, injections de morphine, etc.

V. — *Choroïde.*

1° — *Affections inflammatoires, Choroïdites.*

L'inflammation peut occuper la totalité de la membrane ; cette choroïdite *généralisée* présente quatre formes anatomiques et étiologiques : forme *séreuse* (diathèses syphilitique, goutteuse, rhumatismale) ; forme *exsudative* (mêmes diathèses, ou affections graves, surtout méningitiques ou typhoïdes chez l'enfant) ; forme *purulente* (traumatisme accidentel ou chirurgical), amenant des symptômes graves, quelquefois l'abolition complète de la vision en quelques jours ; forme *disséminée*, la plus grave, qui s'observe surtout sur les yeux myopes, ou au pourtour des staphylômes, et dont les lésions sont exsudatives ou atrophiques (mouches volantes et scotomes).

Dans d'autres circonstances, l'inflammation est *localisée* : la *cyclite*, inflammation limitée aux parties antérieures du tractus uvéal, du corps ciliaire, est rare ; la *scléro-choroïdite postérieure*, affection congénitale, est de nature atrophique (surtout chez les myopes), ainsi que la *scléro-choroïdite antérieure* ; enfin l'iritis chronique à rechutes se transforme souvent en *irido-choroïdite*.

I. TRAITEMENT GÉNÉRAL. — A l'intérieur, l'emploi des *mercuriaux*, des *alcalins*, des *arsenicaux*, est indiqué suivant la diathèse constitutionnelle. On conseillera aussi l'usage des *purgatifs* fréquents (calomel jusqu'à salivation).

II. TRAITEMENT LOCAL. — Le repos de l'organe sera prescrit dans tous les cas, particulièrement dans les formes atrophiques : on évitera la lecture, surtout le soir, et chez les myopes des verres correcteurs seront choisis avec soin. Dans la forme aiguë, lorsque la choroïdite est congestive et exsudative, les émissions sanguines générales et locales, les *sangsues* et les *ventouses* aux tempes et aux apophyses mastoïdes conviennent, surtout les ventouses Heurteloup ; il en est de même des *frictions belladonées* autour de l'orbite, des *collyres à l'atropine* : les autres collyres n'ont aucune action et ne doivent pas être employés à moins de complications. Pour mieux assurer le repos de l'organe dans les formes atrophiques, on pourra conseiller au malade un séjour prolongé dans une pièce obscure. Quant à la *choroïdite purulente*, elle réclame le même traitement que le phlegmon de l'œil, c'est-à-dire une large ouverture du globe oculaire (Duplay).

2° — *Tumeurs*.

Elles sont ordinairement malignes, mélano-sarcômes ou sarcômes : aussi, quoique le seul traitement rationnel consiste dans l'énucléation rapide du globe de l'œil, agira-t-on sagement en s'abstenant de toute intervention si on peut craindre la généralisation du mal, et à plus forte raison si on soupçonne des complications cérébrales.

VI. — *Rétine*.

1° — *Affections congestives et inflammatoires*.

La rétine peut être le siège d'une *hyperémie* artérielle, qu'on observe surtout chez les sujets atteints de palpitations cardiaques, d'hypertrophie ventriculaire gauche, notamment chez les hypermétropes, après de grands efforts d'accommodation, après une exposition très prolongée à une vive lumière. Les mêmes causes peuvent amener l'*hémorrhagie* rétinienne, qui peut aussi être la conséquence d'une altération vasculaire locale ou de la détente brusque de la pression intra-oculaire après la paracentèse, l'iridectomie.

Quant aux *rétinites* proprement dites, les unes sont idiopathiques, et paraissent résulter du travail à une lumière trop vive ou insuffisante, ou des efforts d'accommodation chez les hypermétropes ; les autres sont symptomatiques, secondaires (albuminurie, diabète, syphilis) ; enfin il est une forme de rétinite congénitale, dite pigmentaire, caractérisée par l'apparition dans le tissu rétinien de taches noirâtres, fréquentes chez les enfants nés de mariages consanguins (Liebreich), et par influence héréditaire (De Græfe).

TRAITEMENT. — La connaissance de la pathogénie de ces diverses affections indique le traitement à suivre, qui est essentiellement variable avec les causes.

Les troubles de la circulation générale peuvent être combattus par l'emploi de la digitale et des dérivatifs intestinaux, à l'intérieur, et par les révulsifs sur les membres ; localement, les déplétions sanguines modéreront les symptômes congestifs, et, en cas d'hémorrhagie, favoriseront la résorption du sang épanché ; les anomalies de la réfraction seront corrigées par des verres convenables, et les verres bleus ou teintés serviront à reposer l'organe. Pour éviter les hémorrhagies consécutives à la paracentèse ou à l'iridectomie, on aura soin, en les pratiquant, de retarder la détente intra-oculaire en ralentissant autant que possible l'écoulement de l'humeur aqueuse (Duplay). La rétinite syphilitique intermédiaire entre les périodes secondaire et tertiaire sera combattue par les frictions mercurielles péri-orbitaires et l'usage interne de l'iodure de potassium ; les rétinites albuminurique, diabétique, leucémique (Liebreich) ne pourront disparaître qu'avec les maladies générales dont elles sont une manifestation.

2° — Décollement de la rétine.

La rétine peut perdre ses adhérences avec la choroïde lorsqu'il se forme entre les deux membranes une production morbide, sarcômateuse ou mélanique ; ou à la suite d'un traumatisme déterminant l'issue du corps vitré ou une hémorrhagie sous-rétinienne, ou plus souvent, sous l'influence d'une myopie progressive, avec scléro-choroïdite postérieure et épanchement séreux sous-rétinien.

TRAITEMENT. — On a essayé d'évacuer l'épanchement séreux ou hémorrhagique par une *ponction scléroticale* ; mais l'amélioration n'est que passagère. Les *préparations mercurielles*, les *ventouses* Heurteloup, ont donné de meilleurs résultats (Duplay) : mais la condition fondamentale consiste dans un *repos absolu de l'organe* ; non seulement le malade s'abstiendra de lire et d'écrire, mais il devra encore éviter toute secousse ; c'est seulement ainsi que le recollement de la rétine pourra s'effectuer.

3° — *Tumeurs.*

Elles sont surtout fréquentes chez les enfants, tantôt congénitales, tantôt développées immédiatement après la naissance (Panas). Elles se forment aux dépens des éléments conjonctifs des fibres radiées et de la névroglie ; le cancer de l'œil chez l'enfant ne se développe guère sur la rétine (Panas), et plus tard on observe plutôt des sarcômes de la choroïde (Duplay).

Traitement. — L'*énucléation* pratiquée au début a quelquefois fait éviter les récidives, tandis que, si la tumeur est déjà saillante au dehors, l'opération ne fait qu'activer la marche et favoriser la reproduction du mal.

VII. — *Nerf optique.*

1° — *Affections inflammatoires.*

On en distingue deux formes principales : dans l'une, *neuro-réti-nite*, l'inflammation, localisée d'abord à l'extrémité oculaire du nerf optique, s'étend ensuite dans une certaine zone rétinienne autour de la papille (de Græfe) : les tumeurs, épanchements et exsudats de la base du crâne en sont la cause ordinaire ; — dans l'autre, *névrite descendante*, une maladie de l'encéphale et des méninges, généralement de nature inflammatoire, est le point de départ de la phlegmasie, qui se propage consécutivement le long du nerf optique jusqu'à son extrémité oculaire.

Traitement. — Dans les deux cas, c'est à la maladie principale et originelle qu'il faut surtout s'adresser, et la thérapeutique échoue bien souvent. Localement on a conseillé les *émissions sanguines* et les *courants continus*, qui ont parfois produit un peu d'amélioration.

2° — *Atrophie du nerf optique.*

La destruction plus ou moins complète des fibres nerveuses optiques peut être la conséquence des deux formes de névrite qui précèdent, ou de rétinites pigmentaires ou spécifiques, ou de lésions de la cinquième paire crânienne ; elle accompagne certaines maladies cérébrales et spinales, notamment l'ataxie locomotrice ; l'amblyopie alcoolique, nicotinique, syphilitique est souvent consécutive à l'atrophie des nerfs optiques ; enfin, dans l'atrophie simple progressive, il n'y a aucun état morbide antécédent ou concomitant.

TRAITEMENT. — Bien souvent la cécité est complète et irrémédiable : ainsi dans l'atrophie simple progressive, il n'y a pas d'autre ressource que de soutenir le malade par les *toniques* et les *reconstituants*. La suppression des *causes d'intoxication*, alcool et tabac, peut améliorer la situation. S'il y a éréthisme nerveux, le *bromure de potassium* sera prescrit ainsi que le *chloral*. On a employé les préparations de *nitrate d'argent*, les *cautères* sur la colonne vertébrale, les *bains sulfureux*, l'*hydrothérapie*, les *courants continus*, surtout dans l'ataxie locomotrice ; et le *sulfate de strychnine* à la dose de 2,3,5 milligrammes par jour, en injections sous-cutanées, ou par pilules de 1 milligramme, particulièrement dans les diverses formes d'amblyopie (Nagel).

VIII. — *Chambre antérieure.*
1° — *Corps étrangers.*

Les corps étrangers de la chambre antérieure sont libres ou fixés à la face interne de la cornée, à l'iris, au cristallin ; ils peuvent avoir pour conséquences l'iritis, une cataracte capsulaire, un épanchement de pus, un phlegmon de l'œil : aussi est-il nécessaire de les extraire, non seulement au moment de l'accident, par la plaie d'entrée, mais aussi plus tard, en se créant une nouvelle voie, même s'il existe déjà des accidents inflammatoires.

2° — *Tuméfactions et tumeurs.*

I. L'*hypohæma*, ou épanchement de sang dans la chambre antérieure, d'origine traumatique, se résorbe spontanément et ne nécessite aucune intervention chirurgicale ; au contraire, celui qui apparaît dans le cours d'un glaucôme est d'un pronostic grave en raison de la tendance hémorrhagique qu'il dénote.

II. L'*hypopyon*, épanchement de pus, peut aussi avoir une origine traumatique ; mais plus souvent il est une complication de certaines affections oculaires, surtout de la kératite ulcéreuse, puis de l'irido-choroïdite purulente, de la cyclite, etc.

TRAITEMENT. — Il doit d'abord être subordonné à l'affection oculaire initiale. Quant à l'hypopyon lui-même, s'il est peu étendu, si la tension intra-oculaire n'est pas trop considérable et si la perforation de la cornée n'est pas imminente, on peut attendre la résorption spontanée; dans les conditions inverses, il faut pratiquer la paracentèse de la chambre antérieure, à sa partie la plus déclive.

IX. — *Corps vitré.*

1º — *Corps étrangers.*

Bien que des corps très volumineux aient pu séjourner dans l'humeur vitrée sans produire d'accidents, il est indiqué, dès que leur présence est certaine, d'en opérer l'extraction, surtout au niveau de la saillie qu'ils forment : car il peut se faire que, des phénomènes inflammatoires aigus survenant tout à coup, l'œil se perde très promptement, et même qu'une inflammation sympathique atteigne l'autre côté (Duplay).

2º — *Opacités* (mouches volantes).

Les unes, perçues seulement par le sujet, sont l'exagération d'un état physiologique, et causent une simple gêne qui s'atténuera par la cessation de travaux assidus, et par l'usage de verres teintés.

Les autres, qu'on peut apercevoir dans les milieux transparents, sont souvent l'indice d'un état pathologique grave des membranes profondes : aussi conseillera-t-on le repos absolu de l'organe dans une pièce obscure de préférence, les émissions sanguines locales, les mercuriaux et les altérants à l'intérieur, et tous les moyens propres à combattre ces lésions profondes.

Quant au *synchisis étincelant*, produit par la présence de cristaux de cholestérine dans le corps vitré (Desmarres et Malgaigne), on ne connaît aucun traitement propre à amener la résorption.

X. — *Cristallin.*

1º — *Lésions traumatiques.*

Les *plaies pénétrantes* de la capsule cristalline, les *piqûres* ou *coupures*, sont très souvent suivies d'opacités capsulaires ou capsulo-lenticulaires, qui constituent la variété la plus fréquente de cataractes traumatiques. Nous avons déjà dit que dans la rupture de l'œil le cristallin pouvait venir se placer sous la conjonctive ; mais il peut aussi, après la commotion, la contusion, les plaies du globe oculaire, se déplacer dans l'intérieur de l'œil, soit en exécutant seulement un mouvement de bascule (luxation incomplète), soit en se portant dans la chambre antérieure ou postérieure, ou dans le corps vitré (luxation complète).

TRAITEMENT. — L'emploi combiné des *collyres à l'atropine* et à l'*ésérine*, qui dilatent et resserrent alternativement la pupille, opérerait mécaniquement la réduction (Duplay) ; s'il existait des corps étrangers, on les extrairait le plus vite possible. Si la lentille est portée en avant ou en arrière, on l'*extraira* par la kérotomie supérieure, comme en cas de cataracte, et on combattra les accidents inflammatoires et douloureux consécutifs par les réfrigérants, le calomel, l'opium.

2.° — *Cataracte.*

On donne le nom de cataracte à toute opacité placée dans le champ pupillaire, entre la pupille et le corps vitré. Elle est dite *vraie*, quand l'opacité siège dans le cristallin ou dans sa capsule ; *fausse* quand elle résulte de produits déposés à la surface externe de la cristalloïde ; *secondaire*, quand l'opacité est consécutive au déplacement ou à l'extraction du cristallin cataracté.

A. — *Cataracte vraie.*

Elle peut être d'origine *traumatique*, et résulte alors, comme nous l'avons vu, d'une violence extérieure portant sur la totalité du globe oculaire ou sur la lentille elle-même. La cataracte dite *spontanée*, quelquefois congénitale, est d'autant plus fréquente que l'âge est plus avancé ; l'hérédité a une influence incontestable ; les lésions de nutrition du cristallin sont les causes les plus fréquentes de ses opacités, soit sous l'influence d'une cause locale (irido-choroïdite chronique, glaucome, choroïdite atrophique, etc.), soit par le fait d'une cause générale (état dyscrasique, diabète, albuminurie, etc.). La cataracte peut être dure (après 40 ans), molle (à tout âge, diabétique, traumatique, congénitale), demi-molle ou mixte (chez les vieillards).

I. TRAITEMENT MÉDICAL. — Il n'a aucune action sur la cataracte. Mais avant de parler des procédés chirurgicaux usités, nous devons rappeler qu'on a récemment proposé l'application de l'électricité non seulement pour le traitement, mais aussi pour la prophylaxie de la cataracte, l'électrolyse favorisant la nutrition dans l'œil sénile (Crusel, Neftel, Evestky) : la méthode consiste dans l'application du pôle positif au cou, du pôle négatif sur l'œil fermé, et dans l'emploi d'un courant porté lentement à une intensité modérée, laissé en action dix minutes par jour.

II. Traitement chirurgical. — On compte quatre méthodes opératoires principales, dont trois s'attaquent directement au cristallin (*déplacement, division, extraction*), tandis que la dernière (*déplacement de la pupille*) laisse en place l'opacité et crée une voie excentrique aux rayons lumineux.

Le *déplacement* (par abaissement ou par dépression) est à peu près abandonné ; la *division* ne convient qu'aux cas de cataracte molle, ou demi-molle, chez les sujets jeunes ; le *déplacement de la pupille* ne conviendrait qu'aux cas, assez rares, de cataracte centrale, où les parties périphériques ont conservé leur transparence.

Reste donc l'*extraction*, qui consiste à donner issue au cristallin à travers la cornée ou la sclérotique, et qui seule constitue une méthode générale toujours applicable (Duplay). Elle compte trois procédés : l'*extraction à grand lambeau*, ou kératotomie (supérieure plutôt qu'inférieure) (Daviel) ; l'*extraction linéaire* (de Græfe, Cusco, Duplay, Saint-Germain) ; l'*extraction à petit lambeau* (Liebreich, Lebrun, Dolbeau, Panas, Tillaux).

Le procédé de Daviel est excellent, mais il donne souvent lieu à la suppuration, à la panophthalmite ; la kératotomie linéaire amène souvent l'enclavement de l'iris ; en somme, la kératotomie à petit lambeau périphérique paraît préférable (Panas). L'extraction peut d'ailleurs être précédée de l'iridectomie (Cusco, Duplay), ou faite sans cette opération (Dolbeau, Tillaux). Nous mentionnerons enfin le procédé qui consiste, en cas de cataracte sénile avec noyau volumineux, à pratiquer l'ablation en masse du cristallin et de sa capsule, sans ouvrir la cristalloïde (Sperino, de Turin ; Lannelongue).

Les *cataractes traumatiques* tirent une gravité particulière de ce fait qu'elles déterminent le tiraillement de la zone de Zinn et que le retrait qui se produit ainsi amène de la choroïdite : si la cataracte est molle, récente, chez un enfant, la discision de la capsule pourra suffire ; mais chez les adultes, et si un certain espace de temps s'est écoulé, il ne reste que l'extraction à pratiquer : elle se présente dans des conditions particulièrement difficiles, qui nécessitent l'emploi du chloroforme, parce qu'il est très important d'enlever avec le cristallin tous les débris capsulaires qui amèneraient des complications ultérieures (Panas).

Dans tous les cas de cataractes, et quel que soit le mode opératoire adopté, les *complications locales*, de la conjonctive, de la cornée, etc., doivent être traitées antérieurement à l'opération. Si la cataracte existe d'un seul côté, sans tendance à l'opacité de l'autre côté, l'abstention est indiquée, sauf sur la demande expresse du malade, et on attendra que la cataracte soit arrivée à maturité ; si la cataracte est double, malgré les avantages de la double opération immédiate, il est sage de n'opérer qu'un œil à la fois, de peur que toute chance de vision soit abolie en cas de complications accidentelles (Cusco, Duplay). Il est utile de dilater à l'avance la pupille par l'atropine, et de purger le malade la veille de l'opération pour lui éviter les efforts de défécation les jours suivants ; consécutivement le repos absolu dans un lit entouré de rideaux verts, les soins minutieux dans le pansement de chaque jour, fait avec de petites bandelettes de taffetas mouillé, recouvertes de charpie douce, et maintenues par une compresse longuette faisant le tour de la tête, sont nécessaires.

B. — *Cataracte fausse.*

La cristalloïde opacifiée peut être adhérente à l'iris, les synéchies étant la conséquence de l'iritis qui a donné naissance aux opacités ; mais elle peut être complètement libre, ces adhérences ayant cédé à la dilatation pupillaire.

TRAITEMENT. — Lorsque la cataracte est libre, si elle est centrale, l'établissement d'une pupille artificielle est le meilleur procédé ; si elle est complète, on emploiera les méthodes qui sont applicables à la cataracte lenticulaire, en élargissant l'incision kératique.

Lorsque la cataracte est adhérente, l'extraction linéaire plus ou moins modifiée paraît convenir à la généralité des cas (de Græfe, Duplay).

C. — *Cataractes secondaires.*

Consécutives à l'abaissement, à la division, ou à l'extraction du cristallin, elles sont constituées par des débris de capsule revêtus d'exsudats opaques, ou par des fragments de la capsule, ou par des néo-membranes résultant de l'iritis consécutive à l'opération.

TRAITEMENT. — S'il existe des adhérences, on les déchirera au moyen de deux aiguilles introduites en deux points opposés de la cornée ; dans le cas contraire, on extraira les débris opaques ou les fausses membranes avec un petit crochet introduit à travers une ouverture linéaire de la cornée, ou avec une petite pince spéciale par une ouverture scléroticale (Duplay).

§ 3. — ANOMALIES DE LA RÉFRACTION.

Après avoir étudié le traitement qui convient aux diverses affections du globe oculaire envisagé dans sa totalité et dans chacune des parties qui le composent, nous devons passer rapidement en revue les moyens propres à corriger les anomalies de la réfraction, soit *statique* (c'est-à-dire les changements dans la courbure des surfaces ou dans la distance du foyer principal), soit *dynamique* (c'est-à-dire les anomalies de l'accommodation).

I. — *Réfraction statique.*

Elle peut être troublée de trois façons différentes, qu'on désigne sous les noms d'*hypermétropie*, de *myopie*, d'*astigmatisme*.

I. L'*hypermétropie* est le vice de réfraction dans lequel les rayons lumineux parallèles, au lieu d'aller après leur réfraction former leur foyer sur la rétine, vont se réunir au-delà, le plus souvent par suite d'un raccourcissement de l'axe optique. Ici, il faut prescrire les verres convexes, et les choisir d'abord un peu plus forts que ceux qui correspondent à l'hypermétropie manifeste, l'hypermétropie latente, dissimulée par les efforts d'accommodation, étant en général le quart de l'hypermétropie manifeste (Javal) : celle-ci augmentant avec l'âge, il faut choisir des verres progressivement plus forts.

II. La *myopie* est l'état précisément inverse du précédent : les rayons se réunissent en deçà de la rétine, par le fait de l'allongement de l'axe optique. Aussi les verres concaves conviennent-ils dans les cas de myopie moyenne : si celle-ci est très prononcée et progressive, si en même temps un œil est dévié, il y a avantage à éviter tout effort d'accommodation ; le malade ne portera donc aucun verre, sauf pour voir de loin, et rapprochera les objets au niveau de son point visuel.

III. Dans l'*astigmatisme*, qui peut coïncider avec les précédentes anomalies, les divers méridiens de la cornée n'ont pas la même courbure. L'œil a physiologiquement un certain degré d'astigmatisme : si cette différence dans la convexité des deux méridiens, vertical et horizontal, de la cornée, est considérable, elle entraîne des troubles de la vision (Helmhotz, Donders) qu'on peut corriger au moyen de verres cylindriques lorsque l'astigmatisme est régulier, c'est-à-dire lorsque les courbures

des deux méridiens, tout en étant différentes l'une de l'autre,
sont régulières ; dans les conditions inverses, l'astigmatisme,
dit irrégulier, ne peut plus être corrigé.

II. — *Réfraction dynamique.*

Le muscle ciliaire présidant aux fonctions de l'accommodation, celles-ci peuvent être altérées par les troubles fonctionnels du muscle, qui peut être *affaibli, paralysé* ou *contracturé.*

I. *L'affaiblissement sénile* du muscle ciliaire produit la perte
progressive de la faculté d'accommodation dite *presbytie*, à laquelle convient l'usage de verres convexes, d'abord très faibles
(n° 48 au début), et dont la force ira en augmentant.

II. La *paralysie de l'accommodation* est sous la dépendance d'une
paralysie complète ou incomplète du muscle ciliaire (innervé
par la troisième paire crânienne), et se montre surtout dans
les affections qui intéressent les centres nerveux ; elle est souvent d'origine syphilitique, et peut guérir par un traitement
spécifique ; le froid peut la produire, et dans ce cas les frictions
stimulantes autour de l'orbite, les vésicatoires volants, sont le
meilleur mode de traitement ; lorsqu'elle est sous la dépendance d'un affaiblissement musculaire général (anémie ou con-
valescence), les toniques, les ferrugineux, les courants continus conviennent ; enfin l'absorption de belladone, de jusquiame,
de datura stramonium peut lui donner naissance : l'instillation
de sulfate d'ésérine, jointe aux préparations opiacées, combattra
cette mydriase par intoxication.

III. Quant à la *contracture spasmodique* du muscle ciliaire, elle
accompagne le plus souvent l'hypermétropie, qui exige des
contractions permanentes du muscle. On commencera donc
par corriger l'anomalie de la réfraction statique ; puis quelques
gouttes d'atropine paralyseront l'accommodation qui détermine
les efforts et les spasmes du muscle, et on prescrira l'usage de
verres convexes suffisant pour la vue de près : les spasmes calmés par le repos du muscle, on laissera diminuer l'action de la
belladone, et on fera porter des verres convexes de plus en plus
faibles.

§ 4. — TROUBLES FONCTIONNELS.

I. — *Amaurose* (amblyopies).

Le nombre des affections amaurotiques, caractérisées par l'affaiblissement ou l'abolition complète de la vue sans lésion appréciable à

l'ophthalmoscope, sans anomalie de la réfraction, se restreint tous les jours, à mesure que les observations se multiplient et que les moyens d'investigation augmentent en puissance et en perfection.

On décrit encore un certain nombre d'amblyopies amaurotiques, dont le *traitement*, essentiellement subordonné à la cause présumable, varie suivant qu'il y a une lésion du système cérébro-spinal (hémorrhagie, ramollissement, tumeurs, etc.), un trouble de la circulation générale (émotions violentes, suppression brusque des règles, grandes hémorrhagies), une altération du sang (par la nicotine, l'alcool, l'opium, le sulfure de carbone, etc.), ou enfin une action réflexe (vers intestinaux, contusion du nerf sus-orbitaire, etc.).

Outre le traitement de la cause, et en l'absence de toute cause appréciable, les *courants continus* et les *injections hypodermiques de strychnine* peuvent être utiles.

II. — *Héméralopie*.

Ce trouble visuel est caractérisé par une diminution considérable de la vue survenant au moment du crépuscule ou dès que le malade est dans un lieu peu éclairé. Il peut être symptomatique de certaines formes de rétinites (pigmentaire) ou de certaines lésions du nerf optique (atrophie) ; essentiel, il ne s'observe guère que chez des individus débilités par la maladie, les privations ou une mauvaise hygiène, et coïncide avec une altération du sang particulière, commune dans les altérations profondes du foie (Parinaud) : sa cause efficiente paraît être la fatigue oculaire par une lumière trop vive. Aussi l'organe doit-il être soustrait à l'action de cette cause par un séjour prolongé dans une chambre peu éclairée, par l'emploi de verres fumés ; de plus, le sujet devra être placé dans de bonnes conditions hygiéniques, d'aération, d'alimentation, etc.

ARTICLE II. — **Muscles de l'œil.**

§ 1ᵉʳ. — STRABISME.

Le strabisme est une difformité dans laquelle la vision binoculaire cesse de s'accomplir par suite de la déviation de l'un des axes optiques.

Outre le *strabisme cicatriciel* qui résulte d'adhérences, ordinairement traumatiques, entre le globe et les paupières, on admet un *strabisme paralytique* dû à la paralysie d'un ou plusieurs muscles de l'œil, et un *strabisme optique* lié à un trouble de la fonction visuelle.

Celui-ci est dit *interne, convergent,* lorsque l'une des lignes visuelles est déviée vers l'angle interne de l'œil : il est *permanent* (ordinairement lié à l'hypermétropie, Donders) ; ou *alternant* (les deux yeux possèdent la même acuité visuelle, le même degré d'hypermétropie, et se dévient indifféremment l'un après l'autre) ; ou *périodique, intermittent* (le malade ne louchant qu'à un moment donné). Il est dit *externe* ou *divergent,* lorsqu'un axe optique est dévié en dehors, et présente les mêmes variétés que le précédent: mais ici c'est la myopie qui joue le rôle de cause prédisposante, la cause efficiente consistant, comme dans le strabisme interne, dans l'exercice de la vision binoculaire.

Quant au *strabisme paralytique,* il résulte de la rétraction d'un muscle de l'œil auquel son antagoniste, paralysé actuellement ou antérieurement, ne peut plus faire équilibre : dans cette forme, la diplopie est constante.

I. Traitement préventif. — Il consiste à corriger l'hypermétropie ou la myopie par des verres appropriés: il est donc indiqué dans tous les cas où existe l'une ou l'autre de ces anomalies de la réfraction.

II. Traitement orthopédique. — Il a pour but de lutter contre la rétraction d'un muscle en fortifiant son antagoniste affaibli. Le meilleur procédé consiste dans les exercices orthopédiques répétés, soit au moyen de verres prismatiques disposés de manière que les images soient assez rapprochées pour qu'un léger effort du muscle affaibli les fusionne, soit par l'emploi méthodique de la stéréoscopie (Javal): il faut donc, pour que cette méthode soit applicable, qu'il n'y ait pas une rétraction musculaire permanente, que la paralysie ne soit pas trop ancienne ; car alors le traitement chirurgical seul peut donner des résultats.

III. Traitement chirurgical. — On sait que l'opération du strabisme consiste dans la ténotomie des muscles de l'œil (Stromeyer, Dieffenbach, Bonnet, de Græfe), qui peut être unique quand la déviation ne dépasse pas 3 à 4 millimètres, mais qui doit être double et répartie sur les deux yeux dans le cas contraire. Dans les déviations considérables, surtout en cas de strabisme externe, on peut avoir recours à l'avancement du tendon (J. Guérin, de Græfe).

§ 2. — Paralysies.

La paralysie la plus fréquente est celle des muscles innervés par la troisième paire crânienne, nerf moteur oculaire commun, soit isolément, soit que tous ces muscles soient atteints; on observe moins souvent la paralysie du grand oblique (quatrième paire) ou du droit externe (sixième paire).

TRAITEMENT. — D'une façon générale, il consiste en frictions stimulantes autour de l'orbite, en onctions avec une pommade ammoniacale, applications de vésicatoires volants, injections sous-cutanées de strychnine, emploi des courants continus, des dérivatifs intestinaux, des émissions sanguines : ces moyens conviennent surtout aux paralysies d'origine rhumatismale, par impression du froid; celles qui ont une origine centrale, encéphalique (tumeurs, hémorrhagie, ramollissement) ou médullaire (ataxie), nécessitent une thérapeutique spéciale ; si la syphilis est la cause de l'affection, le traitement spécifique est indiqué. Le strabisme ultérieur est justiciable de la ténotomie ; enfin la diplopie consécutive sera combattue par un assemblage de verres prismatiques à base tournée vers le muscle paralysé.

<h3 style="text-align:center">ARTICLE III. — Sourcils.</h3>

I. Pour les *affections inflammatoires* et les *lésions traumatiques* de la région sourcilière, nous renvoyons aux articles qui traitent de ces affections siégeant au pourtour de l'orbite.

II. Les *difformités*, consécutives aux divers traumatismes, peuvent être prévenues par une attentive surveillance de la cicatrisation à laquelle ils donnent lieu, et combattues soit par l'ablation du tissu cicatriciel et la suture des parties, soit par l'autoplastie.

III. Les seules *tumeurs* intéressantes que présentent les sourcils sont les *kystes* ; encore les kystes séreux et les loupes n'offrent-ils aucune particularité ; il n'en est pas de même des *kystes dermoïdes*, très fréquents en cette région, d'origine congénitale (par arrêt du développement) : l'ablation par le bistouri est le seul traitement qui convienne dans les circonstances ordinaires ; mais s'il existe des adhérences solides entre la poche et le périoste, on ne se résoudra à une opération que si la tumeur est volumineuse ou gênante, la nécrose du frontal (Tyrrel) et même des accidents plus graves ayant été observés à la suite de l'extirpation faite dans des conditions semblables.

Quant aux kystes pierreux ou calcaires (Sichel), ils nécessitent une assez longue incision cutanée pour que la dissection de leur face postérieure soit possible.

ARTICLE IV. — **Paupières.**

§ 1er. — AFFECTIONS INFLAMMATOIRES.

I. L'*érysipèle phlegmoneux*, abandonné à lui-même, amène une inflammation et une suppuration diffuses, qui se propagent au tissu cellulaire de l'orbite, et donnent lieu à la production d'eschares qui déterminent des accidents graves ; aussi les cataplasmes, les lotions et les applications tièdes, et même l'incision transversale de la paupière, ne suffisent-ils pas ; mieux vaudrait la cautérisation pénétrante du foyer au moyen d'un stylet galvano-caustique, qui produit une révulsion énergique et ouvre en même temps une large voie au pus (Trélat, Gillette).

II. L'*orgeolet* est un petit furoncle du bord palpébral, qui se développe en général chez les individus jeunes, sanguins, avec des irrégularités menstruelles, et sans doute par une certaine prédisposition. Les applications émollientes au début, puis, si la suppuration est manifeste, une petite incision suivie d'une légère cautérisation au nitrate d'argent, constituent le traitement, avec des purgatifs répétés.

III. La *blépharite glandulo-ciliaire*, siégeant principalement dans les éléments glandulaires du bord libre des paupières, s'observe surtout chez les sujets jeunes, scrofuleux ou lymphatiques : aussi une médication générale appropriée est-elle nécessaire. Quelquefois produite par l'action locale de poussières pénétrantes, de gaz irritants, etc., elle est souvent entretenue par des granulations conjonctivales, auxquelles il faut opposer le traitement ordinaire de ces productions. Les croûtes qui se forment par sécrétion d'une matière glutineuse, et qui produisent l'accolement des poils, étant détachées par des cataplasmes émollients, on fera usage de pommades résolutives au précipité blanc et rouge, et on cautérisera légèrement les ulcérations sous-jacentes. La ténacité de l'affection exige un emploi prolongé de tous les moyens thérapeutiques : l'ectropion ou l'entropion qui peuvent apparaître seraient la source de nouvelles indications.

§ 2. — LÉSIONS TRAUMATIQUES.

I. Les *contusions* s'accompagnent d'ecchymoses souvent très étendues qui disparaissent par l'application de réfrigérants et de résolutifs.

II. Les *plaies* doivent toujours être réunies, même lorsqu'elles sont irrégulières, la guérison se faisant vite et bien ; ensuite, les applications froides sont indiquées ; les paupières se coupant facilement, on doit retirer les fils de la suture au bout de très peu de temps.

III. Les *plaies contuses* donnent souvent naissance à une inflammation suppurative et gangréneuse, d'où peut résulter un ectropion : nous verrons plus loin le traitement de cette complication, et de la section de la glande lacrymale ou de ses canaux excréteurs, qui peut aussi être la conséquence d'une plaie palpébrale.

§ 3. — TUMEURS.

Ce sont des *kystes* (sébacés, meibomiens, sudoripares) développés aux dépens des glandes palpébrales ; des *verrues* ou poireaux ; des *épithéliômes sudoripares* (Verneuil).

I. Les *kystes* folliculaires, généralement indolents, peuvent disparaître spontanément (Gosselin) ; les pommades et autres topiques n'ont aucune utilité ; si la tumeur augmente, on peut en faire l'extirpation soit par la peau, soit plutôt du côté de la muqueuse, avec la pince de Desmarres ; ou se borner à une simple incision et cautériser la surface interne avec le nitrate d'argent.

II. Les *verrues* sont simplement excisées ou cautérisées par une solution concentrée d'acide chromique.

III. L'*épithéliôma* doit être extirpé soigneusement, et on a l'habitude de pratiquer l'autoplastie immédiate : cependant on peut se borner, après l'opération, à faire la suture des paupières ou blépharorrhaphie, comme traitement préventif de l'ectropion (Denonvilliers, Mirault d'Angers, etc.), et attendre que la plaie ait diminué de grandeur pour faire l'autoplastie (Verneuil).

§ 4. — VICES DE CONFORMATION ET DIFFORMITÉS.

I. La *destruction* d'une ou des deux paupières nécessite la blépharoplastie à l'aide d'un lambeau pris sur la région temporale, sur la joue, sur la région malaire.

II. L'*épicanthus* est un repli semi-lunaire de la peau, qui recouvre dans une étendue variable la commissure interne et externe des paupières et la partie correspondante du globe oculaire, et qui, chez l'enfant, peut disparaître par le seul développement de la face. Si une opération est nécessaire, l'incision du repli cutané suffit lorsqu'il est unilatéral ; lorsqu'il est double, l'excision doit porter sur une partie de la peau de la racine du nez, et être suivie de la suture des lèvres de la plaie (Ammon).

III. Le *coloboma*, fente congénitale ou accidentelle, très rare, devrait être avivé et suturé sur les bords.

IV. Le *blépharophimosis*, étroitesse de l'ouverture palpébrale, congénitale ou consécutive à des solutions de continuité, à des phlegmasies des paupières, nécessite une opération lorsqu'un angle palpébral, l'externe particulièrement, présente une union des deux bords très étendue. Cette opération, connue sous le nom de canthoplastie, consiste à fendre cet angle avec prudence : puis, les bords de la plaie étant renversés en dehors, à fixer entre eux par quelques points de suture un lambeau conjonctival. Pour éviter les récidives, elle a été modifiée de la façon suivante : un lambeau cutané triangulaire, à base externe, est taillé du sommet à la base, c'est-à-dire de dedans en dehors, et le cul-de-sac externe de la conjonctive est sectionné dans la même direction de façon à être reculé en dehors ; alors un point de suture fixe au bord de la plaie à la fois le sommet du lambeau cutané et le cul-de-sac conjonctival (Cusco). Enfin le blépharophimosis a été guéri par un autre procédé opératoire, dit anaplastie par bordage (Richet).

V. Le *symblépharon* consiste dans l'adhérence anormale de la conjonctive palpébrale et de la conjonctive bulbaire, ordinairement consécutive à un traumatisme, spécialement à une brûlure. Lorsqu'elle consiste uniquement en une bride unissant la paupière au globe, la simple section peut suffire quand le cul-de-sac conjonctival est conservé ; mais lorsque l'adhérence est complète et très étendue, la guérison est plus difficile à obtenir : on peut avoir recours à divers procédés opératoires, dont le plus simple consiste à traverser le symblépharon avec une aiguille courbe entraînant un fil de plomb dont on serre de temps à autre les extrémités : la constriction du fil opère la section de la bride, qu'on peut achever avec des ciseaux.

VI. *Entropion, Trichiasis.* Lorsque les cils se portent vers le globe oculaire par suite d'un simple changement de direction, sans que le cartilage tarse soit dévié, il y a *trichiasis*, plus souvent partiel que général ; au contraire, dans l'*entropion*, au renversement des cils se joint celui du bord libre de la paupière tout entier, le cartilage tarse compris, en dedans. Ce renversement reconnaît le plus souvent pour causes les plaies et brûlures de la conjonctive, et les inflammations palpébrales ;

il résulte de la rétraction fibreuse qui accompagne la réparation des surfaces ulcérées.

TRAITEMENT. — L'arrachement des cils déviés, plusieurs fois répété, ne convient que si quelques poils seulement ont changé de direction ; c'est une méthode palliative : il en est de même du redressement par l'accolement des cils déviés aux cils sains, de l'épilation avec la pâte de sulfure de calcium (Duval d'Argentan), de la cautérisation ou de l'extirpation des bulbes ; tous ces procédés ne pourraient convenir qu'au trichiasis simple ; ils sont impuissants contre l'entropion proprement dit. Dans ce dernier cas, plusieurs méthodes peuvent être appliquées : tantôt on excise une portion linéaire de la face antérieure de la paupière et on suture les deux bords de la plaie, de façon à faire éprouver à la paupière un mouvement de bascule antérieure (Arlt, Le Fort) ; tantôt on pratique une incision demi-circulaire à 3 millimètres environ du bord palpébral, allant jusqu'au cartilage tarse, et on fixe la lèvre cutanée à l'aponévrose palpébrale (Anagnostakis) ; enfin un troisième procédé consiste à embrocher la paupière jusqu'au cartilage avec plusieurs anses de fil qui produisent une rétraction permanente à la chute des fils (Gaillard, Trélat).

VII. L'*ectropion* consiste dans le renversement des paupières en dehors, portant seulement sur la supérieure ou l'inférieure ou sur les deux à la fois.

TRAITEMENT. — Il peut être d'origine inflammatoire, entretenu par une conjonctivite chronique, qu'on combattra par les topiques émollients, ou par les cautérisations, l'excision, etc. ; ou d'origine paralytique, par paralysie du muscle orbiculaire, contre laquelle l'électricité, les injections sous-cutanées de sulfate de strychnine, peuvent être utiles. Plus souvent il est cicatriciel, et consécutif aux brûlures, aux plaies avec perte de substance, à la pustule maligne, aux ulcérations varioliques ou autres ; l'excision des adhérences cicatricielles suffit rarement ; le raccourcissement de la conjonctive (par la cautérisation ou l'excision), l'allongement de la peau (par les agglutinatifs ou une incision courbe de la paupière), le redressement ou le raccourcissement du cartilage tarse et du bord palpébral (Antyllus, Dieffenbach, Desmarres), sont également des méthodes infidèles ; le procédé le plus sûr consiste dans la blépharoplastie (A. Guérin, Le Fort, Duplay, Richet, etc.), par la méthode française (glissement du lambeau) ou indienne (déplacement d'un lambeau autoplastique) : en tout cas, la blépharorrhaphie est indispensable pour contrebalancer le renversement qui a de la tendance à se produire

après toute opération d'ectropion (Mirault, Guersant, Denonvilliers).

§ 5. — TROUBLES FONCTIONNELS.

I. Le *blépharospasme*, spasme tonique du muscle orbiculaire, résulte très rarement d'une simple fatigue des yeux ou
d'un traumatisme ; le plus souvent, il est la conséquence de la
présence d'un corps étranger et disparaît lorsque celui-ci est
enlevé, ou d'une kérato-conjonctivite scrofuleuse, et cesse
avec cette affection : l'application de sangsues, les onctions
mercurielles et belladonées autour des paupières sont particulièrement indiquées lorsqu'il existe des accidents inflammatoires très intenses.

II. La *paralysie de l'orbiculaire* est en général un des symptômes de la paralysie faciale, et doit être traitée comme elle.
L'électricité localisée rend de grands services, à condition que
les courants soient continus et assez faibles : sans cette précaution, l'œil devient le siège d'excitations lumineuses qui peuvent
être l'origine des plus graves accidents.

III. La *chute de la paupière supérieure* (blépharoptose, ptosis)
peut être congénitale (par défaut d'action du releveur, ou par
action exagérée de l'orbiculaire) ; ou traumatique (plaie de la
paupière avec section du releveur ou du nerf qui anime ce
muscle); ou paralytique (paralysie du releveur d'origine rhumatismale, syphilitique, cérébrale) ; enfin elle peut résulter de
l'hypertrophie et du relâchement des téguments (à la suite des
phlegmasies palpébrales prolongées). Elle est complète ou
incomplète.

TRAITEMENT. — En cas de *syphilis*, le traitement spécifique
est indiqué.

En cas de *rhumatisme*, lorsque la blépharoptose a succédé à
l'impression du froid, on prescrira les émissions sanguines, le
calomel à l'intérieur, le repos de l'organe malade, les vésicatoires autour de l'orbite, les frictions avec le liniment ammoniacal ou une pommade à la strychnine (5 centigr. pour 4 gr.
d'axonge), enfin l'électrisation localisée.

Dans les autres circonstances, dont l'étiologie explique la
ténacité de l'affection, on a proposé l'ablation d'un pli transversal des téguments de la paupière abaissée ou l'excision
d'une portion du muscle orbiculaire (de Græfe); mais il est
difficile de couper la quantité de tissus absolument nécessaire,
on dépasse ou on n'atteint pas le but (Gosselin): aussi dans les
cas rebelles, et particulièrement dans la blépharoptose complète

et congénitale, vaut-il mieux se contenter du traitement palliatif, qui consiste à maintenir les paupières artificiellement soulevées par la pince élastique de Sichel, dont le mécanisme est analogue à celui des serres-fines, et qui ne doit pas être maintenue en place trop longtemps de peur de la formation d'eschare.

ARTICLE V. — **Maladies des voies lacrymales.**

§ 1er. — Affections inflammatoires.

I. — *Inflammations de la glande lacrymale.*
1° — *Dacryoadénites.*

L'inflammation *aiguë* de la glande lacrymale, très rare, réclame l'emploi des antiphlogistiques associés au calomel et à l'opium ; et, en cas de suppuration, une petite ponction évacuatrice.

La forme *chronique*, presque toujours consécutive à la conjonctivite chronique ou à l'ophthalmie des enfants scrofuleux, sera traitée par les frictions résolutives (pommades iodurées), et par l'usage interne des préparations antiscrofuleuses ou antisyphilitiques en cas de diathèse.

2° — *Fistules.*

Elles succèdent quelquefois à l'ulcération des conduits excréteurs des larmes, et bien plus souvent aux plaies de la paupière supérieure intéressant les points lacrymaux.

Traitement. — On a conseillé les injections iodées, astringentes, avec la seringue d'Anel ; la cautérisation du trajet avec le nitrate d'argent ou le fer rouge ; dans certains cas, on a été obligé d'enlever la glande (Græfe) ou de transformer la fistule externe en fistule interne (Bowmann).

II. — *Inflammation des points et conduits lacrymaux.*

Ordinairement liée aux inflammations de la conjonctive ou de la muqueuse du sac lacrymal, la phlegmasie des points et conduits lacrymaux sera traitée par les applications émollientes si elle est aiguë ; si elle devient suppurative, on incisera le conduit dont on cautérisera légèrement la surface interne ; enfin, si elle est chronique, il convient d'injecter une solution de nitrate d'argent.

III. — *Inflammation du sac lacrymal et du canal nasal.*
1° — *Dacryocystite aiguë.*

La propagation d'une inflammation de la conjonctive, la présence locale d'un corps étranger, peuvent donner naissance à cette forme aiguë, qui le plus souvent n'est que le réveil d'une phlegmasie chronique du sac (Duplay).

TRAITEMENT. — Les antiphlogistiques conviennent d'abord : sangsues sur le sac, topiques froids, glace pilée, purgatifs, etc. ; en cas de suppuration, c'est par une incision hâtive qu'on évitera l'établissement d'une fistule.

2° — *Dacryocystite chronique. Tumeur et fistule lacrymales.*

La tumeur et la fistule lacrymales s'observent chez les sujets atteints de blépharites, de blépharo-conjonctivites chroniques et granuleuses, de coryzas rebelles. Très rarement elles existent sans rétrécissement du canal nasal, quelquefois congénital, le plus souvent acquis : ce rétrécissement peut succéder à une plaie du sac lacrymal, à une fracture des os qui constituent le canal lacrymo-nasal ; plus fréquemment, il est produit par une exostose, une périostose, une tumeur ; plus souvent encore, il est d'origine inflammatoire, la dacryocystite chronique donnant lieu à une accumulation de larmes et de muco-pus dans la cavité du sac, qui est la cause prochaine et efficiente de la tumeur et de la fistule, dont le développement est certainement influencé par les diathèses scrofuleuse et syphilitique.

I. TRAITEMENT MÉDICAL. — Les toniques, les antiscrofuleux, les mercuriaux, formeront donc la base du traitement interne ; l'iodure de potassium, en particulier, à la dose de 1 à 2 gr. par jour, sera toujours prescrit (Fano). Quant aux autres moyens qui constituent la thérapeutique dite médicale, émissions sanguines générales et locales, lotions froides, topiques émollients, onctions mercurielles et iodurées, vésicatoires volants, collyres astringents, etc., ils n'amènent qu'une amélioration passagère : la guérison ne peut-être assurée que par le traitement chirurgical.

II. TRAITEMENT CHIRURGICAL. — Il comporte un grand nombre de procédés qui, d'après les indications auxquelles ils répondent, peuvent être rangés en quatre classes (Duplay), suivant qu'on se propose de *créer des voies lacrymales artificielles*, de *supprimer l'organe sécréteur* des larmes, de *rétablir la voie naturelle d'écoulement*, d'*oblitérer les points lacrymaux ou le sac lacrymal.*

1° La *formation des voies artificielles* (Dupuytren, Malgaigne, Laugier, Reybard, etc.), dans la direction du canal normal, ou dans le méat moyen, ou dans le sinus maxillaire, n'est plus utilisée que d'une façon tout à fait exceptionnelle.

2° Quant à la *suppression de l'organe sécréteur* des larmes, ce ne serait, on le conçoit, qu'une ressource ultime pour les cas où les autres moyens auraient échoué.

Restent les deux autres procédés qui peuvent être indifféremment employés, et qui le sont quelquefois successivement.

3° Le *rétablissement des voies naturelles* se fait ordinairement par l'incision du point lacrymal supérieur, suivie du cathétérisme et de la dilatation des voies lacrymales au moyen de sondes d'argent malléable dites sondes de Bowmann, et associée aux injections modificatrices dans le canal lacrymo-nasal (Bowmann, Warlomont, Galezowski, Terrier, etc.). Ce rétablissement peut encore être obtenu par l'incision interne (Malgaigne, Gerdy, Stilling), ou par les injections pratiquées soit par les points lacrymaux (Anel), soit dans le sac directement ponctionné (Verneuil) : les liquides employés peuvent être émollients ou caustiques, teinture d'iode (Fano, Verneuil), sulfite de soude (Monoyer), potasse caustique (4 à 8 gr. pour 200 gr. d'eau).

4° En réalité, ces injections caustiques agissent moins comme désobstruants que comme agents modificateurs de la membrane muqueuse du sac, et remplissent le même but que le quatrième et dernier procédé, par lequel on se propose plutôt de *transformer cette membrane en tissu fibreux* que de produire une véritable oblitération : après avoir incisé assez largement la tumeur et pratiqué le cathétérisme du canal lacrymo-nasal, on cautérise avec un crayon de nitrate d'argent, une aiguille chauffée au rouge blanc, le cautère galvano-caustique, ou, si l'on cherche la destruction complète du sac, avec des flèches de chlorure de zinc, de pâte de Canquoin, etc. (Gosselin, Terrier, Marc Sée, etc.).

§ 2. — LÉSIONS TRAUMATIQUES.

I. — *Lésions traumatiques de la glande lacrymale et des conduits lacrymaux.*

Les plaies pénétrantes de l'orbite, les plaies palpébrales peuvent atteindre la glande, les points et les conduits lacrymaux : ceux-ci peuvent être déviés, rétrécis, oblitérés ; l'oblitération des canaux excréteurs par le tissu cicatriciel peut être l'origine d'une tumeur due à la rétention des larmes (dacryops), simple ou compliquée de fistule (dacryops fistuleux). De là il résulte que les plaies palpébrales ayant pu intéresser les conduits lacrymaux doivent être réunies aussi exactement que possible : s'il existe une fistule cutanée, on en cautérisera le trajet avec une aiguille rougie au feu ou avec un stylet chargé de nitrate d'argent.

A côté des lésions traumatiques des conduits lacrymaux, on peut placer le traitement de leurs *corps étrangers*, qui peuvent venir du dehors (cils, poils, etc.) et sont alors chassés facilement par le cathétérisme et les injections ; ou s'être développés sur place (calculs ou amas de cryptogames), et nécessiter une incision du conduit.

II. — *Lésions traumatiques du sac lacrymal et du canal nasal.*

Le *sac lacrymal* peut être intéressé par une plaie de l'angle interne des paupières ; quelquefois il est rompu à la suite d'une violente contusion : une plaie du sac doit être réunie par des points de suture, lorsqu'elle est simple , contuse, elle ne peut être réunie, on se borne alors à combattre la formation de la fistule en cautérisant le trajet.

Dans les fractures avec enfoncement des os du nez et des maxillaires supérieurs, le *canal nasal* peut être lésé : on commencera par extraire les esquilles et réduire les fragments enfoncés ; puis le cathétérisme répété empêchera la formation d'un rétrécissement et d'une oblitération du canal.

§ 3. — Tumeurs.

I. Les *kystes* sont simples ou fistuleux suivant que leur cavité communique ou non avec l'intérieur. Les dacryops fistuleux ont été vus avec la fistule lacrymale ; quant aux kystes ou dacryops simples, fort rares, ils sont consécutifs à un traumatisme qui a amené l'oblitération cicatricielle d'un conduit de la glande, d'où résulte l'accumulation des larmes dans ce conduit ou dans un cul-de-sac glandulaire.

La *ponction simple* est souvent suivie de récidives ; mieux vaut la faire suivre d'une *injection iodée* (Broca), ou pratiquer l'*excision* de la paroi conjonctivale du kyste, combinée ou non avec la cautérisation de la poche par le nitrate d'argent (de Græfe. Dubreuil).

II. Les *tumeurs solides* de la glande lacrymale, adénôme, fibrôme, enchondrôme, sarcôme, carcinôme, ne peuvent disparaître que par l'ablation totale, comprenant la glande elle-même.

§ 4. — Vices de conformation et difformités.

I. Les points et les conduits lacrymaux peuvent être *obstrués*, *rétrécis* ou *oblitérés*, à la suite d'ulcérations ou de lésions traumatiques du bord palpébral ; consécutivement à une dacryocystite ayant laissé un gonflement hypertrophique de la muqueuse, ou par la présence d'un corps étranger ou d'un calcul.

Traitement. — La simple *obstruction* résultant d'un amas muqueux ou d'un corps étranger, cil, cheveu, etc., peut être détruite par le cathétérisme ou une injection. Le *rétrécissement* des points lacrymaux sera dilaté à l'aide d'une épingle ou d'un dilatateur spécial (Bowmann, Desmarres, Galezowski). Souvent l'incision du point et du conduit est nécessaire, et quand le canal est *oblitéré* il faut recourir à un des procédés employés pour rétablir le cours des larmes (Bowmann, Monro, A. Petit).

II. La *déviation* des points lacrymaux se fait moins souvent en dedans (*inversion*) qu'en dehors (*éversion*) : la première s'observe surtout chez les sujets âgés, présentant une atrophie du globe ou du tissu cellulo-graisseux de l'orbite, et dans certains cas d'entropion ; la seconde, qui siège surtout à la paupière inférieure, est la conséquence de l'ectropion, de la blépharite ciliaire, de l'eczéma de la paupière.

Traitement. — En fendant le canal lacrymal à partir du point dévié jusque vers la caroncule, dans une étendue suffisante pour que ce point se trouve transporté en dedans, on crée un sillon dont les bords ne tendent pas à se réunir et dans lequel s'engagent les larmes pour gagner la portion intacte du canal lacrymal (Bowmann) : on remédie donc ainsi à la difformité.

§ 5. — Troubles fonctionnels.

Le plus fréquent est l'*épiphora*, caractérisé par l'écoulement des larmes sur la joue ; il a deux causes distinctes : tantôt la sécrétion est réellement augmentée et le liquide ne peut passer par les voies d'excrétion ordinaires (émotions tristes, conjonctivites et kératites aiguës, irritation de l'œil par une vive lumière, irritation de la pituitaire) ; tantôt la sécrétion n'est pas

augmentée, mais l'excrétion est rendue difficile par la présence
d'un obstacle mécanique dans les voies lacrymales ou par le
défaut d'action des muscles qui jouent un rôle dans cette fonction. Le *traitement* de l'épiphora est donc entièrement subordonné à celui des affections dont il dépend.

Quant à la diminution de la sécrétion des larmes (xéroph-
thalmie lacrymale) et l'altération dans leur qualité (Galezowski),
ce sont des troubles rares et mal connus.

ARTICLE VI. — **Maladies de l'orbite.**

§ 1er. — AFFECTIONS INFLAMMATOIRES.

I. Le *phlegmon* de l'orbite, rare, est l'inflammation du tissu cellulo-
graisseux situé en arrière de la capsule fibreuse de l'œil. Les traumatismes, accidentels ou chirurgicaux, en sont la cause ordinaire ; puis
viennent l'impression du froid, l'influence des fièvres graves, etc.

TRAITEMENT. — Les *émissions sanguines*, les *réfrigérants*, les
mercuriaux, employés au début, peuvent amener la résolution.
Souvent pourtant la suppuration survient : il est alors nécessaire de donner issue au pus en *incisant* le point le plus saillant de la tumeur et en dirigeant la pointe du bistouri vers la
paroi orbitaire pour éviter de blesser le globe de l'œil (Duplay).
Si les douleurs sont très intenses, si le pus est lent à manifester sa présence, il peut y avoir avantage à plonger de bonne
heure un bistouri étroit dans le sillon oculo-palpébral qui répond au bord inférieur de l'orbite (Richet).

II. L'*ostéite et la périostite* sont le plus souvent d'origine
scrofuleuse ou syphilitique, et guérissent alors par le *traitement
antidiathésique*. Plus rarement, elles ont un traumatisme pour
cause : les *antiphlogistiques* conviennent au début ; plus tard,
il faut *donner issue au pus*, s'il se forme ; et, en cas de fistule,
modifier le trajet par des *injections iodées*. Quelquefois, si la
vision est perdue, l'ablation de l'œil s'impose (Panas).

III. Les *abcès* chauds, d'après ce qui précède, sont un des
modes de terminaison du phlegmon et de la périostite aiguë.
Mais en outre l'orbite peut être le siège d'abcès froids, symptomatiques d'une ostéite, d'une carie, d'une nécrose locale ou
voisine, et donnant naissance à des fistules : après une large
incision du foyer, il est nécessaire d'en modifier la surface interne, comme celle des trajets fistuleux, par des *injections excitantes*.

§ 2. — Lésions traumatiques.

I. La *contusion* de l'orbite et les *plaies contuses* s'accompagnent ordinairement d'ecchymoses, quelquefois de fractures, d'épanchements sanguins, de phlegmon orbitaire : parfois même, on voit apparaître une amaurose immédiate ou tardive, contre laquelle on ne peut agir que par les stimulants locaux et généraux, notamment par l'électricité. Le repos, les antiphlogistiques (sangsues, réfrigérants, résolutifs), les dérivatifs intestinaux, conviennent quand la lésion est simple : le traitement des complications du côté du globe oculaire est subordonné à leur nature.

II. Les *piqûres, coupures* et *plaies par armes à feu, non pénétrantes*, ne présentent rien de particulier.

Mais les piqûres et les plaies par armes à feu sont souvent *pénétrantes*; alors elles peuvent être l'origine d'accidents nombreux et variés du côté du globe oculaire lui-même, de ses annexes, ou du cerveau, surtout lorsqu'elles sont compliquées de la présence d'un corps étranger : si donc l'agent vulnérant est resté dans la plaie, il est indispensable de l'extraire immédiatement, soit en le saisissant simplement avec une pince s'il est accessible, soit, dans le cas contraire, en le mettant d'abord à nu par une ou plusieurs incisions faites avec prudence; si cependant on ne pouvait l'enlever de suite, la suppuration à laquelle il donne lieu l'entraînerait au dehors, et cette expectation vaudrait mieux que l'ablation de l'œil, qui ne serait justifiée que par l'existence de lésions graves et complexes.

Lorsque l'instrument vulnérant n'est pas resté dans la plaie, le traitement de celle-ci doit être essentiellement antiphlogistique : repos, diète, applications froides, émissions sanguines, locales et générales; la présence d'un épanchement sanguin réclame la même thérapeutique, et, de plus, une compression modérée.

III. Les *fractures* portent plus souvent sur la base de l'orbite, surtout au niveau de son bord externe, que sur les parois ou le sommet de la cavité. Lorsqu'elles sont simples, elles ne présentent pas d'autres indications que les plaies des parties molles (repos, réfrigérants, etc.). Si le rebord orbitaire est déplacé, on aura moins de peine à opérer la réduction qu'à maintenir la contention; les esquilles, lorsque la fracture est comminutive, doivent être enlevées, à moins qu'elles ne soient adhérentes aux parties molles. Quant aux complications qui peuvent

atteindre le crâne (fracture de la base), l'encéphale (plaies et
contusions), les nerfs optique, frontal, sous-orbitaire, le globe
oculaire, les règles du traitement qui leur convient ont déjà été
vues dans les articles qui les concernent.

§ 3. — Tumeurs.

On peut les diviser en deux grandes classes, suivant qu'elles se
développent *primitivement* dans l'orbite (en prenant naissance dans
les parois orbitaires ou dans quelques-uns des organes contenus dans
la cavité), ou que, nées dans une autre région, elles pénètrent *secondairement* dans l'orbite. Elles présentent du reste les mêmes symptômes : exorbitisme, gêne des mouvements de l'œil, sensation de tiraillement et quelquefois douleurs vives, troubles visuels variés et plus
ou moins graves, déformation de la face et compression du cerveau
à la suite de l'amincissement et de la perforation des parois orbitaires.

I. Les *lipômes* et *fibrômes* sont très rares : s'ils font des progrès assez rapides pour compromettre la vision, l'extirpation,
avec ou sans conservation du globe, est le seul traitement possible.

II. Les *exostoses* des parois succèdent parfois à une périostite chronique (Sichel) ; plus souvent, elles sont d'origine scrofuleuse ou syphilitique, et un traitement spécifique est indiqué ;
s'il n'amène pas de diminution dans le volume de la tumeur,
celle-ci doit être dénudée et cautérisée, ou, ce qui serait préférable, extirpée (Terrier).

III. Les *kystes* sont congénitaux ou accidentels. Les premiers sont des kystes dermoïdes, qui doivent être complètement
enlevés, comme dans toute autre région ; ou des kystes à contenu huileux, kystes prélacrymaux, siégeant en avant du sac
lacrymal (Verneuil, Perrin, Le Dentu), et dont une simple
ponction suffit à débarrasser le malade. Les seconds sont séreux ou hydatiques ; une troisième variété siège dans les parois
orbitaires (Gosselin). La simple ponction est ordinairement
suivie de récidive : aussi doit-on, après l'avoir pratiquée, chercher à provoquer l'inflammation adhésive des parois, soit par
des injections iodées, soit en incisant la poche et la remplissant de charpie.

IV. Les *tumeurs pulsatiles* de l'orbite sont symptomatiques
de lésions fort diverses, siégeant dans cette cavité ou hors d'elle
(Terrier) : c'est ainsi qu'on a observé l'anévrysme du tronc de
l'ophthalmique, des tumeurs érectiles, cirsoïdes, la communica-

tion de la carotide interne et du sinus caverneux. Lorsque la tumeur est accessible, on en a tenté la cure par des injections coagulantes d'acide tannique, de perchlorure de fer (Désormeaux), par l'électropuncture (Bourguet); dans le cas contraire, on a conseillé de tenter la compression digitale de la carotide primitive avant de la lier ; mais la ligature de cette artère est le plus sûr moyen (Duplay, Terrier).

V. Les *veines* peuvent former des *tumeurs érectiles* ou *variqueuses*.

Les *tumeurs veineuses érectiles* ont été traitées par l'acupuncture, par les injections coagulantes ; l'extirpation a aussi donné des succès.

Les *tumeurs variqueuses* ont cédé dans un cas aux injections de perchlorure de fer (Nélaton) : mais on a à redouter, avec ce moyen, les accidents graves qui résulteraient de l'extension du caillot aux veines du crâne ; aussi la tumeur sera-t-elle plutôt abandonnée à elle-même, à moins de phénomènes gênants.

VI. Enfin les *tumeurs sarcomateuses* et *carcinomateuses* doivent être extirpées ; on s'efforcera de ménager et de conserver le globe oculaire s'il n'est pas atrophié par la compression, surtout si la vue est intacte ; si, au contraire, l'œil est malade ou perdu, on l'enlèvera en même temps que la tumeur.

CHAPITRE VI

MALADIES DES LÈVRES

ARTICLE I. — **Affections inflammatoires.**

I. Les phlegmasies superficielles, *herpès*, *érysipèle*, n'offrent aucune particularité ; au contraire, les inflammations profondes, *phlegmon* et *abcès*, *furoncle*, *anthrax*, des lèvres, présentent une gravité spéciale, comme en tout autre point de la face. Nous avons déjà énuméré, en parlant d'une façon générale du furoncle et de l'anthrax, les complications très sérieuses dont ceux-ci peuvent être le point de départ, et dont la plus fréquente, comme la plus grave, consiste dans la phlébite, qui, de la veine faciale, peut se propager aux jugulaires ou aux sinus de la dure-mère.

Traitement. — Ces complications indiquent la rapidité et l'énergie avec lesquelles on doit intervenir, soit en pratiquant des *incisions multiples*, larges, profondes, de façon à convertir la masse morbide en une sorte de tulipe (Nélaton); soit en *cautérisant* le foyer avec le fer rouge ou le thermo-cautère (Verneuil): les surfaces seront ensuite recouvertes de glace (Weber) ou de cataplasmes.

En cas de phlébite, quelques *mouchetures*, une application de *sangsues* sur les parties tuméfiées, peuvent être utiles ; enfin les *abcès* développés sur le trajet des veines, dans les cavités orbitaires, etc., seront rapidement ouverts.

Les *phlegmons*, le plus souvent d'origine traumatique et presque toujours circonscrits, se terminent souvent par résolution après l'application de topiques émollients : mais si la suppuration apparaît, une incision hâtive est encore indiquée.

II. Les *ulcérations* des lèvres sont *simples, scrofuleuses, syphilitiques* ou *cancéreuses*.

Traitement. — Les *ulcérations simples* s'observent chez les sujets jeunes et lymphatiques, à la suite des éruptions herpétique, impétigineuse, locales : des pansements émollients d'abord, puis légèrement excitants, et des cautérisations superficielles, suffisent.

Les cautérisations doivent être plus profondes (chlorure de zinc, pâte de Vienne) en cas d'*ulcérations scrofuleuses*, qui réclament en même temps l'usage interne des préparations iodées et ferrugineuses ; de plus, elles prennent ordinairement les caractères du lupus, et laissent des difformités qu'il est nécessaire de réparer plus tard.

Enfin le traitement spécifique convient lorsque les ulcérations sont *syphilitiques* (chancre, plaques muqueuses ulcérées, gommes ramollies) : localement, on a conseillé un mélange à parties égales de sucre en poudre et de calomel, les badigeonnages avec une solution saturée de chlorure de zinc, ou mieux les attouchements répétés avec une solution de nitrate d'argent (Dubreuil).

Nous parlerons des ulcérations *cancéreuses* à propos du cancroïde des lèvres.

ARTICLE II. — **Lésions traumatiques**.

I. Les *piqûres* ne présentent rien de spécial : on extrairait, au besoin, les corps étrangers, qui peuvent être l'origine d'accidents inflammatoires.

II. Les *coupures* guérissent vite et par réunion immédiate, lorsqu'elles sont superficielles, ou, lorsqu'étant profondes, elles ont une direction transversale, parallèle aux fibres du muscle orbiculaire : il suffit alors de mettre les bords de la plaie en contact, au moyen de bandelettes de diachylon, ou de bandelettes de toile fixées par une légère couche de collodion.

Au contraire, dans les plaies profondes, obliques ou verticales, les bords s'écartent toujours, dans une étendue variable du reste, suivant que le tégument cutané ou muqueux est intact, ou que les tissus sont complètement sectionnés : dans les deux cas, il est nécessaire de placer quelques points de suture, destinés à affronter exactement les lèvres de la plaie, dont la cicatrisation isolée laisserait une cicatrice vicieuse ou difforme, un bec-de-lièvre accidentel. Il est utile de comprendre dans la suture une grande épaisseur de tissus, pour empêcher l'hémorragie qui se fait souvent par les artères coronaires : si l'écoulement sanguin persistait après la réunion, il faudrait faire la compression locale (Boyer), et tordre ou lier l'artère, si elle pouvait être saisie.

III. Pour les *plaies contuses*, il est souvent nécessaire d'en régulariser les bords avant de faire la réunion immédiate : malgré cette précaution, la difformité de la cicatrice peut être telle qu'une cheiloplastie ultérieure s'impose au chirurgien.

ARTICLE III. — **Tumeurs.**

§ 1er. — TUMEURS ÉRECTILES.

Plus fréquentes aux lèvres que sur les autres parties de la face, souvent congénitales, ces tumeurs seront traitées par des moyens qui varieront avec leur siège, leur forme, leur étendue.

TRAITEMENT. — On peut, lorsqu'il s'agit de simples taches, d'angiomes superficiels, se borner aux *inoculations vaccinales*, aux *injections coagulantes*, à la *compression* exercée sur les deux faces de la lèvre, etc. : cependant il vaut mieux, pour éviter la récidive, et si la tumeur n'est pas trop volumineuse, l'*enlever totalement*, au moyen d'une double incision en V, suivie de suture entortillée des bords de la solution de continuité (Duplay), et dans le cas où les dimensions de la production morbide s'opposent à l'emploi du bistouri, les *cautérisations profondes*, ou mieux la *ligature simple* ou *multiple* (Rigal) le suppléeront.

§ 2. — Kystes.

Rarement les kystes labiaux sont cutanés et renferment de
la matière sébacée ; plus souvent ils sont sous-muqueux, développés aux dépens des glandules labiales. L'extirpation
complète de la tumeur est le traitement le plus sûr, l'incision
simple, ou même suivie de la cautérisation des parois, exposant aux récidives.

§ 3. — Cancroïde.

Le cancroïde est la forme habituelle du cancer des lèvres,
et c'est l'inférieure qui en est le siège de prédilection. Cette
forme n'étant pas, comme le cancer proprement dit, une affection primitivement interne, il est indiqué de la détruire,
même quand il y a un engorgement ganglionnaire (Richet).

Traitement. — La destruction peut se faire par les *caustiques*
ou par l'*instrument tranchant.*

Les *caustiques*, pâte de Vienne, pâte de Canquoin, chlorure
de zinc, sont à peu près abandonnés ; quant au chlorate de
potasse, très vanté dans ces derniers temps, toutes les guérisons d'ulcérations de la face qui lui sont rapportées sont des
guérisons d'adénomes sudoripares (Verneuil), et non de cancroïdes papilliformes.

C'est à l'*extirpation* que la plupart des chirurgiens ont recours (Richet, Gosselin, Verneuil, Péan, etc.), soit au moyen
de ciseaux ou du bistouri, soit avec le couteau galvanique ou
le thermo-cautère : quand le mal est limité au bord libre,
l'excision simple suffit ; le plus souvent, il est nécessaire d'appliquer le procédé en V (Horn), ou en demi-lune à convexité
inférieure (Dupuytren, Richerand, Duplay), ou plus rarement,
lorsqu'une grande étendue de tissus est envahie, le procédé
en H, dit quadrilatéral (Chopart) ; l'ablation du ganglion sous-
maxillaire engorgé peut être faite au moyen d'une incision
indépendante de la première ou se ralliant à elle. Les bords
de la plaie chirurgicale sont affrontés par la suture entortillée
qui s'oppose efficacement à l'hémorragie secondaire. L'opération laisse après elle une perte de substance qu'il est d'usage
de combler immédiatement par l'autoplastie, faite par glissement de préférence : cependant cette complication opératoire
amène souvent un érysipèle phlegmoneux, des inflammations
profondes, la gangrène ou l'enroulement des lambeaux ; aussi

la tendance s'établit-elle de laisser à la nature le soin d'opérer, par la rétraction consécutive des tissus, une réparation plus ou moins parfaite, qui parfois se fait d'une façon inespérée et qu'on pourra, si c'est nécessaire, corriger plus tard (Verneuil, Le Dentu).

ARTICLE IV. — **Vices de conformation et difformités.**

§ 1er. — HYPERTROPHIE.

Elle occupe ordinairement la lèvre supérieure, après toutes les affections inflammatoires persistantes, herpès, eczéma, etc. ; chez les sujets lymphatiques, dans la scrofule : aussi conseillera-t-on à l'intérieur les amers, les toniques, les préparations iodées ; localement, les badigeonnages astringents et résolutifs ; si l'induration est rebelle, il peut être indiqué de retrancher dans l'épaisseur de la lèvre un lambeau plus ou moins épais (Paillard).

§ 2. — RENVERSEMENT.

C'est aussi la lèvre supérieure qui présente de préférence ce vice de conformation : si le contact de l'air sur la muqueuse labiale est l'origine de fissures, de gerçures douloureuses, on interviendra en retranchant le bourrelet muqueux avec des ciseaux, ou en passant à sa base plusieurs fils qu'on noue isolément, de façon à rapprocher immédiatement les deux bords de la plaie après l'excision (Velpeau).

§ 3. — ATRÉSIE.

I. L'atrésie *congénitale*, extrêmement rare, est au-dessus des ressources de l'art, lorsque la cavité buccale est complètement absente ; il n'en est pas de même lorsque l'atrésie de l'orifice, incomplète, résulte seulement de la présence d'une membrane obturatrice ou d'adhérences anormales établies entre les lèvres pendant la vie fœtale.

II. L'atrésie *accidentelle* présente trois variétés (Compendium) :

1° *Sans perte de substance et sans adhérences aux mâchoires* (à la suite d'excoriations du bord libre des lèvres, d'ulcérations syphilitiques, etc.) : l'incision simple des tissus exposant à la récidive, il vaut mieux pratiquer le débridement et la suture cutanéo-muqueuse (Serre, de Montpellier), qui consiste à faire suivre l'incision transversale de la réunion directe et très exacte des surfaces cutanée et muqueuse. L'autoplastie par bourrelet ou par inflexion (Werneck, Dieffenbach) a aussi donné de bons résultats.

2° L'atrésie *précédée de perte de substance* (par rétraction du tissu cicatriciel à la suite de lésions traumatiques, de brûlures, de gangrène, etc.) comporte deux indications : agrandir l'orifice buccal comme précédemment, combler la perte de substance par la cheiloplastie.

3° Agrandir l'orifice et détruire les adhérences : tel est le but thérapeutique dans la troisième variété d'atrésie, *qui s'accompagne de perte de substance et d'adhérences aux mâchoires* (ulcérations étendues, communes aux lèvres et aux gencives, stomatite gangréneuse ou mercurielle, etc.). Lorsque ces adhérences sont de simples brides fibreuses, récentes, il suffit de les décoller avec le doigt ou un instrument mousse, ou de les inciser; mais lorsqu'elles sont anciennes et occupent une large surface, il est nécessaire de les exciser après les avoir mises à nu par une dissection des parties molles faite de dehors en dedans (Val. Mott, Velpeau, Serre, etc.) et de veiller ensuite à ce que les lèvres et les gencives se cicatrisent isolément.

§ 4. — BEC-DE-LIÈVRE.

Le bec-de-lièvre est la division permanente des lèvres : nous n'avons en vue que la division congénitale (par arrêt de développement), la plus fréquente, ayant déjà appelé l'attention sur la division accidentelle qui résulte de la cicatrisation isolée des bords d'une perte de substance traumatique ou ulcéreuse.

Il est indispensable, en thérapeutique, d'établir deux grandes classes de bec-de-lièvre (Bouisson) : le *simple*, dans lequel la fissure ne porte que sur les parties molles, sur les lèvres, et qui est bien plus souvent latéral que médian ou commissural; — le *complexe*, dans lequel la fissure s'étend aux parties profondes, aux os de la face, et qui est dit labio-alvéolaire ou labio-palatin, suivant que la division ne dépasse pas le conduit palatin antérieur, ou qu'elle se prolonge en arrière de façon à s'étendre sur la voûte palatine seule ou sur cette voûte et sur le voile du palais.

TRAITEMENT. — Avant d'indiquer les procédés opératoires qui ont pour but de remédier au vice de conformation, il serait nécessaire de préciser l'âge auquel l'opération peut être tentée, ce qui a donné lieu à des interprétations différentes, les uns se prononçant pour l'intervention hâtive (Ledran, P. Dubois, etc.), les autres attendant la cinquième ou la sixième année (Dionis, Boyer, Dupuytren, Compendium); on a, de plus, établi une distinction entre le bec-de-lièvre simple, qui devrait être opéré de bonne heure, et le complexe, dans lequel on attendrait jusqu'à quatre ans pour pratiquer la restauration de la voûte, et jusqu'à sept pour celle du voile, en réparant toutefois la lèvre seule, dès les premiers mois, pour empêcher l'écartement des os maxillaires d'aller en progressant. Or, des discussions qui ont eu lieu à la Société de chirurgie à plusieurs reprises (1856-1873) sur ce sujet, il résulte que la généralité des chirurgiens se prononce aujourd'hui en faveur de l'opération différée ou tardive, jusqu'à six mois ou un an, en cas de bec-de-lièvre simple, et plus tard en cas de division complexe : de plus, il est nécessaire de tenir compte de l'état général de l'enfant autant que de l'état local, et ce qu'il faut, avant de corriger la difformité, c'est s'attacher à instituer et à surveiller l'allaitement, le reste étant secondaire (Trélat) : or, lorsque le bec-de-lièvre est compliqué, le premier but est seul atteint par la restauration de la lèvre, la difficulté de l'allaitement n'en persiste pas moins : il est donc inutile, sinon dangereux, de pratiquer sur un enfant qui n'a pas atteint son sixième mois, une opération dont les bénéfices pour lui, en cas de réussite, sont à peu près nuls.

L'opération du bec-de-lièvre *simple et unilatéral* se compose de deux temps : avivement des bords de la fente labiale avec un bistouri ou avec des ciseaux ordinaires ou spéciaux, dits à boutonnière (M. Sée) ; réunion de ces bords par la suture à fils métalliques (Giraldès), enchevillée (Huguier), élastique (Rigal), entrecoupée (Mirault, Gosselin), à plaque (Denonvilliers), entortillée (Duplay, Demarquay, etc.) : la réunion est ordinairement complète au bout de trois à quatre jours, pendant lesquels le repos au lit, le silence absolu, la diète, doivent être exigés. Mais souvent, après la réunion, on voit persister, sur le bord libre de la lèvre, une encoche disgracieuse, et c'est pour prévenir cette légère difformité qu'ont été proposés les procédés de Husson, Clémot (de Rochefort) et Malgaigne, Mirault (d'Angers), Nélaton, Henry (de Nantes), Giraldès. Ces procédés sont encore applicables au bec-de-lièvre *bilatéral* lorsque le lobule médian est épais, charnu, de même hauteur que la lèvre ; il suffit alors de les répéter de chaque côté du lobule : mais, lorsque celui-ci est dans des conditions inverses, ces procédés doivent nécessairement être modifiés.

Dans le bec-de-lièvre *complexe*, les difficultés opératoires résultent de la saillie anormale des os incisifs, qui repoussent en avant la portion de la lèvre qui les recouvre, de l'atrophie et de la hauteur insuffisante du côté correspondant de la lèvre qui rendent difficile l'union des bords, et exposent à la persistance de l'encoche consécutive ; enfin le nez est aplati d'un côté, la narine élargie, l'aile nasale portée en dehors. On a proposé, pour s'opposer à la saillie anormale de l'os intermaxillaire, d'en faire l'ablation (Franco), de le refouler en arrière (Gensoul), de faire l'ablation d'une portion triangulaire de la cloison pour permettre le refoulement du tubercule médian (Blandin), de chercher à mortifier cette portion en l'enserrant au moyen d'une espèce d'entérotome, dont les mors se rapprochent à l'aide d'un écrou, ce qui évite l'hémorragie (Le Dentu) : l'excision de l'os intermaxillaire n'est indispensable que quand la saillie qu'il forme est extrêmement considérable, et l'excision partielle est suffisante (Desormaux). Les procédés de Mirault, d'Henry, le procédé en Z de Giraldès sont ceux qui favorisent le mieux la réunion immédiate, et qui évitent le plus sûrement l'encoche : on pourrait encore remédier à l'atrophie et à l'insuffisance de hauteur de la lèvre par un emprunt fait aux joues (Sédillot). Enfin, pour remédier à l'aplatissement du nez et à l'élargissement de la narine, on applique sur la partie la plus reculée de la base de l'organe la forte serre-fine de Guersant, moins sujette à se déplacer que la longue aiguille de Phillips qui, passée à travers les cartilages, porte à ses deux extrémités des morceaux de liège comprimant les narines.

CHAPITRE VII

MALADIES DES JOUES

La région génienne proprement dite ne nous arrêtera pas longtemps, car les lésions traumatiques qui peuvent l'atteindre, les fistules et les tumeurs dont elle peut être le siège, ne présentent d'intérêt qu'autant qu'elles intéressent le canal de Sténon qui la traverse ; nous en renvoyons donc l'étude à celle des glandes salivaires.

I. Le *furoncle* et l'*anthrax* présentent ici la même gravité et sont la source des mêmes indications thérapeutiques qu'au nez et aux lèvres.

II. Pour les *phlegmons* et *abcès*, il faut prévenir les cicatrices vicieuses et éviter d'ouvrir le canal parotidien : l'ouverture serait faite, de préférence, du côté de la bouche, ou, si elle est pratiquée du côté de la peau, on procédera par petites incisions.

III. Les *vices de conformation* se composent uniquement de fissures congénitales qui rentrent dans l'étude du bec-de-lièvre.

IV. Enfin les *difformités* acquises, résultant de plaies, de brûlures, de gangrène des joues, produisent des adhérences anormales de ces organes et des lèvres avec les gencives, et amènent la difficulté ou l'impossibilité d'écarter les mâchoires, qu'il y ait ou non perte de substance : ce serrement des mâchoires sera vu plus loin.

CHAPITRE VIII

MALADIES DES GENCIVES

I. La *gingivite* est comme la stomatite, dont elle forme un élément, du ressort de la pathologie interne.

II. Les *ulcérations* sont le plus souvent scorbutiques ou inflammatoires ; on a observé aussi des ulcères chancreux, cancroïdaux, scrofuleux : le traitement des ulcérations analogues des lèvres est applicable à celles des gencives.

III. Les *plaies* se réparent rapidement, et ne présentent aucune indication spéciale : l'écoulement sanguin auquel elles peuvent donner lieu serait arrêté par l'application de charpie ou d'amadou imbibé de perchlorure de fer.

IV. Les *tumeurs érectiles* se présentent avec leurs caractères habituels et peuvent être traitées comme celles des lèvres.

V. L'*hypertrophie* partielle (polypes, papillomes des gencives) ou générale (affection rare et ordinairement congénitale) nécessitent quelquefois l'excision et la cautérisation des parties exubérantes (Duplay).

VI. Le nom d'*épulis* s'applique à des tumeurs qui naissent sur les bords alvéolaires et qui tendent à envahir les parties saines de la gencive, rarement ce sont des épithéliomas; dans l'immense majorité des cas, ce sont des sarcomes, fasciculés ou à cellules myéloïdes. L'épulis doit être toujours énergiquement traité; or, la cautérisation est infidèle, douloureuse, difficile à appliquer; l'incision simple par l'instrument tranchant, et la ligature, sont rarement suffisantes; le meilleur procédé, le seul qui permette de dépasser certainement les limites du mal, et par conséquent mette à l'abri des récidives, consiste dans la résection de la portion correspondante du bord alvéolaire, résection marginale ou comprenant toute la hauteur de l'os (Broca, Duplay) : il est même prudent de la faire suivre d'une cautérisation profonde et assez étendue par le fer rouge.

CHAPITRE IX

MALADIES DES MACHOIRES

Nous avons déjà parlé, à propos des fractures et des luxations, des lésions traumatiques des maxillaires.

ARTICLE I. — **Affections inflammatoires.**

Le traitement de l'arthrite temporo-maxillaire ne diffère pas de celui qui convient à l'inflammation des autres articulations; au contraire, les affections inflammatoires des os maxillaires présentent quelques particularités intéressantes.

§ 1er — OSTÉO-PÉRIOSTITE et OSTÉITE.

I. *Du bord alvéolaire.* — Nous ne ferons que mentionner la *forme secondaire*, la *périostite alvéolo-dentaire* causée par la carie ou les autres affections des dents, dont le traitement est essentiellement subordonné à celui de son origine.

Quant à la *forme primitive*, idiopathique, *gingivite expulsive*, dont la marche est chronique, et qui amène le décollement, la suppuration du périoste, puis la chute des dents, elle paraît se développer sous l'influence de causes générales, scrofule, goutte et rhumatisme (Graves), mal de Bright et surtout glycosurie (Magitot).

Traitement. — La *médication interne* varie avec les causes.

Localement, il faut modifier les surfaces malades par des *cautérisations répétées*, et une solution concentrée d'acide chromique (Magitot) est ce qui paraît le mieux réussir : on en dépose quelques gouttes à l'entrée de l'alvéole tous les 6 ou 8 jours, et dans l'intervalle on fait prendre à l'intérieur 1 à 2 grammes de chlorate de potasse en 24 heures (Magitot).

II. *Du corps des maxillaires*. — Rarement, cette forme d'ostéo-périostite survient par propagation de la périostite alvéolo-dentaire consécutive à la carie des dents. En dehors de cette origine, elle peut suivre une marche aiguë ou chronique, suivant la cause : dans le premier cas, elle survient chez un enfant atteint de fièvre éruptive ou dont les dents de lait ont une éruption laborieuse, ou, chez l'adulte, par l'influence du froid et du rhumatisme ; dans le second cas, elle est déterminée par les périostites alvéolo-dentaires chroniques, à répétition, par les gingivites ulcéreuse ou ulcéro-membraneuse, par la scrofule ou la syphilis.

Traitement. — L'extraction de la dent malade suffit lorsque l'ostéo-périostite est consécutive à la carie dentaire, ou reconnaît pour cause l'éruption difficile d'une dent. Dans les autres circonstances, le meilleur traitement consiste à faire des incisions profondes, qui seront indiquées d'une façon plus formelle encore par l'œdème des parties molles et l'apparition de la fluctuation, signes non équivoques de l'établissement de la suppuration.

§ 2. — Carie et Nécrose.

I. La *carie* des maxillaires est rare ; reconnaissant toujours pour cause la scrofule ou la syphilis, elle réclame avant tout un *traitement général* approprié.

II. La *nécrose* peut avoir aussi la syphilis pour origine, son siège de prédilection est alors le maxillaire supérieur, surtout dans ses portions palatine et nasale (Guyon). Plus souvent, elle résulte d'une ostéo-périostite, d'où sa plus grande fréquence au maxillaire inférieur.

Traitement. — Au début, il consiste à désinfecter continuellement la bouche par des irrigations antiseptiques répétées, et à ouvrir, par la bouche de préférence, les abcès qui peuvent survenir. Plus tard, quand le séquestre est mobile, ou avant cette époque si le malade présente des accidents toxiques, il faut extraire la portion d'os nécrosée : s'il existe une ou plusieurs fistules, on les débridera pour atteindre cette portion ; dans le cas contraire, il faudrait employer un des procédés usités pour réséquer le maxillaire, ou, ce qui vaudrait mieux, pratiquer l'extraction par la bouche, en évitant d'augmenter la difformité et en respectant le périoste et les couches osseuses nouvelles (ablation intra-buccale et sous-périostique de la mâchoire inférieure, Rizzoli).

§ 3. — Nécrose phosphorée.

La nécrose phosphorée est une variété d'ostéo-périostite spéciale aux maxillaires (surtout à l'inférieur), caractérisée anatomiquement par la formation d'ostéophytes, par la lenteur que met le séquestre à se détacher des parties saines, par la tendance qu'elle présente à s'étendre aux autres os de la face et à ceux du crâne. Elle résulte de l'exposition prolongée aux vapeurs de phosphore, chez les ouvriers qui travaillent à la fabrication des allumettes, et présente deux périodes cliniques, l'une inflammatoire, l'autre de mortification et de séquestration : sa durée est toujours longue (Trélat).

Traitement. — Nous n'insisterons pas sur le traitement préventif (aération, ventilation des ateliers, etc.), ni sur la conduite à tenir dans le cours de la première période : on a conseillé empiriquement l'usage interne de l'iodure de potassium ; la principale indication est d'empêcher la stagnation et la décomposition du pus dans la bouche à l'aide de collutoires, d'injections détersives.

Le point difficile et controversé de la thérapeutique est de déterminer le moment auquel il convient d'intervenir. En France et en Angleterre il est généralement admis que l'abstention est indiquée tant que la nécrose ne s'est pas limitée d'elle-même (Lorinser, Trélat), en surveillant toutefois l'os nécrosé de façon à lui frayer un passage, dès qu'il est devenu mobile, par la cautérisation (Lailler), ou par des débridements, ou encore par la section osseuse. En Allemagne, on n'attend pas, pour intervenir, que l'os soit mobile, et on opère dès qu'un intervalle de 1 à 2 millimètres sépare l'os ancien du nouveau, c'est-à-dire six à huit mois après le début du mal en moyenne (Billroth), espérant que la marche de l'affection sera enrayée, ce qui, malheureusement, ne s'est presque jamais réalisé (Trélat). Enfin il existe une opinion mixte qui, tenant compte des faits observés, admet la résection tardive en principe, mais prescrit aussi l'opération plus rapide lorsque la santé générale est sérieusement altérée par l'abondance de la suppuration et la déglutition du pus (Maisonneuve, Verneuil, A. Guérin, Duplay); cette opinion est évidemment la plus sage et la plus rationnelle.

ARTICLE II. — **Tumeurs.**

§ 1er. — Tumeurs d'origine dentaire.

Elles résultent d'un *vice de développement*, ou d'une *maladie des dents* (tumeurs odontopathiques).

I. *Par vice de développement (Kystes dentaires et odontômes)*.

Les *kystes dentaires*, ou mieux folliculo-dentaires, résultent de la liquéfaction de l'organe de l'émail qui devient l'origine d'une collection liquide enkystée dans le sac dentaire : le kyste est simple quand le bulbe comprimé s'atrophie ; quand celui-ci continue à se développer, et que l'évolution de l'organe est imparfaite, le kyste est dit odontôme ; enfin il est dentigère quand une dent plus ou moins complète s'est développée.

Les *odontômes* sont des tumeurs formées par l'hypergénèse des tissus dentaires transitoires ou définitifs, et ne peuvent, par conséquent, prendre naissance que pendant les périodes de formation (Broca).

Traitement. — Il consiste, dans les deux variétés de tumeurs, à en ouvrir largement la cavité du côté où elle est le plus saillante, et de préférence par la muqueuse buccale : car la ponction simple ou suivie d'injections irritantes, ne peut suffire, la coque osseuse ne disparaissant que par une suppuration prolongée. Il faut donc *exciser la paroi externe* du kyste, *cautériser* la cavité, et *introduire une mèche* qui détermine la suppuration ; de plus, si l'on a affaire à un kyste odontôme ou dentigère, il est nécessaire d'enlever le produit morbide, qui ordinairement est facilement énucléable ; mais lorsqu'il a contracté des adhérences avec la paroi kystique, la résection de toute l'épaisseur de l'os est indispensable.

II. *Par maladies des dents (Tumeurs odontopathiques)*.

Elles ont toujours une origine inflammatoire ou irritative, et reconnaissent le plus souvent pour cause la carie dentaire (Duplay). Elles réclament le même traitement que les kystes folliculo-dentaires : de plus, il faut enlever la dent malade.

§ 2. — TUMEURS D'ORIGINE NON DENTAIRE.

I. — *Tumeurs liquides.*

La *dégénérescence kystique* des maxillaires, *maladie kystique* des Anglais, est une affection spéciale dont le siège ordinaire est le maxillaire inférieur, et dont la cause intime n'est guère élucidée : du reste, si l'existence des kystes multiloculaires ne peut être niée, celle des kystes uniloculaires est moins bien démontrée.

TRAITEMENT. — Il varie avec l'étendue du mal et l'état du maxillaire : si celui-ci est résistant, si le kyste est limité, il suffit d'en ouvrir la cavité et de la faire suppurer ; dans les conditions inverses, il est nécessaire de réséquer toute la partie malade (Duplay).

II. — *Tumeurs solides.*

I. Les *fibrômes* sont assez rares. Il faut enlever totalement la tumeur et cautériser le point d'implantation.

II. Les *ostéómes*, centraux (enostoses) ou périphériques (exostoses), peuvent disparaître par un traitement interne antisyphilitique, et par l'application locale de résolutifs ; mais la résection osseuse est souvent nécessitée par les progrès de la tumeur, par les douleurs qu'elle cause, ou par la gêne masticatoire qu'elle détermine.

III. Les *chondrômes* peuvent se développer sur la face profonde du périoste (périchondrômes) ou dans l'épaisseur du tissu osseux (enchondrômes) : l'ablation de la tumeur, avec rugination et cautérisation de sa base d'implantation, peut suffire ; mais la résection seule prévient sûrement la récidive : elle est indispensable lorsque la tumeur est très étendue.

IV. Les mêmes considérations s'appliquent aux *sarcômes*, qui peuvent être centraux (enkystés ou infiltrés) ou sous-périostiques (fasciculés).

V. Enfin les maxillaires peuvent être le siège de *carcinômes* et d'*épithéliomas*, primitifs ou par propagation. L'extirpation de la tumeur avec résection partielle ou totale de l'os est le seul traitement qui convienne : pour éviter l'hémorragie intrabuccale pouvant produire la suffocation dans le cours de l'opération, on a conseillé de creuser autour de la tumeur, à l'aide du thermo-cautère, une sorte de fossé ayant en certains points 3 à 4 centimètres (Verneuil) ; si même la tumeur était extrêmement vasculaire, et présentait des battements très marqués avec souffle, on devrait pratiquer dans une première opération la ligature de la carotide externe, et ne procéder que plus tard à la résection (Verneuil).

ARTICLE III. — Constriction des mâchoires.

La perte complète ou incomplète du mouvement d'abaissement de la mâchoire inférieure est *passagère* ou *permanente*.

La constriction *passagère* a pour origine immédiate la contracture des muscles élévateurs, du masséter en particulier, et disparaît avec les causes de cette contracture, qu'il nous suffira d'énumérer : rarement elle est idiopathique (hystérie); le plus souvent, elle est symptomatique d'une irritation ou d'une inflammation, arthrite aiguë temporo-maxillaire, corps étranger ou séquestre de la mâchoire, carie dentaire, éruption difficile des dents, etc.

Plus fréquente et bien plus grave est la constriction *permanente*, qui peut être d'origine musculaire ou cicatricielle, ou se produire par ankylose. Rarement, la rétraction du masséter, par dégénérescence fibreuse de ce muscle, agit seule ; elle est plutôt une complication des deux autres formes. La forme cicatricielle, qui succède presque toujours aux inflammations ulcéreuses ou gangréneuses de la bouche, est plus fréquente. Quant à l'ankylose, elle est plus souvent fibreuse, incomplète, et consécutive à des contusions de l'articulation (Guyon, Duplay), qu'osseuse et déterminée par l'arthrite.

Traitement. — Lorsque la constriction des mâchoires est subordonnée à l'existence d'une arthrite chronique, les *résolutifs* et les *révulsifs* (vésicatoires, teinture d'iode) appliqués au niveau de l'articulation peuvent être utiles, surtout comme adjuvants des moyens mécaniques.

La *faradisation* est indiquée en cas de contracture ou de rétraction du masséter, qui peut, par ce moyen, recouvrer ses propriétés physiologiques.

Le plus souvent c'est aux *moyens mécaniques*, à la *dilatation*, qu'on a recours : la dilatation *instantanée* est rarement pratiquée, elle est ordinairement inefficace ; au contraire, on obtient des résultats durables par la dilatation *journalière et progressive*, répétée pendant des semaines, pendant des mois même, et pratiquée avec des coins de bois, des fragments de liège (A. Guérin), etc., plutôt qu'avec les dilatateurs de divers modèles (Deguise, H. Larrey) qui n'ont pas une précision assez grande.

La *section des brides cicatricielles* donne aussi de bons résultats, et on peut la combiner à l'autoplastie (Rizzoli) : le procédé consiste alors à déplacer la cicatrice et à l'employer, au
besoin, à combler les pertes de substance de la joue ; mais il
n'est évidemment applicable qu'aux cas de constriction cicatricielle sans adhérences de la face interne de la joue, et à
ceux où il y a complication de perte de substance génienne.

Enfin lorsque les moyens qui précèdent, la dilatation en
particulier, ont complètement échoué, on peut encore rendre
une certaine mobilité au maxillaire inférieur en *établissant
une pseudarthrose* en avant des adhérences (Rizzoli), soit en
sectionnant l'os d'un seul coup et d'avant en arrière au
moyen de l'ostéotome, de la pince de Liston, de la scie à
chaîne (Rizzoli), soit en la réséquant, en pratiquant l'ablation
d'un coin de la substance osseuse compris entre deux traits de
scie (Esmarch).

CHAPITRE X

MALADIES DE LA LANGUE.

ARTICLE Ier. — **Affections inflammatoires.**

§ 1er. — GLOSSITE.

La glossite *superficielle* est du ressort médical, au même titre que la
stomatite et la gingivite : nous n'avons donc à nous occuper que de la
glossite *profonde* (*glossite phlegmoneuse, œdémato-phlegmoneuse*),
qui reconnaît pour causes ordinaires une plaie, une brûlure, la présence d'un corps étranger, le contact d'une substance irritante, etc.
Elle se termine le plus souvent par résolution, d'autres fois par la
formation d'un abcès (Després), quelquefois par gangrène.

TRAITEMENT. — Au début et dans les formes légères, les
gargarismes émollients, les *antiphlogistiques* locaux et généraux,
les *lavages répétés*, quelques *purgatifs*, suffisent. La glossite
aiguë peut déterminer des symptômes asphyxiques, une menace de suffocation : alors il ne faut pas hésiter à pratiquer de
longues et profondes incisions dans le sens longitudinal ; en amenant la diminution de volume de l'organe, elles éloigneront
les menaces d'asphyxie ; quelquefois pourtant la trachéotomie

a été reconnue nécessaire (Weger). Enfin l'abcès, lorsqu'il se forme, doit être ouvert assez largement pour que le pus s'écoule facilement au dehors.

§ 2. — ULCÉRATIONS.

Une tumeur linguale quelconque peut s'ulcérer : mais les ulcérations proprement dites ne s'accompagnent d'aucune modification particulière dans la forme ou le volume de l'organe. Ainsi comprises, elles peuvent être *simples, syphilitiques* ou *tuberculeuses,*

1° — *Ulcérations simples.*

Les *ulcérations simples*, non diathésiques, produites par le frottement incessant d'une dent cariée, irrégulière ou déviée, se cicatrisent rapidement lorsque leur cause a cessé d'exister.

2° — *Ulcérations syphilitiques.*

Les *ulcérations syphilitiques* (chancre, plaques muqueuses ou syphilides ulcéreuses, gommes ulcérées) sont souvent d'un diagnostic difficile.

1° TRAITEMENT GÉNÉRAL. — A l'intérieur, on conseillera les toniques, avec l'iodure de potassium et le mercure.

2° TRAITEMENT LOCAL. — On touchera les surfaces à plusieurs reprises avec le crayon de nitrate d'argent ou avec une solution de nitrate acide de mercure.

3° — *Ulcérations tuberculeuses.*

Les *ulcérations tuberculeuses* ont une pathogénie encore obscure : pour les uns (Julliard, Gubler), elles sont consécutives à l'inflammation et à la suppuration des glandules linguales ; pour d'autres (Trélat, Féréol), ce seraient de véritables tubercules ramollis.

1° TRAITEMENT GÉNÉRAL. — Il doit être tonique et antiscrofuleux.

2° TRAITEMENT LOCAL. — On n'a eu aucun succès par l'emploi des collutoires astringents, des applications de teinture d'iode, des cautérisations au nitrate d'argent ; le fer rouge (Trélat) a amené une amélioration passagère, ainsi que le chlorate de potasse en gargarismes (Féréol) : seuls les attouchements avec une solution d'acide chromique répétés trois fois par semaine pendant deux mois ont produit une guérison durable (Verneuil).

ARTICLE II. — **Lésions traumatiques.**

1° — *Piqûres.*

Les *piqûres* n'offrent aucune gravité et guérissent facilement : le repos de la langue et la glace en applications locales suffisent à prévenir les accidents inflammatoires.

2° — *Coupures.*

Les *coupures*, rarement produites par un instrument tranchant, résultent le plus souvent d'une pression brusque des arcades dentaires sur la langue :

1° Soit *dans les conditions ordinaires de la mastication* ; le simple repos de l'organe amène la guérison de ces morsures, presque toujours superficielles ;

2° Soit *après un coup ou une chute sur le menton*, la plaie, plus grave, peut alors intéresser toute l'épaisseur des tissus ;

3° Soit enfin *à la suite d'attaques convulsives*, chez les épileptiques et les tétaniques. Dans cette dernière condition la plus fréquente, la plaie est irrégulière, et peut détacher presque complètement la partie antérieure de la langue (Bouisson) : cependant la guérison se fait encore facilement, en quelques jours, et la suture est toujours conseillée dans les lésions qui présentent une étendue considérable ; lorsque la langue est presque entièrement séparée, la suture entortillée doit encore être tentée au moyen de nombreux points placés sur les deux faces (Bérenger-Féraud). Ces plaies contuses peuvent présenter deux complications principales : une *inflammation* plus ou moins intense, qui exigera l'emploi de lavages répétés et adoucissants de la cavité buccale (glossite et stomatite); et une *hémorragie*, ordinairement peu considérable, qu'on arrêtera par l'usage de la glace, des astringents, d'une solution diluée de perchlorure de fer, ou en touchant le point saignant avec un stylet rougi ; rarement il est nécessaire et possible de voir et de lier le vaisseau divisé ; si l'écoulement sanguin continuait, il faudrait comprimer les deux carotides primitives.

20.

3° — Corps étrangers.

Les *corps étrangers* de la langue peuvent venir du dehors, balles, éclats de bois, etc., ou de la cavité buccale, esquilles, fragments de dents : quels qu'ils soient, ces corps doivent être extraits immédiatement, en débridant au besoin l'orifice d'entrée. On a vu des corps étrangers, méconnus ou n'ayant pas révélé leur présence, s'enkyster dans la langue, ou, après un séjour plus ou moins prolongé, être entraînés au dehors par la suppuration (Boyer, Velpeau).

<h2 style="text-align:center">ARTICLE III. — Tumeurs.</h2>

1° — Prolongement hypertrophique.

Le *prolongement hypertrophique* ou prolapsus de la langue (macroglossie), congénital ou acquis, est une affection de la première enfance dont les causes sont mal connues : il est probable que la pression continue des dents et le contact de l'air et des corps étrangers augmentent le prolapsus et déterminent l'hypertrophie (Boyer, Gayraud). L'organe peut alors prendre des dimensions énormes (Delpech, Bouisson) ; cet accroissement de volume retentit sur les organes voisins, sur la lèvre inférieure qui se renverse en dehors, sur les dents qui se dévient, et plus encore sur le maxillaire inférieur qui est arrêté dans son développement : ces désordres, rendant la préhension des aliments impossible et la nutrition imparfaite, déterminent l'amaigrissement et le marasme.

1° TRAITEMENT PALLIATIF. — C'est surtout au début du prolapsus congénital qu'il est utile : en choisissant pour allaiter l'enfant une nourrice dont le mamelon soit long et volumineux, ou en le faisant nourrir au biberon, et en maintenant la bouche fermée dans l'intervalle des repas par une fronde, on éloigne les causes du prolapsus, et par conséquent on diminue les chances d'hypertrophie ; mais quand celle-ci est considérable, l'intervention doit être plus active.

2° TRAITEMENT CURATIF. — La *compression* de la tumeur compte de nombreux succès : elle peut être indirecte (rétropulsion), la langue étant enfermée dans un sachet de toile qu'on attire en arrière au moyen de cordons fixés à la nuque (Leblanc, d'Orléans) ; ou directe, la totalité de la tumeur étant enveloppée dans un bandage compressif (Freteau). Quand la

compression a échoué, on n'a plus à pratiquer que l'*excision* :
la ligature ou l'écrasement linéaire expose moins que le bistouri à l'hémorragie.

2° — *Tumeurs vasculaires.*

Les *tumeurs vasculaires* sont *érectiles* ou *anévrysmatiques.*
1° Les cautérisations avec des aiguilles rougies, la ligature
simple ou multiple, l'extirpation, sont les procédés applicables
aux *tumeurs érectiles.*
2° L'*anévrysme*, rare, peut être *circonscrit* ou *diffus* : dans
le premier cas, on a lié le vaisseau au-dessus et au-dessous de
la tumeur, on a ouvert le sac et on l'a vidé des caillots qu'il
contenait (Colomb) ; dans la forme diffuse, consécutive à une
plaie de la langue, cette plaie peut être agrandie pour opérer
la ligature de la linguale (Maisonneuve), ou la tumeur est com-
primée par un double fil métallique porté à travers la langue
en arrière de la plaie (Bouisson).

3° — *Lipômes et fibrômes.*

Les *lipômes* et les *fibrômes*, très rares, seraient extirpés
par l'instrument tranchant (Laugier), ou par la ligature par
l'écrasement linéaire, par l'anse galvano-caustique (Follin).

4° — *Kystes.*

Les *kystes*, qui occupent ordinairement la base de la
langue, sont le plus souvent simplement séreux ou hydatiques ; plus rarement, muqueux, d'origine glandulaire (Bouisson), ou pileux, athéromateux. La ponction évacuatrice, suivie
ou non d'injections irritantes, ne peut convenir qu'aux kystes
purement séreux, encore ne met-elle pas à l'abri de la récidive : le meilleur procédé consisterait donc dans l'excision partielle de la tumeur.

5° — *Tumeurs syphilitiques.*

Les *tumeurs syphilitiques*, de la période secondaire (Compendium, Bouisson) ou tertiaire, réclament le traitement mixte
ou par l'iodure de potassium.

6° — *Cancroïde.*

Le *cancroïde* est la variété de cancer qu'on rencontre presque toujours à la langue (Paget, Billroth, Clarke, Th. Anger), sous la forme papillaire ou interstitielle, le carcinôme proprement dit étant, au contraire, très rare, en tant du moins que cancer primitif.

1° TRAITEMENT CURATIF. — L'opinion générale est qu'il importe d'opérer cette tumeur le plus tôt et le plus complètement possible, avant que les ganglions soient atteints, au lieu de perdre un temps précieux à essayer les applications topiques ou un traitement interne (Verneuil, Trélat, Guyon, Le Fort, Th. Anger). L'*opération* peut être *radicale* ou *palliative*, ce dernier mode donnant une survie bien plus considérable qu'on n'aurait pu le penser au premier abord (Trélat) : or, l'*ablation* partielle ou totale de la tumeur peut être pratiquée, suivant la nature, l'étendue et les limites du mal, par l'*écraseur linéaire* (qui paraît être la meilleure méthode), par le *bistouri*, par le *thermo-cautère*, enfin par la *ligature* du cancroïde : celle-ci peut être effectuée au moyen d'un fil solide jeté sur deux aiguilles courbes disposées en croix à la base de la production morbide (Richet) ou au moyen d'un fil élastique dont la tension est portée d'emblée à son maximum (Delens).

Dans les cas de *tumeur inopérable*, produisant de la gêne de la phonation, de la mastication, de la déglutition, de la respiration, on a conseillé de *lier les deux artères linguales* (Demarquay) ; mais cette ligature n'amène pas, du côté de la tumeur, les modifications heureuses et atrophiques qu'on en espérait (Harvey, Broca, Terrier), et reste indiquée seulement en cas d'hémorragies répétées.

L'*écoulement sanguin* est, en effet, une complication fréquente et grave du cancroïde ulcéré : léger, il peut être arrêté par les applications de glace ou de perchlorure de fer en solution ; abondant, il pourra céder à la compression directement exercée sur le point saignant, ou indirectement sur les deux carotides primitives ; mais souvent il est nécessaire de recourir à la ligature, et comme celle-ci est difficile à appliquer dans la plaie, comme, d'autre part, les tissus malades se coupent facilement, ce qui exposerait à de nouvelles hémorragies, on liera de préférence les deux artères linguales, ou la linguale externe du côté supposé ulcéré et la carotide externe de l'autre côté.

2° TRAITEMENT PALLIATIF. — Ses principaux éléments sont le

mercure et l'iodure de potassium à l'intérieur, et les cautérisations locales : il est impuissant à enrayer la marche de la
maladie, tandis que l'opération faite à temps, c'est-à-dire à une
époque rapprochée du début, peut être suivie d'un plein succès
et mettre à l'abri des récidives (Verneuil, Trélat). Seul, l'envahissement des organes voisins, voile du palais, amygdales,
plancher de la bouche, est une contre-indication à l'opération,
et fait admettre l'utilité du traitement palliatif qui devra surtout combattre les douleurs et l'hémorragie.

ARTICLE IV. — Difformités et vices de conformation.

I. La *bifidité* de la langue accompagnait presque toujours,
dans les cas rares où elle a été observée, des divisions congénitales labiales ou palatines : si les fonctions de l'organe se
trouvaient gênées, il faudrait aviver et suturer les deux bords
de la division.

II. L'*ankyloglosse*, adhérences anormales de la langue à un
point de la cavité buccale, est ordinairement *congénitale*
(Bouisson). Cependant il peut arriver, après une stomatite ulcéreuse, une plaie du plancher de la bouche, etc., que des
brides cicatricielles établissent des adhérences *accidentelles* de
la langue : ces brides seraient sectionnées avec des ciseaux ou
un bistouri boutonné, ou mieux excisées si elles avaient de la
tendance à se reproduire.

Les adhérences *congénitales* fixent très rarement la langue à
la voûte palatine (ankyloglosse supérieure) ; le plus souvent c'est
au plancher de la bouche ou aux parties latérales des joues,
des gencives, que la langue est fixée (ankyloglosse inférieure ou
latérale). Lorsque les adhérences occupent toute l'étendue de
la partie antérieure de la langue, elles sont ordinairement molles,
et il est facile de les décoller avec le doigt ou une spatule.

Plus fréquemment, l'adhérence est limitée à la portion médiane de la langue, c'est ce qu'on nomme le *filet :* le repli muqueux qui réunit la partie libre de l'organe au plancher de la
bouche ayant une longueur exagérée, ou étant trop court et trop
étroit, la succion, la déglutition, l'articulation des sons, se
trouvent gênées, et il est nécessaire, après avoir tendu le frein,
de diviser le filet dans une petite étendue avec des ciseaux
mousses et dirigés en bas pour éviter de blesser les artères
ranines : malgré cette précaution, la section est ordinairement suivie d'un écoulement sanguin qu'on arrête au moyen
du nitrate d'argent ou d'une pointe de feu.

CHAPITRE XI

ARTICLE I. — Affections inflammatoires.

L'*ostéo-périostite* consécutive à un traumatisme ou à une périostite alvéolo-dentaire peut guérir complètement par le simple usage de gargarismes émollients ou astringents ; mais celle qui prend naissance sous l'influence de la scrofule ou de la syphilis a une grande tendance à se terminer par carie ou par nécrose, et l'élimination du séquestre laisse après elle une ouverture qui reste fistuleuse ; il en résulte une perforation qui pourra se cicatriser ou rester permanente. La possibilité de cette nécrose et la nécessité de limiter le décollement du périoste sont une indication d'ouvrir rapidement les collections purulentes ; en même temps on conseillera un traitement général en rapport avec la diathèse. Nous verrons plus loin la conduite à suivre en cas de perforation.

ARTICLE II. — Lésions traumatiques.

I. Les *plaies et contusions de la muqueuse* offrent peu de gravité et guérissent sans accident.

II. Il n'en est pas de même des *fractures* de la voûte, ordinairement produites par un coup de feu tiré dans la bouche (suicide) : outre qu'elles peuvent s'accompagner de lésions complexes de la cavité buccale, de fractures des os du nez et même du crâne, elles déterminent une perte de substance osseuse qui entraîne des troubles de la déglutition et de la phonation : il est donc très important de rapprocher et de mettre en contact les lambeaux de la fibro-muqueuse de manière à former un pont au-dessous de la perforation. Si, malgré cela, celle-ci persiste par suite du défaut de réunion, on emploiera le traitement curatif ou palliatif usité en pareil cas.

ARTICLE III. — Tumeurs.

Il est bien difficile d'établir des règles thérapeutiques à propos des tumeurs de la voûte palatine, dont quelques observations seulement ont été publiées.

I. Les *anévrysmes* ont été traités, dans un cas, par la cautérisation au fer rouge (Teirling); dans un autre, par la double ligature de l'artère et l'ouverture de la tumeur (S. Gross).

II. Les *tumeurs érectiles* (Fano) ont été guéries par l'incision et la cautérisation au fer rouge.

III. Un *kyste* (Saucerotte) a disparu après une ponction suivie d'une injection iodée.

IV. Un *adénôme* (Letenneur, de Nantes) a été facilement énucléé : il en a été de même pour un *fibrôme* (Panas) et un *myxôme* (Bryant).

V. Enfin les *tumeurs syphilitiques*, les gommes, décrites par les auteurs, ne seraient autre chose, le plus souvent, qu'une ostéo-périostite consécutive à un ozène (Duplay). Il n'en est pas moins indiqué d'appliquer un traitement spécifique à ces productions, comme à l'exostose médio-palatine (Chassaignac), quoique celle-ci soit aussi souvent un simple vice de conformation qu'une manifestation de la syphilis tertiaire (Duplay).

ARTICLE IV. — Perforations.

Nous avons vu que la perforation peut succéder à un traumatisme, à une nécrose partielle d'origine scrofuleuse ou syphilitique ; elle peut aussi être la conséquence d'une opération chirurgicale, résection du maxillaire supérieur, ablation d'une tumeur palatine, etc. ; mais la syphilis est la cause la plus fréquente de ces *divisions accidentelles*. — Quant aux *perforations congénitales*, elles coexistent souvent avec le bec-de-lièvre, et peuvent se prolonger sur le voile du palais : elles sont totales ou partielles, et influencent d'une façon plus ou moins prononcée l'exercice de la succion, de la déglutition, de la mastication, de la phonation, de l'olfaction.

I. TRAITEMENT CURATIF. — L'opération du bec-de-lièvre et la staphyloraphie, faites seules et sans toucher à la voûte dans l'espoir que la division congénitale de celle-ci pourrait diminuer et même disparaître (Petit, Roux, Dupuytren), n'ont donné que des résultats incomplets et c'est au niveau même de la perforation qu'il faut opérer, non par la cautérisation des bords qui ne convient qu'aux divisions très étroites, mais par l'*uranoplastie*, qui comprend 3 procédés :

1° *Par glissement* (Roux, Sédillot, Langenbeck) ;

2° *Par renversement* (Krimer, Velpeau, etc.) ;

3° *Par déplacement latéral* (Baizeau, Langenbeck) : le procédé, qui est presque exclusivement employé aujourd'hui (Richet, Gosselin, Tillaux, Duplay, etc.), consiste à aviver les bords de la fistule, qu'une incision médiane prolonge en avant et en arrière dans une étendue de 1 centimètre environ ; puis à pratiquer plus en dehors deux incisions latérales et parallèles à la première, de façon à sculpter de chaque côté un lambeau compris entre la perforation et ces incisions ; chaque lambeau doit contenir l'artère palatine postérieure, de peur de sphacèle consécutif (Tillaux), et reste adhérent par ses extrémités antérieure et postérieure, tandis que sa face supérieure est détachée du squelette : on obtient ainsi 2 voiles mobiles, qui, attirés en dedans, se rejoignent sur la ligne médiane, et qui, suturés, forment un pont au-dessous de la perforation.

Un autre procédé consiste à prendre le lambeau muqueux sur la cloison des fosses nasales (Lannelongue).

II. Traitement palliatif. — Si la perforation était considérable, ou si une première opération avait échoué, il faudrait appliquer un des obturateurs usités en pareil cas, dont la matière fondamentale est du caoutchouc, et qui peuvent être classés en obturateurs à ailes, à verrou, à chapeau, à plaque (Sédillot) : ces instruments rendent alors des services, mais ne doivent être employés qu'avec certaines précautions ; car ils ébranlent les dents, ulcèrent parfois les bords de l'ouverture, sont souvent mal supportés, et, tenant mal en place, ont pu être avalés et amener des accidents graves (Chrétien).

CHAPITRE XII

MALADIES DU VOILE DU PALAIS

ARTICLE I. — Affections inflammatoires.

I. La phlegmasie du tissu du voile palatin et de ses piliers n'est qu'un élément des angines médicales : nous n'avons pas à y insister. Mais il peut être le siège d'un *abcès* produit par la carie des dernières molaires ou consécutif à une angine phlegmoneuse : aussitôt que la présence du pus est reconnue, il faut donner issue au liquide par un bistouri dont la pointe seule doit rester libre, la lame étant entourée d'une bandelette de toile ou de diachylon : cette précaution importante a pour but de ménager les parties voisines, langue, lèvres, joues.

II. Les inflammations locales répétées produisent parfois

le *prolongement hypertrophique de la luette*, qui détermine des mouvements incessants de déglutition et des accès de toux. Récent, ce prolapsus peut diminuer par les topiques astringents ou légèrement caustiques ; parfois, l'excision d'une partie de l'organe est nécessaire.

III. Les *ulcérations syphilitiques* appartiennent à la période secondaire ou tertiaire : on donnera donc le mercure ou l'iodure de potassium.

IV. Les *ulcérations scrofuleuses* sont indolentes, peu profondes, mais s'étendent en surface : les préparations iodées, sulfureuses, toniques, arsénicales combattront la diathèse ; localement, les surfaces seront modifiées par la teinture d'iode, par l'acide chromique en solution.

ARTICLE II. — **Lésions traumatiques.**

En raison de sa situation profonde, le voile du palais échappe ordinairement aux plaies simples qui atteignent les autres organes ; mais il peut être atteint par un coup de feu, qui produit alors une plaie étendue, avec perte de substance ; il en résulte une perforation traumatique, une déformation par cicatrice vicieuse, ou enfin des adhérences anormales avec le pharynx.

Quand le bord libre du voile est intéressé, il est nécessaire d'appliquer quelques points de suture pour prévenir l'écartement des lèvres de la plaie et leur cicatrisation isolée.

ARTICLE III. — **Tumeurs.**

I. Les petits *polypes muqueux* que présente parfois le bord libre du voile guérissent facilement par l'arrachement ou la section du pédicule.

II. Les *tumeurs adénoïdes* ou adénômes (Michon, Nélaton, Després) sont de véritables sarcômes glandulaires (Coyne), qui occupent la face inférieure du voile plus souvent que la supérieure, et qu'on doit faire disparaître par une intervention chirurgicale : la cautérisation électrique est plus douloureuse que l'incision simple ou cruciale par le bistouri, mais n'expose pas à l'hémorrhagie.

III. Le *cancer* primitif est rare, et s'étend rapidement aux parties voisines : aussi l'ablation totale est-elle rarement possible ; elle est d'ailleurs suivie de récidive sur place et de généralisation. Si la déglutition et la respiration étaient sérieusement menacées, on pourrait les faciliter par une destruction partielle de la tumeur à l'aide du cautère électrique ou des flèches caustiques ; dans les mêmes conditions, l'emploi de la sonde œsophagienne et la trachéotomie sont parfois nécessaires. En dehors de ces indications, on ne peut faire qu'un traitement palliatif, consistant à calmer les douleurs, à arrêter l'hémorrhagie, etc.

ARTICLE IV. — Vices de conformation et difformités.

§ 1er. — ADHÉRENCES ANORMALES DU VOILE ET DE SES PILIERS.

Ces adhérences du voile avec le pharynx sont le résultat d'angines ulcéreuses, qui peuvent être d'origine scrofuleuse, mais se développent le plus souvent sous l'influence de la syphilis, dont elles sont une manifestation tertiaire (Julius Paul, Verneuil) : le plus souvent, il existe encore une ou plusieurs ouvertures de communication entre les fosses nasales, le pharynx et la bouche ; rarement la communication est totalement supprimée.

TRAITEMENT. — Il serait évidemment rationnel de prévenir ces adhérences en cautérisant les ulcérations qui les déterminent, de façon à favoriser la cicatrisation isolée des pertes de substance : malheureusement ce résultat est presque impossible à obtenir ; et lorsque les adhérences sont produites, il n'est pas plus facile de les faire disparaître, toutes les opérations pratiquées dans ce but n'ayant donné que des résultats très incomplets (Duplay) : la plus satisfaisante consiste à introduire une sonde cannelée par un orifice naturel ou artificiel et à débrider de chaque côté dans une certaine étendue ; l'ouverture ainsi faite est dilatée au moyen d'une pince recourbée ou avec les index portés derrière le voile qui achèvent de rompre les adhérences, et maintenue béante par plusieurs tubes à drainage coupés et réunis en flûte de Pan (Chassaignac, Verneuil).

§ 2. — PERFORATIONS.

Elles peuvent être *accidentelles* (lésions traumatiques, ulcérations scrofuleuses ou syphilitiques), ou *congénitales* (arrêt de développement) : dans le dernier cas, la division du voile accompagne ordinairement celle de la lèvre et de la voûte palatine (bec-de-lièvre compliqué). Ces perforations peuvent donc être *simples* (limitées à une partie ou à la totalité du voile du palais) ou *complexes*.

I. Traitement palliatif. — C'est uniquement aux cas de division complexe, affectant à la fois les portions osseuse et membraneuse de la voûte, que peuvent convenir les obturateurs du palais, augmentés d'un voile élastique, qui corrige en partie les troubles fonctionnels.

II. Traitement curatif. — Dans les perforations simples, les moyens chirurgicaux sont seuls applicables.

La cautérisation (J. Cloquet) est une méthode longue, qui réussit rarement, sauf en cas de perforation accidentelle peu étendue ; en toute autre circonstance, c'est à la *staphylorrhaphie* (Lemonnier, de Græfe, Roux) qu'il faut avoir recours : cette opération se compose de trois temps principaux : avivement des bords de la division, passage des fils, constriction des points de suture ; l'exécution de ces temps a été plusieurs fois modifiée (Dieffenbach, Fergusson, Sédillot), et le second surtout, le plus difficile, a suscité des moyens et des instruments nombreux et variés.

La staphylorrhaphie a surtout chance de remédier aux troubles fonctionnels, au nasonnement en particulier, quand, la voûte étant bien conformée, la division bornée à la partie membraneuse est limitée, et que les muscles du voile fonctionnent normalement (Trélat) : dans ces conditions, comme en cas de division osseuse seule, on aura plus de chances de succès en opérant de bonne heure, de 6 à 10 ans (Duplay).

CHAPITRE XIII

MALADIES DES AMYGDALES

ARTICLE Ier. — Affections inflammatoires.

§ 1er. — Amygdalite phlegmoneuse.

Elle diffère de l'angine tonsillaire simple, de l'amygdalite érythémateuse (qui est du ressort médical) en ce que la phlegmasie, ayant son siège dans le parenchyme même de l'organe et non à la surface de la muqueuse seule, se termine fatalement par la suppuration (abcès de l'amygdale). C'est vers le huitième jour que le pus tend à se faire jour, presque toujours du côté de la bouche : lorsque cette évacuation survient pendant le sommeil, l'irruption du pus dans les voies aériennes peut amener une suffocation immédiate.

TRAITEMENT. — Ce qui précède explique le peu d'utilité des moyens habituellement employés dans les angines ordinaires, et montre la nécessité d'une intervention chirurgicale. Les saignées générales et locales n'empêchent pas plus la suppuration que les gargarismes ou les attouchements astringents. Si avant la formation de l'abcès des accidents de suffocation résultaient du gonflement de l'amygdale, quelques incisions pratiquées dans le parenchyme, quoique ne pouvant donner issue qu'à du sang, seraient utiles en diminuant la tuméfaction. Dès qu'on aperçoit un point saillant et fluctuant, il est nécessaire de le ponctionner avec un bistouri droit entouré, jusqu'au niveau de la pointe, d'une bande de toile ou de sparadrap, et qu'on évitera de porter en dehors de peur d'atteindre la carotide.

§ 2. — HYPERTROPHIE DES AMYGDALES.

C'est une maladie de l'enfance, ordinairement liée à la diathèse scrofuleuse ou lymphatique, et succédant presque toujours à des amygdalites aiguës répétées. Elle détermine un nasillement spécial, et, ce qui est plus grave, elle peut à la longue amener une déformation de la cage thoracique (Dupuytren), des coryzas et des bronchites rebelles : d'où la nécessité d'une intervention active lorsque le gonflement est très prononcé.

I. TRAITEMENT GÉNÉRAL. — Les préparations iodées, sulfureuses, toniques, sont propres à combattre l'influence générale.

II. TRAITEMENT LOCAL. — Les applications astringentes (alun, teinture d'iode, nitrate d'argent) amènent une diminution dans le volume de l'amygdale; mais le plus souvent c'est à l'ablation de celle-ci qu'il faut avoir recours, à la petite opération connue sous le nom d'amygdalotomie. Les instruments spéciaux de Fahnestoch, de Maisonneuve, etc., sont en général faciles à manœuvrer; quelquefois pourtant l'amygdale se déchire dans le mouvement de traction qui a pour but de la dégager de ses piliers (de Saint-Germain), aussi vaudrait-il peutêtre mieux la saisir doucement avec une longue pince mousse et la sectionner de bas en haut avec un bistouri.

Le seul accident possible est un *écoulement sanguin* immédiat, ou apparaissant seulement quelques heures, quelques jours même après la section : il s'arrête ordinairement de luimême au bout de quelques minutes, avec l'aide d'un gargarisme simplement composé d'eau vinaigrée, ou d'eau contenant une très petite quantité de perchlorure de fer ; s'il persiste, les applications sur l'amygdale de petits morceaux de glace (Chassaignac), de bourdonnets de charpie légèrement imbibés de perchlorure, seront mises en usage ; enfin si l'écoulement continuait, il faudrait comprimer l'amygdale avec le doigt, ou avec une pince à longues branches (Hervez de Chégoin, Ricord, Marcellin Duval), ou même comprimer la carotide (Gensoul).

ARTICLE II. — **Tumeurs.**

§ 1. — KYSTES.

Les *kystes* (Dupuytren) et les *fibrômes* (Verneuil) ont été très rarement observés.

§ 2. — LYMPHADÉNÔMES.

Le *lymphadénôme* présente une grande analogie de structure avec l'hypertrophie simple, mais en diffère par la tendance à l'envahissement, et par la cause générale, la lymphadénie, qui lui donne naissance : on a beaucoup préconisé contre cette diathèse l'emploi des préparations arsénicales ; la liqueur de Fowler a donné quelques résultats satisfaisants contre ces tumeurs, et aussi contre le *lymphosarcôme* dont le pronostic es) plus grave encore.

§ 3. — CANCER.

Le *cancer* de l'amygdale, squirrhe ou encéphaloïde, est rare : si le diagnostic, difficile à établir avec une hypertrophie simple ou une tumeur syphilitique (gomme ou tubercule ulcéré), permettait d'affirmer la nature carcinomateuse de la tumeur, celle-ci devrait être enlevée avec le bistouri ou l'écraseur linéaire : le grand danger de cette opération est l'hémorrhagie, qui peut être arrêtée par une cautérisation au fer rouge lorsqu'elle est modérée, et nécessite la ligature de la carotide externe (Velpeau) quand un vaisseau important a été lésé.

CHAPITRE XIV

MALADIES DES GLANDES SALIVAIRES ET DU PLANCHER DE LA BOUCHE

ARTICLE Ier. — Maladies de la glande parotide et du canal de Sténon.

§ 1er. — AFFECTIONS INFLAMMATOIRES.

1° *Oreillons.*

Les *oreillons* sont une affection ordinairement épidémique, caractérisée par une tuméfaction plus ou moins considérable de la parotide et des tissus voisins, avec douleur et chaleur locales, symptômes généraux fébriles, etc. : le repos, la chaleur, les préparations calmantes, opiacées ou belladonées, quelques purgatifs, et des émissions sanguines seulement chez les sujets pléthoriques, constituent tout le traitement.

2° *Abcès.*

Dans le cours ou au déclin des fièvres graves, on observe parfois une inflammation symptomatique de la glande, une *parotidite critique*. En outre, de véritables *collections purulentes* peuvent se rencontrer dans le tissu cellulaire sous-cutané, dans la gaîne aponévrotique de la parotide, dans la glande elle-même. Les abcès sous-cutanés doivent être ouverts dès que le pus est réuni en foyer : abandonnés à eux-mêmes, ils produiraient l'amincissement et la destruction de la peau. On agira de même pour les abcès développés dans l'aponévrose d'enveloppe, qui, bridés par cette lame fibreuse, sont l'origine de douleurs très vives, de symptômes cérébraux plus ou moins graves ; de plus, en intervenant vite, on évitera les fusées purulentes, le décollement du pharynx, de la trachée, des vaisseaux et des nerfs du cou. Enfin une incision rapide n'est pas moins nécessaire quand l'inflammation de la parotide a pour point de départ la muqueuse qui tapisse ses canaux excréteurs.

§ 2. — LÉSIONS TRAUMATIQUES.

1° *Piqûres.*

Les *piqûres* n'ont aucune gravité, à moins qu'un gros vaisseau ou un nerf important de la région parotidienne (nerf facial, artère carotide externe) soit intéressé, ce qui donne lieu à des indications spéciales (Voir les plaies des artères et des nerfs).

2° *Coupures.*

Les *plaies par instruments tranchants*, les *contusions*, et surtout les *lésions traumatiques avec perte de substance*, ont des conséquences sérieuses, lorsqu'elles atteignent la glande elle-même ou le canal de Sténon. La guérison complète de semblables lésions est rare : ordinairement l'écoulement continu de la salive s'oppose à la réparation, d'où résultent l'établissement d'une fistule salivaire, la persistance de cicatrices difformes, la formation d'une poche dans laquelle la salive s'accumule et qui se distend pendant la mastication.

TRAITEMENT. — Il est important de réunir très exactement les bords de la solution de continuité, après les avoir régularisés si c'est nécessaire, et de les maintenir en contact avec des bandelettes agglutinatives ou mieux par une suture entortillée ; en même temps une compression assez forte empêcherait l'écoulement de la salive, et le malade serait condamné au repos et au silence absolus. Mais ces moyens ne suffisent plus quand la plaie est ancienne ou quand l'instrument qui a blessé le canal de Sténon a en même temps transpercé la joue : il faut alors provoquer la formation d'une fistule salivaire interne (Boyer) en introduisant une mèche dans la plaie du côté de la muqueuse et la laissant en place jusqu'à ce que cette fistule soit bien établie, tandis qu'on favorise la cicatrisation de l'orifice cutané.

§ 3. — FISTULES SALIVAIRES.

I. *De la glande parotide.* — Nous venons de voir que les fistules parotidiennes résultent souvent d'une plaie de la glande, surtout lorsqu'il y a perte de substance ; elles peuvent aussi être consécutives à l'ouverture d'un abcès, à l'ablation d'une tumeur, à l'élimination d'un calcul.

TRAITEMENT. — On a proposé de traiter ces fistules par la compression, les injections irritantes, la cautérisation, l'excision suivie de suture des deux lèvres.

1° La *compression* pratiquée sur l'orifice fistuleux a pour but de déterminer l'atrophie de la portion glandulaire qui sécrète la salive versée par la plaie, et d'amener, par ce moyen détourné, l'oblitération de la fistule : c'est un moyen difficile à appliquer, long, douloureux.

2° Les *injections irritantes* faites dans le trajet exposent à l'inflammation de la glande.

3° La *cautérisation* avec le fer rouge ou les caustiques compte de nombreux succès. Il en est de même de l'*avivement* des deux lèvres de l'orifice, suivie de la *suture* de ces lèvres.

II. — *Du canal de Sténon.* Les causes sont les mêmes que pour la glande elle-même (traumatismes, ulcérations, calcul, etc.), et la thérapeutique a de nombreux points d'analogie avec celle que nous venons de voir.

TRAITEMENT. — Les procédés de traitement comptent quatre méthodes (Malgaigne) :

1° La *compression*, pratiquée pour obtenir l'atrophie de la glande, est un moyen douloureux et incertain ;

2° La *dilatation du canal* est également abandonnée, comme difficile et peu sûre dans ses résultats ;

3° L'*occlusion de la fistule* est un bon procédé, applicable seulement si le bout antérieur et l'orifice normal du conduit sont restés perméables ; elle peut être obtenue par l'*application* sur cet orifice d'*une mince feuille d'or* (Malgaigne), moyen facile et ingénieux ; par la *compression* exercée entre la glande et la fistule (Maisonneuve) et non pas au niveau de la fistule ou de la glande ; par la *cautérisation* de l'orifice fistuleux avec un crayon de nitrate d'argent ou une pointe de fer rouge ; par la *suture* précédée ou non de l'avivement des bords, suivant que ceux-ci sont cicatrisés ou que la blessure de la joue est récente ;

4° La *création d'une fistule salivaire interne* (Deroy, Monro, Desault, Deguise, Béclard) : après avoir perforé la joue au niveau de la fistule de dehors en dedans, puis de dedans en dehors à une certaine distance de la première perforation, on divise progressivement, au moyen d'une anse de fil de fer et d'un serre-nœud, le pont de tissus ainsi limité (Gosselin) ; puis on s'oppose à la cicatrisation de l'ouverture intérieure en rompant chaque jour les adhérences qui tendent à se former en ce point, tandis qu'on favorise celle de l'orifice externe par une cautérisation modérée et une légère compression : on peut ainsi rétablir le cours normal de la salive, puisqu'on agit en sens inverse des causes qui entretiennent l'écoulement de ce liquide au dehors, à savoir l'état ulcéreux de la plaie extérieure et la tendance à la cicatrisation de l'intérieur.

§ 4. — TUMEURS.

I. *Du canal de Sténon.* — 1° On a observé une *tumeur gazeuse* de la joue dépendante de ce canal (Tillaux).

2° Presque toujours on a affaire à une *tumeur salivaire* : tantôt celle-ci est consécutive à une blessure du conduit, comme nous l'avons dit précédemment, et se développe au niveau du point lésé ; tantôt elle est formée par la présence d'un calcul et l'accumulation de la salive en arrière de l'obstacle : la rétention du liquide donne lieu à un engorgement œdémateux de la joue, ou à une tumeur limitée, ou enfin à une fistule salivaire par ulcération des téguments.

Pour prévenir ces accidents, il est nécessaire d'extraire le corps étranger : dans certains cas, il est possible de l'enlever simplement avec une pince par l'orifice agrandi du canal ; dans d'autres, l'extraction n'est possible qu'après avoir incisé la paroi du conduit du côté de la muqueuse. Lorsqu'il existe une fistule à la joue, c'est par cette voie qu'il est le plus facile d'extraire le calcul, en élargissant au besoin l'orifice cutané

II. *De la glande parotide et de la région parotidienne.* — 1° Les *calculs* de la glande ne produisent pas d'accidents au début, il est impossible de les reconnaître ; mais au bout d'un certain temps, ils manifestent leur présence par l'inflammation des tissus au sein desquels ils sont logés : il est alors utile de les extraire, sans attendre qu'ils tombent au dehors avec le pus ; car nous avons vu que leur élimination spontanée, consécutive à la suppuration, était l'origine des fistules salivaires ou de cicatrices difformes par suite de l'amincissement et du décollement des tissus.

2° Les *kystes*, de diverse nature, n'offrent aucune particularité.

3° Les *tumeurs graisseuses* doivent être extirpées avant d'avoir pris un développement trop considérable.

4° Les *anévrysmes* de l'artère temporale ont été observés dans la région parotidienne, et traités par la méthode ancienne, c'est-à-dire par la double ligature du vaisseau et l'ouverture du sac (Bérard).

5° Les *lymphadénômes* et les *lymphosarcômes* ont un pronostic différent, les premiers restant localisés tandis que les seconds sont susceptibles de se généraliser : malheureusement le diagnostic est très difficile à établir entre ces deux variétés de tumeurs, qui ont à peu près les mêmes symptômes, et qui présentent aussi une marche clinique analogue à celle des *fibrômes* et des *enchondrômes.*

On a proposé, comme *traitement médical*, le phosphore et l'arsenic à l'intérieur, et l'iodure de potassium en pommade.

Quant à l'*intervention chirurgicale*, nous ne pouvons en préciser l'opportunité, qui est encore un sujet de controverse, les uns se refusant à l'opération de peur de généralisation du mal (Trélat), les autres soutenant que ce fâcheux accident peut jusqu'à un certain point être empêché par une intervention hâtive (Verneuil), d'autres encore réglant leur conduite sur les rapports de la tumeur parotidienne et opérant seulement quand celle-ci ne semble pas avoir de tendance à envahir les parties voisines (Duplay).

L'extirpation de la tumeur, lorsqu'on s'y décide, exige les plus grands ménagements, à cause des vaisseaux et nerfs importants de la région : on commencera la dissection par la partie inférieure en liant les artères à mesure qu'on les rencontre, et en divisant les parties avec les doigts, autant que possible, lorsqu'on pénètre dans le creux parotidien. On est exposé à ouvrir la carotide externe, parfois l'interne (Richet), et à diviser les filets du nerf facial : aussi a-t-on conseillé de lier la carotide externe, mais on peut se borner à faire faire la compression de la carotide primitive en se tenant prêt à poser une double ligature sur la carotide divisée (Duplay). Enfin si la tumeur adhère intimement au nerf facial, il vaudrait peut-être mieux laisser une portion de la production morbide que de donner naissance à une hémiplégie faciale incurable par la section du tronc nerveux (Compendium).

6° Le *cancer* de la parotide, ou mieux l'*épithélioma* de cette glande, qui prend naissance dans les éléments glandulaires eux-mêmes ou dans le tissu conjonctif qui entoure les lobules et les acini, présente les mêmes indications thérapeutiques et opératoires que les tumeurs précédentes : l'extirpation est le seul traitement qui convienne, elle doit être faite avec toutes les précautions que nous avons indiquées.

ARTICLE II. — **Maladies de la glande sous-maxillaire et du canal de Warthon.**

I. Il nous suffira de mentionner la possibilité d'*affections inflammatoires* et de *lésions traumatiques* de la glande et de son canal : outre qu'elles sont rares, ces affections présentent les mêmes indications et peuvent être l'origine des mêmes complications que celles qui atteignent la glande parotide et le canal de Sténon.

II. On a signalé des *adénômes* et des *cancers* de la glande sous-maxillaire.

III. Les *corps étrangers du canal de Wharton* sont assez rares ; ils présentent des symptômes analogues à ceux des *calculs*. Ceux-ci peuvent prendre naissance dans la glande ou dans son canal excréteur : alors ce conduit s'enflamme, se dilate, se remplit d'un liquide visqueux, et la tumeur sublinguale, allongée, qui prend naissance, est une variété de grenouillette, *grenouillette salivaire calculeuse* (Jobert), *grenouillette aiguë* (Denonvilliers).

Le corps étranger ou le calcul doit être extrait le plus tôt possible : on le saisit avec une pince, après avoir incisé les tissus qui le recouvrent ; parfois une véritable dissection est nécessaire.

ARTICLE III. — **Tumeurs du plancher de la bouche.**

I. — *Kystes dermoïdes.*

Les *kystes dermoïdes*, comme toutes les tumeurs sublinguales, produisent une gêne de la mastication, de la déglutition, de la respiration, de la phonation, variable avec le volume de la production morbide. Ces kystes ont été incisés, excisés ; on a cautérisé la poche (Denonvilliers, Richet), on a provoqué la suppuration dans sa cavité par le passage d'un séton (de Marchettis) ; le meilleur procédé consiste dans l'extirpation totale (Verneuil).

II. — *Lipômes.*

On a observé quelques *lipômes* (Marjolin, Dupuytren), dont l'extirpation a été faite par le bistouri.

III. — *Grenouillette.*

La *grenouillette* est une tumeur liquide développée au-dessous et en avant de la langue dans l'épaisseur du plancher de la bouche, de l'un ou de l'autre côté du frein, quelquefois des deux côtés (grenouillette bilobée) ; dans quelques cas, après avoir pris naissance en ce point, elle vient proéminer à la région sus-hyoïdienne (grenouillette sus-hyoïdienne), mais le plus souvent c'est dans la cavité buccale qu'elle fait saillie (grenouillette sublinguale). Rarement congénitale et développée par l'imperforation du conduit de Wharton (Stoltz, Guyon, Blachez, Guéniot), la grenouillette kystique ou vulgaire résulte ordinairement de l'oblitération de l'orifice d'une des nombreuses glandules sublinguales qu'on rencontre à la région sublinguale (Compendium, Tillaux) ; quelquefois enfin il peut y avoir dilatation du canal de Wharton (Guyon, Lannelonge) (grenouillette salivaire).

Traitement. — 1° Le procédé le plus généralement adopté aujourd'hui consiste dans l'*excision suivie de cautérisation* (Gosselin, Richet, Dolbeau, Tillaux, etc.) : on incise la poche sur sa paroi libre et on pratique sur cette paroi une large perte de substance en faisant l'excision circulaire des bords de l'ouverture ; puis on cautérise immédiatement l'intérieur du kyste avec un crayon de nitrate d'argent, et on répète la cautérisation pendant quelques jours pour favoriser le bourgeonnement des parois ; on peut même, pour être plus sûrement à l'abri des récidives, provoquer la suppuration en remplissant le kyste largement ouvert avec de la charpie imbibée de perchlorure de fer (Labbé).

2° La *ponction simple* est simplement palliative ; la *ponction suivie d'une injection iodée* expose aussi aux récidives lorsque l'évacuation est faite avec un trocart et une canule ordinaires parce qu'il reste toujours une petite quantité de liquide filant qui empêche la teinture d'iode d'agir sur tous les points de la paroi interne (Verneuil) : on aurait plus de chances de succès en faisant une évacuation complète par la seringue aspiratrice, en plaçant dans la poche un drain qui sert à faire d'abord une ou plusieurs injections d'eau tiède destinées à laver les parois (Denonvilliers), puis une injection iodée qu'on répète les jours suivants en malaxant la poche (Demarquay).

3° Le passage d'un *séton* (Laugier, Marjolin) est un procédé inoffensif, mais qui expose aux récidives ; cependant ce moyen peut trouver son application dans le jeune âge, où l'excision et la cautérisation déterminent une suppuration parfois dangereuse : on emploie alors un cordonnet de soie trempé préalablement dans la teinture d'iode (Guéniot, Richet). Le passage d'un *tube à drainage* dans la poche (Chassaignac) agit comme le séton, et, comme lui, expose aux récidives.

4° La *cautérisation* par le fer rouge ou les caustiques est un moyen douloureux. Récemment, on a tenté un nouveau mode de cautérisation qui consiste à injecter dans la poche, sans la vider préalablement, 2 ou 3 gouttes d'une solution de chlorure de zinc au dixième ou au cinquième (Th. Anger, Dolbeau, Panas) : ce procédé amène en quelques jours une guérison complète, sans accident, sans suppuration, et pourrait être appliqué aux kystes séreux et muqueux en général (Th. Anger) ; mais, nous le répétons, il est extrêmement douloureux.

IV. — *Tumeurs sanguines.*

IV.—Enfin les *tumeurs sanguines* du plancher buccal, grenouillettes sanguines (Dolbeau), qui occupent le siège des grenouillettes ordinaires, succèdent à des tumeurs érectiles veineuses, soit par rupture et ulcération de la paroi vasculaire, soit par oblitération des veines sur certains points et destruction des parois contiguës dans les portions restées libres, soit enfin par dilatation simple, totale ou latérale, du vaisseau (Dolbeau).

TRAITEMENT. — On ne doit tenter la cure radicale de ces tumeurs que si le kyste ne communique plus avec les vaisseaux veineux de la tumeur érectile, et on agirait alors comme pour une grenouillette ordinaire (Compendium) : dans le cas contraire, l'intervention est contre-indiquée, l'ouverture de la tumeur pouvant donner naissance à des accidents graves, mortels même (phlébite, infection purulente).

CHAPITRE XV

MALADIES DU COU

ARTICLE Ier. — **Affections inflammatoires.**

I. — *Anthrax.*

On connaît la fréquence de l'*anthrax* à la partie postérieure du cou, à la nuque : nous avons vu les moyens propres à combattre cette affection.

II. — *Phlegmons et abcès.*

Les *phlegmons* et *abcès* du cou présentent une gravité particulière en raison des complications nombreuses et graves dont ils peuvent être l'origine. *Superficiels* ou *profonds*, *aigus* ou *chroniques*, *circonscrits* ou *diffus*, ils peuvent occuper la région sus-hyoïdienne, la région thyro-hyoïdienne, les parties antérieure et latérales du cou ; nous étudierons plus loin les abcès rétro-pharyngiens.

Les phlegmons et abcès superficiels n'offrent aucune particularité importante. Lorsqu'ils sont profonds, les abcès sus-hyoïdiens tendent à se porter vers la bouche et le pharynx, par suite de la résistance qu'ils rencontrent en avant ; ceux qui siègent dans le tissu cellulaire situé derrière la membrane thyro-hyoïdienne déterminent l'œdème du tissu sous-épiglottique et des ligaments aryténo-épiglottiques (œdème de la glotte) ; enfin ceux qui occupent les parties antérieure et latérales du cou, placés derrière le muscle sterno-mastoïdien et l'aponévrose cervicale, s'étendent à la fois vers la tête et la poitrine (phlegmon large du cou, Dupuytren), et prennent parfois les caractères du phlegmon diffus.

Outre les *accidents cérébraux* qui peuvent résulter de la compression des vaisseaux du cou, des jugulaires en particulier, et les *accidents de suffocation* que peut produire la compression de la trachée, ces phlegmons sont l'origine d'*autres complications* également graves, telles qu'inflammations diffuses, gangréneuses, très étendues ; fusées purulentes ; hémorrhagies par ulcération et perforation des carotides, de la thyroïdienne inférieure, de la jugulaire interne ; pleurésie purulente, hépatisation du poumon, embolie pulmonaire (Gillette).

Certains abcès se développent primitivement dans la gaîne du sterno-mastoïdien (Velpeau) sans déterminer de graves accidents tant que le pus reste enfermé dans cette gaîne : mais des phénomènes sérieux résultent de l'épanchement du liquide dans le tissu cellulaire voisin.

Traitement. — L'énumération des accidents qui peuvent compliquer les phlegmons et abcès du cou montre que le traitement doit être promptement énergique, et qu'en aucun cas ils ne doivent être abandonnés à eux-mêmes : l'ouverture spontanée des abcès superficiels expose à des fistules intarissables par amincissement et décollement des téguments ; la marche des collections profondes amène les phénomènes les plus graves.

Au début, on cherchera à obtenir la *résolution* par les antiphlogistiques et les révulsifs locaux et généraux : saignée, sangsues, frictions mercurielles, révulsifs intestinaux (vomi-purgatifs), vésicatoire sur le point enflammé, etc.

Si la résolution ne se fait pas, on pourra s'efforcer de *circonscrire le pus en un seul foyer* (Dupuytren) par deux ou trois applications de sangsues faites sur le point le plus rouge et le plus douloureux.

C'est également ce point qu'on choisira pour *évacuer le pus* au dehors dès qu'il est collecté, soit par des *ponctions capil-laires* suffisamment répétées (Velpeau, Voillemier), soit par le *passage d'un séton filiforme,* simple cordonnet ou petit faisceau de fils de soie dont on fait mouvoir les deux extrémités à chaque pansement (Laugier, de Saint-Germain), soit par un *tube à drainage* (Chassaignac, A. Després) : ces procédés ont le grand avantage d'éviter, dans une région découverte, les plaies étendues et, par suite, les cicatrices plus ou moins difformes ; ils conviennent parfaitement en cas d'abcès superficiel, gan-glionnaire. Mais, lorsque les collections sont profondes, mal circonscrites, accompagnées de symptômes de compression, il faut faire une *incision* suffisante avec le bistouri, en s'entourant de toutes les précautions que nécessite la présence des nom-breux vaisseaux du cou (Gillette).

Quant au *phlegmon chronique,* caractérisé par une induration inflammatoire, lente, persistante, du tissu cellulaire, c'est par les fondants et les révulsifs, onctions mercurielles et iodurées, liniment ammoniacal, teinture d'iode, vésicatoires, etc., qu'on le combattra.

III. — *Abcès rétro-pharyngiens.*

Les *abcès rétro-pharyngiens* siègent dans le tissu cellulaire situé entre la colonne vertébrale et la paroi postérieure du pharynx, mais leur point de départ ordinaire est une adénite rétro-pharyngienne (Verneuil, Gillette). Parfois consécutifs à une violente inflammation du pharynx (par propagation), ils se montrent dans le cours du rhuma-tisme, de l'érysipèle, après un traumatisme ou l'introduction d'un corps étranger à l'origine des voies digestives (Demarquay) ; un rétré-cissement de l'œsophage peut en être l'origine ; enfin il est certain que leur développement est influencé par la scrofule, par la syphilis (Verneuil). Le plus souvent, leur marche est très aiguë ; cependant elle paraît être plus fréquemment lente et chronique qu'on ne l'a dit généralement (Gillette) dans la forme idiopathique, et indépen-damment des abcès symptomatiques d'une lésion vertébrale.

1° TRAITEMENT LOCAL. — La seule indication thérapeutique est de *donner issue au pus.* On a proposé de pratiquer la ponction évacuatrice par une des parois latérales du cou ; mais cette méthode est dangereuse à cause de l'importance des nerfs et vaisseaux au milieu desquels il faudrait conduire l'instrument tranchant. Aussi est-ce par la bouche qu'il convient d'ouvrir la collection purulente : le principal danger de l'opération con-siste dans la suffocation qui peut résulter de l'irruption brus-que du liquide : on peut prévenir cet accident en évacuant dans

un premier temps la plus grande partie du pus au moyen d'un
trocart, ce qui l'empêche de tomber dans les voies aériennes,
et en agrandissant ensuite l'orifice par le bistouri lorsque la
poche est déjà sensiblement affaissée (A. Després). Quelques
gargarismes détersifs et antiseptiques (acide borique, 2 à 4
p. 100) sont employés pendant quelques jours. Il peut se faire
que, malgré une étendue suffisante de l'incision, le pus stagne
dans un cul-de-sac : il faudrait alors introduire une sonde
dans le foyer et y faire des injections pour chasser le liquide
(Ricord). Enfin ces injections devraient être irritantes, iodées,
si les parois de la poche se recollaient difficilement, ce qui
arrive surtout en cas de phlegmon chronique.

2ᵉ Traitement général. — A ce traitement local on ajoutera
une thérapeutique interne tonique, antiscrofuleuse ou antisyphilitique.

ARTICLE II. — **Lésions traumatiques.**

Les plaies du cou sont dites *pénétrantes* lorsque l'agent vulnérant a ouvert le larynx ou la trachée, le pharynx ou l'œsophage : nous les verrons plus loin en étudiant les affections
propres à ces conduits aériens ou digestifs ; ici nous n'avons
en vue que les plaies *non pénétrantes*, qui peuvent elles-mêmes
être *superficielles* ou *profondes*.

I. Les *plaies superficielles* n'offrent rien de particulier lorsqu'elles occupent la région postérieure du cou ; les plus intéressantes sont les blessures transversales de la région antérieure, surtout lorsqu'elles siègent dans la moitié supérieure de
cette région : leurs bords se renversant en dedans, l'affrontement est très difficile, et la cicatrisation s'en trouve retardée.
Ces plaies simples, qui n'intéressent que la peau, guérissent
très rarement par première intention, et une coaptation trop
exacte, en retenant les liquides, peut être l'origine de suppuration diffuse du tissu cellulaire, de fusées purulentes, quelquefois mortelles (Dieffenbach) : aussi la suture doit-elle être
rejetée ; les bords de la plaie seront réunis seulement par des
bandelettes agglutinatives.

II. Sous le nom de *plaies profondes* (et non pénétrantes),
nous comprenons celles qui intéressent, en outre de la peau,
le tissu cellulaire sous-cutané, le peaucier, l'aponévrose, les
muscles, vaisseaux et nerfs des régions sus-hyoïdienne et hyo-
thyroïdienne. Leurs lèvres présentent un grand écartement,
qui augmente surtout dans l'extension de la tête, bien qu'il

soit moindre que dans les cas de blessures pénétrantes : aussi la flexion forcée de la tête sur la poitrine, obtenue au moyen d'un mouchoir en cravate passant sur le sommet du crâne, favorise-t-elle autant la coaptation que les bandelettes agglutinatives. La suture complète est aussi formellement proscrite dans ces plaies profondes que dans les superficielles (Sabatier, Boyer, Dieffenbach) : mais si l'agitation du malade et le grand écartement des bords de la solution de continuité rendent l'affrontement impossible, on pourra placer un point de suture à chaque angle, en laissant, à la partie moyenne, un libre passage aux liquides, sang, mucosités, etc. (Nélaton). Les accidents- consécutifs, inflammatoires, seront combattus par un traitement antiphlogistique énergique : après cette période de tuméfaction, on pourra augmenter le nombre des points de suture, sans fermer la plaie complètement, mais en la rétrécissant assez pour n'avoir pas à redouter la persistance d'une fistule (Nélaton).

Les artères, les veines, les nerfs du cou peuvent être intéressés par ces lésions traumatiques ; la moelle elle-même peut tre atteinte : nous avons vu précédemment les principes de traitements applicables aux plaies artérielles et veineuses, nerveuses et médullaires : nous renvoyons donc aux articles qui traitent de ces accidents.

ARTICLE III. — **Tumeurs.**

Les unes sont *superficielles* (cutanées ou sous-cutanées), les autres sont *profondes* (sous-aponévrotiques).

I. Les *tumeurs superficielles* consistent surtout en productions hyperplasiques ou néoplasiques (Gillette) : tumeurs cornées ou verruqueuses, épithéliales, kystes sébacés, etc., dont le traitement n'emprunte aucune particularité à la région qu'elles occupent.

II. Les *tumeurs profondes* sont gazeuses (emphysème circonscrit), liquides (kystes), ou solides (tumeurs ganglionnaires).

a. L'*adénopathie* peut consister dans une hypertrophie des follicules clos, une simple hyperplasie (adénite chronique, scrofuleuse, tuberculeuse, syphilitique, lymphadénôme), ou dans une dégénérescence du ganglion (lymphosarcôme, squirrhe, encéphaloïde, cancer primitif pur).

1° TRAITEMENT GÉNÉRAL. — Il a une grande importance pour combattre la diathèse strumeuse, syphilitique, ou leucémique : on emploiera donc, à l'intérieur, les toniques, l'iode, le mercure, l'arsenic, le phosphore.

2° TRAITEMENT LOCAL. — Les *révulsifs* et les *résolutifs* ne peuvent avoir d'efficacité qu'au début de l'engorgement ganglionnaire, lorsqu'il est d'origine inflammatoire ; l'*électricité* a donné quelques succès (Demarquay), ainsi que les *injections interstitielles de teinture d'iode* (Luton) ; la *cautérisation* est suivie de difformités très prononcées, l'*écrasement* ou le *broiement* donne lieu à des suppurations interminables : l'*extirpation par le bistouri* est donc le meilleur moyen de débarrasser le malade du ganglion tuméfié, mais elle n'est indiquée que dans les cas de tumeurs lymphatiques proprement dites, dans l'adénite chronique, strumeuse, dans le lymphadénôme ; elle peut être pratiquée dans le cas de lymphosarcôme localisé ; mais, lorsque la tumeur se généralise, et surtout lorsqu'elle est produite par une des formes du cancer, l'abstention est un principe absolu (Verneuil, Richet, Gillette, etc.).

b. Les *kystes* du cou sont *congénitaux* ou *acquis*, accidentels. Les *premiers* sont *dermoïdes* ou *séreux*, *simples* ou *composés*; les *seconds* sont *séreux* ou *sanguins*, et presque toujours *uniloculaires*; on a rencontré aussi des *kystes hydatiques* et des *kystes sébacés* : ils siègent dans le tissu cellulaire, dans les bourses séreuses (Malgaigne), dans les glandes de la peau (Nélaton), dans les ganglions (A. Richard), dans le corps thyroïde, dans les glandes salivaires.

TRAITEMENT. — Il varie suivant que les kystes sont congénitaux ou accidentels.

Pour les *kystes congénitaux*, il vaut mieux s'abstenir de toute opération immédiate, et attendre pour agir que l'enfant soit arrivé à un certain âge. Cependant, lorsque la poche menace de se rompre, lorsqu'elle détermine des troubles de la respiration et de la déglutition, il peut être nécessaire d'intervenir : alors, si le kyste est simplement séreux, on peut se contenter de ponctions successives; mais les kystes dermoïdes (kystes branchiaux) ne peuvent disparaître que par l'extirpation, opération grave qu'on doit retarder autant que possible, les nouveau-nés résistant mal à la suppuration ou à l'hémorrhagie qu'elle provoque.

Les procédés employés contre les *kystes acquis* peuvent être rapportés à quatre chefs principaux (Gillette) :

On cherche à obtenir la *résorption du liquide* par la compression, les applications de vésicatoires, les badigeonnages iodés, les préparations iodurées, l'usage de l'iode à l'intérieur;

On *évacue ce liquide* par la simple ponction ;

On *provoque l'inflammation adhésive* ou la *suppuration de la poche* par l'électricité, la ponction suivie d'injection iodée, le drainage, la cautérisation, l'incision simple ou sous-cutanée ;

Enfin on *excise* ou on *extirpe* totalement la tumeur.

Or l'*extirpation* n'est applicable qu'aux kystes dermoïdes congénitaux et serait très dangereuse pour les kystes acquis ; le *séton* et le *drainage*, la *cautérisation* et l'*injection* ne doivent être employés que d'une façon exceptionnelle, lorsque la tumeur a une situation favorable et un volume peu considérable ; les *injections iodées* ne sont pas exemptes de dangers : restent donc les *ponctions simples et répétées*, suivies d'une légère *compression*, qui, à défaut de guérison radicale, amènent du moins un amendement marqué dans les troubles fonctionnels, sans exposer aux mêmes accidents que les procédés radicaux (Gillette).

CHAPITRE XVI

MALADIES DU LARYNX ET DE LA TRACHÉE

ARTICLE Ier. — Lésions traumatiques.

§ 1. — PLAIES.

I. *Larynx*. — Il peut être divisé en un ou plusieurs points par un *instrument tranchant,* au-dessus ou au-dessous de la glotte ; la membrane crico-thyroïdienne peut être seule intéressée ; rarement le pharynx est atteint en même temps.

Dans les *plaies par armes à feu* ou *par instruments contondants*, l'organe peut être brisé en plusieurs fragments qui, poussés dans sa cavité, déterminent la suffocation immédiate : plus souvent, celle-ci est produite par l'irruption du sang dans les voies aériennes lorsqu'un vaisseau volumineux est atteint. D'autres accidents peuvent surgir : abolition de la phonation, emphysème par défaut de parallélisme entre la plaie du larynx et celle des téguments, inflammation de la muqueuse et propagation de l'inflammation jusqu'au poumon, etc.

II. *Trachée*. — Les plaies du conduit aérien intéressent une *portion* ou la *totalité* de son diamètre ; elles sont *longitudinales, transversales* ou *obliques* ; l'œsophage peut être lésé en même temps. Outre l'abolition complète de la phonation, elles peuvent produire une asphyxie rapide soit par l'introduction du sang dans les voies aériennes, soit, lorsque la trachée est complètement divisée, par l'obstacle apporté à l'entrée de l'air par la rétraction en sens inverse des deux bouts du conduit.

TRAITEMENT. — Au moment de l'accident, la première médication, celle qui prime toute autre considération, est d'*assurer l'entrée de l'air dans les voies aériennes*, qui est empêchée par l'hémorrhagie et par le défaut de continuité du conduit (Gillette) : or le meilleur moyen de parer à ces deux accidents est de déterger rapidement la plaie avec un linge mouillé ou une éponge, de façon à voir la blessure du canal, et d'y introduire immédiatement la plus grosse canule à trachéotomie dont on puisse disposer. Cette conduite est surtout indiquée dans le cas de section complète de la trachée, avec forte rétraction du bout inférieur derrière le sternum.

Le premier danger passé, il faut songer à *favoriser la cicatrisation* : or dans ces plaies pénétrantes du cou, largement béantes, la suture complète des parties molles est encore plus sévèrement proscrite que dans les plaies superficielles, malgré l'énorme écartement de leurs bords; c'est donc par l'application de bandelettes agglutinatives et par la situation (flexion forcée de la tête) qu'on cherchera à en obtenir l'affrontement : toutefois un grand nombre de chirurgiens conseillent maintenant de placer quelques points de suture sur le conduit aérien lui-même, de façon à faciliter la respiration (suture partielle), mais sans réunir les parties molles externes (Nélaton, Richet, Gosselin). Cette suture n'est pas applicable lorsque la trachée est divisée dans tout son diamètre, le bout inférieur étant trop rétracté pour pouvoir être saisi et suturé avec le bout laryngien : c'est dans un cas de ce genre que le professeur Richet fit construire un appareil composé de deux bouts articulés s'emboîtant l'un dans l'autre et s'ouvrant à l'extérieur par un orifice muni d'une soupape; l'un fut placé dans la partie inférieure de la trachée, l'autre dans la supérieure, de façon à combler l'écartement qui n'avait pas moins de 7 centimètres.

Lorsque le pharynx est divisé en même temps que le larynx, il est nécessaire, pour nourrir le malade, de faire usage de la sonde œsophagienne, introduite par le nez plutôt que par la bouche. Si un fragment de l'épiglotte obture l'orifice supérieur du larynx, on cherchera à le remettre en place en le saisissant avec une pince, et en le maintenant, au besoin, au moyen d'un fil passé dans le bord libre du fragment et fixé au dehors ; enfin si la partie détachée ne tenait plus que par un pédicule étroit, il vaudrait mieux la retrancher.

Parmi les accidents consécutifs, deux surtout sont à redouter : l'inflammation qu'il faut prévenir ou combattre par un traitement énergique, et les fistules.

§ 2. — FISTULES DU LARYNX ET DE LA TRACHÉE.

Lorsqu'une plaie pénétrante du cou est compliquée d'une perte de substance, la guérison en est lente, et souvent il reste une fistule qui, à la région sus-hyoïdienne, résiste au traitement le plus rationnel, à cause de la mobilité de la région et surtout du passage des liquides avalés par les lèvres de la plaie : il est donc utile de faire usage de la sonde œsophagienne pour prévenir cet accident, même lorsque le pharynx n'est pas intéressé.

Plus bas, les fistules sont combattues avec plus de succès, en prolongeant ses angles supérieur et inférieur, en avivant ses bords et les réunissant par la suture, par les agglutinatifs ou par un simple bandage : lorsque l'orifice du trajet est étroit, la cautérisation seule peut suffire. Enfin, lorsque la fistule est rebelle à ces moyens et que les malades refusent toute opération, il faut se contenter d'appliquer un obturateur approprié à la forme et aux dimensions de l'ouverture.

§ 3. — BRULURES DU LARYNX.

Elles siègent ordinairement à l'orifice supérieur de l'organe, et résultent de l'ingestion d'un liquide bouillant ou de l'inhalation d'une vapeur brûlante : le plus souvent, l'arrière-bouche et le pharynx sont brûlés en même temps ; la mort survient rapidement par œdème de la glotte et asphyxie.

TRAITEMENT. — On préconise l'emploi du calomel à doses fractionnées associé à l'opium (Mallace), ou au froid dans la bouche et l'arrière-bouche (Sestier). Lorsque l'œdème de la glotte est menaçant, ce qu'indique l'aggravation des troubles respiratoires, on pourra tenter quelques applications de sangsues sur la région sous-claviculaire, en continuant à cette période l'usage du calomel : mais, lorsque la respiration est tout à fait difficile, ce n'est que par la trachéotomie qu'on pourra prolonger les jours du malade.

§ 4. — Corps étrangers dans les voies aériennes.

Ces corps sont *gazeux, liquides* ou *solides*.

I. Les effets de l'inspiration des *gaz* non respirables ou toxiques sont du ressort de la pathologie interne, comme les lésions pulmonaires qu'elle détermine.

II. Les *liquides* sont les boissons et les liquides médicamenteux (quand l'œsophage communique avec la trachée à la suite d'une plaie ou d'une ulcération, ou que les organes de la déglutition sont paralysés), le sang (plaies du cou, trachéotomie, plaies du poumon, rupture d'un anévrysme), le pus (abcès formés dans le voisinage du larynx ou de la trachée, épanchements purulents dans la plèvre, abcès du foie), la matière tuberculeuse ramollie.

Traitement. — Ces corps liquides offrent peu d'indications chirurgicales (Guyon). L'expulsion doit être abandonnée à l'accès de toux ; on la favorise en donnant aux malades une position convenable, c'est-à-dire en les plaçant sur le côté, sans que la tête soit dans une situation absolument déclive, et en l'inclinant légèrement pendant qu'on excite la respiration (Guyon).

La trachéotomie, ou au moins l'insufflation pulmonaire, est indiquée par l'apparition d'un spasme glottique résultant du contact d'un liquide irritant, et par l'asphyxie qui est imminente après l'évacuation d'un foyer purulent par les bronches et la trachée : elle est au contraire contre-indiquée lorsque c'est du sang qui cause l'obstruction.

III. Les *corps solides* sont très variables de nature, de forme, de dimensions, etc. Tantôt, et le plus souvent, ils s'introduisent par les voies naturelles, par l'orifice supérieur du larynx ; tantôt par une voie artificielle, soit qu'ils se soient développés dans le poumon, soit que, venus du dehors, ils aient traversé cet organe, plus rarement à travers une perforation traumatique ou spontanée. Ils peuvent s'arrêter dans le larynx et occuper l'espace sus-glottique, la glotte ou un ventricule ; ordinairement, ils pénètrent jusque dans la trachée ou dans les bronches.

Ces corps amènent immédiatement un accès de toux convulsive, pendant lequel la face devient violacée, puis livide; les extrémités se refroidissent, la mort peut arriver dans ce premier accès ou dans un accès très rapproché. Consécutivement, les symptômes varient suivant que le corps est expulsé ou qu'il séjourne dans les voies aériennes :

dans ce dernier cas, il détermine une inflammation plus ou moins intense, la formation d'une caverne, d'une gangrène localisée, etc.

TRAITEMENT. — Le but du chirurgien appelé immédiatement après l'introduction peut être de *provoquer l'expulsion du corps étranger à travers les voies naturelles*, ou de lui *ouvrir artificiellement une voie à travers le tube aérien.*

1° Pour remplir la première indication, un certain nombre de moyens ont été préconisés, mais la plupart n'atteignent pas le but qu'on se propose : telle est la *médication vomitive*, qui est au moins inutile ; tels sont les *excitants de la toux* et les *sternutatoires* qui sont également proscrits comme ayant peu d'efficacité (Guyon) ; il y aurait plus d'avantage à recourir à la *position déclive* et aux *percussions exercées sur le thorax*, qui contribuent efficacement à déplacer le corps étranger et à le pousser vers la glotte : ce procédé est au moins inoffensif, et peut être essayé tout d'abord, à moins que les accidents asphyxiques ne s'opposent à toute temporisation. Si la position et les percussions thoraciques ont amené le corps étranger à l'orifice glottique, ou s'il était sus-glottique dès le moment de son introduction, on pourra l'extraire directement avec les doigts ou une pince, à condition seulement d'être appelé en temps utile : mais l'asphyxie survient en général si rapidement que la trachéotomie est souvent nécessaire.

2° La *trachéotomie* ou la *laryngotomie* est, en effet, la seule voie qui offre des garanties sérieuses de réussite ; c'est à elle qu'il faudra avoir recours lorsque les moyens qui précèdent ont échoué, ou mieux toutes les fois qu'on aura quelque raison de les croire insuffisants et que la suffocation est imminente. L'opération faite, il est important que l'expulsion du corps étranger soit immédiate ou rapide : elle est souvent spontanée quand le corps est mobile, et, si l'ouverture de la trachée est suffisante, il s'y présente de lui-même ; il est expulsé dans un effort d'expiration ou facilement entraîné au dehors ; la position horizontale plus ou moins déclive, les percussions du thorax, peuvent alors être utiles pour le déplacer.

La trachéotomie doit être faite le plus tôt possible, cependant elle peut être pratiquée à toutes les périodes lorsque la nécessité en est reconnue (Guyon) : elle est surtout influencée dans ses résultats par les accidents antérieurs, asphyxie ou lésions pulmonaires, puis par l'impossibilité ou la difficulté que l'expulsion peut avoir à se faire.

ARTICLE II. — **Polypes du larynx**.

Ces productions morbides, relativement rares (Krishaher), sont de deux espèces principales : les unes, polypes *muqueux*, consistant en une véritable hypertrophie ou une hypergenèse des éléments de la membrane muqueuse, sont de nature papillaire (papillômes), ou épithéliale (cancroïdes), ou glandulaire ; rarement circonscrits, ces polypes sont ordinairement multiples et tendent à envahir les parties voisines ; les autres sont *fibreuses*, bien circonscrites, uniques, souvent pédiculées.

Les troubles de la phonation, variables d'intensité et de caractère, sont constants ; au contraire, les douleurs, la difficulté de la déglutition, la gêne de la respiration, les accès de suffocation, ne s'observent que dans des circonstances déterminées.

TRAITEMENT. — Il est purement chirurgical et comporte deux méthodes opératoires principales, la *destruction sur place* et l'*extirpation*; chacune d'elles peut être tentée par deux procédés différents : on agit par les *voies naturelles* lorsque les instruments sont introduits par la bouche ; par une *voie artificielle*, lorsqu'une opération préalable est pratiquée pour arriver au siège de la tumeur.

Or, c'est le degré d'altération fonctionnelle (respiratoire et phonétique) qui doit déterminer l'opportunité et le choix de la méthode opératoire, et les indications peuvent se résumer ainsi (Krishaber) :

S'il existe une dyspnée légère, avec ou sans troubles vocaux, si la tumeur est peu volumineuse, située assez haut pour être accessible à la vue, s'il est possible de préparer le malade, conditions qui se rencontrent surtout dans les cas de polypes fibreux, c'est par les *voies naturelles* qu'on pratiquera l'opération, qui est nécessaire mais non urgente ; on agirait de même si la voix seulement était altérée, sans qu'il y eût de troubles respiratoires ;

Si, au contraire, ceux-ci sont très prononcés, s'il y a menace d'asphyxie, si le polype est volumineux, multiple, situé dans la cavité du larynx, si sa nature anatomique fait prévoir un repullulement rapide après l'ablation partielle, on n'agira pas par les voies naturelles, ce qui exige toujours une certaine préparation du malade, mais par les *voies artificielles*, soit pour atteindre la tumeur (laryngotomie curative), soit pour donner accès à l'air (trachéotomie palliative ou préparatoire), sauf à détruire le polype dans une nouvelle opération.

La *voie artificielle*, par laquelle on peut arriver jusqu'au polype, est très variable. C'est ainsi qu'on a fait : la section de toutes les parties du larynx et de quelques anneaux de la trachée (Ehrmann, Bœckel, etc.); la même opération, moins la section du cartilage cricoïde (Debrou); la section du cartilage thyroïde seul (Brauers), ou avec celle de la membrane crico-thyroïdienne (Kœberlé); la section du cartilage cricoïde et de la partie supérieure de la trachée (Gilewsky); celle de la membrane thyro-hyoïdienne seule (Pratt, Follin, Vreneuil).

Lorsqu'on se décide à agir par les *voies naturelles*, le mode opératoire est constant : il consiste toujours à introduire par la bouche les instruments qu'on doit porter jusqu'au larynx. Il est certain que l'emploi du miroir laryngoscopique rend plus facile la thérapeutique des affections du larynx, et qu'il restreint le nombre des cas où la nécessité d'une ouverture artificielle se fait sentir.

Dans un cas comme dans l'autre, le polype peut être détruit sur place au moyen de la *cautérisation*, par des caustiques liquides, pulvérulents ou solides, de l'*écrasement*, de l'*anse galvano-caustique* (Burns); ou enlevé, après *arrachement* ou *excision*, avec le bistouri, avec des ciseaux spécialement construits à cet effet (Cusco), avec un polypotome particulier assez analogue à l'amygdalotome ordinaire (Tréïat), avec des instruments mousses, tels que pince laryngée, serre-nœud, etc.

ARTICLE III. — **Rétrécissements de la trachée.**

Ils sont ordinairement produits par le retrait du tissu cicatriciel destiné à combler les ulcérations de la trachée d'origine traumatique (corps étrangers), ou plus souvent spontanées, de nature tuberculeuse et surtout syphilitique; on a observé des rétrécissements à la suite de trachéite (Demarquay), ou par une sorte d'hypertrophie des fibrocartilages de la trachée (Gintrac); enfin il existe des rétrécissements secondaires, résultant de la compression exercée sur le conduit aérien par des tumeurs du voisinage, du cou ou du médiastin.

Traitement. — Il est évident que, dans cette dernière variété qui consiste dans une déviation ou un aplatissement du canal, plutôt que dans un véritable rétrécissement, la trachéotomie ne peut être utile qu'à la condition d'être pratiquée au-dessous de l'obstacle : il en est de même pour les autres variétés de coarctation. Or, la syphilis porte le plus souvent son action sur la partie inférieure de la trachée (Demarquay); l'opération est donc insuffisante, et comme, d'autre part, la dyspnée et l'asphyxie qui la font pratiquer ne peuvent fournir aucune base au diagnostic étiologique, on voit que le chirurgien se trouve désarmé dans bien des cas, particulièrement dans ceux où le rétrécissement est intra-thoracique. C'est alors qu'on devra tenter, après avoir fait la trachéotomie ou même sans opération préalable, d'agir directement sur la partie rétrécie en essayant de la dilater (Demarquay).

Récemment, le procédé suivant de dilatation a été mis en usage (Schrötter) : chez les sujets trachéotomisés, on s'est servi de prismes en zinc à bords arrondis, de dimensions progressives, qui sont glissés au moyen d'un tube recourbé et laissés en place, leur extrémité supérieure étant retenue par un fil solide qui sort par la bouche, et est fixé au pavillon de l'oreille ; chez les sujets non trachéotomisés, on se sert de sondes en caoutchouc durci, à extrémité triangulaire, qu'on laisse en place pendant quinze à vingt minutes, et dont le calibre est successivement augmenté comme celui des prismes. Les résultats qu'a donnés cette méthode de dilatation sont assez beaux pour qu'on puisse y recourir avec une certaine confiance (Thaon, Gillette).

CHAPITRE XVII

MALADIES DU CORPS THYROÏDE

ARTICLE Ier. — Affections inflammatoires.

La *thyroïdite* est une affection assez rare, caractérisée par une tuméfaction de la partie antérieure du cou, généralisée ou localisée à une partie de la glande, avec douleur, rougeur, chaleur et tension de la peau, altération de la respiration, de la déglutition, de la phonation.

TRAITEMENT. — Il est essentiellement antiphlogistique : calomel à doses fractionnées à l'intérieur, saignées générales et locales, cataplasmes, etc. Lorsque la suppuration survient, il faut donner issue au pus, dès qu'il est rassemblé en foyer.

ARTICLE II. — Lésions traumatiques.

Les plaies du corps thyroïde sont le plus souvent compli-

quées de la lésion des vaisseaux du cou, de celle du larynx ou
de la partie supérieure de la trachée. Elles présentent une
certaine gravité, indépendante de ces complications, par le
fait de l'écoulement sanguin, qui peut être sérieux quand l'organe est sain, et qui le devient bien davantage lorsqu'il y a
un grand développement hypertrophique : aussi la principale
indication qui résulte de ces blessures est de combattre
l'hémorrhagie et d'en prévenir le retour par les moyens
ordinaires, en particulier par la ligature des artères thyroïdiennes.

ARTICLE III. — Tumeurs.

I. — *Goître.*

Sous le nom de *goître* on a désigné presque toutes les tuméfac
tions de la région antérieure du cou qui ont leur point de départ dans
le corps thyroïde : mais l'immense majorité des cas de goître ont
consisté dans l'hypertrophie simple de l'organe, et c'est cette hypertrophie que nous considérerons d'abord, pour passer ensuite en revue les autres tumeurs. On sait qu'elle est endémique dans certains
pays : aussi était-il rationnel d'en chercher la cause dans les conditions
climatériques, météorologiques, hygiéniques, etc., de ces régions, et
on a cru pouvoir rapporter son développement à la constitution chimique de l'air, de l'eau potable, sans que le point pathogénétique ait
été suffisamment élucidé pour cesser d'être discuté.

1° TRAITEMENT HYGIÉNIQUE. — Cependant on s'accorde, au
point de vue thérapeutique, à conseiller d'abord un ensemble
de moyens hygiéniques, dont les principaux sont le changement de climat, la recherche d'un air vif et sec, l'usage d'une
eau normale et iodée, d'une nourriture saine et substan-
tielle.

2° TRAITEMENT MÉDICAL. — L'*iode* et les *préparations iodées* ont
été prescrits à l'intérieur, et en applications locales (Coindet
de Genève) : mais le mode d'emploi de cette substance qui a
donné les plus beaux succès dans cette forme de goître hypertrophique où il y a seulement accroissement de la masse, sans
altération de tissu, est certainement la méthode des *injections
interstitielles* (Luton) ; c'est surtout la teinture d'iode qui a été
injectée, mais on peut aussi faire usage de solutions iodo-
iodurées, de solutions d'iodure de potassium et d'acide iodi-
que, d'huile iodée. Quant au reste du traitement dit médical,
émissions sanguines générales et locales, applications froides,
emplâtres fondants, onctions mercurielles, digitale à l'inté-

rieur, il donne des résultats plus contestables que l'emploi de l'iode, surtout en injections interstitielles.

3° TRAITEMENT CHIRURGICAL. — Les moyens chirurgicaux ont été suivis de revers nombreux et même d'accidents graves, car ils sont tous plus ou moins dangereux. La *compression* détermine de la gêne respiratoire ; le *séton*, la *ligature de la tumeur* par plusieurs ligatures doubles qui l'étranglent et interrompent complètement la circulation (Mayor), exposent à des périls sérieux ; la *ligature des artères thyroïdiennes* et des *carotides* (Larrey, Langenbeck) serait tout au plus applicable dans les cas de goître anévrysmatique ; il en est de même des *injections de perchlorure de fer* ; la *cautérisation* superficielle est impuissante ; profonde, elle est dangereuse : si on se décidait à la tenter, mieux vaudrait injecter quelques gouttes d'une solution concentrée de chlorure de zinc (Richet), que d'employer les flèches caustiques qui exposent assez souvent à l'hémorrhagie.

Il est cependant des cas où les symptômes dyspnéiques, asphyxiques même, sont si intenses (goître suffocant), qu'on ne saurait attendre, sans intervenir, le moment où les préparations iodées (à l'intérieur, en badigeonnages, en injections) auront produit l'effet atrophique qu'on recherche : on aura alors recours soit à un traitement palliatif, *incision de l'isthme thyroïdien* et *trachéotomie*, soit à un procédé curatif, *thyroïdectomie*, extirpation du corps thyroïde : ce procédé, avec l'aide du pansement de Lister, a donné quelques succès (E. Rose, Terrillon, Monod) qui autorisent, en cas d'urgence, à faire la même tentative.

II. — *Kystes.*

Les *kystes* du corps thyroïde sont le plus souvent *séreux* ou *sanguins ;* leur marche est généralement très lente, mais ils peuvent, à la longue, acquérir des dimensions considérables, au point de devenir non seulement un sujet de gêne, mais encore un danger pour les jours du malade, menacé de suffocation : il est alors indispensable d'intervenir.

TRAITEMENT. — L'*incision* expose à la lésion de vaisseaux importants, à une inflammation violente, à une suppuration grave, à une cicatrisation difforme ; il en est de même de l'*excision* et de l'*extirpation*, du *séton* (Maunoir), de la *cautérisation*. La *ponction simple* soulage immédiatement le malade, quand il souffre d'une dyspnée excessive, mais ce n'est qu'un moyen palliatif, le liquide se reproduisant : le meilleur procédé paraît consister dans les *injections iodées* dans la poche ;

celle-ci étant ponctionnée au moyen d un petit trocart, et un
tube à drainage étant passé par une contre-ponction, on injecte immédiatement une petite quantité de teinture d'iode
(pure ou au tiers) qu'on laisse séjourner pendant quelques
minutes; ou, ce qui vaudrait peut-être mieux, après avoir
évacué le liquide et drainé la tumeur on exerce une compression douce pendant quelques jours, au bout desquels on
fait pénétrer dans la cavité l'injection iodée qu'on renouvelle
les jours suivants (Demarquay); il est certain que ce procédé
compte de nombreux succès, mais que parfois aussi il est
l'origine d'accidents graves, tels que la suppuration diffuse du
cou (Velpeau, Gosselin).

III. — *Tumeurs fibreuses.*

Les *tumeurs fibreuses et crétacées* ne peuvent disparaître que
par l'extirpation : mais l'opération n'est indiquée que si des accidents résultent de la compression des organes voisins.

IV. — *Cancer.*

De même, dans le *cancer*, l'extirpation, seule opération rationnelle, ne doit être faite que si la tumeur est mobile et
peu volumineuse, ou en cas d'absolue nécessité : outre qu'elle
est dangereuse et difficile, l'opération est ordinairement inutile, le mal récidivant sur place ou se généralisant.

V. — *Tumeurs diverses.*

On a encore observé quelques cas, très rares, de *kystes hydatiques*, de *tumeurs colloïdes*, *osseuses*, *tuberculeuses*, *gazeuses*, du corps thyroïde. L'opportunité et les dangers de
l'opération sont les mêmes que dans les cas qui précèdent :
c'est dire que l'incision et l'ablation partielle ou totale exposent à des accidents graves sinon mortels, qui feront souvent
hésiter le chirurgien, et qui l'engageront à préférer un traitement simplement palliatif, mais inoffensif, à des procédés
curatifs, mais dangereux.

CHAPITRE XVIII

ARTICLE Iᵉʳ. — **Lésions traumatiques.**

Les plaies du pharynx sont généralement accompagnées de lésions semblables du larynx; on les observe dans ces larges blessures du cou siégeant à la région sus-hyoïdienne ou hyo-thyroïdienne (l'agent vulnérant étant alors dirigé en haut et en arrière), au fond desquelles on aperçoit, en raison de l'écartement énorme des bords, la cavité buccale ou pharyngienne.

TRAITEMENT. — Nous avons déjà eu l'occasion de parler de ces *plaies du pharynx*, et de dire combien il serait dangereux de réunir complètement les parties molles au-devant d'elles; nous avons vu que la position de la tête et les agglutinatifs étaient seuls permis comme moyens d'affrontement des lèvres de la solution de continuité, que l'usage de la sonde œsophagienne était presque toujours nécessaire pour nourrir le malade et empêcher l'issue par la plaie des liquides avalés par la bouche, qu'un traitement antiphlogistique énergique devait être institué pour prévenir ou combattre les accidents inflammatoires consécutifs, enfin qu'il fallait avoir présente à l'esprit la possibilité d'une fistule persistante, et chercher à en empêcher l'établissement en fermant ou au moins en rétrécissant la plaie, dès que la période de tuméfaction inflammatoire est passée.

Les mêmes considérations s'appliquent aux *plaies de l'œsophage*, qui s'accompagnent ordinairement de plaies de la trachée. Rarement elles sont *longitudinales*, leurs lèvres peuvent alors être suturées (Jobert); *transversales* ou *obliques*, elles intéressent une portion seulement ou la totalité du diamètre du conduit; dans le premier cas, elles seront traitées comme les plaies du pharynx; dans le second, il est plus difficile de faire pénétrer dans le bout inférieur la sonde destinée à introduire les aliments dans l'estomac; de plus, la fréquence et la persistance d'une fistule sont plus grandes, et l'emploi de la sonde peut être exigé pendant tout le reste de l'existence du malade.

ARTICLE II. — Corps étrangers dans l'œsophage.

Le plus souvent, ce sont des aliments avalés en trop grande quantité ou mal triturés ; ailleurs, des substances avalées accidentellement, seules ou mêlées aux aliments, pièces de monnaie, épingles, arêtes, petits os, etc. Ils restent libres dans la cavité du conduit ou s'implantent dans ses parois : les accidents primitifs qu'ils déterminent sont la douleur, la gêne, les efforts de vomissement, la difficulté de respirer, etc. ; ultérieurement ils déterminent une inflammation qui peut se terminer par suppuration, l'ulcération des parois, la formation d'abcès dans le voisinage, etc.

TRAITEMENT. — On fera bien de s'assurer d'abord de la perméabilité du conduit, en faisant avaler un gros morceau de mie de pain (de Saint-Germain), dont le rejet immédiat est une preuve certaine de la présence d'un corps étranger ; alors le siège de ce corps, qui est ordinairement la partie inférieure du pharynx ou le commencement de l'œsophage, peut être reconnu par l'index introduit aussi profondément que possible dans le pharynx ; si l'on a lieu de croire qu'on a affaire à une substance métallique, la sonde à résonnateur de Collin, dont l'extrémité manuelle est munie d'un tambour qui résonne au contact des métaux, lèvera les doutes, à moins toutefois que le corps soit enchatonné par la muqueuse : dans ce dernier cas, il faut se garder de chercher à l'extraire par des instruments qui pourraient blesser et déchirer la membrane.

On commencera par titiller le pharynx pour provoquer les efforts de régurgitation et de vomissement qui faciliteront l'expulsion du corps étranger : mais on n'insistera pas trop sur l'emploi des vomitifs, qui peuvent produire des accidents sérieux et amener la rupture de l'œsophage.

Si l'expulsion ne se fait pas spontanément, il faut extraire le corps étranger : lorsqu'il est arrêté à l'orifice supérieur de l'œsophage, il est quelquefois possible de l'entraîner au dehors avec les doigts, avec une pince ordinaire, ou avec une pince analogue à celle qui sert à l'arrachement des polypes du larynx ; lorsqu'il est enfoncé plus profondément, il faut avoir recours à des instruments spéciaux, crochets métalliques, et surtout panier de Grafe, modifié par Dupuytren, Denucé, etc. Lorsque ces tentatives restent sans effet, et que le corps n'est pas de nature à déchirer l'œsophage par ses aspérités, ou à produire des accidents par sa présence dans l'estomac, le moyen le plus simple est de le repousser dans ce ventricule, à l'aide d'une tige en baleine terminée par une olive d'ivoire, ou munie d'une éponge, d'un tampon de linge, qu'on pousse lentement, avec une force proportionnée aux douleurs accusées par le malade. Enfin, lorsque le corps étranger est la source d'accidents graves, qu'il ne peut être extrait par la bouche et que son séjour dans l'estomac aurait des inconvénients, l'œsophagotomie est la dernière ressource : c'est une opération difficile et grave qui ne doit être tentée qu'en cas d'absolue nécessité.

Les cas ne sont pas rares où des sangsues, avalées avec de l'eau de source, se sont implantées dans le pharynx et jusque dans l'œsophage, et ont déterminé des accidents graves, surtout par perte de sang : on peut ordinairement les saisir avec une pince à pansements, ou les chasser par l'eau vinaigrée ou fortement salée; dans un cas où les moyens ordinaires avaient échoué, des fragments de soufre furent projetés sur des charbons ardents, et quelques inspirations de la vapeur sulfureuse ainsi dégagée provoquèrent une forte toux qui amena la sortie d'une grosse sangsue.

ARTICLE III. — **Rétrécissements de l'œsophage.**

Anatomiquement, ces rétrécissements peuvent être constitués : 1° par l'épaississement de la membrane muqueuse et du tissu cellulaire sous-muqueux ; 2° par la formation d'un tissu cicatriciel ; 3° par l'hypertrophie des tuniques ; 4° par des productions hétéromorphes, par le cancer surtout (Follin).

Très rarement *congénitaux*, ils sont le plus souvent d'origine *cicatricielle* et consécutifs à l'ingestion de substances caustiques, acides concentrés, potasse caustique, sulfate d'indigo, etc.; ailleurs, ils sont le résultat d'une *inflammation* spontanée ou déterminée par la présence d'un corps étranger; l'*hypertrophie simple des tuniques*, la *dégénérescence cancéreuse*, la *diathèse syphilitique*, produisent une diminution de calibre de l'œsophage; enfin cette coarctation serait, plus souvent qu'on le croit généralement, de nature *spasmodique* (Duplay).

TRAITEMENT. — Un rétrécissement purement inflammatoire, traité dès le début, peut s'améliorer par l'emploi des *antiphlogistiques* : applications réitérées de sangsues, frictions (mercurielles, iodurées), révulsifs cutanés (vésicatoires, cautères); mais cette méthode est limitée dans ses applications et bien peu certaine dans ses résultats, lorsqu'elle est employée seule.

C'est à la *dilatation* qu'il faut donner la préférence, ce moyen réussissant, dans la grande majorité des cas, à amener une guérison complète. La dilatation *brusque et instantanée* est généralement abandonnée aujourd'hui et remplacée par la dilatation *progressive*, faite à l'aide de bougies à pointe conique et à corps cylindrique, dont le diamètre varie de 16 à 20 millimètres, et qui sont laissées en place pendant 5 ou 8 minutes, d'abord chaque jour, puis deux fois par semaine, puis de moins en moins souvent, mais pendant un temps fort long (Bouchard). Ces bougies cylindro-coniques, comme les longues bougies à renflement olivaire (Richet), réalisent beaucoup mieux la dilatation temporaire et progressive que les boules d'ivoire ou de métal employées communément, qui ne dilatent pas toujours d'une façon graduée et dont le passage détermine souvent des douleurs intenses et des vomissements pénibles (Richet, Guyon, Duplay) : elles réussissent surtout dans les rétrécissements spasmodiques, dans ceux qui sont produits par une inflammation chronique ; elles permettent même d'élargir progressivement le calibre du conduit lorsqu'il est diminué par le fait d'un repli valvulaire, de brides fibreuses.

Pourtant il est des cas où le succès n'est que temporaire : c'est alors qu'on a essayé des *cautérisations* d'abord superficielles, puis de plus en plus profondes (Ev. Homes, etc.), en les combinant à la dilatation progressive.

Lorsque l'emploi de ces moyens n'a pas permis d'ouvrir un passage même aux liquides alimentaires à travers le rétrécissement, il devient nécessaire de pratiquer l'*œsophagotomie interne* ou *externe* pour permettre la manœuvre plus directe des instruments dilatateurs, ou pour détruire l'obstacle, ou pour ouvrir une voie artificielle par laquelle les aliments pourront être introduits dans l'estomac.

Enfin certains rétrécissements très serrés, infranchissables et non dilatables (surtout après l'ingestion de substances caustiques) sont situés en un point tel que l'œsophagotomie externe n'est pas praticable : c'est alors qu'on a tenté la *gastrostomie* (établissement d'une bouche stomacale), qui a, dans un cas (Verneuil), été suivie de succès complet, et qui ne pourra l'être qu'à la condition que le malade, au moment de l'opération, ne soit pas encore plongé dans l'état d'anémie ou de cachexie qui a fait échouer les précédentes tentatives.

CHAPITRE XIX

TORTICOLIS

L'inclinaison vicieuse de la tête vers l'une ou l'autre épaule peut être liée à une *altération de la peau* ou du *tissu cellulaire sous-cutané* (cicatrices vicieuses), des *ganglions* (tumeurs ou hypertrophie), de la *colonne vertébrale* (carie, tubercules, mal sous-occipital) : nous avons déjà vu le moyen de traiter ces diverses affections, et de remédier, par conséquent, à la déviation céphalique dont elles sont l'origine.

Plus souvent, le torticolis dépend d'une *affection des muscles du cou*, sterno-mastoïdien, trapèze, peaucier, etc., qui a rompu l'équilibre entre les puissances musculaires placées de chaque côté de la colonne vertébrale, ou qui a déterminé la rétraction pathologique de leurs fibres : il peut donc être amené par toutes les causes capables de déterminer la paralysie ou la contracture, en particulier par le *froid* et la *diathèse rhumatismale*, par les *affections syphilitiques* des muscles, par les *lésions des centres nerveux*, par les *contusions violentes du cou*, etc. Le sterno-mastoïdien est le muscle le plus souvent affecté, ordinairement dans ses deux portions; quelquefois cependant le faisceau sternal est seul rétracté.

Traitement. — En cas de diathèse syphilitique, le *traitement spécifique* convient.

Pour les formes aiguës et rhumatismales du torticolis musculaire, on essaiera d'abord des *topiques émollients et narcotiques*, du *massage*, de l'*électricité*, puis des *sinapismes*, des *vésicatoires*, des *pommades irritantes* (ammoniacales, stibiées) : ces divers moyens, les derniers surtout, peuvent aussi être appliqués aux autres formes de torticolis, mais avec des chances de succès plus restreintes, de sorte que, le plus souvent, il faut en arriver au traitement vraiment chirurgical, à la *ténotomie du muscle sterno-mastoïdien*, portant sur la partie du muscle qui est rétractée, sur un de ses faisceaux ou sur les deux, et pratiquée d'arrière en avant pour éviter la lésion des vaisseaux. Immédiatement après la section, qui parfois doit intéresser quelques fibres du peaucier et du trapèze, la tête est facilement ramenée dans sa direction normale ; mais il faut l'y maintenir avec un simple bandage ou des appareils appropriés, collier en cuir moulé, minerves, etc.

CHAPITRE XX

MALADIES DE LA POITRINE

ARTICLE I. — **Affections inflammatoires.**

§ 1ᵉʳ. — ABCÈS DES PAROIS THORACIQUES.

Ces abcès sont ordinairement symptomatiques, et résultent soit d'une altération récente ou ancienne du *poumon* ou de la *plèvre* (corps étrangers, gangrène, kystes, tumeurs malignes du poumon, pleurésies aiguës ou chroniques), soit d'une lésion des *parois de la poitrine* (affection des côtes, des cartilages costaux, du sternum, symptomatiques de la diathèse scrofuleuse ou syphilitique ; contusions, frottements répétés, etc.).

TRAITEMENT. — Il doit d'abord s'adresser aux affections locales ou générales dont la collection purulente est un symptôme ; de plus, une indication résulte de l'apparition de l'abcès lui-même, c'est d'éviter sa migration à l'intérieur de la cavité thoracique, et de prévenir l'altération osseuse qui peut être consécutive à la présence du pus, ou d'en empêcher l'extension lorsqu'elle est primitive : or le moyen d'atteindre ce but est d'ouvrir le plus tôt possible la collection purulente, et de donner à l'incision une ouverture suffisante pour que le pus ne puisse stagner et s'altérer à l'intérieur de la poche ; celle-ci sera ensuite détergée et modifiée par des injections antiseptiques et légèrement irritantes (acide phénique, eau alcoolisée, teinture d'iode, etc).

§ 2. — ABCÈS DU MÉDIASTIN.

Les abcès idiopathiques, consécutifs à de véritables phlegmons développés dans le tissu cellulaire sous-cutané, sont extrêmement rares, et la marche aiguë ou chronique, la terminaison par résolution ou suppuration qu'on a voulu assigner à ces phlegmons (Boyer), sont conformes à la théorie, mais nullement basés sur des faits (Nélaton). Les abcès du médiastin sont donc presqu'exclusivement symptomatiques : tantôt ils sont consécutifs à un abcès du cou, tantôt à une contusion, une fracture, une carie du sternum, à la présence d'un corps étranger dans le médiastin, à une blessure de l'œsophage (Boyer).

TRAITEMENT. — Il variera avec la lésion qui a déterminé la

formation du pus ; mais il est dominé par une indication formelle et constante, celle de donner promptement issue au liquide. Lorsque l'abcès se présente au dehors, il est facile de l'ouvrir directement, sans attendre que le pus se fasse jour spontanément à l'extérieur ; mais lorsqu'on ne trouve de fluctuation en aucun point, lorsque l'ouverture par le bistouri est insuffisante, il faut appliquer une couronne de trépan à la partie antérieure de la poitrine, perforer le sternum : il est important de favoriser l'écoulement du pus, d'empêcher sa stagnation, et de se rappeler que ces abcès sont ordinairement anfractueux, irréguliers, ce qui met obstacle à la mise en contact de leur parois.

§ 3. — CARIE DES CÔTES ET DU STERNUM.

Nous venons de voir que cette affection se terminait souvent par la formation d'abcès qui se développent à l'extérieur ou dans le tissu cellulaire du médiastin, et que dans tous les cas il était nécessaire de donner issue au pus par la ponction, l'incision ou la trépanation suivies d'injections détersives et excitantes, ainsi qu'il convient dans toute collection purulente symptomatique d'une carie osseuse.

I. TRAITEMENT GÉNÉRAL. — Cette carie elle-même est justiciable d'un traitement interne, *tonique, antiscrofuleux* ou *antisyphilitique.*

II. TRAITEMENT LOCAL. — Nous avons déjà vu en parlant de la carie en général que lorsque l'altération est superficielle, la *rugination,* la *cautérisation,* avec le cautère actuel de préférence, suffisent. Quand toute l'épaisseur du sternum est envahie, on enlèvera toute la portion d'os malade par une ou plusieurs *couronnes de trépan,* qu'il y ait ou non un abcès formé. Enfin quand la carie a atteint une grande partie de l'étendue de la côte, on a conseillé de réséquer une portion de l'os, opération dangereuse et rarement justifiée.

ARTICLE II. — **Lésions traumatiques.**

§ 1er. — CONTUSION.

Les corps contondants peuvent agir non seulement sur les parois de la poitrine, mais en même temps sur les organes intra-thoraciques : on a même observé, surtout chez les jeunes sujets dont les arcs costaux sont flexibles, des déchirures du tissu pulmonaire avec intégrité de la charpente osseuse (Gosselin).

La mort peut être la conséquence presque instantanée de la contusion de la poitrine, qui, en tout cas, produit des accidents graves, dont les principaux sont des épanchements de sang ou de sérosité intrathoraciques, et des inflammations du poumon et de la plèvre.

TRAITEMENT. — C'est à prévenir ou à combattre le développement de ces phlegmasies traumatiques que doivent tendre les efforts du chirurgien, qui appliquera un traitement *antiphlogistique* proportionné à l'âge et aux forces du blessé : saignée générale, sangsues et ventouses scarifiées sur le point contus, applications froides, topiques belladonés et opiacés, etc.

§ 2. — PLAIES.

I. — *Plaies non pénétrantes.*

Dans cette variété, les parois thoraciques sont seules intéressées : la peau, les muscles, les vaisseaux, les os, les cartilages costaux, sont atteints par un instrument *piquant, tranchant, contondant*, ou par *un projectile de guerre*.

TRAITEMENT. — Les *plaies superficielles* n'offrent aucune indication particulière.

Celles qui intéressent les *muscles larges du thorax*, pectoraux, trapèze, grand dorsal, sont caractérisées par l'écartement qui se produit entre les bords de la solution de continuité : ceux-ci cependant peuvent être mis en contact par une position convenable du bras, par l'application de bandelettes agglutinatives et d'un bandage contentif, sauf dans les cas de plaies à lambeau, de divisions musculaires très étendues, d'écartement considérable, qui nécessitent quelques points de suture (J.-L. Petit).

La *lésion d'un vaisseau* est suivie, lorsque la plaie est large, d'une hémorrhagie d'intensité variable avec le volume de l'artère divisée ; quand la plaie est étroite, le sang, ne pouvant couler librement à l'extérieur, s'épanche entre les muscles du thorax, et donne naissance à une tuméfaction rapide, molle, fluctuante, puis dure : l'écoulement sanguin peut être assez abondant pour compromettre l'existence du blessé. Si l'artère est peu considérable, le tamponnement dans la plaie, la compression de la tumeur sanguine, peuvent suffire ; mais si l'abondance de l'écoulement ou la rapidité de l'épanchement peut faire supposer qu'un gros vaisseau a été ouvert, il est nécessaire d'aller à sa recherche et de le lier, en élargissant la plaie au besoin.

Nous avons déjà parlé des lésions traumatiques *du sternum et des côtes* (voir fractures et luxations). Les simples plaies de ces os peuvent être suivies de l'inflammation traumatique de la plèvre ou du poumon, et offrent tous les dangers des fractures par armes à feu.

Enfin les plaies des parois thoraciques *par projectiles de guerre* offrent aussi une gravité particulière : elles sont souvent suivies de pleurésie ou de pneumonie, dont il faut tenter d'enrayer le développement ; elles se compliquent souvent de la présence d'un corps étranger, balle, portions de vêtement, etc., qu'on extraira par la plaie ou par une contre-ouverture ; il est nécessaire de le soulever préalablement avec une spatule ou un poinçon lorsqu'il est engagé entre deux côtes ou qu'il a pénétré dans le sternum : dans le dernier cas, l'application d'une couronne de trépan peut être nécessaire.

En résumé, la principale indication qui résulte de toutes ces plaies non pénétrantes consiste à prévenir le développement des *phénomènes inflammatoires consécutifs*, après avoir remédié aux *accidents primitifs* que nous avons énumérés.

II. — *Plaies pénétrantes.*

Ici l'instrument vulnérant a traversé un des feuillets pleuraux ou blessé un des organes contenus dans la poitrine : ces plaies sont l'origine d'accidents nombreux et variables, qui peuvent exister isolément ou se combiner entre eux, et que nous allons passer en revue.

1° *Ouverture de la plèvre.*

Il est rare qu'un agent vulnérant se borne à ouvrir la cavité pleurale en lésant simplement le feuillet pariétal de la plèvre. Lorsqu'une pareille blessure existe, la pénétration de l'air dans la cavité thoracique, au moment de l'inspiration, peut produire un pneumothorax, l'affaissement du poumon, une pleurésie grave ; il peut y avoir complication d'épanchement sanguin, d'emphysème, etc.

TRAITEMENT. — La principale indication, au début, est de s'opposer à ce que l'air continue à s'introduire dans la plaie et dans la cavité pleurale : on ordonnera donc le repos le plus absolu ; on rapprochera les lèvres de la plaie, et on les recouvrira avec un ou plusieurs emplâtres de diachylon maintenus par un bandage de corps médiocrement serré. S'il y a imminence ou

commencement de développement de pleurésie traumatique,
on agira énergiquement par les antiphlogistiques et les révulsifs, locaux et généraux.

2° *Hernie du poumon.*

Tantôt le poumon, *au moment même de la blessure*, s'engage entre
les lèvres de la plaie des parois thoraciques; tantôt ce n'est qu'*au
bout d'un temps plus ou moins long* que le viscère fait une saillie sous
la paroi thoracique, dont il a poussé devant lui le point affaibli.

TRAITEMENT. — Le premier cas, *plaie avec issue du poumon*,
est assez rare, et ne peut apparaître que dans des conditions
spéciales (Nélaton, Malgaigne), le poumon tendant, en raison
de sa rétractilité normale, à s'affaisser dès que la plèvre est ouverte. Il faudrait réduire immédiatement la portion déplacée en
la repoussant doucement dans la cavité thoracique, après avoir
débridé la plaie extérieure au besoin; si l'on trouvait que la
partie herniée, étranglée par la plaie, est devenue livide, et
qu'elle est le siège d'une véritable gangrène, il ne faudrait pas
hésiter à la réséquer : ultérieurement, on appliquera le traitement qui convient à toutes les plaies pénétrantes de poitrine,
c'est-à-dire une médication antiphlogistique très active.

Dans le second cas, *hernie proprement dite*, le poumon, lentement déplacé en un point de la poitrine qui a perdu sa
résistance normale, est recouvert par les parties molles : c'est
donc sur les téguments qu'on agira pour réduire la hernie, et
pour faire la contention à l'aide d'un bandage muni d'une
pelote appropriée.

3° *Plaies du poumon.*

Ces plaies, pour peu qu'elles soient profondes, sont la source
d'accidents graves, souvent mortels, parmi lesquels l'hémorrhagie
et l'inflammation du parenchyme tiennent le premier rang. Lorsqu'un
petit vaisseau est lésé, tout peut se borner à une infiltration sanguine
limitée au voisinage de la plaie; plus souvent il y a une hémorrhagie
redoutable, une partie du sang s'infiltre dans le tissu pulmonaire,
l'autre s'écoule au dehors. De plus, il peut y avoir complication d'emphysème, de pneumothorax, etc.

TRAITEMENT. — Dans une plaie simple, la réunion des bords
de la solution de continuité extérieure, le repos le plus absolu, la compression modérée de la poitrine par un bandage

de corps, la glace intus et extra, la digitale à l'intérieur, sont les moyens à employer au moment même de la blessure : il s'agit avant tout d'empêcher la mort par hémorrhagie interne et externe. Ultérieurement, les antiphlogistiques seront mis en usage pour chercher à combattre le développement de la pneumonie.

4° *Emphysème.*

L'infiltration de l'air dans le tissu cellulaire se produit très rarement après une plaie de poitrine non pénétrante ; on l'a observée à la suite de certaines contusions du thorax, une fracture de côtes ; le plus souvent, c'est après une plaie pénétrante qu'elle paraît, que le poumon soit intéressé ou non par l'agent vulnérant (Dolbeau).

TRAITEMENT. — Tantôt l'emphysème est limité au voisinage de la plaie, et ne tarde pas à disparaître spontanément, ou sous l'influence d'une compression douce ; tantôt il est très étendu, et il est nécessaire de favoriser la disparition de l'air infiltré par des scarifications et de petites incisions pratiquées en différents points ; mais à cela doit se borner l'intervention du chirurgien, et il serait imprudent de faire de larges débridements au niveau de la poitrine dans le but de faire sortir directement l'air accumulé dans le thorax (Malgaigne).

5° *Épanchements dans la poitrine.*

I. *Épanchements de sang.* — Après une plaie de poitrine, il peut se faire un épanchement de sang dans la cavité de la plèvre par suite d'une lésion des artères de la paroi thoracique, d'une blessure du cœur, du poumon, ou des gros vaisseaux qui se trouvent dans la cavité thoracique : il se fait au moment même de la lésion, ou après la chute d'un caillot ou d'une eschare.

TRAITEMENT. — Beaucoup de chirurgiens ont donné le précepte de chercher, dans tous les cas, à évacuer le sang épanché, soit par aspiration avec une seringue en se servant de la plaie elle-même, soit par une ponction à travers les parties molles, soit par une incision avec l'instrument tranchant. Or ces manœuvres sont non seulement inutiles, mais encore dangereuses, dans les cas ordinaires (Trousseau et Leblanc) ; elles sont inutiles puisque, le sang se coagulant dès qu'il pénètre dans la cavité pleurale, il est impossible d'évacuer autre chose qu'une sérosité sanglante, tandis que le caillot reste dans les parties les plus déclives, et que, d'un autre côté,

ce sang, qui ne cause dans la plèvre qu'une irritation très
modérée, se résorbe avec une rapidité extraordinaire; elles
sont dangereuses, puisque, si on a recours à la ponction, en
vidant le sang à mesure qu'il s'épanche on empêche l'aplatissement du poumon, remède si puissant contre l'hémorrhagie,
et on met obstacle à la formation du caillot obturateur; si on
incise un espace intercostal, on introduit nécessairement
de l'air dans la cavité pleurale et cette introduction, quand
elle est renouvelée, amène infailliblement une pleurésie et un
hydropneumothorax très grave, par suite de l'altération putride du sang. De ce qui précède il résulte que le devoir du
chirurgien est d'éviter tout contact de l'air extérieur avec le
foyer de l'épanchement, et d'attendre la résorption naturelle
du liquide, en la favorisant peut-être par des émissions
sanguines générales, par des dérivatifs intestinaux, etc.

Mais il n'en est plus ainsi lorsque, du fait de la cause traumatique, une pleurésie a pris naissance, suivie d'un épanchement séro-sanguin, et surtout lorsque, malgré tous ses
efforts, le chirurgien voit un épanchement d'air s'ajouter à
l'épanchement sanguin : dans ce dernier cas, en effet, une
inflammation violente s'allume, le sang ayant subi une décomposition putride, et il faut donner une large issue au
liquide collecté, comme si celui-ci avait été purulent d'emblée,
par la *thoracocentèse*.

II. *Epanchement de pus.* — Les épanchements de pus dans
la poitrine, d'origine traumatique, tiennent le plus souvent à
la décomposition putride du sang accumulé dans la cavité
pleurale; ils peuvent aussi dépendre de la présence d'un
corps étranger intra-thoracique. Ailleurs, ils sont consécutifs
à une pleurésie aiguë ou chronique, d'origine interne, et
appartiennent alors au domaine médical.

TRAITEMENT. — L'opération qui a pour but l'évacuation des
liquides accumulés dans la plèvre, quelles qu'en soient la nature et l'origine, est la *thoracocentèse* ou *paracentèse de la poitrine* dont nous venons de voir les indications chirurgicales.
C'est avec un trocart ordinaire, ou mieux avec la seringue
aspiratrice de Dieulafoy, qu'on la pratique, soit dans un point
dit *lieu de nécessité*, lorsqu'il correspond à un foyer limité
par des adhérences, qui se trouve indiqué par l'œdème de la
peau et l'amincissement des téguments, soit dans le lieu dit
d'*élection*, en un point suffisamment déclive et où l'on ne
peut craindre la lésion du diaphragme ou de vaisseaux
importants : ce point est le sixième ou le septième espace
intercostal, en comptant de haut en bas, à 5 centimètres

environ en dehors du niveau du bord externe du grand pectoral (Trousseau), ou, si l'on prend pour point de départ le rebord inférieur des fausses côtes, on ponctionnera ou on incisera à trois travers de doigt au-dessus de ce rebord du côté droit, et à deux et demi du côté gauche (Nélaton). Après avoir évacué le liquide, il est important d'en empêcher la reproduction et surtout de prévenir la putridité de la quantité que peut encore contenir la plèvre, par des lavages répétés, par des injections iodées, qui peuvent être faites à l'aide d'un tube à drainage (Chassaignac) ou d'un siphon spécial (Potain).

6° *Plaies du cœur.*

Les plaies dites *non pénétrantes*, l'instrument (ordinairement piquant et tranchant) s'arrêtant dans l'épaisseur d'une des parois, sont rares, et intéressent exclusivement les ventricules : l'analogie permet de supposer qu'elles peuvent guérir quand elles sont simples, mais elles exposent aux mêmes phénomènes inflammatoires que les plaies pénétrantes ; compliquées de la lésion d'un des vaisseaux coronaires, elles sont rapidement mortelles.

Les plaies *pénétrantes* présentent des différences relatives à leur étendue, et à leur état de simplicité ou de complexité. Les *piqûres* produites par un instrument très fin n'auraient pas d'action fâcheuse sur le cœur (Velpeau, Bretonneau) ; lorsque l'instrument a un certain volume, ou lorsqu'il est à la fois *piquant et tranchant*, la blessure, ordinairement bouchée par un caillot, peut se cicatriser ; mais très souvent le péricarde est le siège d'un *épanchement* qui comprime le cœur : de plus, il peut survenir une *péricardite* ou une *endocardite*, surtout quand un *corps étranger* est resté dans la plaie (Raynaud). Enfin ces plaies se compliquent souvent de la lésion des organes thoraciques ou abdominaux, du poumon surtout, puis du diaphragme, du foie, de l'estomac, des vaisseaux de la base du cœur. En somme, on a observé des exemples incontestables, mais extrêmement rares, de guérison (Dupuytren, Velpeau, Tillaux). Quelquefois le blessé a vécu quelque temps après l'accident, puis la mort est survenue par péricardite, ou par hémorrhagie secondaire et compression du cœur, un caillot s'étant détaché. Enfin ces deux causes, hémorrhagie et compression cardiaque, amènent instantanément ou presque instantanément la mort dans un certain nombre de cas.

TRAITEMENT. — Il consiste à *favoriser la formation d'un caillot obturateur*, à en *prévenir la chute*, à *combattre l'inflammation consécutive* : l'immobilité la plus absolue est de rigueur, on évitera les émotions aussi bien que les efforts : la plaie extérieure sera hermétiquement close, des applications réfrigérantes resteront en permanence sur la région cardiaque ; en même temps, la force du cœur sera modérée par de nombreuses saignées générales, par l'administration de la digitale et de la digitaline. Les *corps étrangers* seront extraits avec précaution s'ils font saillie à l'extérieur ; dans le cas contraire, on s'abstiendra de toute recherche dans le tissu même du cœur. Enfin la *péricardite* sera traitée par les moyens ordinaires, antiphlogistiques et révulsifs : saignée générale, ventouses scarifiées, vésicatoires, etc.

Les *épanchements de sang* dans le péricarde, une des plus graves complications des plaies du cœur, entraînent fatalement la mort et sont au-dessus des ressources de l'art. Il n'en est pas de même des *épanchements de sérosité*, qui, lorsqu'ils sont assez abondants pour menacer l'existence, nécessitent une opération chirurgicale, palliative sinon curative, la *paracentèse du péricarde*, suivie ou non d'injection iodée (Aran, Larrey, Velpeau, Jobert, Trousseau, etc.) : le lieu d'élection se trouve le long du bord gauche du sternum, dans le cinquième espace intercostal ; on peut faire la ponction avec un trocart (Aran, Dieulafoy, Frémy) ; mais il peut se faire que le cœur, au lieu de fuir devant l'instrument, se lance à sa rencontre et vienne s'embrocher (Senac) ; mieux vaudrait donc se servir du bistouri pour inciser couche par couche jusqu'à ce qu'on soit arrivé sur la poche, qu'on ponctionne alors avec un trocart de façon à faciliter l'écoulement du liquide au dehors par la canule.

7° *Plaies du diaphragme.*

Le diaphragme peut être blessé par un *instrument piquant, tranchant* ou *contondant*, agissant de haut en bas, de la poitrine vers l'abdomen, ou inversement, et le plus souvent il existe en même temps une lésion des organes profonds, foie, rate, estomac, poumon, etc. Parfois, il est *déchiré par un fragment de côte*, sans que les téguments soient intéressés. Enfin on l'a trouvé *rompu* à la suite de violentes contusions de l'abdomen ou de grands efforts de vomissement.

Le principal accident consécutif consiste dans une inflammation qui, se propageant à la plèvre ou au péritoine, amène souvent la mort. Si la guérison est obtenue, c'est au prix de troubles fonctionnels variables avec la nature des organes atteints ou déplacés : constipation, coliques, vomissements, etc.

Traitement. — C'est dans une position convenable du blessé

qu'on trouvera le principal élément de réunion de la solution
de continuité : il sera donc placé dans le décubitus dorsal, les
parois abdominales maintenues dans le plus grand relâchement possible, la tête et le tronc soulevés par des oreillers,
les jambes fléchies sur les cuisses, celles-ci fléchies sur le
bassin et fixées dans cette position par quelques liens appropriés ; enfin l'abdomen sera légèrement incliné, afin que les
viscères contenus dans cette cavité y retombent par leur
propre poids, et ne s'échappent pas vers la cage thoracique
par l'ouverture du muscle.

§ 3. — Corps étrangers dans la poitrine.

C'est une complication fréquente des plaies de poitrine. Les corps
étrangers peuvent être constitués par un fragment de l'agent vulnérant, un projectile, une portion de vêtements, une esquille, etc.; leur
situation est également variable.

I. — *Corps étrangers des parois thoraciques.*

Traitement. — L'extraction avec les doigts ou une pince est
facile lorsqu'ils sont implantés dans les parties molles ; il en est
de même lorsque, fixés dans un os, ils offrent une saillie suffisante pour pouvoir être saisis ; quand, au contraire, cette saillie
n'existe pas, la recherche et l'extraction sont plus difficiles : c'est
dans ce cas qu'on a proposé d'introduire sous une côte un doigt
armé d'un dé à coudre pour repousser le corps de dedans en
dehors (Gérard); ce procédé n'est évidemment applicable que
lorsqu'une large plaie permet l'introduction du doigt. Une
balle restée dans la plaie sera extraite par l'ouverture d'entrée ou par une contre-ouverture ; il sera nécessaire de la
dégager d'abord avec une spatule ou un poinçon si elle est
engagée dans le sternum ou entre deux côtes ; parfois même
il faudra agrandir l'ouverture osseuse au moyen d'une couronne de trépan. Lorsque la balle a produit deux ouvertures,
il est probable qu'il n'y a pas de corps étranger : on devra
cependant s'assurer avec le doigt ou avec une sonde que des
fragments de vêtements ou d'os n'ont pas été entraînés dans
la plaie par le projectile.

II. — *Corps étrangers du médiastin.*

Traitement. — Ils déterminent l'inflammation du tissu cellulaire de cette région : aussi doit-on les extraire promptement avec une pince droite ou courbe, après avoir élargi par le trépan l'orifice d'entrée, à moins toutefois qu'en raison de leur situation on n'ait à craindre de les enfoncer davantage par les manœuvres d'extraction ; mieux vaudrait dans ce cas les abandonner à eux-mêmes et traiter ultérieurement les accidents auxquels ils donnent lieu.

III. — *Corps étrangers de la plèvre.*

TRAITEMENT. — Ils descendent par leur propre poids jusque dans les parties les plus déclives de la cavité pleurale, à moins que des adhérences ne les retiennent au niveau de la plaie : dans ce dernier cas, il est facile de les extraire ; mais lorsqu'une balle est perdue dans la cavité pleurale et ne saurait être atteinte que par une contre-ouverture, l'incertitude est grande au sujet du point sur lequel celle-ci doit porter : il serait donc préférable d'abandonner la balle dans la poitrine, en se tenant prêt à parer aux accidents qui peuvent résulter de son séjour, et dont les principaux sont une inflammation de la plèvre, avec épanchement séreux ou purulent ; la thoracocentèse est donc alors indiquée, et peut donner issue au corps étranger en même temps qu'au pus.

IV. — *Corps étrangers du poumon.*

TRAITEMENT. — Ils peuvent s'enkyster dans le parenchyme sans déterminer d'accidents. Mais le plus souvent leur présence est l'origine d'une pneumonie suivie de suppuration diffuse ou limitée : dans ce dernier cas, l'abcès, contractant des adhérences avec la plèvre pariétale, vient faire saillie à l'extérieur, et la guérison est possible après l'ouverture spontanée ou artificielle de la collection purulente, qui donne passage au corps étranger.

ARTICLE III. — **Tumeurs du médiastin.**

Le plus souvent, les tumeurs de cette région sont formées aux dépens du cœur, de l'aorte, du péricarde, etc. Celles qui prennent naissance dans le tissu cellulaire même du médiastin sont rares : les tumeurs cancéreuses sont les plus fréquentes, encéphaloïdes plus souvent que squirrheuses ; on a observé des kystes de diverse nature (Desault, Larrey), des adénopathies inflammatoires ou tuberculeuses (Hérard, Rilliet et Barthez, Velpeau, etc.).

Toute tentative opératoire doit être repoussée, malgré la gravité des symptômes qui accompagnent ces tumeurs, et le chirurgien se trouve complètement désarmé.

Quant aux anévrysmes et aux abcès, nous en avons parlé précédemment.

CHAPITRE XXI

MALADIES DES MAMELLES

ARTICLE I. — **Affections inflammatoires.**

§ 1er. — Erythème.

On l'observe chez les nourrices dont le bout du sein est mal conformé, trop mou ; ou chez celles dont le mamelon est continuellement irrité par les liquides que laisse écouler la bouche d'un nourrisson malade.

Traitement. — Dans le premier cas, les succions, l'emploi de bouts de sein artificiels, les lotions toniques et astringentes, modifient l'état local ; dans le second, on s'attachera à entretenir propre la bouche de l'enfant.

§ 2. — Eczéma.

Cette affection rebelle peut occuper une ou les deux mamelles, sans que le reste du corps en présente aucune trace.

Traitement. — Après avoir fait tomber les croûtes par des cataplasmes émollients, on enduit les surfaces ulcérées avec un mélange de beurre frais et de sucre en poudre, ou avec une pommade alcaline, au calomel, soufrée. Si la maladie est rebelle, on fera de légers attouchements avec une solution concentrée de nitrate d'argent (Velpeau), de nitrate acide de mercure. En même temps, on prescrira des bains généraux, sulfureux ou alcalins, des purgatifs répétés, et, s'il y a un vice syphilitique, un traitement spécifique (Velpeau).

§ 3. — Excoriations, Gerçures, Crevasses.

Chez les femmes jeunes, à peau fine, qui nourrissent pour la pre-

mière fois, on voit souvent apparaître, dans les premiers jours de
l'allaitement, des excoriations plus ou moins superficielles, qui sont
le prélude de gerçures, de fissures, de crevasses : toutes ces lésions
sont des degrés différents d'une même affection, dont les principales
causes sont une mauvaise conformation de l'organe et un état maladif
de la bouche du nourrisson. Très douloureuses, surtout au moment de
la succion, elles sont souvent le point de départ de phlegmasies glandulaires.

TRAITEMENT. — On s'efforcera d'abord de donner au mamelon une forme convenable, et d'en prévenir le ramollissement,
qui précède les excoriations, par des lotions astringentes ou
toniques, infusion vineuse de roses de Provins, solution de
tannin, décoction de feuilles de noyer. Les ulcérations, lors·
qu'elles se seront produites, seront souvent et soigneusement
lavées avec de l'eau de guimauve, puis légèrement cautérisées
avec un crayon de nitrate d'argent ou une solution du même
sel au 1/10. Dans l'intervalle des lotions, il est important de
mettre les parties à l'abri du contact de l'air, de la salive, et
c'est dans ce but qu'on a l'habitude de les couvrir de cérat,
de cold-cream, de beurre de cacao, etc. ; mieux vaudrait la
glycérine, ou mieux encore une couche épaisse de collodion
(Lannelongue). L'emploi de mamelons artificiels est absolument nécessaire pour continuer l'allaitement.

§ 4. — PHLEGMONS ET ABCÈS.

I. — *Phlegmons et abcès superficiels.*

I. — L'inflammation du *mamelon* présente deux variétés (Velpeau) :
tantôt elle siège dans les conduits lactés, et est dangereuse pour l'enfant qui peut avaler avec le lait une certaine quantité de pus; tantôt
elle siège dans le parenchyme de l'organe et peut donner lieu à un
abcès globuleux.

TRAITEMENT. — Au début, les résolutifs, les onctions mercurielles, seront employés pour prévenir la suppuration. Si celle-
ci s'établit, la sortie du pus sera abandonnée à la nature
lorsque l'abcès siège dans les conduits, mais l'allaitement sera
formellement proscrit.

II. — Il existe aussi deux espèces d'inflammation de l'*aréole* (Velpeau)
l'une cutanée, l'autre profonde (siégeant dans les conduits galactophores).

TRAITEMENT. — Il faut d'abord faire disparaître les gerçures et les crevasses, qui sont la cause ordinaire de l'inflammation ; le sein sera régulièrement vidé au moyen d'une ventouse à pompe ; enfin dès que la fluctuation sera évidente, on ouvrira le foyer purulent.

III. — Le phlegmon du *tissu cellulaire sous-cutané* est le plus souvent simple, *circonscrit* ; rarement, il est *diffus*.

1° Le *phlegmon circonscrit* reconnaît pour causes : d'abord une prédisposition générale, puis une violence extérieure locale, une contusion, les frottements répétés du corset, les brûlures, les gerçures et autres inflammations tégumentaires ; enfin l'engorgement laiteux, surtout à la suite d'un allaitement interrompu, paraît avoir une grande importance étiologique. Ses caractères sont les mêmes que dans les autres régions ; il se termine par résolution ou par suppuration.

TRAITEMENT. — La résolution sera cherchée par les moyens ordinaires : saignées générales et locales, topiques émollients, onctions mercurielles, légère compression de la mamelle, qui sera en même temps soutenue par un bandage, large vésicatoire volant sur toute la région enflammée (Velpeau) ; à l'intérieur, boissons délayantes et légèrement laxatives ; purgatifs au besoin. Si un abcès s'est formé, une incision dans le point le plus déclive donnera rapidement issue au pus. L'allaitement ne doit pas être supprimé : car la glande mammaire ne participe pas à la phlegmasie, et un nouvel engorgement laiteux naîtrait de cette suppression.

2° Le *phlegmon diffus*, heureusement rare, peut amener le décollement de la mamelle et de la trame vasculaire de la glande : des accidents très graves, souvent mortels, peuvent en résulter.

TRAITEMENT. — Au début, on mettra en œuvre le traitement antiphlogistique le plus actif que les forces de la malade puissent supporter. Dès que la fluctuation sera perçue, il faudra songer à prévenir le décollement et l'amincissement de la peau, non seulement par des incisions multiples et profondes, mais aussi par l'établissement d'une ou plusieurs contre-ouvertures, et par le passage de tubes à drainage, qui, en même temps qu'ils assureront l'écoulement du pus, permettront de faire dans le foyer des injections détersives et antiseptiques.

II. — Phlegmons et abcès sous-mammaires.

Ces collections purulentes, situées derrière la mamelle, dans le tissu cellulaire qui se trouve entre elle et les parois thoraciques, sont très rares. On peut les observer à la suite d'un traumatisme, ou chez les femmes débilitées par la variole, la fièvre typhoïde, etc.; le plus souvent, elles sont consécutives à une affection des parois de la poitrine (maladies du squelette) ou des organes pulmonaires (pleurésie enkystée, cavernes, etc.). Rarement limitées, elles tendent à envahir toute la base de la mamelle.

Traitement. — La thérapeutique locale a peu de prise sur cette variété de phlegmon (Velpeau) : cependant on peut, au début, essayer les antiphlogistiques, sangsues, cataplasmes laudanisés. L'émétique à haute dose, le calomel à doses fractionnées, les purgatifs répétés, seraient plus actifs : toutefois ce n'est que dans les premiers jours qu'on peut compter, d'une façon limitée, sur leur efficacité. Dès que la présence du pus est constatée, il faut pratiquer une large ouverture dans le point le plus déclive de la circonférence de la glande, puis exercer une compression assez forte pour amener le recollement des parois.

Assez souvent, ces collections rétro-mammaires sont déterminées par une phlegmasie de la glande, qui peut donner naissance à un second abcès communiquant avec le premier par un canal rétréci et s'avançant parfois vers les téguments, de façon qu'il existe une ou plusieurs poches sous-cutanées : on les ponctionnera successivement, en même temps qu'un tube à drainage sera placé dans le canal de communication.

III. — *Phlegmons et abcès du parenchyme glandulaire (Adénites mammaires).*

Très rarement, le phlegmon glandulaire résulte d'une violence extérieure; ses causes principales sont un engorgement des conduits galactophores et une gerçure du mamelon. Chez une femme récemment accouchée, le lait s'accumule et séjourne dans la glande soit parce que la sécrétion est trop abondante, soit parce que la mère tarde trop à donner le sein ou ne le donne pas: l'allaitement commencé n'a pas été continué, la plupart du temps, parce qu'une fissure douloureuse a amené à ne pas donner le sein d'un côté, ou il a été brusquement interrompu, sans qu'il y ait de crevasses, par la mort du nourrisson, par exemple. Il en résulte un engorgement laiteux qui peut se terminer par résolution, mais qui le plus souvent n'est que le prélude du phlegmon du sein ; le développement de l'inflammation glandulaire est encore hâté par la présence d'une gerçure, qui, sans cesse irritée par le contact du lait et de la salive, est le point de départ d'une angioleucite qui se propage rapidement à la profondeur de l'organe (Nélaton).

Traitement. — Lorsqu'une nouvelle accouchée se trouve dans les conditions qui précèdent, il faut d'abord *remédier à l'engorgement laiteux* en diminuant la sécrétion par une nourriture peu abondante, des diaphorétiques ou des laxatifs, des purgatifs même si le sevrage est décidé, et en favorisant l'excrétion du lait par tous les moyens possibles, surtout en vidant la mamelle par des succions répétées.

Puis on cherchera à *faire avorter le phlegmon* par l'emploi des antiphlogistiques et des résolutifs, des cataplasmes émollients, des onctions mercurielles, belladonées, des frictions avec le liniment ammoniacal camphré, de la compression.

Dès que le pus est formé, il faut cesser de donner le sein à l'enfant. Les abcès seront ouverts seulement quand la fluctuation est bien manifeste, par des ponctions successives de chaque foyer à mesure qu'ils paraîtront. Quelques chirurgiens trouvent même préférable d'attendre l'ouverture spontanée de de ces abcès, le bistouri, suivant eux, ayant l'inconvénient d'ouvrir les canaux lactés et de laisser souvent des fistules intarissables, en même temps que l'incision est une source fréquente d'érysipèle (Gosselin) : pourtant cette opinion est bien exclusive, et il semble rationnel, en cas d'abcès multiples, de faire de larges débridements, de passer au travers de la glande un ou plusieurs tubes à drainage, et de pratiquer par ces tubes des injections détersives (Lannelongue, Chassaignac) ; cette méthode prévient la stagnation du pus lorsque le trajet est anfractueux et que la compression est insuffisante pour vider le foyer. Nous verrons plus loin le traitement des fistules consécutives.

§ 5. — Inflammations chroniques, engorgements.

I. — L'*eczéma* a une grande tendance à devenir chronique.

II. — Toutes les variétés de *phlegmasies* aiguës se résolvent difficilement ; il reste alors dans la mamelle, après une longue suppuration, des indurations qui persistent longtemps, mais qui finissent généralement par disparaître spontanément ou avec l'aide des topiques résolutifs et de la compression.

III. — Les *abcès* de la glande mammaire *idiopathiques*, qui ont d'emblée une marche lente, chronique, et qui peuvent succéder aux noyaux durs, plus ou moins volumineux, qu'on rencontre chez la plupart des femmes qui ont nourri, sont extrêmement rares.

Traitement. — C'est celui des abcès froids : la poche purulente est largement ouverte par le bistouri et remplie chaque jour de boulettes de charpie qui irritent sa face interne (Velpeau), ou elle est ponctionnée et drainée par un tube en caoutchouc par lequel on pousse des injections iodées (Chassaignac).

IV. — Les *abcès symptomatiques* chroniques sont bien plus fréquents : ils proviennent des lésions des côtes, des cartilages costaux, du sternum, du médiastin, du poumon ; ils ont une marche lente, mais présentent très souvent des poussées aiguës.

TRAITEMENT. — Il est le même que pour les abcès idiopathiques.

V. — On distingue quatre espèces d'*engorgement* de la mamelle (Velpeau) :

L'*engorgement physiologique*, qui s'observe aux époques menstruelles et au commencement de la grossesse, et qui disparaît rapidement sans aucun traitement ;

L'*engorgement hypostatique*, particulier aux femmes à mamelles molles et pendantes, qui n'est pas davantage une maladie ;

L'*engorgement simple*, consécutif à une violence extérieure, à la lactation, aux troubles de la menstruation, qui occasionne très rarement des douleurs assez vives pour qu'une action énergique soit nécessaire : dans ce cas, on a conseillé de faire des ponctions avec un bistouri à lame étroite (Velpeau) ; le plus souvent, la compression, les pommades fondantes et résolutives, les cataplasmes, suffisent ;

Enfin l'*engorgement symptomatique*, induration consécutive aux abcès du sein, qui disparaît spontanément, mais après un temps souvent très long.

§ 6. — FISTULES.

I. *Fistules laiteuses*. — Nous avons vu qu'elles étaient souvent consécutives aux incisions faites pour évacuer le pus d'un abcès ; elles peuvent aussi résulter de la rupture d'un conduit galactophore ou de l'ouverture spontanée d'une collection purulente.

TRAITEMENT. — Il est presque impossible d'en obtenir l'oblitération tant que l'allaitement est continué. La compression, la cautérisation, les injections irritantes ou caustiques (teinture d'iode, solution de nitrate d'argent, etc.) sont les meilleurs moyens à employer.

II. *Fistules séro-muqueuses*. — Étrangères à la sécrétion lactée, elles ont pour point de départ un petit kyste formé par la dilatation d'un canal galactophoré.

Traitement. — Elles sont très rebelles à la thérapeutique ordinaire : la compression unie aux injections irritantes est encore le procédé le plus propre à amener l'oblitération.

III. *Fistules purulentes.* — Elles sont consécutives aux abcès profonds, et peuvent guérir par la cessation de la suppuration qui les entretient.

Traitement. — Des injections irritantes seront faites dans le foyer, et, si le trajet est très anfractueux, il pourra être utile de le rendre rectiligne par l'instrument tranchant.

Toutes ces fistules peuvent être entretenues, en outre des altérations locales, par un vice constitutionnel contre lequel un *traitement général* approprié devra être mis en usage.

ARTICLE II. — Lésions traumatiques.

I. — Les *plaies* n'offrent aucune particularité, en dehors des deux points suivants : y a-t-il ouverture des canaux galactophores? a-t-on affaire à une plaie de la mamelle seule ou à une plaie pénétrante, de la poitrine? la seconde question est souvent difficile à résoudre (Lannelongue).

II. — Les *contusions* de la mamelle sont extrêmement fréquentes, en raison de la situation et de la saillie de l'organe, surtout pendant l'allaitement. Elles sont immédiatement suivies d'une douleur vive, puis de l'apparition d'une infiltration sanguine, d'une simple ecchymose, ou de la formation d'une bosse ou d'une tumeur sanguine dans la glande même ou dans le tissu cellulaire sous-mammaire : cette tumeur peut disparaître par résorption ou s'enflammer.

Traitement. — C'est cette inflammation dont il faut empêcher le développement en employant dès le début un traitement antiphlogistique en rapport avec la violence de la contusion, l'âge et la constitution du sujet : sangsues en grand nombre, cataplasmes laudanisés, etc. ; après la disparition de la douleur, les onctions avec l'onguent napolitain ou une pommade à l'iodure de plomb, et la compression, feront peu à peu disparaître les noyaux indurés qui persistent parfois très longtemps.

III. — Il n'est pas très rare d'observer, en dehors du traumatisme, et à l'époque des règles, des *taches ecchymotiques* de la mamelle qui apparaissent *spontanément* et s'accompagnent de douleurs vives et de gonflement; du sang peut même s'écouler par le mamelon. Cette affection ne nécessite aucun traitement, l'ecchymose disparaissant en quelques jours sans laisser de traces.

IV. — Enfin les *brûlures*, assez fréquentes, peuvent détruire le mamelon, oblitérer les orifices des canaux galactophores : la mamelle couturée par des cicatrices difformes, contre lesquelles le chirurgien ne peut lutter avec efficacité, devient incapable de remplir ses fonctions.

ARTICLE III. — **Tumeurs.**

Les tumeurs du sein présentent une constitution anatomique et des caractères cliniques extrêmement variables ; cependant on peut les diviser en deux grandes classes :

Les *tumeurs bénignes* : hypertrophie générale de la glande, hypertrophie partielle (adénôme), fibrômes, lipômes, galactocèles, kystes, tumeurs osseuses et calcaires, névrômes ;

Les *tumeurs malignes* : sarcômes, carcinômes.

§ 1er. — HYPERTROPHIE GÉNÉRALE.

Caractérisée par un développement exagéré de l'organe, par un accroissement dans la masse, continu, uniforme et sans douleur, par l'augmentation des lobules de la glande sans changement de texture (Labarraque), l'hypertrophie affecte le plus souvent les deux mamelles (Nélaton) ; outre la difformité qu'elle produit, elle peut déterminer des altérations fonctionnelles sérieuses, des troubles menstruels, l'altération de la voix et de la respiration, la perte d'appétit, des forces, une fièvre hectique, un épuisement mortel.

TRAITEMENT. — L'affection ne doit donc pas être abandonnée à elle-même : or la première et la principale indication thérapeutique est d'empêcher la congestion mammaire en *régularisant la menstruation*, dont la suppression paraît être la cause la plus active de l'hypertrophie : on insistera sur les *emménagogues*, et en même temps on fera une ou plusieurs *saignées générales*, des applications de *sangsues*; la *compression* pourra rendre des services; on a conseillé l'usage des *purgatifs*, des *vomitifs*, du *calomel* à doses fractionnées, des *préparations iodées* intus et extra; le régime doit être peu substantiel. Si malgré tout on voit apparaître et persister des symptômes graves et des troubles fonctionnels sérieux, il faut en venir à l'*extirpation* totale ou partielle.

§ 2. — Adénômes.

L'adénôme pur, constitué par l'hypertrophie partielle de la glande, par la génération d'éléments glandulaires nouveaux (Velpeau, Robin, Lebert) est rare (Richet, Cornil et Ranvier); ordinairement il précède ou accompagne l'hypertrophie du tissu interstitiel (Cadiat) : cependant il peut exister seul et indépendamment des tumeurs sarcomateuses ou fibro-cystiques de la mamelle, dont il est fréquemment l'origine (Ranvier), sans que cette transformation soit fatale.

Le plus souvent unique, il a une marche ordinairement insensible et très lente ; quelquefois pourtant il procède par saccades, mais n'altère pas la santé générale. Les troubles de la menstruation paraissent jouer un grand rôle dans son développement : souvent une violence extérieure constitue la cause déterminante.

I. Traitement palliatif. — Si la tumeur est peu volumineuse, on peut se borner à un traitement palliatif : mercuriaux et iodure de potassium à l'intérieur, bains alcalins, purgatifs salins ; vésicatoires volants, emplâtres de ciguë, de Vigo, etc., sur la tumeur, émissions sanguines locales, compression longtemps prolongée : en même temps, le sein sera soutenu par un bandage ou un corset offrant un point d'appui suffisant. A défaut de guérison, on pourra ainsi obtenir une diminution de la tumeur, qui, du reste, peut rester stationnaire ou rétrograder spontanément (Lannelongue).

II. Traitement curatif. — Mais si ces moyens ont échoué, si la tumeur augmente de volume, devient gênante, douloureuse, et se ramollit, si surtout l'écoulement de sang par le mamelon et l'apparition de douleurs permanentes annoncent le prochain accroissement de l'adénôme (Broca), l'opération est indiquée ; l'*extirpation* est en général facile, ces productions étant parfaitement limitées et indépendantes des tissus ambiants (Velpeau).

§ 3. — Fibrômes.

Ce sont des tumeurs bénignes, à développement très lent, qui, diffuses, constituent une bonne partie des tumeurs décrites sous le nom d'hypertrophie générale, et circonscrites font partie des tumeurs adénoïdes. L'*abstention opératoire* est la règle générale (Lannelongue) : l'extirpation serait d'ailleurs très facile, et non suivie de récidives.

§ 4. — Lipômes.

Ils n'offrent aucune gravité et peuvent sans inconvénient être abandonnés à eux-mêmes : leur accroissement seul nécessiterait l'*énucléation*.

§ 5. — Galactocèles.

Ces tumeurs sont formées par du lait (ou un de ses éléments) qui tantôt s'infiltre dans le tissu cellulaire, tantôt se réunit dans un véritable kyste. La variété *par infiltration* est toujours aiguë et coexiste avec un état inflammatoire de la mamelle ; le *kyste* seul constitue le véritable galactocèle (Forget).

Ces kystes ont une marche très lente, et disparaissent parfois spontanément. C'est en général pendant la durée de la lactation qu'ils prennent naissance, probablement par l'accumulation du lait dans un canal galactophore dont l'orifice est oblitéré.

Traitement. — On emploiera d'abord tous les moyens propres à *tarir la sécrétion laiteuse*, sevrage, purgatifs, etc. Le kyste lui-même pourra être attaqué par la *ponction simple* ou suivie d'une *injection iodée* : mais ce procédé ne réussit pas toujours, et il est plus sûr de favoriser la suppuration de toute la cavité kystique soit par une simple *incision* si la tumeur est de petit volume, soit par le passage d'un *séton* ou d'un *tube à drainage* si le kyste est considérable.

§ 6. — Kystes.

Les *kystes sébacés* et *hydatiques* sont très rares. Les plus fréquents et les plus intéressants sont les *kystes mammaires proprement dits*, dont le contenu est tantôt séreux, tantôt séro-sanguin, tantôt séromuqueux (Velpeau), et qui sont uniloculaires ou multiloculaires : leur origine la plus probable est dans les acini eux-mêmes, mais il est possible qu'ils se développent aussi dans les premières branches des canaux galactophores, dans les canaux acinaires. Leur point de départ paraît être l'oblitération d'un conduit excréteur (kystes séreux) ou une blessure du sein (kystes hématiques).

Traitement. — Le traitement interne et les topiques résolutifs ou révulsifs sont ordinairement insuffisants à amener une guérison complète. Ce qui réussit le mieux, en cas de kyste uniloculaire, c'est la *ponction suivie d'injections irritantes*, à moins que l'épaississement et l'induration des parois ne rendent l'*extirpation* nécessaire ; les kystes multiloculaires à poches peu nombreuses peuvent être traités aussi par la ponction successive de chacune d'elles, suivie d'injections ; mais dans le cas contraire, c'est encore l'extirpation de la tumeur qui convient : car les autres procédés qu'on a conseillés, ponction simple, incision, cautérisation, séton, drainage, sont inefficaces, ou très lents à agir, ou très douloureux ; lorsque les cavités sont nombreuses, quelques-unes peuvent ne pas être atteintes.

§ 7. — Tumeurs osseuses et calcaires.

La médication interne et les topiques sont sans action. Si les tumeurs sont peu volumineuses et peu gênantes, on peut s'abstenir de tout traitement. Si leur développement détermine de la gêne et de la douleur, l'*extirpation*, ou, dans certains cas de plaques calcaires très étendues, l'*amputation partielle ou totale* du sein, est indiquée.

§ 8. — Névrômes et névralgies.

La mamelle peut être le centre de douleurs plus ou moins vives, continues ou intermittentes, qui s'irradient dans tous les sens, sans que la glande soit le siège d'aucune tumeur appréciable, d'aucun trouble organique susceptible d'être reconnu. Ailleurs les douleurs coexistent avec de petites tumeurs dont la nature n'est pas très bien définie, quoiqu'on leur ait donné le nom de névrômes, et qui siègent le plus souvent en dehors de la glande, principalement du côté de l'aisselle et sur le bord du grand pectoral (Colles de Dublin, A. Cooper, Velpeau, Broca).

Traitement. — Les douleurs seront combattues par *tous les moyens usités contre les névralgies* en général : préparations de zinc, de valériane, sulfate de quinine ; hydrothérapie, bains simples ou alcalins ; vésicatoires volants saupoudrés de morphine, injections sous-cutanées de chlorhydrate de morphine. Les troubles menstruels, les accidents de la chlorose, accompagnent ordinairement les douleurs : il est donc indiqué de relever l'état général par les *préparations ferrugineuses* et le *quinquina*. En même temps, la mamelle sera relevée par un petit bandage (Velpeau) ; la *compression* avec un coussin d'amadou maintenu par deux bandelettes de diachylon et un bandage roulé peut aussi être efficace (Velpeau, Broca).

En cas de névrômes, les douleurs seront traitées de la même façon, mais reparaîtront par accès : alors si le nombre des indurations est limité, on peut en pratiquer l'*extirpation* sans danger. On a aussi conseillé de faire la *section sous-cutanée des nerfs* qui mettent la tumeur en relation avec les centres nerveux (Rufz) ; ou mieux de faire autour de la tumeur plusieurs sections sous-cutanées qui rendent plus sûre la division des filets nerveux (Velpeau).

§ 9. — Sarcôme.

Moins fréquent que l'adénôme et le cancer, le sarcôme a une marche plus ou moins rapide suivant l'âge des sujets et surtout suivant la nature des éléments qui forment la tumeur (sarcômes pur, embryonnaire ou fasciculé, myxo-sarcôme, fibro-sarcôme, cysto-sarcôme).

Traitement. — L'*extirpation* du sarcôme est un précepte formel (Lannelongue), par les mêmes procédés que pour le cancer : mais les récidives sont fréquentes, sur place et dans la cicatrice, ou dans les régions glandulaires voisines, ou dans d'autres organes que dans le sein.

§ 10. — *Cancer.*

Il se présente sous deux formes bien distinctes : cancer dur ou *squirrheux*, cancer mou ou *encéphaloïde*.

Le *squirrhe* peut avoir son point de départ dans les parties profondes et ne prend pas alors un grand développement, il s'ulcère ou décroît en attirant à lui les tissus voisins (squirrhe atrophique) ; quant au squirrhe des téguments, il envahit la peau primitivement, ou se développe autour de l'ulcère qui résulte de l'affection profonde : le derme s'épaissit, la respiration est gênée (squirrhe en cuirasse).

L'*encéphaloïde* est moins fréquent que le précédent : sa marche est plus rapide, plus maligne.

Traitement. — Une foule de médications, tant internes qu'externes, ont été préconisées contre le cancer du sein : ils sont tous impuissants, et c'est à l'*extirpation* seule qu'on aura recours, après avoir pris en considération l'âge des sujets, leur plus ou moins grande résistance opératoire, l'infection générale, etc. L'opération doit être pratiquée dans presque tous les cas où les dernières racines de la maladie peuvent être extirpées sans occasionner une perte de substance trop considérable, lorsque rien ne démontre l'existence de cancers simultanés, et que l'état général n'est pas profondément altéré ; il vaut mieux ne pas toucher aux cancers qu'on observe chez des femmes âgées, qui ne donnent lieu qu'à des douleurs peu intenses, qui demeurent stationnaires ; enfin il faut considérer comme incurables les femmes atteintes d'un cancer largement ulcéré, très adhérent aux parties profondes, compliqué de l'engorgement des ganglions de l'aisselle, qu'il serait impossible d'extraire en totalité (Nélaton).

L'*extirpation* se fait par les *caustiques*, l'*écrasement linéaire*, la *galvano-caustique*, le *bistouri*.

1° La *cautérisation* peut être pratiquée de deux façons : en escharifiant la peau avec la pâte de Vienne, incisant l'eschare, et déposant dans le fond de la plaie de petites lanières de pâte au chlorure de zinc, qui sont renouvelées jusqu'à ce que les limites de la tumeur soient dépassées dans tous les sens (Girouard de Chartres) ; ou en enfonçant directement, après avoir ponctionné la peau, des flèches de chlorure de zinc à la circonférence de la tumeur, et aussi plus ou moins près du centre du mal lorsqu'il a de grandes proportions (Maisonneuve). L'un et l'autre procédé sont affreusement douloureux.

2° L'*écrasement linéaire* est peu employé : outre qu'il est difficile de pédiculiser la tumeur, on n'agit pas à coup sûr.

3° La *galvano-caustique* présente quelques difficultés d'exécution et ne peut convenir aux tumeurs qui se prolongent du côté de l'aisselle et qui se compliquent de masses ganglionnaires : cependant cette méthode se répand de plus en plus parce qu'elle permet d'extirper sans hémorrhagie de volumineuses tumeurs, et qu'elle amène l'obstruction de tous les vaisseaux qui servent de voie d'introduction aux liquides septiques.

4° Le *bistouri* a l'inconvénient de déterminer des pertes de sang souvent considérables, et son emploi peut être suivi de pleurésie, d'épanchements dans le thorax, d'érysipèle surtout : mais il constitue une méthode facile, prompte, sûre, qui permet de dépasser les limites du mal, et en somme c'est encore la méthode la plus générale qu'on doive employer.

Le *pansement* de la plaie opératoire peut être fait comme celui de toute autre lésion traumatique, mais sans jamais tenter la réunion immédiate : outre la suppuration habituelle, il se fait presque toujours un suintement sanguin consécutif, et le liquide, s'il était retenu dans les parties profondes, deviendrait le point de départ d'inflammations diffuses, de fusées purulentes ; cependant on pourra rapprocher partiellement les bords et les immobiliser par des bandelettes agglutinatives, des serres-fines, des points de suture disséminés.

CHAPITRE XXII

MALADIES DE L'ABDOMEN

ARTICLE Ier. — **Affections inflammatoires.**

§ 1er. — Phlegmons et abcès des parois abdominales.

Sous ce titre, nous décrirons les phlegmons de l'abdomen proprement dits, ceux qui siègent dans la paroi antéro-latérale; les phlegmons iliaques et périnéphrétiques présentent une physionomie et une marche particulières qui sont la source d'indications spéciales.

Le tissu cellulaire qui entre dans la composition des parois abdominales, en particulier le fascia propria qui double le péritoine (Bernutz), peut être affecté d'inflammation phlegmoneuse à la suite d'une contusion; cette inflammation peut se montrer aussi comme phénomène critique dans une maladie générale; le plus souvent, elle est liée à une affection du tube digestif (Bernutz) : son siège le plus fréquent est la région ombilicale ou hypogastrique. Il est assez rare que la cavité purulente s'ouvre spontanément à l'extérieur; plus rare encore qu'elle perfore le péritoine et tombe dans la cavité abdominale. Le phlegmon lui-même, jusqu'au moment où la suppuration apparaît, est assez difficile à différencier de la péritonite abdominale (Bernutz), ce qui ne peut, du reste, entraîner aucun accident fâcheux pour le malade, les indications thérapeutiques étant analogues dans les deux cas.

Traitement. — Dans une première période, on cherchera à obtenir la *résolution* par un régime sévère et une saignée générale; par une ou plusieurs applications de sangsues, par des cataplasmes émollients, par des onctions mercurielles souvent renouvelées.

Puis on recherchera la fluctuation, et dès qu'elle sera constatée, on donnera *issue au pus* par une longue incision; si l'on a tardé à ouvrir le foyer, on peut se trouver en face de fusées purulentes, de décollements très étendus, de clapiers, d'où peuvent résulter la rétention du pus et l'intoxication putride : ces derniers accidents seront prévenus par l'établissement d'une contre-ouverture, par le passage d'un drain, par des injections détersives et antiseptiques. De plus, on s'assurera si le phlegmon pariétal n'est pas lié à l'existence d'une collection purulente intra-pelvienne; s'il en était ainsi, il serait nécessaire de faire suivre l'ouverture spontanée ou artificielle du foyer extérieur d'une contre-ouverture vaginale (Nélaton, Bernutz, Marotte).

Enfin il n'est pas rare de trouver autour de la poche, après l'évacuation, des *indurations* très lentes à disparaître (Nélaton), dont on hâtera la résorption par l'emploi des vésicatoires volants, des frictions mercurielles.

§ 2. — PSOITIS.

L'inflammation du muscle psoas se montre soit à la suite de couches, soit, en dehors de l'état puerpéral, par le fait d'une contusion lombaire, d'un effort, etc. La suppuration est la terminaison ordinaire de cette myosite, quand elle est abandonnée à elle-même, et souvent même en dépit du traitement le plus rationnel : le pus peut se faire jour dans l'intestin, ou fuser dans la région inguinale et former une collection au niveau du petit trochanter, ou pénétrer dans l'articulation de la hanche ; on conçoit les désordres que peut amener une pareille migration, et la gravité de l'affection qui les détermine.

TRAITEMENT. — Dès qu'on a soupçonné ou reconnu la nature de la phlegmasie, il faut employer la saignée générale, les grands bains tièdes et prolongés, les sangsues, les frictions mercurielles, les vésicatoires, sur le trajet du psoas, en un mot la médication antiphlogistique dans toute son étendue. Mais la résolution est rare ; aussi doit-on porter toute son attention sur la région lombaire, et se tenir prêt à donner au pus une issue large et facile dès que l'empâtement, l'œdème des téguments, etc., indiquent qu'une collection purulente est formée ; les injections iodées et antiseptiques dans le foyer, un régime général reconstituant, compléteront le traitement, et pourront, sinon prévenir la destruction du psoas, du moins arrêter les progrès de la maladie et enrayer les accidents consécutifs.

§ 3. — PHLEGMONS DE LA FOSSE ILIAQUE.

Le plus souvent, le phlegmon est *sous-péritonéal*, il siège dans le tissu cellulaire situé entre la séreuse et le fascia iliaca : l'abcès qui lui succède ordinairement est très étendu ; le pus fuse vers les reins ou dans l'excavation pelvienne ; ou perfore les tuniques de l'intestin qu'il peut décoller dans une étendue variable, et s'écoule plus ou moins bien au dehors par ce canal ; plus fréquemment il vient faire saillie à la partie inférieure de l'abdomen, un peu au-dessus de l'arcade crurale, et, si le chirurgien n'intervient pas, le liquide se fait une ou plu-

sieur ouvertures qui restent souvent fistuleuses ; le foyer se vide plus
rarement dans la vessie, dans le vagin, dans le rectum, etc.

Dans une seconde variété, le phlegmon, *sous-aponévrotique*, siège
entre le fascia iliaca et la face antérieure du muscle iliaque ; il est
alors plus limité, et si le pus auquel il donne naissance vient à fuser,
c'est vers la partie antérieure de la cuisse, quelquefois en arrière, dans
la région fessière.

Rarement, le phlegmon iliaque se termine par résolution, ou par
gangrène, ou par induration : la formation du pus est l'issue la plus
habituelle.

TRAITEMENT. — Cependant la *première indication* est, comme
pour tout autre phlegmon, de chercher à obtenir la *résolution*.
Dans les premiers jours, une alimentation faible, le repos absolu, l'opium à l'intérieur, les cataplasmes, sont utiles pour
combattre la douleur et assurer le repos de l'intestin ; une saignée générale ne conviendrait que chez un sujet robuste ; les
applications locales de sangsues ne sont guère plus efficaces,
comme résolutif, que dans la hernie étranglée (Trélat) : mais,
à défaut de résolution, ces moyens réunis amènent du moins
la diminution d'étendue, la circonscription du foyer.

La *seconde indication* consiste à *donner au pus une issue facile*
et à en favoriser l'écoulement. Si l'on attendait pour agir que
la fluctuation fût bien manifeste, ce n'est que du vingtième au
vingt-sixième jour en moyenne que l'on interviendrait (Grisolle) : mais il est certain qu'il y a tout avantage pour le malade à ce que l'évacuation du foyer soit tentée plus rapidement,
et celle-ci peut, en général, être essayée du dixième au quinzième jour (Terrier), dès que l'œdème, à défaut de la fluctuation,
est assez accentué pour que la présence du pus ne soit plus
douteuse. On a conseillé d'attaquer la poche par les caustiques,
dans le but de favoriser la formation d'adhérences qui mettent
à l'abri d'une lésion du péritoine ; mais ces adhérences sont
suffisamment provoquées par l'inflammation elle-même pour
que l'instrument tranchant, qui permet une évacuation large
et immédiate, soit préférée à la cautérisation, méthode longue
et douloureuse, et à l'aspiration, souvent insuffisante (Trélat).
C'est donc par le bistouri qu'on ponctionnera la poche, dans
son point le plus déclive : l'incision sera faite couche par couche
sur une ligne de la paroi abdominale parallèle à l'arcade crurale, en dehors de l'artère épigastrique, et d'une façon plus
générale au centre du foyer, au point où il est le plus superficiel. Lorsque celui-ci est saillant en arrière, il peut y avoir un
avantage réel à pratiquer l'ouverture à la région lombaire, en

un point situé à 13 ou 14 centimètres en dehors des apophyses épineuses (Barthélemy de Saumur). Une contre-ouverture, un tube à drainage, des injections émollientes, détersives, antiseptiques, favorisent l'écoulement du pus et en préviennent le croupissement.

L'*accolement des parois* est souvent difficile à obtenir : les injections iodées dans la cavité de l'abcès, la compression méthodique du foyer, sont propres à remplir cette indication et à déterminer la disparition du trajet fistuleux.

Les *noyaux d'induration* cèdent en général spontanément, mais avec une grande lenteur : on pourrait hâter leur résorption par des topiques résolutifs et révulsifs.

Enfin il est important de *soutenir* et de *réparer les forces* du malade par un régime tonique et reconstituant.

ARTICLE II. — **Lésions traumatiques.**

§ 1er. — CONTUSIONS.

Lorsqu'un corps contondant frappe l'abdomen, le sang sorti des vaisseaux forme des ecchymoses, des dépôts, des épanchements, dont l'étendue et les conséquences varient avec l'intensité d'action de l'instrument vulnérant.

TRAITEMENT. — Si la contusion est *simple* et *superficielle*, les foyers sanguins restent circonscrits et disparaissent graduellement, le traitement ne présente aucune particularité.

A un degré plus élevé, le sang peut s'infiltrer au loin entre les couches cellulaires, ou entre celles-ci et les couches musculaires ; il en résulte l'apparition d'*ecchymoses* et d'*épanchements sanguins* très étendus, qui peuvent encore disparaître par l'emploi des *résolutifs*, de la *compression*, des *ponctions fines et multiples* (Voillemier), etc. ; mais quelquefois la résolution de ces vastes dépôts se fait attendre, et, s'ils sont profonds, il faut prévenir la phlegmasie de la paroi abdominale et du péritoine par un traitement *antiphlogistique* énergique ; le foyer sanguin lui-même peut s'enflammer, et il est nécessaire d'ouvrir la collection, comme un véritable abcès, par de *larges et promptes incisions* : cependant les collections qui siègent sous le péritoine ne doivent être incisées qu'en cas d'absolue nécessité, lorsque la fièvre, les frissons indiquent l'existence d'un foyer purulent.

La contusion abdominale peut encore avoir d'autres conséquences plus ou moins graves. Les *plans profonds musculaires* de la paroi peuvent être *rompus*, avec ou sans lésion concomitante des téguments et des couches sous-jacentes : c'est par une *position appropriée* et par une *contention modérée* qu'on cherchera, dans les premiers jours, à obtenir la réunion des fibres divisées ; plus tard, il sera nécessaire de soutenir par un bandage la région atteinte, qui, en raison de son affaiblissement, pourra devenir le siège d'une hernie.

Un accident bien plus sérieux résulte du traumatisme des *organes contenus dans la cavité de l'abdomen*. L'estomac, l'intestin, la vessie, peuvent échapper à l'action vulnérante ou être très légèrement contus lorsqu'ils sont vides ; au contraire, s'ils sont en état de réplétion, ils peuvent être rompus par un coup très violemment appliqué, même lorsque les téguments restent intacts (Dénucé) ; mais c'est surtout sur le foie, la rate, les reins, qu'on a observé ces traumatismes, en raison de la prise qu'offrent les parenchymes à l'agent traumatique. Nous verrons les conséquences des ruptures viscérales en parlant des plaies pénétrantes de l'abdomen, qui en sont la cause ordinaire ; quant aux contusions proprement dites, la principale indication qu'elles présentent est de prévenir ou de combattre les *accidents inflammatoires* dont elles sont la source presque fatale par les topiques résolutifs, par les émissions sanguines locales, et surtout par les applications réfrigérantes, en particulier par la glace maintenue en permanence sur la région atteinte.

Non seulement la péritonite est à craindre dans une vaste contusion, mais on a à redouter, si celle-ci a déterminé le sphacèle, que la chute d'une eschare profonde amène une perforation de la paroi : aussi le repos le plus absolu est-il indispensable pendant la période d'élimination, il peut favoriser les adhérences de cette paroi avec les viscères sous-jacents et prévenir les accidents les plus graves.

Dans un dernier degré, la contusion de l'abdomen, déterminant un véritable *broiement* de toutes ses parties constituantes, reste complètement au-dessus des ressources de l'art : la mort, si elle n'est pas immédiate, arrive nécessairement après un très court délai.

§ 2. — PLAIES.

Tantôt l'instrument vulnérant n'intéresse qu'une portion de l'épaisseur de la paroi : *plaies non pénétrantes ;*

Tantôt il divise ou perfore toute cette épaisseur : *plaies pénétrantes.*

I. — *Plaies non pénétrantes.*

Elles sont produites par des instruments piquants, tranchants, ou contondants ; elles peuvent être *simples* ou *compli-quées*.

I. *Plaies simples.* — Les *piqûres* simples ne présentent aucune indication spéciale : quelques bandelettes de diachylon, plusieurs compresses, un bandage de corps suffisent à la réunion.

Les *plaies par instruments tranchants*, plus ou moins profondes, s'accompagnent d'un écartement de leurs bords variable avec l'étendue de la blessure, et surtout avec le nombre des fibres musculaires divisées : aussi faut-il donner au tronc une situation favorable au relâchement et au rapprochement de ces fibres, en plaçant le blessé dans le décubitus dorsal, la tête et les cuisses élevées ; de plus, la réunion doit être faite au moyen de fils métalliques, par la suture enchevillée de préférence.

Enfin si les lèvres de la plaie sont *contuses*, et doivent par conséquent suppurer, il faudra, tout en les rapprochant, laisser aux liquides une issue facile et suffisante.

II. *Plaies compliquées.* — La présence d'un *corps étranger*, l'*hémorrhagie*, l'apparition d'*accidents inflammatoires*, telles sont les complications les plus fréquentes des plaies non pénétrantes de l'abdomen.

1° Un ou plusieurs fragments de l'*instrument vulnérant*, des *débris de vêtements*, peuvent rester dans la plaie : l'extraction immédiate est indiquée.

2° La lésion de l'artère épigastrique ou mammaire interne est la source ordinaire de l'*hémorrhagie*. Le sang peut s'écouler au dehors, ou s'épancher dans les tissus en produisant une tumeur plus ou moins volumineuse. Si l'écoulement est peu abondant, l'action de l'air frais, de l'eau froide, une compression légère au moyen d'un bandage de corps, peuvent suffire à l'arrêter ; s'il est considérable, il faut aller à la recherche de l'artère ouverte pour la lier, en agrandissant la plaie au besoin. La tumeur sanguine produite par épanchement se résorbe le plus souvent, sous l'influence des applications réfrigérantes et de la compression. Si pourtant elle s'enflammait, il faudrait l'ouvrir largement, comme un abcès.

3° Des *accidents inflammatoires* peuvent survenir, en dehors de toute tumeur sanguine, dans la sphère d'une piqûre, d'une coupure, et surtout d'une plaie contuse : on les préviendra ou on les combattra par un traitement antiphlogistique appliqué avec persistance, en particulier par les réfrigérants ; ceux-ci seront donc particulièrement indiqués en cas de plaie oblique, sinueuse, contuse (Denucé) : de même, on favorisera l'écoulement du pus par le drainage, les contre-ouvertures.

Enfin, comme dans le cas de contusion, l'affaiblissement local de la paroi abdominale peut, après la cicatrisation, donner naissance à une hernie; cette complication sera combattue par l'application d'une ceinture appropriée ou d'un bandage herniaire.

II. — *Plaies pénétrantes.*

Une plaie abdominale est dite *pénétrante* quand elle intéresse le péritoine. Or, il est certain qu'un instrument vulnérant peut atteindre le péritoine sans léser aucun viscère; et que, d'autre part, certains organes incomplètement ou nullement enveloppés par la séreuse, vessie, reins, côlons, etc., peuvent être blessés sans que celle-ci soit affectée : aussi, bien que la majeure partie des plaies pénétrantes soient en même temps péritonéales et viscérales, nous conserverons cette distinction qui nous permettra de passer en revue les indications multiples que comportent ces sortes de blessures, et qui nous paraît plus rationnelle que la division en plaies simples et compliquées.

1° *Plaies pénétrantes peritonéales.*

Qu'elles soient produites par un instrument piquant ou tranchant, ou par un projectile de guerre, un premier danger, qui leur est commun, les relie entre elles : c'est la *péritonite traumatique;* de plus, l'*hémorrhagie*, la présence d'un *corps étranger*, ne sont pas rares; enfin, les parois abdominales étant ouvertes, on observe souvent, l'*issue immédiate de l'épiploon et de l'intestin.*

Traitement. — En l'absence ou avant l'apparition de ces complications, on s'occupera d'abord de réunir les lèvres de la plaie : pour une simple piqûre, une situation convenable, un bandage approprié, suffisent; mais pour peu que la solution de continuité soit étendue, la suture est nécessaire; la suture enchevillée est celle qui convient le mieux, à condition de comprendre toute la paroi, téguments, muscles, séreuse même : une ouverture devra être laissée à l'angle inférieur de la plaie pour l'écoulement des liquides.

1° La *péritonite traumatique* pourra être évitée par un traitement antiphlogistique, dont l'énergie sera subordonnée aux forces du sujet : s'il est robuste, les émissions sanguines générales et locales sont indiquées; dans tous les cas, le repos absolu dans une bonne position, la diète, les applications réfrigérantes, l'opium à l'intérieur, seront prescrits. Si la péritonite éclate, on la combattra par l'emploi répété des mêmes moyens, particulièrement par les fomentations émollientes et les appli-

cations de sangsues sur l'abdomen ; par les préparations opiacées ; par l'usage, intus et extra, de la glace qui calme la soif
et les vomissements ; par les lavements émollients, qui empêchent la constipation ; par les grands bains tièdes, s'il est possible de les faire prendre, etc. Malgré ce traitement, si la péritonite est générale, elle est rapidement mortelle, ce qui se
présente surtout lorsqu'elle a pour cause un épanchement, et
par conséquent lorsqu'un viscère est atteint ; locale, circonscrite, elle peut se terminer par résolution, ou par la formation d'un abcès également circonscrit, qui, s'il n'est pas incisé
par le chirurgien, s'ouvrira au dehors ou dans l'intestin.

2° Il est important d'arrêter, par l'emploi continu des réfrigérants, *l'écoulement sanguin*, qui peut amener un épanchement
dans la séreuse et une péritonite.

3° Ce sont surtout les plaies par armes à feu qui se compliquent de la présence de *corps étrangers*, projectiles, débris
d'instruments, de vêtements, etc. Dans une blessure quelconque
intéressant le péritoine, on extrairait immédiatement tout corps
étranger saillant entre les lèvres de la plaie ou pouvant être
facilement saisi ; on agirait de même si, malgré sa pénétration
dans la cavité abdominale, on pouvait en préciser le siège avant
de commencer les recherches ; toutefois, celles-ci ne devraient
être faites qu'avec de grandes précautions, s'il n'existait pas de
phénomènes inflammatoires, si le doigt pouvait suffire à l'exploration sans qu'il fût besoin d'instruments et de manœuvres
pouvant avoir de fâcheuses conséquences, etc. Dans le cas contraire, et lorsqu'un projectile est complètement perdu dans le
ventre, il est inutile et surtout dangereux d'en tenter l'extraction. La présence d'une balle dans l'abdomen n'est pas un obstacle absolu à la guérison, puisqu'on en a vu se frayer un passage dans l'intestin et sortir par l'anus (Ravaton), ou descendre
dans l'excavation pelvienne et y séjourner.

4° Lorsqu'une plaie pénétrante péritonéale est compliquée
de *l'issue d'une anse intestinale*, la règle est d'en opérer la réduction immédiate. Si l'intestin est libre, il sera facile de le repousser dans la cavité abdominale, après l'avoir soigneusement
lavé s'il est souillé de sang ou d'autres matières, au moyen de
pressions douces et graduées pratiquées sur l'anse herniée,
les muscles étant mis dans le relâchement, par le sommeil
anesthésique au besoin. Si l'intestin est irréductible, on recherchera les causes de l'étranglement ; s'il dépend de l'accumulation de gaz dans la partie herniée, on cherchera à les faire
rentrer dans l'intestin par des pressions légères, plutôt que
d'avoir recours à la ponction, qui est inefficace et qui, même

pratiquée avec un trocart fin, ouvre une voie au passage des matières dans le péritoine ; si l'irréductibilité persiste, ou si elle est causée par l'inflammation ou par la pression que les lèvres de la plaie exercent sur l'intestin, on pratiquera un débridement suffisant, en faisant une incision vers l'angle supérieur de la plaie, de dedans en dehors de préférence. Enfin si le chirurgien est appelé tardivement, des adhérences ont déjà pu s'établir entre l'intestin et l'ouverture qui lui a donné passage ; lorsqu'elles sont peu résistantes, on arrive à les rompre avec les doigts, et à réduire le viscère comme précédemment ; dans le cas contraire, on l'abandonne à l'extérieur, et alors il peut ultérieurement être ramené dans l'abdomen par la rétraction secondaire des adhérences, ou bien il forme une tumeur qu'on devra maintenir par un bandage à pelote concave, ou encore il se sphacèle et il se forme un anus contre nature.

5° L'*issue de l'épiploon* trace une conduite variable suivant les circonstances qui l'accompagnent, mais sur laquelle l'accord paraît définitivement établi. Si le chirurgien, appelé au moment, de l'accident, trouve l'organe sain et étranglé, il le réduira avec précaution, la moindre contusion de l'épiploon pouvant avoir des conséquences fâcheuses, puis il réunira la plaie. En dehors de ce cas, il faut renoncer complètement à la résection immédiate de l'épiploon ou à sa ligature, et l'abandonner toujours à l'extérieur en le recouvrant d'un pansement simple (Larrey, Robert, Guyon, Denucé, etc.). Alors survient une tuméfaction, un bourgeonnement de la partie déplacée, qui contracte des adhérences dont la rétraction amène la diminution graduelle de la tumeur épiploïque, ou bien celle-ci, restant stationnaire, est enlevée ultérieurement par la résection, l'écrasement, ou mieux la cautérisation, au moyen de chlorure de zinc par exemple (Guyon) ; ou enfin elle tombe en sphacèle et est éliminée. Si, dès qu'il est appelé, le chirurgien trouvait un commencement de gangrène de l'épiploon, il devrait retrancher la partie mortifiée, par les caustiques de préférence (Guyon), et abandonner dans la plaie le reste de la tumeur.

2° *Plaies pénétrantes viscérales.*

Ces plaies, qu'elles intéressent l'estomac, l'intestin, le foie, les voies biliaires, la vessie, ont un caractère commun qui prime tous les autres, en raison de sa constance et de sa gravité : c'est un *épanchement de liquides ou de matières*, se faisant dans le péritoine ou en dehors de la séreuse.

Les *épanchements extra-péritonéaux* ne peuvent se produire que si les reins ou les côlons ont été atteints par la région lombaire, ou si la vessie a été lésée par la région hypogastrique : ils se composent donc d'urine ou de matières stercorales, qui s'écoulent au dehors si la plaie est large, ou qui s'infiltrent dans le tissu cellulaire lorsqu'elle est étroite ; dans ce dernier cas, on voit survenir tantôt un abcès stercoral ou urineux circonscrit, tantôt un phlegmon diffus, qui exposent à la péritonite.

Plus souvent, les *épanchements* sont *intra-péritonéaux*, consécutifs à une blessure de l'estomac, des intestins, des voies biliaires, de la vessie : les substances qui tombent dans le péritoine, sang, matières alimentaires ou intestinales, bile, urine, déterminent le plus souvent une péritonite suraiguë et généralisée, rapidement mortelle.

TRAITEMENT. — Il comporte quatre indications générales (Denucé), qui conviennent quel que soit le viscère atteint, quel que soit le liquide épanché ; ce sont les suivantes :

Arrêter l'hémorrhagie ; prévenir et combattre la péritonite ; supprimer la source de l'épanchement ; attaquer directement le foyer de l'épanchement.

1° et 2° Nous connaissons déjà les moyens qui peuvent être mis en usage pour répondre aux deux premières indications : le repos absolu dans une bonne position, une diète sévère, l'usage de boissons froides et à très faibles doses, au moins pendant les premiers jours, l'opium à l'intérieur, et surtout la glace intus et extra, sont les moyens les plus propres à *arrêter l'hémorrhagie* en même temps qu'à *enrayer les accidents inflammatoires*.

3° *Supprimer la source de l'épanchement* est un but plus difficile à atteindre. S'il est formé par un écoulement sanguin que le traitement qui précède n'a pu arrêter, il faut s'efforcer de lier l'artère qui en est la source. Si l'estomac est ouvert, et fait hernie à travers la plaie extérieure ou s'y présente au moment des vomissements, on peut l'attirer au dehors et en opérer la suture, puis la réduction, à moins que celle-ci ne soit difficile et accompagnée d'accidents ; dans ce dernier cas, il vaudrait mieux abandonner la portion herniée hors de la plaie que d'élargir celle-ci pour faire la suture, car on s'exposerait à augmenter l'épanchement. Si c'est l'intestin qui a été blessé, lorsqu'il est accessible au chirurgien, lorsque la partie atteinte se présente d'elle-même au dehors ou peut y être facilement amenée, il y a tout avantage à en opérer la suture, de préférence par le procédé de Gély (suture en piqué) qui adosse les surfaces séreuses en les renversant en dedans, et qui, abandonnée à elle-même, tombe sans accident dans le tube intestinal.

4° En dehors de ces cas où on peut, jusqu'à un certain point, mettre obstacle à l'épanchement, l'expectation, avec les moyens antiphlogistiques précédemment exposés, reste le seul parti à prendre jusqu'au moment où le *foyer de l'épanchement* pourra être *directement attaqué* : encore cette dernière indication nécessite-t-elle une grande réserve dans l'intervention chirurgicale. Si l'épanchement est composé de sang, s'il est circonscrit, si l'hémorrhagie qui lui a donné naissance est arrêtée, on cherchera à en favoriser la résorption par l'application de cataplasmes, de topiques fondants, résolutifs, révulsifs, réfrigérants, et, si le sujet n'est pas trop affaibli, par une ou plusieurs saignées générales, par des ventouses à scarifications nombreuses et peu profondes sur l'abdomen ; lorsque le foyer sanguin est enflammé et abcédé, il faut l'ouvrir par une incision assez large, faite couche par couche, et mieux par des caustiques, si on craint que le kyste n'ait pas contracté des adhérences suffisantes avec les parois abdominales (Guyon). — Les matières alimentaires et stercorales peuvent aussi former un foyer circonscrit, qui se transforme en phlegmon ou en abcès stercoral, qu'il est indiqué d'ouvrir le plus tôt possible en respectant les adhérences qui ont pu s'établir ; malheureusement, une pareille terminaison est rare, ces matières donnant le plus souvent lieu à une péritonite suraiguë rapidement mortelle. — Celle-ci est presque fatale lorsque l'épanchement est constitué par de la bile ou de l'urine ; ces substances, plus irritantes encore que les précédentes, donnent bien rarement lieu à une péritonite partielle ou à un foyer circonscrit.

En résumé, les plaies pénétrantes viscérales, comme les péritonéales, offrent un danger commun : l'inflammation de la séreuse, qu'il n'est pas toujours au pouvoir du chirurgien de prévenir ou d'enrayer, et dont la gravité résulte de la nature de l'épanchement qui lui a donné naissance et de l'étendue de la phlegmasie. La bile, l'urine, les matières stercorales, épanchées dans le péritoine, amènent une péritonite suraiguë et généralisée, du reste, seraient-ils circonscrits, que par leur nature ils échapperaient à l'action des résolutifs. On interviendrait donc seulement si le foyer était nettement limité et si les phénomènes inflammatoires indiquaient la transformation en phlegmon ou en abcès ; dans le cas où l'épanchement est extra-péritonéal, il serait certainement utile de lui donner issue en élargissant au besoin la plaie extérieure. On peut espérer la résorption d'un épanchement sanguin à l'aide des moyens précédemment indiqués ; plus tard, l'ouverture du foyer enflammé, comme celle d'un abcès stercoral, peut rendre de grands services (Denucé).

Nous verrons plus loin, en parlant des plaies et ruptures de la vessie, les conséquences de la sortie de l'urine hors de son réservoir naturel et la conduite à tenir en cas de poche, de tumeur, d'infiltration urineuse. Pour s'opposer à l'épanchement de la bile, on a proposé de lier le col de la vésicule biliaire (Herlin et Campaignac).

Pour ce qui est des *plaies proprement dites*, considérées indépendamment des épanchements et inflammations auxquels elles donnent lieu, les indications qu'elles fournissent se confondent avec celles qui résultent de ces applications : nous avons vu d'ailleurs les cas dans lesquels il convient d'agir directement sur l'estomac et l'intestin divisés ; notons encore que la blessure de ces viscères s'accompagne ordinairement, lorsque la plaie des téguments est étroite et oblique, d'un épanchement de gaz dont l'importance disparaît auprès de celle de l'épanchement de matières intestinales avec lequel il coïncide. Il est impossible de traiter une plaie du foie autrement que par les moyens usités contre ces complications, et propres à arrêter l'hémorrhagie, à enrayer les accidents inflammatoires. Quant aux lésions traumatiques des voies biliaires, de la rate, du pancréas, elles sont bien rarement isolées et simples : le plus souvent, elles accompagnent les vastes désordres que produisent surtout les projectiles de guerre, et amènent une mort rapide par hémorrhagie, péritonite et épanchement, sans que l'art ait le temps ou le pouvoir d'intervenir.

Les *plaies par armes à feu* présentent une gravité exceptionnelle lorsqu'elles atteignent l'estomac ou l'intestin ; car si l'on a vu guérir quelques-unes de ces plaies, peu étendues, très obliques, par le même mécanisme que les blessures étroites du tube digestif et à l'aide des mêmes moyens, le plus souvent une balle pénétrant dans la cavité abdominale ouvre l'intestin en plusieurs points et en laboure les circonvolutions, de façon à amener un épanchement rapide et incoercible. Si la terminaison fatale n'est pas immédiate, on pourra agir en suturant l'intestin ; lorsque celui-ci présente plusieurs ouvertures rapprochées l'une de l'autre, toute la partie du conduit comprise entre les deux plaies devra être enlevée, s'il est possible, avant de faire la réunion des deux bouts comme en cas de plaie transversale complète. Lorsque les ouvertures sont éloignées, il faut pratiquer deux sutures distinctes, ou faire communiquer entre elles les deux anses intestinales blessées adossant les plaies l'une à l'autre. Si l'on soupçonne la présence d'un corps

étranger, il faudrait chercher à l'extráire immédiatement, avant
l'apparition des phénomènes inflammatoires, qu'on cherchera
à prévenir par un traitement antiphlogistique énergique ; enfin
s'il est impossible de pratiquer la suture intestinale, on surveil-
lera du moins le malade, en se tenant prêt à remédier aux accidents ultérieurs (Baudens, Legouest).

Il nous reste à signaler la possibilité d'une complication consécutive des plaies pénétrantes de l'estomac et des intestins
qui n'ont pu être suturées, et qui cependant n'ont pas amené une
péritonite mortelle : ce sont les *fistules viscérales*, qu'on rencontre lorsqu'une large plaie a permis aux matières de s'épancher
hors de la cavité péritonéale et que le trajet s'est incomplètement rétréci. La compression exercée sur une fistule récente,
recouverte par un obturateur, en amène quelquefois la guérison ; si celle-ci n'est pas complète, il est parfois possible d'a-
viver les bords de la fistule et de les maintenir réunis par la
suture ; mais le plus souvent on est réduit à un traitement
purement palliatif: la compression occasionnant souvent de
vives douleurs, il faut la supprimer et se borner à faire des
lotions adoucissantes sur les parties voisines, ordinairement
excoriées, en même temps qu'on cherchera à soutenir les forces
du malade, au moyen de lavements nourrissants.

§ 3. — RUPTURES.

Nous avons déjà parlé de cet accident à propos des contusions
et plaies pariétales et viscérales.

Les *ruptures de la paroi abdominale* antéro-latérale n'atteignent le plus souvent que la couche musculaire, presque toujours les muscles droits ; celles de la paroi supérieure sont
presque toujours incomplètes ; la paroi supérieure ou diaphragmatique peut se rompre et livrer passage aux organes abdominaux qui font brusquement issue dans la cavité thoracique ;
enfin les ruptures de la paroi inférieure se produisent le plus
souvent pendant l'accouchement, et appartiennent à l'art obstétrical plus qu'à la chirurgie proprement dite.

Les *ruptures viscérales* peuvent atteindre tous les organes abdominaux, et entraîner, comme les plaies proprement dites,
des épanchements péritonéaux dont les conséquences sont absolument semblables à celles des plaies.

En somme, le *traitement* des ruptures abdominales a été vu
à propos des plaies du diaphragme, et des autres lésions traumatiques de l'abdomen : nous n'y insisterons pas.

ARTICLE III. — **Corps étrangers de l'intestin.**

Il ne s'agit ici ni des corps étrangers qu'une plaie pénétrante de l'abdomen a fait pénétrer dans la portion sous-diaphragmatique du tube digestif, et qui ne sont qu'une complication de ces plaies, à propos desquelles nous les avons précédemment étudiés ; ni des calculs biliaires et urinaires, dont le passage dans ce tube est un épiphénomène ou une terminaison de l'affection lithique. Nous n'avons en vue que les corps qui se sont développés dans l'intestin, ou qui y sont arrivés après avoir parcouru les voies digestives supérieures.

§ 1er. — CORPS INTRODUITS DANS L'INTESTIN.

Il en est qui sortent très facilement par l'anus ; mais, en général, ils déterminent des lésions sérieuses, des accidents graves, variables avec la nature, la forme, le volume du corps étranger.

TRAITEMENT. — Le plus souvent, *l'expectation* est indiquée jusqu'à ce qu'il se produise des phénomènes inquiétants ou sur lesquels le chirurgien peut agir avec certitude.

L'entérite, les coliques, réclament un traitement surtout médical : *alimentation modérée, purgatifs, topiques émollients* sur le ventre.

Quelquefois on voit apparaître en un point variable de la paroi abdominale une *collection purulente,* résultant du travail inflammatoire et ulcératif qui s'est produit de dedans en dehors jusqu'aux téguments : alors l'abcès doit être incisé, et si le foyer renferme le corps étranger, celui-ci sera immédiatement extrait ; au besoin, l'ouverture serait agrandie par l'instrument tranchant, ou dilatée par de la racine de gentiane, de l'éponge préparée, etc.

Des phénomènes d'*occlusion intestinale* peuvent résulter de la présence d'un corps volumineux, ou de l'accumulation de corps petits, mais nombreux ; nous verrons les indications thérapeutiques que présentent ces phénomènes.

Les *ulcérations* et *perforations* de la muqueuse intestinale, les *hémorrhagies,* les *épanchements intra-péritonéaux,* la *péritonite,* sont des accidents très graves, souvent mortels, qui ne peuvent être prévenus et combattus que dans des limites restreintes par un repos absolu, une abstinence presque complète, l'opium à l'intérieur, les boissons froides, la glace intus et extra.

§ 2. — CORPS DÉVELOPPÉS DANS L'INTESTIN.

Les *entérolithes* ne peuvent se produire que si l'intestin renferme un corps étranger inattaquable par le suc gastrique, susceptible de constituer un noyau central ; et si, d'autre part, il existe dans l'économie une assez grande quantité de sels calcaires pour former à ce noyau une enveloppe résistante (J. Cloquet).

Quant aux *tumeurs stercorales*, elles résultent de l'agglomération dans l'intestin, surtout dans le cœcum ou l'S iliaque, de matières réunies en masses plus ou moins dures et volumineuses, sous l'influence de la constipation habituelle, ou par le fait d'une hernie, d'une tumeur du bassin, d'un rétrécissement du canal intestinal, etc.

TRAITEMENT. — Si ces corps ou ces tumeurs déterminent des phénomènes d'obstruction ou d'occlusion intestinale, on cherchera d'abord à en provoquer l'expulsion par des purgatifs, par des lavements ; si ces moyens ne suffisent pas, on pourra recourir à la distension de l'intestin (J. Cloquet), à la dilatation graduelle, faite en poussant dans le rectum des douches ascendantes à l'aide d'une sonde en gomme et d'un irrigateur ou d'un siphon, et en augmentant progressivement la force du jet ainsi que la quantité du liquide. Si malgré cela l'obstruction persiste, il faudra intervenir d'une façon plus énergique, comme nous le dirons à propos de l'étranglement interne.

Calculs et tumeurs peuvent déterminer l'apparition d'une collection purulente, comme les corps étrangers introduits dans l'intestin : la conduite à tenir serait la même que dans ce dernier cas.

ARTICLE IV. — **Hernies abdominales.**

On réserve le nom de hernies aux tumeurs formées par la sortie d'un viscère ou d'une portion de viscère hors de l'abdomen par une ouverture naturelle ou accidentelle.

§ 1er. — HERNIES ABDOMINALES EN GÉNÉRAL.

Tous les viscères de l'abdomen, à l'exception du duodénum, du pancréas et des reins, ont été rencontrés dans les tumeurs herniaires, mais avec une inégale fréquence : l'*épiploon* et l'*intestin grêle* l'emportent de beaucoup sur l'S iliaque, le côlon transverse, le côlon ascendant, le cœcum, le côlon descendant ; la hernie de l'estomac, de la vessie, de l'utérus, des ovaires, du foie, de la rate, est bien plus rare.

Les hernies les plus fréquentes sont les *inguinales*, puis les *crurales* et les *ombilicales;* ensuite viennent les hernies ventrales et celles de la ligne blanche : les autres sont exceptionnelles.

L'entérocèle peut être constituée par une portion ou par la totalité de la circonférence d'une anse intestinale : hernie avec anse incomplète ou complète (Gosselin). Dans les hernies *diverticulaires,* un appendice anormal du tube digestif est seul engagé.

Les hernies sont dites *congénitales* ou *de l'enfance* (Malgaigne) lorsqu'elles se rattachent à un vice de l'évolution embryonnaire ou fœtale, ou à une disposition native préexistante à leur apparition ; elles sont dites *traumatiques* quand leur cause prochaine ou éloignée consiste dans une solution de continuité récente de la paroi abdominale ou dans un traumatisme ancien ayant affaibli cette paroi ; enfin on donne le nom de *spontanées* à celles qui résultent des pressions exercées sur la masse intestinale par les contractions répétées des muscles abdominaux, aidées de la pesanteur : rarement (Gosselin) cette contraction est brusque et accompagne un effort ; le plus souvent elle est lente et trouve un concours favorable dans la faiblesse, congénitale ou acquise, des anneaux et des tissus fibreux : c'est à ces deux mécanismes que s'appliquent les dénominations de *hernies de force* et *de faiblesse* (A. Cooper, Malgaigne).

I. Traitement palliatif. — Il a pour but d'*opérer la réduction de la hernie*, de *maintenir les viscères* dans la cavité abdominale et de *prévenir les accidents.*

Dans les cas simples que nous envisageons ici, la *réduction* se fait ordinairement d'elle-même, par la seule influence de la position dans le décubitus dorsal ; si elle présentait quelques difficultés, on procéderait à la réduction méthodique par des manœuvres qui varient avec chaque espèce de hernie (taxis).

Puis les viscères sont maintenus par un *bandage* dont la disposition et la forme seront appropriées à la nature du déplacement ; le bandage français se compose essentiellement de 3 parties : une pelote de forme et de composition variables ; un ressort en acier se rattachant à la pelote par une de ses extrémités ; une enveloppe de peau garnissant le ressort et prolongeant son extrémité libre sous forme de ceinture molle. Quel que soit le bandage employé, il doit maintenir complètement la hernie, exercer sur les viscères une pression directement opposée au sens de leur déplacement, et presser sur toute la longueur du canal par lequel ils se sont engagés.

II. TRAITEMENT CURATIF. — Il compte un grand nombre de procédés par lesquels on s'est proposé d'obtenir une guérison radicale, et que nous nous bornerons à énumérer en raison du juste abandon dans lequel ils sont tous ou presque tous tombés. Tels sont : la castration, le point doré, la suture royale, qui n'ont qu'un intérêt historique ; l'incision des enveloppes de la hernie avec ou sans incision du sac, méthode très dangereuse ; la cautérisation, fort douloureuse ; la dilatation et les scarifications du collet du sac, qui n'ont pas amené la guérison cherchée ; l'autoplastie (Jameson), qui n'a été pratiquée qu'une fois ; le séton (Mœsner); l'enroulement du sac, effectué une fois avec succès sur un malade affecté de varicocèle (Vidal, de Cassis); les injections iodées dans le sac (Velpeau) qui n'ont pas donné de résultats aussi avantageux que la théorie l'avait fait supposer (Gosselin) ; l'invagination simple (Gerdy), ou unie à la compression (Leroy d'Étiolles, Langenbeck), ou à la cautérisation (Valette de Lyon).

Toutes ces opérations exposent à la *péritonite*, à l'*érysipèle*, au *phlegmon ;* aussi ces dangers ont-ils porté les chirurgiens à chercher ailleurs la base d'une cure radicale, qui peut, dans certaines conditions, s'obtenir par la *compression bien faite et prolongée.* Un agent quelconque de compression, plusieurs plaques de diachylon superposées par exemple, peut guérir complètement une hernie ombilicale chez les jeunes enfants ; le plus souvent, on a recours au bandage, traitement palliatif qui peut devenir un moyen de guérison définitive lorsque les anneaux ne sont pas trop dilatés, que la hernie n'est pas trop volumineuse, que le sujet est jeune : ainsi cette guérison est presque la règle pour les hernies ombilicales de l'enfance, pour les hernies vaginales ou testiculaires de la première enfance, pour les hernies inguinales simples du jeune âge; au contraire, il n'y faut pas compter pour les hernies crurales.

Comme dans le cas où il est appliqué à titre simplement palliatif, le bandage doit maintenir exactement la hernie, comprimer l'anneau et le trajet ; la pelote ne doit pas être trop convexe, elle agrandirait l'orifice en s'y enfonçant, et nuirait à la guérison qui ne peut s'obtenir que par l'oblitération totale ou presque totale du collet du sac; enfin cette oblitération résultant d'une inflammation du sac produite par la compression prolongée de ses parois et de l'épanchement de lymphe plastique qui en est la conséquence (Malgaigne, Nélaton), le bandage aura surtout de l'utilité dans tous les cas où le sac est déjà suffisamment enflammé pour que la lymphe ait commencé à s'épancher et à agglutiner les feuillets péritonéaux.

Le *décubitus prolongé* est une ressource excellente comme adjuvant de la compression par le bandage, pour obtenir une guérison radicale ; mais il ne faut pas compter sur cette position employée seule, elle serait bien insuffisante.

En résumé, un grand nombre de hernies peuvent guérir sans opération sanglante, par la compression aidée d'un repos prolongé ; si pourtant on perdait tout espoir de voir la tumeur céder à ce moyen, et qu'on voulût recourir à une opération, c'est aux procédés qui dérivent de l'invagination qu'on donnerait la préférence comme ayant la plus grande innocuité et fournissant le plus grand nombre de guérisons.

§ 2. — ACCIDENTS DES HERNIES.

Les symptômes qui se rattachent à une forme quelconque d'accidents herniaires sont les suivants : *irréductibilité de la tumeur, suppression des selles, douleurs abdominales*, avec ou sans nausées et vomissements (Lannelongue). Or il est très difficile de reconnaître sur le vivant la nature de l'accident qui détermine ces symptômes ; bien plus, les lésions anatomiques qui les engendrent ont été et sont encore l'objet des appréciations les plus opposées : *engouement, inflammation, étranglement,* tels sont les trois termes principaux de la 'question complexe que soulève la physiologie pathologique des hernies.

L'*engouement* est l'entrave apporté à la réduction par des matières solides, par des liquides ou par des gaz. L'engouement par des *matières solides* est formellement nié par beaucoup de chirurgiens (Malgaigne, Broca, Gosselin) ; il paraît incontestable que l'accumulation de matières dures et volumineuses dans une hernie peut mettre obstacle au courant intestinal (Nélaton) ; mais il est certain qu'il n'y a pas un seul fait propre à démontrer que cette accumulation peut conduire à l'étranglement : le plus souvent ce qu'on appelle engouement herniaire est une inflammation du sac, sans que celui-ci renferme de matières solides (Lannelongue). L'engouement par des *liquides* est ordinairement consécutif à l'inflammation ou à l'étranglement : c'est un résultat, et non une cause. Au contraire, l'arrivée brusque de *gaz* dans une hernie volumineuse, mal contenue, semble pouvoir en rendre la réduction impossible (O'Beirn, Gosselin) : l'engouement gazeux existerait donc et pourrait déterminer l'étranglement.

L'existence de l'*inflammation herniaire* n'est pas contestable ; elle serait même très fréquente (Malgaigne). Elle peut succéder à l'engouement, à la présence d'un corps étranger dans l'anse intestinale déplacée, à un traumatisme, à un effort. Elle serait la cause détermi-

nante de tous les étranglements, dont la cause occasionnelle consisterait dans la résistance d'une ouverture fibreuse (Broca) ; pour d'autres
chirurgiens (A. Richard, Gosselin), jamais elle ne rendrait une hernie
irréductible, ou du moins elle n'existerait pas pour les hernies entéro-
épiploïques, et ne pourrait être admise que pour quelques cas d'épi-
plocèles (qui ne devraient pas être opérés) ou de hernies adhérentes,
qui seraient opérées tardivement, après l'emploi de purgatifs répétés
et très énergiques (Gosselin). Entre ces doctrines opposées se place
une opinion mixte, d'après laquelle l'inflammation herniaire, tout en
pouvant parcourir toutes ses phases sans produire d'étranglement,
peut aussi, quand la hernie est petite ou moyenne, exceptionnellement
quand elle est grosse, déterminer un gonflement qui amène un étranglement consécutif sur le collet ou les anneaux (Lannelongue).

Lorsque l'intestin est devenu irréductible par engouement gazeux
(O'Beirn, Gosselin) ou par inflammation (Malgaigne, Broca), il se con-
gestionne, se tuméfie, s'applique étroitement sur la partie rétrécie du
trajet herniaire ; alors apparaissent des symptômes qui ne peuvent se
rattacher qu'à l'*étranglement*, vomissements fécaloïdes, algidité, altération des traits, résultant peut-être autant de l'excitation des nerfs
intestinaux que de l'obstacle mécanique qui entrave la circulation des
matières. L'intestin s'étrangle donc lui-même, et les agents de la constriction sont purement passifs, soit qu'on admette que l'étranglement
se fait directement sur le collet du sac, soit qu'on admette qu'il s'o-
père médiatement sur les anneaux fibreux extérieurs au collet.

I. T_RAITEMENT MÉDICAL. — L'irréductibilité de la tumeur herniaire pouvant, d'après ce qui précède, être sous la dépendance de lésions diverses, et s'accompagner d'accidents variables, l'emploi des moyens thérapeutiques devrait être
subordonné au diagnostic de ces altérations ; mais celles-ci
sont trop difficiles à distinguer entre elles pour qu'on puisse
agir avec certitude ; le traitement devra donc être basé sur
des indications purement symptomatiques (Lannelongue).

1° Les *émissions sanguines*, saignée, sangsues à l'anus, dirigées contre les accidents inflammatoires, sont naturellement
regardées comme inutiles (Gosselin) par ceux qui nient l'existence ou l'influence de ces phénomènes.

2° Les *grands bains chauds* prolongés amènent la résolution
musculaire.

3° L'*opium* à l'intérieur, la *belladone*, le *tabac*, en applications
topiques ou en lavements (4 gr. de tabac infusés pen-
dant dix minutes dans 400 gr. d'eau), peuvent être essayés :
ils agissent plutôt en narcotisant le malade qu'en dilatant les
anneaux.

4° Les *purgatifs* sont utiles si l'on redoute l'inflammation ; ils peuvent prévenir l'étranglement par péritonite; mais leur effet est lent, ils font perdre un temps précieux (Gosselin), aussi leur emploi doit-il être très restreint, réservé aux cas où la perméabilité de l'intestin est douteuse et où on peut sans danger prendre le temps de s'en assurer.

5° Les *lavements purgatifs*, au contraire, sont un détestable moyen de diagnostic ; mais ils peuvent aider à la réduction en débarrassant le gros intestin et en provoquant les contractions du tube intestinal ; ils sont, en somme, supérieurs aux précédents.

6° Les *réfrigérants*, les ablutions froides, les applications de glace pilée, seule ou avec du sel marin (Baudens), employés seuls, sont bien insuffisants : leur seule utilité est de décongestionner le sac et les parties herniées.

7° Les moyens qui précèdent et qui constituent ce qu'on appelle le traitement médical ne peuvent être utiles que comme auxiliaires de la thérapeutique chirurgicale, qui comprend le taxis et la kélotomie. Mais avant d'établir les indications et le manuel opératoire de ces manœuvres, nous devons signaler un procédé qui a été employé seul ou concurremment avec elles : c'est la *ponction aspiratrice de l'intestin* faite avec le plus fin trocart de l'appareil Potain ou Dieulafoy. Que l'on admette ou non la possibilité de l'étranglement par un engouement liquide ou gazeux, il est certain que l'anse irréductible est parfois distendue par des liquides ou par des gaz, et qu'après l'aspiration cette anse présentera moins d'obstacle à la réduction. On a dit que celle-ci se faisait souvent d'une façon spontanée après la simple ponction (Dieulafoy) : fréquemment, au contraire, le résultat est négatif, soit qu'il n'y ait ni gaz ni liquides, soit que malgré l'aspiration la réduction reste impossible, mais comme ce moyen est inoffensif, il n'y a pas d'inconvénients à en tenter l'essai, puisqu'il peut dans bien des cas faciliter le taxis (Verneuil, Demarquay, Le Dentu, etc,). La ponction est ordinairement faite à travers les téguments ; elle a aussi été pratiquée directement, après l'ouverture du sac (Demarquay), dans le but d'éviter le débridement ; mais la première méthode présente seule un avantage marqué, et, si elle ne réussit pas, si le taxis est impuissant, c'est à la kélotomie qu'il faut avoir recours.

II. TRAITEMENT CHIRURGICAL. — Il comprend le *taxis* et la *kélotomie*.

1° Le *taxis* est la pression méthodique qu'on exerce avec les mains sur une tumeur herniaire pour en opérer la réduction.

Le malade étant placé dans le décubitus dorsal, le bassin plus élevé que le tronc, les cuisses fléchies sur le bassin et portées dans l'abduction, le chirurgien saisit l'intestin près du pédicule de la hernie, allonge celle-ci afin de faire du sac une espèce d'entonnoir dont la partie rétrécie est au niveau de l'anneau et d'effiler le pédicule ; puis, par des pressions d'abord douces et graduelles, mais dont la force est progressivement croissante, il repousse les parties vers l'anneau en agissant d'abord sur les portions qui sont sorties les dernières, c'est-à-dire sur les plus voisines de cet anneau ; quant au sens suivant lequel ces pressions doivent être faites, elles varient avec la direction qu'ont suivie les viscères en sortant de l'abdomen et à laquelle elles doivent être exactement subordonnées.

Le taxis réussit dans un bon nombre de vrais étranglements, si ceux-ci sont pris à temps ; on le pratiquera donc, dès le début des accidents, lorsqu'on est en présence d'une *hernie irréductible* :

Si l'on craint que l'*inflammation n'amène l'étranglement* ;

S'il s'agit manifestement d'un *étranglement primitif* ;

Si l'on *hésite entre l'inflammation et l'étranglement* (Le Dentu).

Toutefois on ne doit pas risquer de réduire un intestin très enflammé ou perforé, et les délais dans lesquels le taxis peut être tenté varient, comme les précautions qu'on doit prendre pour réussir, avec l'espèce et le volume de la hernie.

D'une façon générale, sauf contre-indications évidentes (perforation intestinale), les manœuvres seront faites avec d'autant plus de confiance que la hernie est plus volumineuse (Gosselin). Dans un délai de vingt-quatre heures, le taxis peut être essayé sans danger pour toutes les hernies ; jusqu'à quarante-huit heures, on peut l'employer pour les grosses, les moyennes hernies, et pour quelques petites tumeurs seulement ; entre quarante-huit et soixante-douze heures, il ne convient qu'aux grosses hernies ; au delà de ce délai, c'est-à-dire à partir du quatrième jour, on ne doit plus l'essayer, sauf pour les hernies très volumineuses, et dans le cas où le malade refuse toute opération ; on peut ajouter que pour l'entérocèle pure (surtout à la région crurale) il est contre-indiqué après trente-six heures, et que pour les hernies très petites il est dangereux dès le premier jour. Les hernies inguinales, ordinairement plus volumineuses que les crurales, et souvent antéro-épiploïques, laissent au taxis des délais plus longs. Tels sont les préceptes qui guideront le chirurgien dans l'appréciation de l'opportunité opératoire, s'il suit les exemples les plus autorisés (Gosselin, Verneuil, Le Dentu, etc).

Le taxis *forcé* et *prolongé* paraît aujourd'hui complètement proscrit. On se borne aux pressions précédemment décrites, sans avoir recours aux mains superposées des aides ; quant au temps pendant lequel les manœuvres doivent être continuées, il varie suivant que le chloroforme est ou non administré ; d'une façon générale, le sommeil anesthésique est préférable, alors la réduction doit se faire entre quinze et vingt-cinq minutes ; si le malade reste éveillé, le taxis a pu être continué sans danger pendant une demi-heure et même une heure (Gosselin). Ces règles n'ont, du reste, rien d'absolu, il faut tenir compte de la date de l'étranglement et du volume de la hernie ; de plus, il y a à compter avec l'habileté des mains qui pratiquent le taxis : s'il peut durer pendant dix et quinze minutes lorsqu'il est fait par un chirurgien expérimenté, il ne doit pas être prolongé au delà de cinq minutes lorsque celui-ci manque d'expérience ; mieux vaudrait même s'en abstenir complètement, car il peut, mal exécuté, devenir désastreux (Verneuil).

A côté du taxis, nous placerons la *compression abdominale* faite avec un sac de plomb suspendu immédiatement au-dessus du pédicule de la tumeur pendant vingt minutes environ (Lannelongue); au bout de ce temps, on procède à la réduction, qui se trouve souvent facilitée par la compression.

Nous signalerons encore la *méthode de la suspension* (Laurence, Daniel Leasure, Périer), qui, en déterminant une incurvation de la colonne vertébrale, relâche la paroi abdominale d'une façon suffisante pour que les viscères soient abandonnés dans une certaine limite aux effets de la pesanteur : le malade, les deux jambes appuyées sur les épaules d'un aide, est soulevé hors du lit de façon que ses épaules seulement et sa tête reposent sur le plan horizontal ; l'incurvation ainsi obtenue peut amener une diminution lente et graduelle de la tumeur, et rendre facile une réduction jusque-là impossible. Bien que ses bons effets aient été trop rarement observés pour qu'on doive lui accorder une confiance absolue, ce moyen peut être essayé avant la kélotomie.

2° La *kélotomie* (opération de la hernie étranglée) constitue, dans bien des cas, l'unique ressource du chirurgien, soit qu'il ait été appelé trop tard après l'apparition des accidents, soit qu'il ait constaté l'impuissance des autres moyens à opérer la réduction, en particulier du taxis (avec anesthésie). Son indication est donc précise : elle doit être faite aussitôt qu'une hernie étranglée n'a pu être réduite par le taxis ; celui-ci ne doit même pas être tenté pour les hernies de très petit volume ;

du reste, plus l'opération est pratiquée de bonne heure, plus elle a de chances de réussir (Verneuil, Després, etc.), et c'est une faute de s'attarder dans une temporisation inutile et dangereuse, qui augmente le chiffre des mórts consécutives à la kélotomie.

Celle-ci a pour but de détruire, en le débridant, le lien constricteur qui s'oppose à la rentrée de l'anse intestinale dans la cavité abdominale : or ce débridement peut se faire de deux façons, suivant que le sac est ouvert ou non.

a. L'*opération sans ouverture du sac* (J. L. Petit, Bonnet, Colson) dans laquelle le débridement porte sur l'anneau n'est pas usitée en France : elle est cependant possible lorsqu'il y a moins de cinquante heures que la hernie est étranglée, c'est-à-dire quand il n'y a pas encore lieu de craindre de graves lésions intestinales (Gosselin) : elle doit donc toujours être hâtive.

b. Le *procédé ordinaire* compte quatre temps opératoires : incision de la peau et des couches sous-cutanées, ouverture du sac, débridement, réduction s'il y a lieu ; toutefois la conduite à tenir lorsque le sac est ouvert, au point de vue du débridement et de la réduction, varie avec la nature et l'état des parties que ce sac renferme ; elle varie, en d'autres termes, selon que l'on rencontre l'épiploon ou l'intestin, et encore suivant que l'anse intestinale est saine ou altérée.

L'*épiploon* sain, libre d'adhérences, pourrait être repoussé dans l'abdomen ; cependant le principe généralement admis consiste dans la non-réduction de l'épiploon, même parfaitement sain, et dans l'expectation (Larrey, Jobert, Gosselin) ; s'il forme une masse peu considérable, celle-ci subit un mouvement de retrait et se réduit spontanément ou s'atrophie presque complètement ; si la masse est constituée par une grande quantité d'épiploon, il faudra la lier, la sectionner, puis la cautériser (Desprès).

Si l'*intestin* est sain, on le repousse dans l'abdomen après le débridement, en laissant le sac en dehors ; s'il reste irréductible à cause de son grand volume qui lui a fait perdre droit de domicile dans l'abdomen (J. L. Petit), on peut être obligé de laisser à l'extérieur la masse herniée ; s'il existe des adhérences des parois du sac avec les anses intestinales ou de ces anses entre elles, on cherchera à les détruire, mais avec réserve, et on ne tentera pas de réduire une grande partie d'intestin, dont l'inflammation pourrait s'étendre à toute la séreuse péritonéale : mieux vaudrait abandonner l'anse herniée au dehors après le débridement. Lorsque cette anse présente, comme seule altération, une petite saillie blanchâtre, comparable par son aspect à un staphylôme de la cornée (Verneuil), indice d'une perforation possible, la détermination à prendre est très délicate ; on a conseillé la réduction malgré l'existence d'une petite perforation (Velpeau) ; cependant, comme on peut craindre qu'une fois réduit l'intestin ne s'ouvre dans le péritoine, comme d'autre part, on a pu laisser dans le sac après le débridement une portion d'intestin présentant une petite érosion sans qu'il se soit produit de péritonite, la conduite opposée est préférable (Gosselin, Verneuil, Nicaise) : on ne réduirait donc pas plus dans ces cas intermédiaires que dans ceux où une perforation considérable ou la présence de fausses membranes à la surface de l'intestin a été considérée par tous les chirurgiens comme contre-indiquant la réduction, et on laisserait les choses en place sans ouvrir ni réduire l'intestin : celui-ci, après le débridement, serait fixé par deux points de suture aux parois du sac, pour qu'il ne retombât pas dans la cavité péritonéale, et que, si la rupture doit se produire, l'anus contre nature qui lui succédera ait un trajet suffisamment long pour être dans les meilleures conditions de guérison (Verneuil, Malgaigne), ainsi que nous le verrons en parlant de cette lésion.

Enfin, lorsque dans la kélotomie on constate une *gangrène* manifeste, il est inutile et même nuisible de débrider immédiatement (Gosselin) : le débridement, en détruisant les adhérences formées entre l'intestin et le collet du sac, peut amener un épanchement dans l'abdomen ; le plus souvent d'ailleurs le cours des matières se rétablit sans intervention chirurgicale, et le débridement n'est indiqué que si l'inflammation et la congestion de la muqueuse du bout supérieur de l'intestin est assez intense pour faire craindre une diminution de son calibre : dans ces cas de rétrécissement considérable ou d'oblitération du conduit, il peut être nécessaire de le couper au-dessus du point rétréci et de pratiquer un anus artificiel, si, malgré le débridement, le cours des matières ne se rétablit pas. On a conseillé d'inciser largement les eschares de l'intestin et d'attendre leur élimination (Boyer) ; d'autres excisent la partie mortifiée et pratiquent l'entérorrhaphie ; ici encore c'est la façon dont s'écoulent les matières qui doit guider le chirurgien (Gosselin) : l'intestin, laissé au niveau de l'orifice, sera incisé seulement si le cours des matières ne se rétablit pas, et alors un anus artificiel sera établi ; l'entérorrhaphie est contre-indiquée quand l'intestin n'a pas contracté d'adhérences avec le collet du sac, quand le bout supérieur très dilaté ne peut être inva-

giné dans l'inférieur, quand il y a des phénomènes inflammatoires du côté du péritoine : son emploi est donc restreint à
des cas très limités.

En résumé, des quatre temps de la kélotomie, les deux premiers seuls sont constants (incision de la peau et des tissus
sous-jacents, ouverture du sac dans le procédé ordinaire); le
troisième, le débridement, n'est pas toujours utile ; enfin la réduction est souvent contre-indiquée : la présence de l'épiploon,
surtout s'il est adhérent, l'inflammation, les érosions, les ulcérations, et surtout la gangrène et les larges perforations de
l'intestin, devraient faire proscrire tout essai de réduction ;
mais il est bien rare que l'anse intestinale soit parfaitement
saine.

La *gravité de la kélotomie* ne vient pas seulement de ce qu'on
fait, bien souvent rentrer dans la cavité péritonéale un intestin
plus ou moins malade, mais aussi de ce que le liquide du sac
herniaire renferme des bactéries (Nepveu, Verneuil), qui, au
moment de l'ouverture du sac, pénètrent presque toujours avec
ce liquide dans le péritoine, où elles manifestent facilement
leur influence novice ; il est donc utile d'appliquer dans le
cours de l'opération et pour le pansement les principes de
Lister, et de faire bâiller la plaie, avant le débridement, pour
en rendre toutes les parties facilement accessibles et la laver
avec la solution phéniquée forte (Verneuil). On se borne à
réunir la partie supérieure de la plaie, en laissant à la partie
déclive un certain espace pour le libre écoulement des liquides
qu'elle sécrète.

Il a été longtemps d'usage de donner, immédiatement après
le pansement, un purgatif salin ou de l'huile de ricin pour rétablir les garde-robes : cette méthode a l'inconvénient de fatiguer l'estomac, de provoquer des contractions intestinales plus
nuisibles que salutaires ; elle est remplacée par l'administration de l'opium à doses fractionnées (Letenneur, de Nantes,
Gosselin, Demarquay), qui favorise le repos des parois de l'intestin : un lavement laxatif suffit si l'on se propose de provoquer une simple évacuation.

§ 3. — Hernies en particulier.

I. — *Hernies inguinales.*

Nous n'avons pas à insister longuement sur cette variété de déplacement, non plus que sur la hernie crurale : car, en raison de leur fréquence, ce sont ces deux sortes de tumeur herniaire qui sont prises pour types de la description générale, et c'est à elles surtout que s'appliquent les considérations thérapeutiques qui ont été précédemment passées en revue.

La hernie inguinale est la sortie d'une portion d'un ou de plusieurs des viscères abdominaux à travers l'ouverture qui donne passage au cordon testiculaire chez l'homme, au ligament rond de l'utérus chez la emme. Dans la hernie *directe*, les intestins s'échappent presque directement d'arrière en avant, à travers l'anneau inguinal interne ; mais dans les circonstances ordinaires la hernie commence à l'endroit où le cordon testiculaire s'engage sous le bord inférieur du muscle transverse, et le viscère hernié sort par l'anneau inguinal externe après avoir suivi, dans l'épaisseur de la paroi abdominale, le même trajet oblique que le cordon : la hernie est *oblique externe*.

TRAITEMENT. — Lorsque la hernie ne rentre pas d'elle-même, le *taxis* est fait suivant les règles que nous avons indiquées : le malade est debout, les cuisses écartées, ou couché sur le dos, le bassin plus élevé que le tronc, la poitrine fléchie sur l'abdomen, les cuisses placées dans la flexion et l'abduction : après avoir allongé la hernie dans la direction du canal, le chirurgien repousse d'abord les viscères d'avant en arrière pour leur faire traverser l'anneau inguinal externe, puis de dedans en dehors lorsqu'une portion d'intestin a franchi cet anneau.

Chez les enfants, une petite pelote de linge appliquée sur toute la longueur du canal et maintenue par des bandelettes de diachylon, suffit à la contention, et peut amener une guérison définitive. *Plus tard*, on fera porter un bandage inguinal, simple ou double, qui doit presser sur toute la longueur du canal en mettant ses parois en contact : le bandage à pression rigide de Dupré aurait réussi dans plusieurs cas où la contention avait échoué par l'emploi d'autres appareils (Broca).

La *cure radicale* ne présente aucune particularité qui n'ait été signalée dans nos généralités.

Lorsque la hernie est irréductible, lorsqu'on est forcé d'en arriver à la *kélotomie*, la nature du déplacement est importante à connaître avant l'opération au point de vue du sens dans lequel doit être fait le débridement : dans la hernie oblique externe, la plus fréquente, l'artère épigastrique est en dedans du collet du sac, c'est en dehors qu'on débridera ; dans la hernie directe, c'est en dedans et en haut (Scarpa, Cooper, Dupuytren), l'artère étant située au côté externe de la hernie. Les incisions multiples, peu étendues et peu profondes, sont préférables à un débridement considérable et unique (Le Dentu, Duplay), etc. La réduction n'est pas toujours utile ; celle de l'intestin, sain en apparence, devra être limitée, de peur qu'une lésion passée inaperçue ne se propage au péritoine lorsque le viscère est rentré dans l'abdomen ; il est de règle, avant de réduire, d'attirer au dehors l'anse herniée pour s'assurer qu'elle ne présente aucune ulcération.

L'opération de la hernie inguinale étranglée peut se compliquer d'un des deux accidents suivants : *hémorragie, rentrée en bloc de la hernie.*

Le *sang* peut être fourni par l'artère épigastrique, s'écouler au dehors ou dans la cavité abdominale : il est indispensable de découvrir le vaisseau et de lier ses deux bouts ; l'hémorragie fournie par une des branches funiculaires est bien moins grave.

La *réduction en bloc* est un accident très sérieux, puisque les symptômes d'étranglement persistent et que la mort survient rapidement : si on peut faire sortir la tumeur on opère comme à l'ordinaire ; dans le cas contraire, il faut inciser l'anneau, saisir et attirer le sac, l'ouvrir et débrider.

II. — *Hernies crurales.*

Lorsqu'un viscère ou une portion de viscère abdominal s'est échappé à travers le canal crural, on trouve à la partie moyenne et un peu interne du pli de l'aine une tumeur peu volumineuse, tantôt arrondie, tantôt ovalaire et allongée dans le sens du pli de la cuisse.

TRAITEMENT. — Pour pratiquer le *taxis*, le malade doit être couché sur le dos, la tête fléchie sur la poitrine, le tronc incliné en avant, les cuisses fléchies à angle droit, les genoux rapprochés, de façon à ce que toutes les fibres aponévrotiques soient dans le plus grand relâchement possible. Lorsque la tumeur, peu volumineuse, n'a pas dévié de sa direction primitive, qui est celle du canal, les efforts de réduction seront dirigés en haut et un peu en dehors ; si elle a franchi le fascia cribriformis, et s'est recourbée au-devant du ligament de Fallope, il faut d'abord l'abaisser et la comprimer d'avant en arrière avant de la repousser dans la direction précédente.

La *contention* est souvent difficile à maintenir à cause des mouvements du membre inférieur : la pelote doit être étroite, inclinée en haut et un peu en dehors.

En cas d'irréductibilité et d'étranglement, le *taxis avec le chlo-*

roforme peut toujours être tenté d'une façon modérée, pendant quelques minutes, dans les premières vingt-quatre heures (Gosselin) : ce délai passé, si le taxis non forcé a échoué, il ne faut pas tarder à pratiquer la *kélotomie;* car on a affaire à une hernie en général peu volumineuse, et dans laquelle des adhérences entre la face interne du sac et les parties contenues s'établissent parfois d'une façon exceptionnellement rapide, en quelques heures même (Trélat). L'intestin s'étranglant plus souvent sur les anneaux fibreux que sur le collet (Gosselin), c'est dans la hernie crurale qu'on pourra surtout tenter l'opération *sans ouverture du sac* herniaire lorsque la tumeur est d'un volume médiocre, que les phénomènes locaux et généraux ne sont pas très graves, et surtout que le délai de l'étranglement est assez court pour qu'il n'y ait pas encore lieu de craindre des lésions intestinales : difficilement acceptée en France, où elle a cependant donné d'assez bons résultats (Gosselin, Nicaise), elle est très employée en Angleterre, avec succès (Desprès).

Le débridement s'opère par petites incisions multiples, pratiquées avec un ténotome droit et mousse sur le ligament de Gimbernat et le ligament de Fallope, en haut et en dedans, ou directement en haut, ou en dehors ; on évitera de porter l'instrument en bas, de peur de léser la saphène interne.

III. — *Hernies ombilicales.*

On en distingue trois espèces : *congénitales, de l'enfance, de l'âge adulte.*

1° *Hernie congénitale.* — Quand le volume de la tumeur permet la *réduction,* celle-ci doit être faite : l'intestin sera donc repoussé dans la cavité abdominale, le cordon sera lié ; un linge fin cératé servira au pansement pendant la période de suppuration ; un bandage peu serré, légèrement compressif, maintiendra la hernie : quant à la suture et à la ligature, elles doivent être proscrites, sauf dans les cas désespérés où les enveloppes sont rompues.

L'*expectation* est indiquée lorsque les viscères ne peuvent être repoussés dans le ventre : il peut se faire, à la chûte du cordon, que le péritoine et les intestins se couvrent d'une couche de bourgeons charnus qui les protège, et que le travail de cicatrisation ramène la peau sur la tumeur.

Si les organes herniés paraissaient étranglés, il pourrait être permis d'opérer le *débridement de l'anneau* et la réduction (Giraldès).

2° *Hernies des enfants.* — On *réduit* facilement, en repoussant les viscères directement d'avant en arrière ; si le volume de la tumeur l'a entraînée en bas, il faudrait la relever et faire quelques pressions de bas en haut avant de comprimer d'avant en arrière.

La *contention* se fait par quelques compresses maintenues à l'aide d'une bande élastique ou d'une bandelette de diachylon ; ou, quand l'anneau est très large et la hernie volumineuse, par un petit corps hémisphérique dont on diminue graduellement le volume, tel qu'une pelote en caoutchouc creuse (Demarquay). Ces moyens sont souvent insuffisants à amener la cure radicale, la contention exacte est l'exception (Gosselin) : cependant la guérison arrive seule par le retrait physiologique des bords de l'ouverture ombilicale, et on doit rejeter les opérations qui, comme la destruction de la poche herniaire par la ligature (Desault), exposent à la péritonite, à la phlébite de la veine ombilicale.

3° *Hernies des adultes.* — Le sujet étant étendu sur le dos, le bassin et les épaules élevés, les viscères sont repoussés comme dans le cas précédent : la *réduction* est souvent rendue difficile par les adhérences des organes, par l'étroitesse de l'anneau relativement à leur volume.

La hernie est maintenue par un bandage à ressort très doux, à pelote convexe quand la réduction se fait complètement : dans le cas contraire, on applique une pelote concave ayant exactement la forme de la tumeur, et dont on peut arriver à diminuer progressivement la profondeur, en même temps qu'on parvient à faire rentrer les viscères.

La *kélotomie*, dans la hernie ombilicale étranglée, est considérée comme exceptionnellement grave : car les enveloppes sont généralement très minces, le sac ne contient pas de sérosité, souvent les viscères adhèrent à la paroi interne du sac ; on a même conseillé d'abandonner la maladie à elle-même et d'attendre la production d'un anus contre nature, plutôt que de pratiquer l'opération (Huguier). Cependant celle-ci peut être pratiquée en prenant toutes les précautions nécessaires pour éviter la propagation de l'inflammation au péritoine (Richet), ainsi que le montrent les succès obtenus dans ces dernières années (Després, Perrin, A. Guérin, Nicaise). C'est en haut et à gauche qu'il faut débrider, pour éviter la veine omblicale, quelquefois perméable, avec un ténotome étroit et mince, faisant de petites incisions multiples ; après l'opération, il est bon d'étendre une large couche de collodion autour de la plaie de manière à maintenir immobiles les parties qui l'entourent (Demarquay, Nicaise).

IV. — *Autres variétés de hernies.*

I. — Les *hernies de la ligne blanche* sont réduites et maintenues comme les hernies ombilicales.

II. — Les *hernies ventrales* (éventrations) qui se montrent sur les parois abdominales antérieure et latérale, dans d'autres points que la ligne blanche, sont le plus souvent traumatiques, et succèdent à un affaiblissement local consécutif à une plaie de la paroi ; plus rarement, elles se produisent spontanément, comme les autres hernies. Leur siège seul est particulier : leurs caractères et indications thérapeutiques sont les mêmes que dans les autres déplacements herniaires.

III. — Dans la *hernie sous-pubienne* (ovalaire, obturatrice), l'intestin passe par le trou sous-pubien. Pour opérer la réduction, le malade est couché sur le dos, le bassin élevé, les cuisses fléchies ; on presse la tumeur comme pour la vider dans le bassin (Sanson). La mobilité de la cuisse sur le bassin rend la contention difficile, et explique l'insuffisance de la plupart des bandages. Lorsqu'elle est étranglée, cette hernie peut faire croire à un étranglement interne qu'elle simule parfaitement : il faut tenir compte des antécédents et examiner en tout cas la région sous-pubienne. Si l'on se décidait à la kélotomie, il faudrait en général débrider en bas et en dedans, pour éviter de léser l'artère obturatrice.

IV. — La *hernie ischiatique*, extrêmement rare, sé fait à travers l'échancrure ischiatique, et, profondément cachée à la partie postéro-inférieure du tronc, elle ne peut guère être que soupçonnée : s'il survenait des symptômes d'étranglement, on inciserait le grand fessier, et on débriderait en avant de préférence.

V. — Dans la *hernie périnéale*, très rare, l'intestin sort en avant du rectum par la partie inférieure de l'abdomen pour faire saillie au périnée, entre la vessie et le rectum chez l'homme, entre le rectum et le vagin chez la femme. La réduction se fait facilement, le malade étant couché horizontalement, le bassin un peu élevé. Mais en cas d'étranglement, l'épaisseur des tissus rend le débridement très difficile (Boyer) : si l'on tente la kélotomie, c'est par une incision oblique en arrière et en dehors et par un débridement multiple qu'on opérera (Bérard).

VI. — La *hernie vagino-labiale*, qui descend entre l'ischion et le vagin jusque dans les grandes lèvres, est fort rare et se réduit d'ordinaire avec facilité ; la vessie doit être vidée avant toute tentative de réduction, et, en cas d'étranglement, avant l'opération : celle-ci consisterait à inciser la grande lèvre et à porter vers le siège de l'étranglement le bistouri guidé par un doigt introduit dans le vagin (A. Cooper).

VII. — La *hernie vaginale*, plus fréquente que les précédentes, sera facilement réduite par deux doigts introduits dans le vagin, et maintenue par une éponge ou un pessaire.

VIII. — Quant aux *hernies diaphragmatiques*, qui se font à travers une des ouvertures normales du diaphragme, ou par une solution de continuité du muscle à la suite de plaies ou de déchirures, ou entre les fibres musculaires écartées, elles sont au-dessus des ressources de l'art chirurgical.

ARTICLE V. — Anus contre nature.

On donne le nom d'anus contre nature à toute ouverture anormale à travers laquelle les matières stercorales s'écoulent au dehors d'une façon permanente (Guyon).

On appelle plus spécialement anus artificiel l'anus contre nature établi par le chirurgien pour remédier à un vice de conformation de l'intestin, à une occlusion intestinale, etc. : nous ne nous occuperons ici que des anus anormaux accidentels.

Or pour qu'une ouverture accidentelle de l'intestin donne constamment passage aux matières, il faut que la paroi abdominale présente une plaie rapprochée de cette ouverture par des adhérences suffisamment solides : c'est ce qu'on peut observer à la suite de plaies, d'abcès, d'ulcérations, de perforation du canal intestinal par des corps étrangers, et surtout lorsqu'après un étranglement herniaire une portion d'intestin est ulcérée ou détruite par la gangrène.

L'anus contre nature présente un orifice cutané, un orifice intestinal, un trajet intermédiaire aux deux ouvertures : or la curabilité dépend de la distance de la peau à l'intestin (Malgaigne); tout anus dans lequel la muqueuse est soudée à la peau est incurable parce qu'il n'y a pas de réunion possible entre les deux surfaces; au contraire, s'il y a un trajet un peu long, il se rétrécit peu à peu, ses bords se rapprochent, il se ferme à la manière d'une plaie ordinaire (Verneuil). Ce trajet se présente souvent sous forme d'une cavité plus large en dedans, vers l'intestin, qu'à son sommet vers la peau, et forme un entonnoir, un infundibulum membraneux (Scarpa). Enfin quand une anse intestinale tout entière a été détruite et que ses bouts sont plus ou moins parallèles, l'adossement des deux parois intestinales forme une sorte de valvule à laquelle on a donné le nom d'éperon et qui empêche les matières de passer du bout supérieur dans l'inférieur,

I. Traitement curatif. — Il comprend deux indications fondamentales : *rétablir le cours des matières fécales ; oblitérer l'orifice cutané*. Nous ne ferons que citer la position (Dupuytren), qui amènerait le retrait progressif de l'intestin en favorisant la rétraction du mésentère ; la compression totale, moyen infidèle, dangereux ; la dilatation du bout inférieur, qui, seule, ne peut amener la guérison, mais qui est importante à obtenir, car il est indispensable dans tout anus ancien de rendre au bout anal une partie au moins de son calibre.

1° Le principal obstacle à l'écoulement des matières est constitué par l'*éperon* (Desault) : c'est donc à cette valvule qu'on s'adressera.

L'*excision* est un moyen détestable (Guyon).

La *compression* de l'éperon par une mèche de charpie (Desault), ou par un croissant d'ivoire ou d'ébène (Dupuytren, Richet) est applicable quand la saillie valvulaire est peu considérable : d'une façon générale, c'est un procédé lent, douloureux, qui expose à des accidents (Velpeau).

La *cautérisation* des deux faces de l'éperon a donné quelques succès (Laugier, Vidal de Cassis, Gosselin).

La *section* de l'éperon ou *entérotomie* (Dupuytren) est la meilleure méthode (Gosselin, Guyon) ; elle consiste à serrer dans une pince spéciale (entérotome de Dupuytren) la portion saillante de la valvule qui tombe frappée de gangrène, sans qu'on ait à craindre d'épanchement, l'inflammation éliminatrice ayant provoqué la formation d'adhérences entre les surfaces séreuses.

Enfin l'*entérorrhaphie* a été parfois suivie de guérison dans des cas d'anus récents ou de lésions anciennes ayant résisté à l'entérotomie.

2° Il est rare qu'après l'entérotomie l'ouverture extérieure se ferme d'elle-même, et il faut avoir recours à l'une des méthodes qui ont pour but d'en amener l'occlusion.

La *cautérisation* des bords de l'orifice cutané ne saurait convenir que s'il est très étroit ; la *suture* de ces bords ne réussirait que dans le même cas et lorsque l'écoulement normal des matières se fait facilement : en somme, c'est l'autoplastie qui constitue la méthode la plus générale.

L'*autoplastie* présente dans son histoire deux périodes distinctes (Guyon) :

Dans la première, les téguments de l'abdomen sont seuls utilisés, on ne touche pas à la muqueuse intestinale ;

Dans la seconde, période contemporaine, on utilise la muqueuse qui revêt le trajet accidentel, et on a aussi recours aux différents procédés d'autoplastie dont les téguments voisins forment les matériaux (Velpeau, Nélaton, Denonvilliers, etc.). L'autoplastie par inflexion avec double suture, l'une sur l'intestin, l'autre sur la paroi abdominale (Malgaigne), dans laquelle on décolle seulement l'intestin pour renverser en dedans les deux lèvres disséquées, n'est pas applicable lorsque la muqueuse est renversée dans une grande étendue, et que la peau est fortement froncée et déprimée au pourtour de l'orifice extérieur ; alors, avant l'autoplastie, il est nécessaire d'aviver toute la surface de l'intestin renversée, pour avoir des chances d'amener la formation d'adhérences entre les deux portions en contact (Gosselin).

II. Traitement palliatif. — Il consiste à prévenir, par des soins excessifs de propreté, les excoriations, les érysipèles, qui apparaissent souvent au pourtour de l'orifice : c'est dans ce but qu'on a conseillé de badigeonner tous les jours l'ouverture avec le collodion (Ward).

ARTICLE VI. — Occlusions intestinales.
Étranglement interne.

On donne le nom d'occlusions intestinales à des états pathologiques variés qui mettent obstacle au cours des matières appelées à circuler dans le tube intestinal (indépendamment des hernies, des vices de conformation de l'anus et du rectum, et des affections organiques du rectum). L'occlusion peut être produite :

1° Par des corps étrangers enfermés dans la cavité du tube intestinal ou par des tumeurs stercorales : il y a obstruction plutôt qu'occlusion ;

2° Par une affection organique de la paroi (cancer, polype, rétrécissement cicatriciel, hypertrophie musculaire ou cellulaire), ou un déplacement de cette paroi (invagination ou intussusception, volvulus) ;

3° Par une cause siégeant en dehors de l'intestin, et agissant par compression (tumeur abdominale) ou par constriction (brides cicatricielles ou épiploïques ou péritonéales, orifices normaux ou anormaux, enroulement de l'épiploon autour de l'intestin, adhérences des viscères entre eux ou avec les replis péritonéaux, etc.) : c'est cette obstruction qui constitue le véritable étranglement interne.

Traitement. — L'*entérotomie* et la *gastrotomie* en fournissent la base : pourtant nous devons énumérer quelques moyens qui peuvent être tentés avant l'opération ; tels sont :

Les *purgatifs*, qu'on administre au début seulement pour débarrasser le tube intestinal des matières qui l'obstruent et qui peuvent faire croire à une occlusion ;

Les *lavements de décoction de tabac*, les *insufflations* de fumée de tabac, les *onctions avec la belladone* ou la *strychnine*, les insufflations d'air par le rectum, auxquels on n'accordera qu'une faible confiance, bien qu'ils aient donné quelques succès ;

La *glace* en application sur le ventre, les lavements froids, les morceaux de glace dans la bouche (Grisolle), plus efficaces dans l'occlusion par contraction intestinale ou par invagination que dans l'étranglement interne proprement dit ; il en est de même de l'opium à haute dose ;

Les *injections d'acide carbonique* faites à l'aide d'une sonde œsophagienne introduite aussi haut que possible dans le rectum et d'un siphon d'eau de Seltz, et qui ont amené une guérison complète dans plusieurs cas (Demarquay, Béhier, Bouchut, Guyon) ;

Les *ponctions intestinales* avec un trocart fin, et l'aspiration sont inoffensives et peuvent remédier à la tympanite (Trousseau) ; mais c'est un moyen sur lequel il faut peu compter, même comme palliatif, soit que les gaz soient évacués en quantité insuffisante, soit qu'ils se reproduisent rapidement ; les faits dans lesquels il a fait cesser l'étranglement interne ne sont pas assez nombreux pour être concluants (Le Dentu).

Reste à choisir entre l'*entérotomie* et la *gastrotomie* : ici l'hésitation est bien permise, et nous nous bornerons à résumer les opinions qui se sont produites dans ces derniers temps, particulièrement à la Société de chirurgie (1879).

1° L'*entérotomie* (Dupuytren) est certainement d'une exécution facile, elle est applicable à tous les cas d'obstruction intestinale, mais elle a donné des résultats désastreux (Verneuil) ; de plus, l'anus contre nature s'adresse seulement aux symptômes et ne supprime pas la cause de l'étranglement vrai (Le Dentu, Tillaux) ; enfin il reste une infirmité fâcheuse et souvent incurable (Terrier).

2° Au contraire, la *gastrotomie* est une opération rationnelle en principe, puisqu'elle a pour but, après l'ouverture de la cavité abdominale, de découvrir le siège de l'étranglement et de lever celui-ci (Tillaux, Duplay, Le Dentu, Terrier) : malheureusement la difficulté de l'exécution est grande, la recherche de l'étranglement est longue, et surtout la gastrotomie (ou la laporotomie) ne convient pas à tous les cas d'occlusion intestinale ; un diagnostic aussi exact que possible est donc la base du traitement. Le point important est de savoir si la cause est extrinsèque ou intrinsèque, si elle siège dans les parois de l'intestin (cancer, polype, rétrécissement) ou en dehors d'elles (brides épiploïques ou péritonéales, orifices normaux ou anormaux, etc.) : les obstructions dépendant d'altération siégeant dans les tuniques de l'intestin ne doivent pas être traitées par la gastrotomie; en cas de tumeur ou de cancer de l'intestin, il faut faire un anus artificiel ou ne rien faire (Verneuil, Trélat, Le Dentu). En cas d'invagination, la gastrotomie pourrait être faite (Terrier). Enfin si l'on pouvait être sûr qu'un étranglement subit est produit par une bride, on pratiquerait la laporotomie le plus tôt possible avant que la péritonite fût développée (Verneuil, Trélat, etc.).

CHAPITRE XXIII

MALADIES DE L'ANUS ET DU RECTUM

ARTICLE I. — **Affections inflammatoires.**

§ 1er. — AFFECTIONS CUTANÉES, PRURIT ANAL.

I. — L'*érythème*, l'*eczéma*, le *lichen*, l'*herpès*, sont les affections cutanées qu'on rencontre le plus souvent au pourtour de l'anus.

TRAITEMENT. — Leur siège ne fournit d'indications thérapeutiques spéciales que par la cause qui les entretient (constipations, hémorrhoïdes, pédiculi, oxyures vermiculaires) et contre laquelle on doit d'abord agir. Puis on recommandera de grands soins de propreté, et l'isolement des surfaces malades par les poudres inertes d'amidon, de lycopode, etc., ou par de la charpie fine, par un linge cératé en cas d'érosions. Les cataplasmes si l'inflammation est très intense, les lotions émollientes, puis astringentes, les corps gras très souvent renouvelés, peuvent être utiles.

II. — Le *prurit anal* est souvent occasionné par les affections précédentes; parfois aussi il existe sans lésion cutanée appréciable, sans changement de couleur à la peau.

TRAITEMENT. — Les moyens propres à le calmer sont les grands lavements tièdes, les onctions avec l'axonge camphrée, les pommades résolutives, astringentes, escharotiques, etc., (Dechambre).

§ 2. — ABCÈS DE LA MARGE DE L'ANUS ET DU RECTUM.

Le siège, la cause, les conséquences de ces abcès sont variables ; mais ils présentent ces caractères communs que le pus qu'ils renferment a toujours une odeur fécale ou fécaloïde, qu'ils ont une tendance presque constante à devenir fistuleux, qu'ils doivent toujours être ouverts très vite dans toute l'étendue de leur diamètre par une incision dirigée vers l'orifice anal (Chassaignac).

Les abcès *ostéopathiques* (par carie du sacrum, du coccyx, de l'ischion), et les abcès *urineux* (que nous verrons plus loin) étant éliminés, il reste deux grandes classes d'abcès, les *superficiels* et les *profonds*.

1° Les abcès *superficiels, marginaux* (Chassaignac), sont *sous-cutanés, sous-muqueux* ou *sous-cutanéo-muqueux*. Ceux qui se développent dans la peau ou le tissu cellulaire sous-cutané, abcès tubéreux (Gosselin), se circonscrivent rapidement ; les abcès phlegmoneux peuvent passer en arrière du rectum, pénétrer dans la cavité pelvienne, fuser dans le tissu cellulaire du mésorectum : la constipation, les violences extérieures, les piqûres de sangsues, l'inflammation de tumeurs hémorrhoïdaires, sont leurs causes habituelles. Ils ont une grande tendance à produire des *décollements* et des *fistules :* les sous-muqueux amènent des fistules borgnes internes ; les sous-cutanés, des fistules borgnes externes, les sous-cutanéo-muqueux, des fistules complètes. L'excessive mobilité de la couche tégumentaire et les déplacements incessants auxquels elle est exposée sont la cause principale des fistules, en retardant la cicatrisation de l'abcès.

2° Les abcès *profonds* dépendent des lésions du rectum, inflammation, ulcérations, piqûres par des corps étrangers, etc. ; lorsque les phlegmons périnéaux ou péritonéaux ne communiquent pas avec l'intestin, ils sont ordinairement produits par une violence extérieure, une chute sur les fesses, l'équitation, etc.

Il est probable que la fréquence des abcès chez les phthisiques résulte de la présence d'ulcérations tuberculeuses de l'intestin (Curling, Chassaignac) ; mais l'existence de ces lésions n'est pas nettement prouvée (Gosselin).

TRAITEMENT. — Hésiter et perdre un temps précieux avant d'exciser ; faire une petite ouverture ; inciser parallèlement à l'axe antéro-postérieur de la région périnéo-fessière : telles sont les trois *fautes* qu'on doit se garder de commettre (Chassaignac). S'il est permis d'employer au début le *traitement antiphlogistique* ordinaire, c'est moins pour faire avorter le phlegmon que pour en limiter l'étendue. La résolution ne doit pas être espérée ; il ne faut pas davantage attendre que la fluctuation soit large et manifeste, mais agir dès qu'un point de ramollissement est perçu, la guérison est d'autant plus rapide que les décollements sont moins étendus. De plus, l'*incision*, partant d'un point quelconque de la région péri-néale, doit toujours être dirigée *vers l'orifice même de l'anus* et jamais parallèlement à l'axe antéro-postérieur de la région.

Les abcès qui font saillie à l'intérieur, ceux qui ne s'étendent pas au-dessus du sphincter et qui proéminent à l'anus, doivent être attaqués par l'intérieur : s'ils sont vastes et profonds, on fera à la partie la plus déclive une incision suffisamment large pour que le pus s'écoule facilement, sauf à faire plus tard l'o-pération de la fistule si elle est nécessaire. Quand on ouvrira un abcès de dehors en dedans, si les téguments sont amincis, on les excisera ; si c'est le rectum lui-même qui est aminci, on le divisera comme s'il s'agissait d'une fistule ; on opérera de même si l'abcès communique avec l'intestin.

Quant aux abcès ostéopathiques, le drainage et les injections iodées et antiseptiques sont le meilleur moyen de les tarir (Chassaignac).

§ 3. — FISTULES A L'ANUS.

Orifices et conduits anormaux étendus de la peau à la paroi rectale, et donnant soit issue à du pus seulement, soit à du pus et à quelques matières intestinales liquides ou gazeuses (Gosselin).

D'après leur trajet, elles peuvent être distinguées en fistules *sous-tégumentaires, intra-sphinctériennes, sus-sphinctériennes* (Gosselin) ; ou en : *sous-cutanéo-muqueuses,* ou margellaires ; *recto-anales simples* (perforant toute l'épaisseur de la paroi rectale) ; *recto-anales compli-quées* (diverticulaires) ; *borgnes externes; borgnes internes* (Chassai-gnac).

Nous avons déjà indiqué les causes productrices des abcès, qui sont aussi celles des fistules anales : outre le défaut de fixité du rectum (Curling, Gosselin), qui explique la fréquence de cette complication terminale des abcès, on a invoqué la destruction du tissu cellulaire ischio-rectal, le passage de gaz et de liquides intestinaux quand la fis-tule est complète ou borgne interne.

TRAITEMENT. — Il est exclusivement chirurgical : les onguents, les pommades, les poudres, portés dans le trajet, sont inef-ficaces. Toutes les fistules à l'anus doivent être opérées ; la phthisie même, considérée généralement comme une contre-indication, réclame impérieusement l'action chirurgicale (Chassaignac, Trélat, Verneuil) : toutefois il faut savoir que le plus souvent la cicatrisation ne s'obtient pas complètement chez les phthisiques et qu'il reste toujours un ou plusieurs pertuis fistuleux qui suppurent sans cesse (Guyon).

1° Les *injections iodées* (Boinet) n'ont pas réalisé les espérances qu'elles avaient fait concevoir (Gosselin).

2° L'emploi des *caustiques* (A. Forget) est généralement abandonné.

3° La *compression* du trajet est difficile à réaliser : pratiquée de dehors en dedans, elle est très défectueuse ; de dedans en dehors, elle présenterait quelques chances de succès dans les cas spéciaux de fistule simple avec décollement rectal peu étendu.

4° La *ligature élastique* ne peut pas davantage constituer une méthode générale (Verneuil) ; impuissante en cas de fistules compliquées, multiples, profondes, elle est toujours lente et douloureuse. Elle a donné quelques bons résultats (Delens) en serrant dès le premier moment aussi fortement que possible.

5° L'*excision* du trajet fistuleux soulevé avec une pince amène une perte de substance étendue, une suppuration longue, etc.

6° L'*incision* constitue le procédé classique par excellence, il suffit parfaitement lorsque le trajet est unique, simple, peu étendu : une sonde cannelée sert de guide au bistouri, qui fend tous les tissus compris en dedans du trajet, l'intestin et l'anus inclusivement ; toutes les parties saignantes sont immédiatement cautérisées avec le fer rouge (Verneuil, Duplay, L. Labbé), de manière à prévenir l'hémorragie immédiate qui est parfois très abondante, et à former une escharre qui prévient dans une certaine mesure l'absorption des matériaux septiques : l'écoulement sanguin, l'infection purulente, la phlébite, sont en effet les accidents ordinaires de l'opération. Ajoutons qu'on observe aussi, pendant trois ou quatre jours après l'opération, une rétention d'urine sans gravité.

Il est également utile de faire, en même temps que l'incision du trajet, l'excision de ses bords avec des ciseaux (Trélat).

Pour sectionner le trajet, on peut substituer au bistouri le thermo-cautère, qui évite l'hémorragie à condition que l'action soit lente et interrompue (Broca).

Il est inutile d'appliquer une mèche après l'opération ; le pansement est douloureux, un cataplasme tiède vaut mieux (Duplay, Verneuil). Avant l'opération, il est utile de purger le malade la veille, et de lui faire prendre un lavement simple le matin même.

7° Toutes les fistules anales, simples ou compliquées, peuvent être opérées par l'*écrasement linéaire* (Chassaignac) : toutefois on en réserve généralement l'emploi aux cas de fistules
multiples, complètes, remontant assez haut. Un fil conducteur
est introduit dans le trajet au moyen d'un stylet ou d'une sonde
en gomme ; puis on lui substitue une chaîne d'écraseur avec
laquelle on sectionne le pont rectal, en y mettant une certaine
lenteur (Verneuil) ; s'il existe plusieurs trajets, on passe un fil
dans chacun d'eux, puis autant de chaînes d'écraseur. Si on
ne peut constater directement la présence de l'orifice interne
trop élevé, on peut le créer pour ainsi dire en perforant la paroi rectale avec une sonde cannelée dont le bec est légèrement
recourbé (Verneuil). Ce procédé met complètement à l'abri de
l'hémorragie, et opère la section en quelques minutes.

ARTICLE II. — **Lésions traumatiques.**

§ 1er. — PLAIES DE L'ANUS ET DU RECTUM.

I. — Les *plaies par instruments tranchants,* le plus souvent faites
par le chirurgien, présentent comme principal accident un
écoulement sanguin qui ne s'arrête parfois que par une pointe
de feu ou une ligature portée sur le vaisseau ouvert.

II. — Le rectum peut être *perforé* par un corps étranger pointu,
qui donne naissance à une fistule anale ; ou par une canule
mal dirigée, qui fait passer le liquide du lavement dans le tissu
cellulaire, d'où résulte une inflammation très étendue, souvent
une péritonite mortelle.

III. — Les *plaies par armes à feu* peuvent conduire au même
résultat par les délabrements qu'elles déterminent ; lorsque le
rectum est atteint, les matières stercorales refluent de manière
à passer continuellement par la solution de continuité, ce qui
retarde très longtemps son occlusion (Dupuytren) : aussi le
meilleur moyen consiste-t-il à fendre largement et profondément les sphincters pour que les matières s'écoulent facilement
au dehors.

§ 2. — CORPS ÉTRANGERS DU RECTUM.

Les uns, venus du dehors, ont été avalés ou introduits directement
par l'anus ; les autres se sont formés dans le rectum ou dans toute autre partie du tube digestif (calculs, matières fécales durcies).

TRAITEMENT. — Il sera ordinairement possible de retirer ces

dernières matières avec le doigt recourbé en crochet, avec un instrument en forme de cuiller, en les fragmentant au besoin : les derniers débris seraient chassés par un léger laxatif.

Les véritables corps étrangers ont un volume, une forme, des caractères trop variés pour qu'on puisse établir d'une façon générale les procédés à employer pour leur extraction ; il faut aussi compter avec les conditions particulières du malade. Si le corps est assez volumineux pour ne pouvoir sortir spontanément ou avec les matières stercorales, si en même temps il est libre dans l'intestin et retenu par le sphincter, on arrivera généralement à l'extraire avec des pinces, un forceps, etc., en le brisant au besoin pour l'enlever par fragments ; mais s'il est fixé dans les parois rectales par une pointe, par la saillie d'un éclat, etc., les difficultés sont plus grandes. En tout cas, il faut combattre les accidents inflammatoires et prévenir les abcès pelviens.

ARTICLE III. — Tumeurs.

§ 1er. — POLYPES ET PAPILLOMES DE LA MUQUEUSE RECTALE.

Bien plus fréquents chez les enfants que chez les adultes, les polypes peuvent être le point de départ de troubles fonctionnels graves, hémorragies répétées, inflammation et suppuration du rectum, etc. ; les papillomes seraient même parfois l'origine d'épithéliomas (Duplay) : l'intervention doit donc être rapide.

TRAITEMENT. — Quand la tumeur est située près de la marge de l'anus, la *ligature* du pédicule, la *cautérisation*, peuvent suffire ; lorsque le polype est implanté plus haut, a un pédicule étroit, on peut se contenter de l'étreindre entre les deux mors d'une pince pour en amener la mortification.

Cependant ces moyens sont infidèles, et l'*excision* est le procédé le plus sûr, mais elle expose à l'hémorragie : aussi vaudrait-il mieux, si la base est large, appliquer d'abord une ligature qui la segmente en plusieurs lobes qu'on excise ensuite au-dessous du lien constricteur ; ou, si le point d'implantation est assez étroit, faire usage de l'écraseur linéaire (Chassaignac).

§ 2. — CANCER DU RECTUM.

L'épithélioma est la variété de dégénérescence le plus souvent observée ; cependant toutes les formes de cancer ont été trouvées. Il peut se développer dans tous les points du rectum, mais c'est surtout aux deux extrémités qu'on le rencontre, sur une étendue variable du reste.

Le rectum est rétréci et dévié; les tissus voisins sont envahis consécutivement : cloison.recto-vaginale, vessie, utérus, etc.

TRAITEMENT. — Lorsque la tumeur est peu volumineuse, peu profonde, pédiculée, l'*arrachement*, la *ligature partielle*, la *ligature en masse* (Récamier) ont pu être pratiqués avec quelque succès ; mais le seul moyen par lequel on peut espérer une guérison véritable consiste dans l'extirpation de la partie inférieure du rectum, dans la *rectotomie*, qui sera *linéaire* ou *complète* suivant les cas, c'est-à-dire selon qu'on se propose de faire l'extirpation partielle ou totale. L'emploi du *bistouri* (Lisfranc) expose à un écoulement sanguin parfois terrible; aussi est-il abandonné pour une *méthode mixte* consistant à combiner l'usage du couteau galvanique ou du thermo-cautère, chauffé seulement au rouge sombre, avec celui de l'écraseur linéaire (Verneuil, L. Labbé, etc.), qui met à l'abri de l'hémorragie.

Cette opération fournit des résultats satisfaisants quand on a pu enlever tout le mal ; de plus, il faut que le rectum soit libre et mobile dans le petit bassin et que les organes génitaux chez l'homme soient absolument indemnes ; chez la femme, l'envahissement de la cloison recto-vaginale n'est pas une contre-indication à l'opération (A.-H. Marchand). Lorsque des conditions inverses rendent l'extirpation impraticable, on se borne à l'emploi des palliatifs : calmer les douleurs, dilater le rectum comme en cas de rétrécissement, et au besoin établir un anus artificiel.

§ 3. — HÉMORRHOÏDES.

Ce sont des tumeurs variqueuses de la région anale, susceptibles de fournir du sang à certains moments (Gosselin) : celles qui donnent lieu à un écoulement sanguin à des époques régulières ou irrégulières sont dites *fluentes* ou *ouvertes;* les *marisques* ne fournissent jamais de sang.

Les *hémorrhoïdes internes*, situées à une hauteur plus ou moins grande sur la face interne du rectum, sont évidemment dues à des varices des veines supérieures de cet intestin. Les *hémorrhoïdes externes*, placées sur la marge de l'anus, sont formées par les veines hémorrhoïdales inférieures dilatées et par l'hypertrophie du tissu cellulaire périphérique qui se modifie par inflammation de façon que l'élément veineux tend à disparaître totalement (Gosselin).

Les symptômes des hémorrhoïdes externes varient selon qu'elles sont flasques, turgescentes ou indurées ; les internes présentent des symptômes également variables suivant qu'elles restent dans l'intérieur du rectum ou qu'elles deviennent procidentes ; enfin les tumeurs procidentes peuvent être facilement réductibles, ou se réduire avec de vives douleurs, ou la réduction est douloureuse, lente et difficile; parfois elles deviennent irréductibles par étranglement serré (Gosselin).

Traitement. — Le plus souvent les hémorrhoïdes ne sont pas, comme on l'a répété (Stahl, Pinel, etc.), sous la dépendance d'une constitution rhumatismale ou goutteuse qui se réveillerait dès qu'on supprime l'écoulement qu'elles déterminent : loin d'être salutaires, elles doivent être traitées rapidement, avant l'apparition des troubles dyspeptiques dont elles sont souvent l'origine et l'anémie qui résulte d'un flux sanguin fréquemment répété (Gosselin). Il y a du reste, au point de vue thérapeutique, une distinction à faire entre les hémorrhoïdes externes et les internes.

I. Traitement palliatif. — *Contre les hémorrhoïdes externes*, le traitement dit palliatif suffit le plus souvent : repos, grands soins de propreté, lavements froids, bains de siège, lotions froides, pommades ou suppositoires à l'onguent populeum, à l'extrait de ratanhia. Si elles s'enflamment, deviennent turgescentes et œdémateuses, on commencera par appliquer des cataplasmes émollients, des sangsues ; si les phénomènes inflammatoires se répètent, de petites ponctions peu profondes (Curling), des cautérisations superficielles et linéaires avec de petits cautères cutellaires (Voillemier), diminuent la congestion ; si la masse est de petit volume, pédiculée et douloureuse, l'excision peut être indiquée (Gosselin).

II. Traitement curatif. — *Contre les hémorrhoïdes internes*, le traitement chirurgical seul convient. Or la ligature extemporanée (Curling, Holmes), l'écrasement linéaire (Chassaignac), l'excision partielle ou totale, ont certainement obtenu des succès et peuvent être indiqués dans des cas spéciaux : ainsi l'excision peut convenir quand la tumeur interne est peu volumineuse et peu vasculaire ; la ligature et l'écrasement ont réussi sur des masses hémorrhoïdaires végétantes (L. Labbé, Gillette) : mais ces procédés exposent à l'hémorragie, à la phlébite, à l'infection purulente (Gosselin, Verneuil, etc.) ; assez souvent leur emploi est suivi d'un rétrécissement de la partie inférieure du rectum (Richet). Aussi la plus grande partie des chirurgiens préfèrent-ils la *cautérisation*, qui peut se faire de plusieurs manières : par le fer rouge (Boyer, Velpeau, Nélaton, Demarquay); par le galvano-cautère ou le thermo-cautère chauffé au rouge-cerise (Verneuil, Broca) ; par un procédé mixte de cautérisation et d'écrasement (Richet) ; ou par les caustiques, tels que le chlorure de zinc appliqué à la base de la tumeur (Amussat), ou l'acide nitrique mono-hydraté dont on badigeonne la surface des hémorrhoïdes avec un pinceau d'amiante (Gosselin) : la cautérisation ne doit toucher que les hémorrhoïdes internes, les parties voisines étant soigneusement mises à l'abri de ses effets.

Souvent la contracture du sphincter est la cause principale de la production des hémorrhoïdes, et il suffirait de combattre cette cause par la dilatation forcée de l'anus faite avec le doigt pendant le sommeil anesthésique pour remédier à l'effet (Verneuil).

Récemment on aurait obtenu la disparition complète de tumeurs hémorrhoïdaires en injectant dans leur partie centrale trois à six gouttes d'une solution d'acide phénique dans la glycérine (Blackwood, de New-York).

Enfin une partie de l'action physiologique de l'ergotine, les contractions spasmodiques de l'intestin (Laborde et Peton), a été mise à profit contre le prolapsus du rectum (Ferrand, Vidal), d'origine hémorrhoïdaire en particulier : on a pu guérir cette infirmité en injectant, à deux ou trois reprises, quinze à vingt gouttes d'une solution de 1 gr. d'ergotine dans 5 gr. d'eau, dans la direction du sphincter ou dans le paquet hémorrhoïdaire.

ARTICLE IV. — **Affections nerveuses et musculaires.**

§ 1er. — NÉVRALGIES DE L'ANUS.

I. — On observe assez rarement, sans lésion locale appréciable, sans fissure anale, une névralgie simple, *idiopathique*, de l'anus, à laquelle le rectum participe dans sa partie inférieure (proctalgie), qui se traduit par une douleur très violente, du ténesme anal et vésical, etc., et qui se montre souvent très rebelle à la thérapeutique.

TRAITEMENT. — Il consiste dans l'emploi d'onctions calmantes et narcotiques (belladone, chloroforme, opium), de suppositoires, de lavements laudanisés, d'injections hypodermiques, de bains de siège, d'un traitement général antispasmodique et tonique ; dans les cas rebelles, il faut venir à la section du sphincter ou à la dilatation forcée, comme s'il existait une fissure.

II. — De plus, il existe une névralgie *symptomatique* de la constipation, d'une affection de l'anus, du rectum, des voies uri-

naires (Gosselin, Velpeau) : le traitement doit surtout s'adresser
à la lésion dont la douleur anale est le symptôme.

§ 2. — FISSURE ANALE.

Une ulcération étroite, allongée, superficielle, développée dans le
fond d'un des plis rayonnés de la marge de l'anus, et une douleur très
vive accompagnant cette ulcération : tels sont les éléments constants
de la fissure anale. Quant à la contracture spasmodique du sphincter
qui formerait toujours le troisième terme de la vraie fissure (sphinctéralgique) (Boyer, Chassaignac), elle manque dans bien des cas (Gosselin), et lorsqu'elle existe c'est un effet et non une cause (Sanson, Blandin, Gosselin). En tenant compte de l'intensité de la douleur, on a pu
diviser les fissures en *tolérantes* et *intolérantes*.

TRAITEMÉNT. — 1° Les *fissures tolérantes* seules (Gosselin) peuvent guérir par la *cautérisation* au nitrate d'argent, par l'*emploi
de mèches* enduites d'onguent de la Mère, par l'usage de l'*extrait
de ratanhia* en pommades, en suppositoires ou en lavements
(Bretonneau et Trousseau); il en est ainsi des ulcérations qui
s'accompagnent de tumeurs hémorrhoïdaires, et qui guérissent
par les mêmes moyens et surtout par l'ablation des hémorrhoïdes (Richet).

2° Les *fissures intolérantes* exigent un traitement plus actif.

L'*excision* (Jobert) est une mauvaise opération, abandonnée.

L'*écrasement* (Chassaignac) convient surtout en cas de fissure
sphinctéralgique.

L'*incision* du sphincter (Boyer) donne des résultats très satisfaisants et met peut-être plus que la dilatation à l'abri des
récidives (Gosselin).

La *dilatation* lente, faite à l'aide de mèches dont on augmente graduellement le volume pour vaincre la résistance du
sphincter, a une action lente, douloureuse, fatigue beaucoup les
malades : aussi est-elle complètement rejetée et remplacée par
la dilatation brusque et forcée du sphincter (Récamier). Celle-
ci se fait avec les 2 pouces introduits dans le rectum et écar-
tant les tissus jusqu'à ce qu'ils soient arrêtés par les tubéro-
sités de l'ischion ; ou à l'aide d'un spéculum bivalve qu'on introduit fermé et dont on écarte brusquement les 2 côtés (Verneuil, Dubreuil). L'emploi du chloroforme est contre-indiqué
si l'on a quelque raison de redouter une syncope (Guyon, Nicaise, etc.)

Dans une *opération mixte* (Gosselin), le chirurgien introduit
chaque jour un doigt dans l'anus pour amener une dilatation

douce et progressive jusqu'à ce qu'il aperçoive bien la fissure ; alors il incise celle-ci en n'intéressant que le quart environ du sphincter ; une petite mèche est introduite dans la solution de continuité, ultérieurement les pansements sont faits avec une pommade à l'extrait de rathania. En somme il rend la fissure tolérante par une dilatation modérée, et la soigne ensuite comme si elle avait primitivement présenté ce caractère.

§ 3. — PARALYSIE DU RECTUM.

Dépendant d'une altération du système nerveux (lésion de la moelle ou des nerfs de la partie inférieure de l'intestin) ou d'un défaut de contractilité des fibres musculaires (chez le vieillard), la paralysie du rectum n'appartient guère au domaine chirurgical.

Ce qu'il faudrait combattre, c'est la cause de l'affection ; or on est ordinairement réduit à prévenir un des symptômes, l'accumulation des matières stercorales, en faisant prendre des lavements, des purgatifs, ou en vidant l'intestin avec le doigt, une curette, etc.

ARTICLE V. — **Vices de conformation et difformités.**

§ 1er. — VICES DE CONFORMATION.

On peut observer sur l'anus et le rectum des *rétrécissements,* des *imperforations,* des *absences partielles ou totales,* des *abouchements anormaux* sur la peau ou dans les cavités muqueuses voisines (Trélat).

Les *rétrécissements* congénitaux sont rares, surtout à l'état simple, sans abouchements anormaux.

L'*imperforation* est le vice de conformation le plus fréquent ; on en distingue plusieurs variétés : tantôt l'anus est perméable et d'aspect normal, mais on rencontre à une hauteur variable du conduit anorectal une oblitération plus ou moins épaisse ; tantôt l'anus est plus ou moins dévié, incomplètement développé, imperforé. Il peut être fermé par une membrane mince ou épaisse ; il y a quelquefois une oblitération dense constituée par la peau, la muqueuse, le sphincter, ou par un cordon musculo-fibreux qui s'étend vers le cul-de-sac rectal.

L'anus peut manquer complètement, surtout quand l'intestin présente un abouchement anormal. Il peut y avoir *absence totale ou partielle* du rectum, le cul-de-sac intestinal se terminant au fond de la vessie ou de la paroi utérine, ou s'arrêtant au niveau de l'angle sacro-vertébral. Rarement, le côlon manque, ou l'intestin grêle est oblitéré à sa terminaison (Depaul).

Les *abouchements* de l'anus se font dans un des points qui correspondent au cloaque externe ; ceux du rectum correspondent au cloaque entéro-allantoïdien (Trélat) : ceux de l'anus s'ouvrent parfois sur le scrotum, à la face inférieure du pénis, mais surtout à la vulve, en avant de l'hymen, à la fourchette, à l'entrée du vagin ; c'est dire qu'ils sont plus fréquents chez les petites filles. Les abouchements du rectum se font le plus souvent à la région périnéale (Bouisson) ou scrotale (Cruveilhier), à la partie membraneuse de l'urèthre ; plus rarement dans la vessie (Desault, Broca, Boyer), ou dans le vagin, ou à la face postérieure du tronc (Fristo) ; ils sont plus fréquents dans le sexe masculin.

Traitement. — Il comporte deux indications capitales (Trélat) : il faut *créer une voie artificielle et permanente* pour l'évacuation des matières ; il faut que cette voie soit à *la place de l'anus* ou aussi près de lui que possible. Une opération étant le plus souvent indispensable, le mieux est de l'exécuter sans retard.

I. — Lorsqu'il y a un *rétrécissement simple*, on a souvent tenté d'élargir l'ouverture avec des mèches, des canules, de l'éponge préparée, un corps dilatant quelconque ; en cas d'imperforation anale superficielle, on a pratiqué l'incision simple ou cruciale de la membrane ; mais la rétraction cicatricielle rend ces ressources illusoires ou temporaires : pour obtenir une ouverture durable, il est indispensable d'*amener le rectum au contact de la peau*, en le disséquant au besoin et le mobilisant, et de *suturer ensemble les deux surfaces*.

II. — Un grand nombre de vices de conformation, caractérisés par la rétention complète ou presque complète des matières fécales, peuvent être traités d'une même façon par l'*établissement d'un anus artificiel* : tels sont les *imperforations* anales ou anorectales en général, les *absences* de l'anus et du rectum, et les *abouchements anormaux du rectum* (qui se font en général à la région périnéale ou scrotale, chez les petits garçons). Nous venons de voir le rétrécissement simple ; nous verrons plus loin les abouchements de l'anus.

Or, cet anus artificiel peut être établi par une des deux méthodes dites *périnéale* et *abdominale*.

La *méthode périnéale* est supérieure dans ses résultats définitifs, lorsqu'on la pratique par le procédé d'entérotomie et de proctoplastie d'Amussat plus ou moins modifié (Dieffenbach, Nélaton, Malgaigne, Giraldès, Trélat, etc.) : incision verticale,

recherche de l'ampoule rectale, traction de cette ampoule, entérotomie, proctoplastie, c'est-à-dire suture des bords de l'ampoule incisée aux lèvres de l'incision superficielle; elle est
d'une exécution facile quand la distance du cul-de-sac rectal
au plancher périnéal ne dépasse pas 2 ou 3 centimètres, et
que les adhérences recto-vésicales ne rendent pas la mobilisation de l'intestin difficile ; dans le cas contraire, pour agrandir
la voie par laquelle on aborde le rectum, on a réséqué le coccyx (Verneuil), ou incisé longitudinalement cet os sur la ligne
médiane (Polaillon), ou on s'est borné à inciser un de ses
bords (Després).

Malgré ces perfectionnements, la méthode périnéale n'est
plus applicable quand le rectum manque totalement, quand il
s'arrête à l'angle sacro-vertébral ou un peu au-dessous, et que
ses parois ne peuvent plus être mobilisées jusqu'à la peau ;
alors l'anus artificiel doit être établi par la *méthode abdominale*,
qui comprend deux procédés : tantôt on ouvre l'intestin dans la
fosse iliaque (Littre); tantôt dans la région lombaire gauche
(Callisen) ; le premier procédé est généralement préféré
(Giraldès, Trélat, etc.).

III. — Enfin les abouchements anormaux de l'anus, qui se font
plus souvent à la vulve, à l'entrée du vagin, qu'au scrotum ou
ou sous le pénis, regardés autrefois comme incurables (Boyer),
peuvent être traités par plusieurs procédés opératoires analo-
logues entre eux, également efficaces, et dont le principe consiste à isoler le rectum du vagin et à fixer son ouverture vaginale à la peau par une suture (Dieffenbach, Nélaton, Giraldès);
une opération consécutive consiste à oblitérer l'orifice vaginal
de la fistule recto-vaginale.

§ 2. — RÉTRÉCISSEMENTS.

Outre les diminutions de calibre congénitales que nous venons de
voir, l'anus et le rectum présentent souvent des *rétrécissements acquis*, ayant la forme d'un cylindre de 3 à 4 centim. de longueur plutôt que l'apparence valvulaire ou diaphragmatique. Les tumeurs du
bassin produisent une diminution de calibre symptomatique de la lésion extrinsèque ; les affections organiques du rectum, cancer, polypes, etc., sont une cause fréquente de rétrécissement; il en est de
même de l'inflammation superficielle ou profonde de ce segment intestinal, ainsi que des ulcérations d'origine dysentérique, tuberculeuse
ou traumatique (contusions, corps étrangers, etc.) dont la cicatrisation
se fait par un tissu progressivement rétractile; la syphilis a été regar-

dée comme amenant le rétrécissement par le même mécanisme ulcéreux et cicatriciel : mais il paraît démontré qu'on a affaire à un véritable accident constitutionnel, dû à l'infiltration néoplasique et à l'épaississement diathésique de la muqueuse (Fournier, Duplay).

I. Traitement général. — Le rétrécissement syphilitique est généralement considéré comme incurable par le traitement spécifique ; pourtant il y a des observations prouvant que le traitement mixte ou par l'iodure de potassium, appliqué au début, peut prévenir l'apparition des accidents sérieux, quelquefois même guérir complètement la lésion (A. Guérin, Duplay); en même temps, une mèche enduite d'une pommade à l'iodure de potassium produirait la dilatation.

II. Traitement local. — 1° La *dilatation* simple peut se faire par un grand nombre d'agents : mèches dont on augmente progressivement le volume, sondes, canules, bougies, dilatateurs de Nélaton, de Reybaud, de Demarquay et H. Larrey, etc. La dilatation ne peut convenir que si le rétrécissement est léger, récent, assez rapproché de l'anus ; ailleurs elle est insuffisante, employée seule, et n'est du reste pas exempte de dangers (Lannelongue, Gillette) ; aussi faut-il l'employer avec de grands ménagements. Elle est en général difficilement supportée par les malades.

2° La *cautérisation* a une action modificatrice, rarement curatrice.

3° L'*incision*, au moyen d'un bistouri boutonné, réussit quand l'obstacle n'est pas trop épais : elle doit porter sur le rétrécissement et sur la paroi rectale postérieure, rarement les débridements seront multiples (Panas).

4° La *rectotomie* avec les instruments d'Amussat ou de Tillaux produit des scarifications le plus souvent insuffisantes.

La rectotomie linéaire, à l'aide du thermo-cautère et de l'écraseur, est bien plus efficace ; on pratique lentement et graduellement la section de toute la paroi postérieure du rectum depuis l'anus jusqu'au coccyx, et l'on atteint le rétrécissement qui est également sectionné dans sa partie postérieure (Verneuil, Gillette) ; à la suite de cette opération, la dilatation n'est pas indispensable comme après l'incision simple.

5° Enfin aux rétrécissements valvulaires surtout convient l'*écrasement* de la partie rétrécie (Richet) au moyen de l'écraseur emporte-pièce, spécialement construit à cet effet.

§ 3. — CHUTE DU RECTUM, PROLAPSUS DE LA MUQUEUSE RECTALE.

C'est surtout chez les enfants qu'on voit la muqueuse rectale sortir à travers l'orifice anal, par suite de la faiblesse du releveur et du sphincter et des efforts fréquents de défécation : la diarrhée, la dysentérie chronique, la constipation habituelle, la toux, les cris prolongés, les excroissances polypeuses du rectum, etc., sont les causes ordinaires de l'affection.

TRAITEMENT. — Un prolapsus récent est facilement réduit, en général, par le malade lui-même ou par le chirurgien : les lotions froides et astringentes, la compression par un bandage spécial sur la région anale (Boyer, Cloquet), les suppositoires astringents, les lavements répétés pour prévenir les efforts de défécation, ne sont que des moyens palliatifs chez l'adulte, mais amènent parfois une guérison complète chez les enfants.

Pour restituer au sphincter son activité, on a conseillé la noix vomique à l'intérieur, la strychnine par la méthode endermique, l'électro-puncture du muscle ou la faradisation superficielle de la région anale (Gosselin, Demarquay, Delens), les injections hypodermiques d'une solution d'ergotine (Ferrand et Vidal) : tous ces moyens ont donné des succès, mais il faut souvent avoir recours à un traitement plus actif.

La *ligature* (Boyer) est fort peu employée : elle est très douloureuse, prédispose à l'inflammation et même à la gangrène.

L'*incision*, l'*excision* partielle et totale, exposent à des hémorragies graves : elles sont abandonnées, ainsi que le procédé en V (Robert) qui consiste à faire deux incisions partant chacune de la demi-circonférence de l'anus et venant se réunir au devant du coccyx, à enlever avec des ciseaux les parties molles comprises entre les deux incisions, et à réunir les parties par trois points de suture enchevillée.

La *cautérisation* est le procédé le plus généralement employé.

On peut cautériser la tumeur pour la détruire, ou, ce qui vaut mieux, faire plusieurs raies ou pointes de feu autour de l'anus de façon à obtenir une rétraction cicatricielle favorable (Guersant, Duplay, Panas, etc.) ; les caustiques, acide sulfurique étendu, acide nitrique, etc., sont moins employés.

On a aussi obtenu de bons résultats par l'emploi des *douches ascendantes froides*, dirigées pendant 10 à 15 jours (de Saint-Germain) : la tumeur, préalablement réduite, ne se montre plus.

Enfin si la tumeur est irréductible, s'il survient des phéno
mènes d'étranglement, il faut inciser le sphincter pour facilite
la réduction de la muqueuse (Velpeau).

§ 4. — INVAGINATION DU RECTUM.

Cette affection diffère de la précédente en ce que toutes le
tuniques du rectum, et non plus la muqueuse seule, son
renversées.

TRAITEMENT. — La tumeur peut ordinairement être réduite
comme le prolapsus, par des pressions exercées sur les partie
renversées, recouvertes d'un linge enduit d'un corps gras
pour la maintenir, on a fait usage des mêmes procédés, ban
dage (Boyer), douches et lavements froids, etc. ; l'excision et l
cautérisation ont aussi été appliquées. Mais ici il faut non seu
lement refouler l'intestin au-dessus de l'anus, mais encore l
faire remonter au-dessus du siège de l'invagination : on a pa
fois réussi en introduisant dans l'orifice intestinal une tr
longue canule de gomme élastique portant un renfleme
bulbeux assez considérable pour chasser au devant d'el
l'intestin invaginé (Lepelletier, de la Sarthe) ; mais souvent o
est obligé d'établir un anus artificiel comme dans les divers
espèces d'occlusion intestinale.

CHAPITRE XXIV

MALADIES DES VOIES URINAIRES

Nous étudierons successivement les affections des *reins*,
la *vessie*, de la *prostate*, de l'*urèthre*, et quelques affectio
(*rétention*, *incontinence*, *infiltration d'urine*, etc.) qui peuve
dépendre de la lésion d'un segment quelconque des voies ur
naires.

ARTICLE Ier. — **Maladies des reins.**

§ 1er. — PHLEGMON PÉRINÉPHRÉTIQUE.

Nous ne parlerons ni de la néphrite ni de la pyélo-néphrite simpl
ou calculeuses, sur lesquelles le chirurgien ne peut agir qu'indir

tement, quand elles ont donné naissance au phlegmon périnéphréti-
que. Celui-ci, en effet, est souvent symptomatique de la présence de
calculs dans le rein ; il peut aussi se montrer dans le cours d'une
fièvre typhoïde, d'une affection purulente ou puerpérale, ou consécutivement à un abcès iliaque, à la typhlite, etc. ; ou bien il est primitif : alors une lésion traumatique, un effort musculaire, une fatigue,
le froid, les secousses répétées du rein, peuvent lui donner naissance.

Traitement. — Quoique la terminaison par *résolution* soit
rare, il est permis, au début, de chercher à l'obtenir par un
traitement *antiphlogistique* général et local : purgatifs salins,
frictions belladonées et opiacées, vésicatoires volants, sangsues, ventouses scarifiées, sur la région douloureuse, etc.

Mais dès que les signes de la *suppuration* se manifestent (empâtement œdémateux de la région lombaire, douleur aiguë en ce
point par la pression de la main et les moindres mouvements,
fluctuation profonde), il faut *ouvrir le foyer*, le pus pouvant fuser
en bas vers la fosse iliaque et le petit bassin, donner lieu au
psoïtis, s'ouvrir dans la vessie et le vagin ; ou en haut en de-
venant l'occasion d'une pleurésie ou d'une pneumonie. L'ouverture *par les caustiques* (Chopart, Denonvilliers, Guéneau de
Mussy) a pour but de déterminer les adhérences, d'éviter la
péritonite et les hémorrhagies ; mais elle est extrêmement
lente, ce qui lui fait préférer l'incision *par le bistouri* ou le
thermo-cautère : l'ouverture doit être suffisamment large pour
que le pus s'écoule facilement, ne séjourne pas dans la plaie
et ne décolle pas les tissus : il est bon de faire, dans le foyer,
des injections détersives et antiputrides ; il faut avoir soin de
diviser couche par couche et de jeter une ligature sur toutes
les artères divisées. L'incision a l'avantage de faire constater
avec le doigt si le rein est malade : on peut, si la poche contient
des calculs, essayer de les extraire ; si cette extraction n'est
pas possible, on se gardera du moins de favoriser la cicatrisation de la plaie chirurgicale, par laquelle le calcul pourra
sortir avec les liquides urinaires et purulents.

La méthode du *drainage* (Chassaignac) a donné des succès :
mais elle ne permet pas l'exploration complète du foyer et du
rein ; de plus, lorsque l'abcès lombaire est profond, il est
difficile de l'atteindre avec le trocart.

§ 2. — Lésions traumatiques.

I. — Les *plaies par instruments piquants et tranchants* qui atteignent le rein par sa partie antérieure intéressent le péritoine, souvent l'intestin ou le foie, ou blessent les artères et veines rénales, les calices, le bassinet; à la partie postérieure, aucun organe important n'est lésé, mais une épaisse couche de muscles est traversée.

II. — Les *contusions* et *plaies contuses* s'accompagnent souvent de lésions semblables du foie, des intestins, etc.

III. — Les *plaies par armes à feu* sont simples ou compliquées de lésions péritonéales; elles déterminent la formation d'escharcs qui s'opposent à l'infiltration urineuse au début, mais dont la chute peut amener cette complication si la plaie est étroite, sinueuse : dans ce dernier cas, il faut pratiquer un débridement suffisant pour que l'urine s'écoule facilement au dehors.

TRAITEMENT. — Sauf complications, il doit être surtout et énergiquement *antiphlogistique* : le repos absolu, la diète, les boissons .adoucissantes, les laxatifs légers, les grands bains tièdes prolongés, les applications émollientes, sont la base de la thérapeutique. On ira à la recherche des *corps étrangers*, toutes les fois qu'elle ne nécessitera pas des manœuvres dangereuses.

S'il y a un *écoulememt sanguin abondant*, on fera usage des réfrigérants, mais jamais du tamponnement qui favorise l'infiltration urineuse.

Il peut y avoir une *rétention d'urine* nécessitant le cathétérisme : si on a lieu de soupçonner l'existence de caillots sanguins dans la vessie, des injections d'eau tiède dans le réservoir urinaire seront utiles.

ARTICLE II. — **Maladies de la vessie.**

§ 1er. — AFFECTIONS INFLAMMATOIRES.

I. — *Cystites aiguës.*

Tantôt la vessie s'enflamme sous l'influence d'une cause étrangère à l'organisme : contusion, plaie, manœuvres de lithotritie, injections irritantes, sonde ou corps étranger, etc. ; tantôt elle est symptomatique de la présence d'un calcul, de l'existence d'une néphrite, d'une uréthrite, d'une métrite, et autres inflammations de tissus contigus ou continus ; plus rarement, elle est idiopathique, et se développe spontanément chez un individu sanguin, goutteux, rhumatisant.

Lorsque la phlegmasie siège au col de l'organe, surtout dans le cours ou à la suite d'une blennorrhagie, elle présente des symptômes plus aigus : la douleur est plus intense, la miction plus difficile, le ténesme plus prononcé.

La cystite cantharidienne, consécutive à l'application des vésicatoires et à l'absorption des cantharides, présente, outre l'expulsion de pseudo-membranes, des symptômes généraux ordinairement graves : mais ils sont passagers le plus souvent, si l'on a soin de lever immédiatement le vésicatoire et de donner des boissons diurétiques en abondance.

TRAITEMENT. — Combattre les phénomènes inflammatoires; empêcher le séjour prolongé et la décomposition de l'urine dans la vessie ; calmer les douleurs, le ténesme et la contracture du col : telles sont les indications du traitement de la cystite aiguë; en cas de cystite d'origine blennorrhagique, les balsamiques sont indiqués comme complément thérapeutique.

On appliquera donc, au début, les *antiphlogistiques* : sangsues à l'anus, au périnée, à l'hypogastre, glace sur le bas ventre, bains, lavements émollients, diète, etc.

Si l'urine est accumulée en grande quantité dans la vessie, il est nécessaire de pratiquer le *cathétérisme*, mais avec une certaine réserve, la rétention cédant souvent avec les phénomènes inflammatoires; en tous cas, il faut se garder de laisser une sonde à demeure, qui s'incrusterait de sels calcaires et deviendrait une nouvelle cause d'irritation. Le cathétérisme même peut être très difficile ou impossible ; alors, si la vessie est très distendue, il faut la ponctionner. Les injections ou irrigations d'eau froide, ou mieux de liquide tiède, sont utiles pour prévenir l'altération des parois vésicales par l'urine stagnante et plus ou moins décomposée.

Lorsqu'il y a de vives douleurs à l'hypogastre, avec ténesme rectal et vésical, ce qui se rencontre surtout dans la cystite du col, les *frictions belladonées*, les *suppositoires avec belladone, opium* ou *choral*, et mieux les *injections narcotiques dans la vessie*, sont nécessaires : en injectant une ou deux fois par jour une à deux gouttes d'une solution de 0,60 centigrammes de chlorhydrate de morphine dans 30 grammes d'eau, on a obtenu d'excellents résultats (F. Guyon, Tillaux).

Lorsque tous les moyens ont échoué, et que la contracture du col persiste, en entretenant une miction douloureuse et incessante, une dernière ressource consiste dans *la dilatation forcée du col* par l'appareil dépresseur de Mercier (Lannelongue), ou au moyen d'un instrument spécial (Tillaux) agissant d'une façon lente et uniforme. Contre les mêmes symptômes, on peut faire usage, à l'intérieur, de pilules composées de bromure de potassium, de sulfate de quinine et d'opium (Panas).

II. — *Cystites chroniques, Catarrhe de la vessie.*

Toutes les causes qui empêchent l'écoulement facile de l'urine, étroitesse du méat, rétrécissements du canal, hypertrophie de la prostate, corps étrangers, calculs, tumeurs de la vessie, immobilité prolongée dans la station assise, etc., peuvent amener une inflammation chronique et un catarrhe de la vessie, dont la muqueuse est irritée par le contact d'une urine altérée. Ce liquide, rendu en quantité variable, présente des dépôts muqueux, puriformes ou purulents caractéristiques. Qu'elle soit chronique d'emblée ou qu'elle succède à la forme aiguë, l'affection est extrêmement rebelle.

TRAITEMENT. — Lorsqu'elle reconnaît pour cause la présence d'un calcul, d'un corps étranger, d'une sonde à demeure, l'affection disparaît avec cette cause.

Les *antiphlogistiques* et les *émollients* ne conviennent que dans le catarrhe aigu ; lorsqu'il est devenu subaigu et surtout chronique, les *révulsifs cutanés*, les *balsamiques*, les *narcotiques*, les *injections modificatrices* sont ce qui convient le mieux.

Comme *révulsifs* on emploiera les badigeonnages iodés sur l'hypogastre, l'huile de croton, la pommade stibiée (Civiale) et même la cautérisation ponctuée ignée (Le Dentu) ; mais on se gardera d'appliquer en aucun point de vésicatoires qui ont une action irritante particulière sur la vessie.

Les *narcotiques* sont un moyen palliatif quand il y a de vives douleurs ; c'est dans le but de les calmer qu'on a employé, à titre d'anesthésiques, les injections d'acide carbonique dans la vessie (Follin, Broca).

Les *balsamiques* peuvent être employés à l'intérieur ou en injections dans la vessie : tisane de bourgeons de sapin, eau de goudron, térébenthine de Venise, baume de la Mecque, de copahu, etc.

Les *injections* émollientes, ou simplement les injections d'eau froide (en cas d'atonie musculaire) ou chaude (s'il y a une sensibilité exagérée), faites avec une sonde à double courant, sont utiles pour nettoyer la vessie, en la débarrassant des dépôts muqueux qu'elle contient, en délayant l'urine : c'est dans le même sens qu'agissent l'eau de Contrexéville et les eaux sulfureuses, qui modifient la muqueuse et activent la sécrétion urinaire.

Les *injections* de décoction de feuilles de noyer, d'eau blanche, d'eau de chaux, agissent assez efficacement, et sans danger sur la paroi vésicale ; dans les cas rebelles, on pourrait avoir recours à des agents modificateurs plus puissants, alun, sulfate de cuivre, nitrate d'argent (Lallemand), mais leur usage nécessite de grands ménagements et une surveillance attentive, il a déterminé des accidents sérieux : il serait imprudent de concentrer la solution employée au-delà de 5 à 10 centigrammes d'azotate d'argent pour une injection de 250 grammes d'eau (Le Dentu).

Les deux formes de cystite, aiguë et chronique, la seconde en particulier, se terminent quelquefois par l'apparition d'*abcès*, *d'ulcérations*, de *gangrène*, d'*hypertrophie*.

III. — *Abcès de la vessie.*

Les *abcès de la vessie* paraissent rarement sous forme d'infiltration purulente ; le plus souvent, le pus, réuni en foyer sous la tunique externe ou musculaire, se vide dans le réservoir urinaire, ou s'ouvre un passage dans le rectum, le vagin, l'utérus, le péritoine.

Si l'abcès pouvait être reconnu par la palpation de l'hypogastre, il serait indiqué d'inciser le point le plus saillant de la tumeur pour donner issue au liquide qu'elle contient ; mais, le plus souvent, il faut se borner à l'expectation, en établissant un traitement analogue à celui de la cystite chronique.

IV. — *Ulcérations de la vessie.*

Il en est de même des *ulcérations vésicales* consécutives au catarrhe chronique simple, ou spontanées (en apparence du moins) : les diurétiques, les balsamiques, les injections, etc., sont seuls indiqués. Pour les ulcérations déterminées par un calcul, un corps étranger, une sonde à demeure, c'est évidemment sur la cause qu'il faut agir.

V. — *Gangrène de la vessie.*

La *gangrène*, rare, reconnaît les mêmes causes : cystite, calcul, corps étranger, etc. ; de plus, chez la femme, elle peut résulter de la déviation de l'utérus gravide, de la compression de la tête du fœtus dans un accouchement laborieux, et amener une fistule urinaire (vésico-utérine) souvent incurable.

Si, à la chute de l'eschare, l'urine filtre dans le tissu cellulaire du bassin ou s'écoule par le vagin ou le rectum, on a à traiter, comme nous le verrons, une infiltration urineuse ou une fistule urinaire; mais souvent le liquide s'épanche dans le péritoine, et nous avons dit que cet épanchement intra-péritonéal amène une mort rapide et inévitable.

VI. — *Hypertrophie de la vessie.*

L'*hypertrophie de la vessie* est amenée par un obstacle quelconque à la sortie de l'urine. Tantôt il y a *épaississement des parois*, de la tunique musculaire en particulier (rétrécissement de l'urèthre, gonflement de la prostate, calcul, inflammation chronique de la vessie); tantôt il y a *ampliation du réservoir*, mais en même temps les fibres musculaires se laissent distendre, les tuniques sont *amincies* (inertie ou paralysie de la vessie.

On comprend que dans ces deux formes d'hypertrophie, par ampliation ou par épaississement, c'est à la cause de l'affection qu'il faut s'adresser, et que le traitement de l'hypertrophie elle-même, purement palliatif, ne peut consister qu'à vider la vessie par le cathétérisme, à prévenir par des injections la stagnation et l'altération de l'urine, en un mot à user des moyens employés contre le catarrhe chronique dont elle est l'effet et dont elle peut aussi déterminer l'apparition.

§ 2. — LÉSIONS TRAUMATIQUES.

I. — *Plaies.*

Les *plaies simples* de la vessie par instruments piquants ou tranchants sont assez rares : elles sont produites dans l'état de plénitude, de distension du réservoir (Larrey); un instrument introduit par l'urèthre peut aussi leur donner naissance; de plus, il existe des plaies chirurgicales.

Les *plaies contuses*, plus fréquentes, résultent d'un coup, d'une chute ; les blessures par armes à feu s'accompagnent de délabrements considérables, fractures du bassin, blessures du rectum, de l'intestin grêle, de la prostate et de l'urèthre, etc.

D'autres complications, également redoutables, des plaies vésicales, sont la présence de corps étranger, la péritonite, l'infiltration d'urine, la fièvre urineuse : aussi la mort est-elle fréquente et prompte.

TRAITEMENT. — Il consiste :

1° A *prévenir et combattre les accidents* locaux et généraux par les émissions sanguines, les bains prolongés, les applications émollientes et surtout réfrigérantes;

2º A *éviter l'infiltration d'urine* en favorisant l'écoulement du liquide par la position donnée au malade et par le maintien d'une sonde à demeure dans la vessie, en la renouvelant cependant tous les deux ou trois jours pour empêcher les incrustations calcaires ;

3º A *extraire les corps étrangers*, comme nous le verrons plus loin ;

4º A *combattre l'hémorrhagie* et l'accumulation du sang dans la vessie par des irrigations froides.

II. — *Ruptures de la vessie.*

Elles sont *traumatiques* ou *spontanées*. Dans le premier cas, elles reconnaissent pour cause prédisposante la réplétion de la vessie, qui accompagne toutes les affections capables de s'opposer à la miction, et qui la met dans une situation telle, au-dessus de la ceinture pelvienne, qu'elle est bien moins protégée contre les violences extérieures, les coups, les chutes, etc. Dans le second cas, la distension du réservoir a encore une grande influence ; elle produit un écartement des fibres musculaires, entre lesquelles se forment des poches supplémentaires, hernies tuniquaires, qui se rompent sous l'influence d'une accumulation d'urine.

TRAITEMENT. — Ces ruptures sont extrêmement graves : presque tous les cas observés ont eu une issue fatale, et le traitement a des ressources bien limitées. Ses indications sont semblables à celles que fournissent les plaies ; il faut donc combattre les accidents inflammatoires par des antiphlogistiques ; chercher à prévenir le développement de l'infiltration urineuse en plaçant une sonde à demeure, tout en la renouvelant assez souvent ; empêcher l'extension de l'infiltration, lorsqu'elle existe, en permettant par des incisions insuffisantes le libre écoulement de l'urine au dehors.

III. — *Corps étrangers.*

Souvent le corps étranger a été *introduit par l'urèthre,* soit volontairement, par le malade, soit accidentellement (fragments de sondes, de bougies, de pièces de pansements). Dans d'autres cas, on trouve des corps étrangers qui ont pénétré *en perforant les tissus,* épingles, aiguilles, etc., ou des corps plus volumineux venus des organes voisins après avoir traversé la paroi vésico-vaginale ou la cloison recto-vaginale (matières stercorales, corps étrangers du rectum, pessaires)

Ailleurs la présence d'esquilles, de débris de vêtements, complique une *plaie par arme à feu.*

TRAITEMENT. — *En cas de plaie extérieure*, il y a avantage à extraire le projectile, les esquilles, etc., par l'ouverture faite aux tissus ; toutefois la pratique qui consiste à élargir cette voie en la débridant. lorsqu'elle est trop étroite ou sinueuse (Larrey), est imprudente, parce qu'elle augmente les chances d'infiltration urineuse.

Dans les autres conditions, l'extraction ne peut se faire que *par l'uréthre* ou *par une voie artificiellement créée.*

Chez la femme, l'*extraction par l'uréthre* est assez facile, le canal se laissant facilement dilater ; elle offre bien plus de difficultés chez l'homme, surtout lorsqu'il s'agit d'un corps épais et rigide : le lithoclaste, la pince à polypes, la pince d'Amussat, et les autres instruments de même nature saisissent le corps, mais ne le font pas sortir d'une façon certaine et régulière ; il vaudrait mieux se servir de l'appareil dit redresseur, qui force le corps étranger à basculer de façon à se mettre dans l'axe de l'uréthre. Quand le corps est souple et peu résistant, une injection dans la vessie le mobilise et peut le rapprocher du col vésical, où il est alors facilement saisi par le lithotriteur à cuiller ou par l'instrument de Mercier connu sous le nom de duplicateur : un doigt introduit dans le vagin ou dans le rectum facilitera cette manœuvre.

Mais lorsqu'il s'agit d'un corps piquant, pointu, susceptible d'amener rapidement une perforation vésicale, les tentatives qui précèdent doivent être vite abandonnées, et pour éviter les accidents redoutables qui résultent de cette lésion, il faut *ouvrir une voie artificielle*, c'est-à-dire faire la taille périnéale : cette opération est encore indiquée lorsque l'extraction, tentée par les voies naturelles, n'a pu être menée à bonne fin.

§ 3. — AFFECTIONS NERVEUSES ET MUSCULAIRES.

I. — *Névralgie.*

Les névralgies *symptomatiques* sont déterminées par une affection des voies urinaires, de la vessie elle-même, ou de la prostate, de l'uréthre.

Les douleurs *idiopathiques*, indépendantes d'une lésion organique de la vessie ou du voisinage, sont bien plus rares, et ont une étiologie obscure : l'influence du froid, les frottements d'une sonde, la résistance prolongée au besoin d'uriner, l'accumulation de matières dans le rectum, peuvent parfois les expliquer.

Traitement. — L'éloignement de la cause, lorsqu'elle est connue, est la première indication du traitement, et peut suffire à la guérison. Le repos, les boissons émollientes, les sangsues au périnée, les douches et fomentations froides dans la même région, les frictions irritantes, et surtout les narcotiques sous toutes les formes et les révulsifs cutanés, sont les moyens les plus propres à amener une sédation : en cas d'intermittence, le sulfate de quinine est indiqué. S'il y a rétention d'urine, il faut attendre la fin de la crise pour pratiquer le cathétérisme, et ne le faire que s'il est rendu indispensable par la grande distension de la vessie.

II. — *Paralysie.*

Une *lésion traumatique*, une *affection organique des centres nerveux*, peuvent être cause de paralysie vésicale ; celle-ci peut encore paraître, à titre de complication, *dans le cours des fièvres graves.*

Sa cause directe la plus fréquente est une *distension souvent renouvelée*, résultant d'une cystite aiguë ou chronique, dont la paralysie est une terminaison possible, ou d'un obstacle permanent à l'écoulement de l'urine siégeant dans l'urèthre (rétrécissement ou déviation du canal), au niveau du col vésical (valvule), ou de la prostate (hypertrophie). Quant à la paralysie dite essentielle, elle est bien rare si elle existe.

Traitement. — Il est subordonné aux causes et aux symptômes.

La première indication est de faire cesser, au moyen de la sonde, la distension des fibres vésicales ; lorsqu'elle est récente, momentanée, le *cathétérisme* seul peut suffire, en permettant aux parois de revenir sur elles-mêmes. Mais lorsque celles-ci ont perdu leur contractilité, il faut chercher à la leur rendre par les *injections d'eau fraiche*, les *applications réfrigérantes locales*, l'usage de la *strychnine* à l'intérieur, de l'*ergotine* en injections hypodermiques ; l'*électricité* (Michon, Le Fort, etc.) rend de grands services : un pôle est appliqué à la région hypogastrique ; l'autre est mis en contact avec les parois de la vessie par l'intermédiaire d'une bougie à extrémités métalliques.

§ 4. — Tumeurs.

I. — *Fongus.*

Les fongus de la vessie sont des tumeurs sessiles ou pédiculées (polypes), qui siègent le plus souvent au niveau du col et peuvent faire saillie jusque dans l'urèthre.

TRAITEMENT. — On a proposé d'attaquer directement la ou les tumeurs par un instrument de lithotritie ou un instrument à trois branches, pratiquant le broiement ou l'extraction. Cette opération, peut-être possible chez la femme, après dilatation de l'urèthre et du col vésical, est trop difficile chez l'homme, et surtout trop dangereuse, pour rester dans la pratique. Aussi le traitement palliatif, qui se propose de parer aux complications, de faciliter l'écoulement de l'urine, de calmer les douleurs, doit-il seul être mis en usage : le cathétérisme, les narcotiques, les injections antiseptiques, sont donc exclusivement indiqués.

II. — *Cancer*.

Rarement primitif, il se développe ordinairement par continuité de tissu avec les organes voisins, surtout avec l'utérus et le vagin ; aussi le cancer vésical est-il plus fréquent chez la femme.

TRAITEMENT. — Il est essentiellement palliatif, et semblable à celui du fongus : plus souvent que celui-ci, il donne lieu à des hémorrhagies abondantes, qu'on cherchera à arrêter par l'usage interne des préparations astringentes, et par les injections froides et tanniques dans la vessie.

§5. — CALCULS DE LA VESSIE.

Les concrétions calculeuses sont bien plus fréquentes dans la vessie que dans tout autre segment des voies urinaires : elles se forment au tour d'un corps étranger, où elles ont pour point de départ des graviers venus des reins; plus souvent elles se développent spontanément dans la cavité sous l'influence des causes qui modifient la sécrétion de l'urine ou qui mettent obstacle à son cours.

Leurs caractères physiques, forme, poids, volume, etc., sont extrêmement variables, ainsi que leur composition chimique : c'est de cette composition et du mode d'agrégation de leurs molécules que dépend leur dureté, qui est également inconstante.

Les calculs petits et mobiles gagnent presque toujours le bas-fond de l'organe, ceux qui ont un grand volume peuvent en remplir la plus grande partie ; ces derniers sont presque immobiles ; il en est de même de ceux qui se développent dans une dilatation partielle de al vessie, dans une hernie tuniquaire, ou qui envoient un prolongement dans l'urèthre ; de même encore, quand ils sont recouverts et enchatonnés par des colonnes vésicales.

Les signes, on le sait, sont physiques et rationnels. Rarement un calcul passe inaperçu, existe sans amener d'accidents ; rarement aussi il est expulsé spontanément : le pronostic est d'autant plus grave que, si l'opération est ordinairement nécessaire, elle n'est jamais exempte de danger, quel que soit le procédé employé.

TRAITEMENT. — Il se résume en ceci : étant reconnues l'existence d'un calcul et, autant que possible, sa situation, ses dimensions, sa consistance, il faut en débarrasser le malade par une opération chirurgicale. On a cherché à dissoudre ces calculs soit indirectement, en administrant certaines boissons ou eaux minérales appropriées ; soit directement, au moyen d'injections vésicales ; mais il ne faut pas compter sur l'action curative de ces liquides, dits lithontriptiques, qui peuvent tout au plus améliorer l'état général ou local et augmenter les chances de succès d'une opération.

I. — *Chez l'homme, la lithotritie* et la *taille* sont les deux méthodes employées pour l'extraction des calculs, chacune comprenant plusieurs procédés et ayant des indications spéciales.

1° La *lithotritie* consiste à briser le calcul dans la vessie afin d'en permettre l'expulsion par les voies naturelles. De tous les procédés imaginés à cet effet, *l'écrasement proprement dit* ou *broiement* est presque exclusivement appliqué, et c'est du brise-pierre à écrou brisé de Civiale, plus ou moins modifié (Guyon), qu'on se sert ordinairement. Le procédé de percussion, abandonné, s'adressait aux pierres trop dures ou trop volumineuses, qui sont une indication de taille (Dolbeau).

Le calcul broyé et le lithotriteur retiré, le malade rend le liquide accumulé dans la vessie, spontanément, ou par une sonde en gomme qu'on a immédiatement introduite et qui sert à pousser une injection d'eau dans la cavité ; toutefois il ne faut pas compter sur une évacuation immédiate des fragments, et ce n'est que les jours suivants que l'expulsion se fera, soit avec l'urine, soit à l'aide de nouvelles injections ; on peut enlever une partie des débris avec le brise-pierre à cuiller, ou en favoriser l'évacuation par la sonde de Mercier dont une pièce sert à faire passer un courant d'eau dans la vessie, et l'autre livre passage aux détritus.

2° Par *la taille* on se propose d'extraire les calculs à travers une incision faite aux parties molles. Des méthodes proposées, deux sont à peu près complètement abandonnées : ce sont la taille hypogastrique, souvent suivie d'infiltration urineuse, et la taille recto-vésicale (Sanson, Maisonneuve, Chassaignac), qui expose à la production d'une fistule urinaire souvent incurable. La *taille périnéale* est la seule mise actuellement en pratique chez l'homme, elle comprend elle-même plusieurs procédés :

La *taille médiane*, qui ne donne qu'une très petite ouverture et n'est applicable qu'aux calculs peu volumineux ;

La *taille latéralisée*, procédé du frère Côme (Boyer, Roux);

La *taille bilatérale*, qui permet d'extraire de grosses pierres, mais expose à blesser les canaux éjaculateurs, le rectum, le bulbe ;

La *taille quadrilatérale* (Vidal, de Cassis) qui répond à la même indication et expose aux mêmes dangers que la précédente ;

La *taille médio-bilatérale* (Dolbeau), opération mixte, médiane pour les parties superficielles, bilatérale pour les profondes ;

La *taille prérectale* (Nélaton), qui offre à la sortie du calcul une porte suffisamment grande, et qui a surtout pour avantage d'ouvrir l'urèthre en un point bien déterminé, et d'éviter la blessure du bulbe de l'urèthre, source fréquente d'hémorrhagie, de phlébite et d'infection purulente : aussi la taille prérectale est-elle le procédé généralement adopté. Elle paraît cependant inférieure à la méthode récemment décrite sous le nom de *lithotritie périnéale* (Dolbeau), opération mixte dans laquelle on ouvre la région membraneuse de l'urèthre, on dilate le col vésical au lieu de le sectionner, et on introduit à travers la boutonnière périnéale un lithotriteur pour broyer le calcul. Cette taille par dilatation a l'avantage de ne pas diviser les conduits éjaculateurs, de respecter sûrement le bulbe, d'éviter la section des sinus veineux du col et de la prostate, de conserver la fonction du col dilaté et non sectionné, enfin d'extraire les calculs volumineux fragmentés.

Pour résumer les *indications de la lithotritie et de la taille*, on peut dire que la première est applicable quand les organes urinaires ne sont pas altérés, que l'urèthre n'est pas rétréci, que la vessie est suffisamment large, que le calcul est d'un volume moyen et d'une dureté médiocre, que les symptômes locaux et généraux sont assez bons ; en dehors de ces conditions, la taille est indiquée, surtout la taille prérectale ou par dilatation.

Chez les petits garçons, la lithotritie a été souvent employée avec succès ; cependant l'étroitesse du canal et la possibilité de le blesser par l'instrument lithotriteur doit faire préférer la taille (de Saint-Germain).

II. — *Pour la femme*, les avis sont partagés : la *dilatation de l'urèthre* est certainement facile à obtenir avec le doigt (Péan), de l'éponge préparée (Després), un instrument lithotriteur

(Nicaise) ; dans la même séance on broie le calcul ou on
l'extrait avec de longues pinces : cette dilatation pourrait être
suivie d'incontinence d'urine (Dolbeau).

Le même accident suivrait la *taille uréthrale* (Verneuil) ; celle-
ci cependant serait souvent préférable à la *taille vaginale* (Th.
Anger, Ch. Périer), qui, malgré la suture, peut être suivie de
fistule vésico-vaginale.

§ 6. — Exstrophie de la vessie.

La *hernie, inversion, exstrophie* ou *extroversion* de la vessie (Chaus-
sier et Breschet) est un vice de conformation par arrêt de développement de la paroi antérieure : à la partie antéro-inférieure de l'abdomen se trouve une tumeur saillante en avant ou enfoncée, réductible,
présentant en haut deux papilles percées d'un orifice, celui de l'ure-
tère, qui est souvent très dilaté. Il existe en même temps d'ordinaire
d'autres altérations congénitales de la verge, de la prostate, du clitoris,
du vagin, etc. Beaucoup d'enfants atteints de ce vice de conformation
succombent peu de temps après leur naissance ; cependant il n'est pas
incompatible avec l'existence, et des faits récents prouvent qu'il est
curable.

Traitement. — On a d'abord essayé de diminuer les inconvénients qui résultent de l'écoulement de l'urine sur la peau
en introduisant des sondes dans les uretères (Breschet ; J.
Roux, de Toulon) ; on a avivé les bords de la solution de continuité pour les réunir entre eux (Gerdy) par une suture enchevillée.

Puis on eut recours aux *procédés autoplastiques :* dans un cas
où il existait deux hydrocèles, un vaste lambeau cutané fut
taillé sur le scrotum élargi de façon à couvrir la tumeur vésicale (J. Roux) ; dans un autre cas, un lambeau suffisamment
étendu fut emprunté à la paroi abdominale et renversé de
façon à présenter à l'extérieur sa surface saignante, qui fut recouverte par un second lambeau taillé sur la peau du scrotum
(Ad. Richard). Malgré l'échec qui a suivi cette tentative (mort
par péritonite au bout de 8 jours), c'est d'elle que découle le
procédé autoplastique dit *par redoublement* (Nélaton), qui convient aussi bien à l'exstrophie de la vessie compliquée d'épispadias qu'à ce dernier vice de conformation existant seul.

C'est dans deux cas d'exstrophie présentant cette complication qu'on a réussi à restaurer les parties mal conformées, en
empruntant le lambeau supérieur à la paroi abdominale, et

l'inférieur au prépuce (Le Fort, Terrier): il est évident que ce remplacement du lambeau scrotal par un lambeau préputial suppose une longueur assez considérable du prépuce, et est subordonné à cette longueur.

ARTICLE III. — Prostate.

§ 1er. — Affections inflammatoires.

I. — La *prostatite aiguë* apparaît le plus souvent dans l'âge adulte, dans le cours d'une blennorrhagie ; elle prend aussi naissance à la suite d'une violence extérieure agissant sur le périnée, d'une tentative de cathétérisme ou de lithotritie, d'une irritation répétée et d'origine calculeuse. Le toucher rectal fait percevoir une tumeur saillante, qui devient molle et élastique lorsqu'un abcès s'est formé à la suite de la phlegmasie aiguë.

Traitement. — *Au début*, il faut chercher à obtenir la résolution par les *antiphlogistiques généraux et locaux* : régime sévère, grands bains tièdes, lavements émollients, frictions mercurielles et belladonées sur la région périnéale, émissions sanguines proportionnées à la force du malade et à l'intensité de l'inflammation.

Lorsque la résolution n'a pu être obtenue, et dès qu'on sent la fluctuation ou du moins le ramollissement de la tumeur saillante dans le rectum, il est indiqué de *donner issue au pus*. Le procédé qui consiste à ouvrir l'abcès par l'urèthre au moyen d'une sonde métallique introduite dans le canal, et poussée avec une certaine force au niveau de la collection purulente, peut être indiqué quand celle-ci proémine du côté des voies urinaires ; mais cette manœuvre est dangereuse, difficile à exécuter, et on préfère généralement porter un bistouri à plat dans le rectum pour faire une incision suffisamment large. Il est préférable d'agir ainsi sur le foyer que de le laisser s'ouvrir spontanément au périnée, dans le rectum, ou dans les voies urinaires : on évite plus sûrement la stagnation du pus et de l'urine, ainsi que l'établissement de fistules.

II. — La *prostatite chronique* peut se montrer d'emblée à la suite d'une blennorrhagie ; plus souvent elle succède à une inflammation aiguë de la prostate, dont le traitement a été cessé prématurément, ou qui s'est réveillée sous l'influence d'un excès de table ou de coït.

Traitement. — Le repos et l'abstinence de tout excès forment, avec les révulsifs cutanés, vésicatoires, cautères, etc., appliqués à la région périnéale, ou à la partie supérieure des cuisses, la base du traitement. Les antiphlogistiques sont rarement indiqués dans cette forme subaiguë ou chronique, sauf chez les sujets vigoureux ; les narcotiques, en lavements, suppositoires, etc., le sont plus souvent, en raison des douleurs, du ténesme même qui peuvent se montrer. On pourra se trouver également bien des douches froides sur le périnée ; enfin on a conseillé l'iodure de potassium à l'intérieur.

III. — La prostate peut présenter d'autres altérations de nature congestive ou inflammatoire, qui peuvent avoir pour point de départ la prostatite aiguë ou chronique, mais qui apparaissent aussi en dehors des causes qui donnent lieu à la phlegmasie : telles sont les *cavernes*, les *ulcérations*, l'*hypertrophie* de l'organe.

1° Les *cavernes* de la prostate, ou pertes de substance superficielles ou profondes de la glande, succèdent à un abcès dont les parois ne se sont pas rapprochées, à une solution de continuité dont les lèvres ne se sont pas réunies, à la fonte de masses tuberculeuses. Elles communiquent le plus souvent avec l'urèthre, et, quand l'orifice de communication est large, l'urine passe dans la poche et y séjourne ; elles peuvent aussi communiquer avec le rectum, et les matières stercorales pénétrer dans la cavité anormale ; enfin l'ouverture peut se faire à la fois des deux côtés et se transformer en fistule recto-uréthrale.

TRAITEMENT. — La principale indication est de rendre facile l'évacuation de l'urine au dehors, de façon à l'empêcher de passer et de séjourner dans la poche caverneuse ou fistuleuse. Toutes les fois que le *cathétérisme* est facile, on fera bien de lui donner la préférence, bien qu'un renouvellement fréquent de cette manœuvre nuise au travail de réparation : il exige certaines précautions qui doivent le faire exécuter par le chirurgien plutôt que par le malade.

Les sondes à demeure sont encore plus nuisibles, puisqu'elles peuvent mettre obstacle au libre écoulement du pus contenu dans la cavité, et ne doivent être appliquées que si le cathétérisme souvent renouvelé n'est pas possible. En même temps, on fera dans le canal de fréquentes injections détersives au moyen d'une sonde ou d'un instrument spécial (Reliquet) : l'irrigation continue pourrait être appliquée si une sonde était placée en permanence.

2° Les *ulcérations* de la prostate ne se montrent guère que chez les sujets débilités, scrofuleux, lorsqu'une petite plaie, une simple excoriation de l'organe produite pendant le cathétérisme, par exemple, ne présente aucune tendance à la cicatrisation.

TRAITEMENT. — Il serait indiqué de chercher à *modifier la vitalité locale*, en même temps qu'un régime général approprié réveillerait les fonctions de l'économie : c'est dans ce but qu'on a conseillé les injections émollientes, astringentes, caustiques même ; qu'on a tenté de porter au moyen d'une sonde sur l'ulcération elle-même des pommades ayant les mêmes propriétés, etc.

3° L'*hypertrophie* prostatique simple, c'est-à-dire l'accroissement exagéré d'une ou de toutes les parties de la glande sans altération de texture, est une affection propre à la vieillesse, qui y est prédisposée par la stase sanguine dans le système veineux de la cavité pelvienne. Elle produit à la fois de l'incontinence d'urine par les modifications qu'elle apporte à la disposition et à l'action du col vésical ; et de la rétention, non seulement par les déviations variables qu'elle imprime au canal de l'urèthre, mais aussi par les lésions hypertrophiques et paralytiques dont elle est l'origine pour la vessie elle-même : cette rétention peut apparaître brusquement sous une influence congestive résultant des variations de température ou des excès.

TRAITEMENT. — De là il résulte que les vieillards doivent éviter le froid subit, comme les excès vénériens et alcooliques ; et que, si la rétention, avec ou sans incontinence, apparaît en dehors de ces conditions, il faut vider la vessie aussi souvent que possible, soit par le *cathétérisme* lorsqu'il n'offre pas de difficultés, soit, dans le cas contraire (mais alors seulement), par une *sonde à demeure*.

On a tenté de dilater et de redresser l'urèthre par des bougies à demeure dont on augmente progressivement le volume (Civiale), par des sondes coudées (Mercier, etc.), pour prévenir la rétention d'urine : mieux vaut agir par les stimulants (Duplay), injections d'eau froide dans la vessie, bains de siège et lavements froids, électrisation de la vessie (Michon).

En somme, c'est une *thérapeutique de symptômes* qu'on pratique : quant à agir sur l'hypertrophie elle-même par les émissions sanguines et les frictions mercurielles au périnée (lorsqu'elle est récente et de nature inflammatoire), ou par l'iodure de potassium à l'intérieur, le chlorhydrate d'ammoniaque à haute dose, les dérivatifs intestinaux, etc., c'est une pratique peu sûre, à peine susceptible de produire une amélioration apparente et passagère.

§ 2. — LÉSIONS TRAUMATIQUES.

I. — Les *plaies* par instruments piquants, tranchants ou contondants, sont accidentelles ou chirurgicales, régulières ou déchiquetées, simples ou compliquées de pertes de substance, d'hémorragie, de phlébite, et ultérieurement de fistules urinaires.

II. — Les *contusions*, extrêmement rares, résultent d'un coup ou d'une chute sur le périnée, ou de l'introduction dans l'urèthre d'un instrument trop volumineux.

III. — Les *perforations* sont complètes ou incomplètes, uniques ou multiples : c'est surtout chez les vieillards qui se sondent eux-mêmes qu'on rencontre les fausses routes multiples, source fréquente d'infiltration urineuse.

Traitement. — Le traitement qui convient à ces traumatismes de la prostate est surtout *antiphlogistique* ; le repos, les applications réfrigérantes, les sangsues ou les ventouses au périnée, les bains de siège, seront prescrits : de plus, une sonde sera laissée à demeure dans l'urèthre pour empêcher le contact de l'urine avec la solution de continuité.

§ 3. — Calculs.

Les véritables calculs prostatiques, ceux qui prennent naissance dans la glande et s'y développent, présentent deux variétés distinctes (Robin) : la première, gravelle prostatique, de nature azotée, est très fréquente, sinon constante, au-delà de cinquante ans, et est formée de graviers très petits ; la seconde, bien plus rare, est constituée par de vrais calculs de composition chimique et de friabilité variables.

Traitement. — Les petits calculs peuvent être extraits par l'urèthre, ou, s'il existe une fistule, par la voie anormale. Les calculs volumineux doivent être broyés sur place au moyen d'un lithotriteur courbe et de petites dimensions (Mercier) ; s'ils sont trop durs ou trop gros pour pouvoir être écrasés, il est nécessaire de les extraire par une boutonnière périnéale.

§ 4. — Tubercules.

Rarement les tubercules existent dans la prostate isolément : le plus souvent, des manifestations semblables se présentent dans les vésicules séminales, le testicule (Reclus).

Traitement. — Il est essentiellement palliatif et consiste à soutenir les forces du malade par les préparations toniques et antiscrofuleuses ; et à combattre, autant que possible, les troubles fonctionnels à mesure qu'il paraissent, c'est-à-dire les douleurs, le ténesme vésical, la dysurie, etc.

ARTICLE IV. — Urèthre.

§ 1er. — AFFECTIONS INFLAMMATOIRES.

I. — *Uréthrite aiguë.*

Elle peut résulter de l'introduction d'une bougie, de la présence d'un calcul ou d'un corps étranger dans l'urèthre : mais dans l'immense majorité des cas, l'inflammation du canal est déterminée par le coït avec une femme affectée de blennorrhagie ; c'est donc le traitement de cette dernière affection que nous avons en vue.

TRAITEMENT. — Tout d'abord nous signalerons, pour les proscrire, les *injections dites abortives* : tant que dure la période aiguë, véritablement inflammatoire, de la blennorrhagie, les injections caustiques, astringentes même, ne doivent pas être employées, sous peine de voir apparaître un rétrécissement à une époque plus ou moins rapprochée.

Il est d'usage de prescrire le *copahu* et le *cubébe* à l'intérieur : ils diminuent presque toujours l'écoulement, mais c'est aux dépens des voies digestives, qu'ils fatiguent souvent ; leur emploi doit donc être surveillé et réservé ; les doses extrêmes sont de 10 à 15 gram. par jour pour le copahu, de 20 à 25 gram., pour le cubèbe (Voillemier).

On s'attachera surtout à *augmenter la quantité de l'urine*, à la rendre moins âcre, moins irritante pour le canal, en faisant prendre une grande quantité de tisane diurétique, délayante, et surtout en conseillant de boire, dans l'intervalle des repas, une solution de 4 gram. de *bicarbonate de soude* dans un litre d'eau (Fournier). Lorsque la chaleur et la douleur sont intenses dans le canal, que les érections sont fréquentes et très pénibles, les *bains* répétés et prolongés, au besoin des *sangsues* au périnée, et plus simplement le *bromure de potassium* à l'intérieur (qui décongestionne en même temps qu'il calme la douleur) apaisent ces symptômes d'acuité. En même temps, on conseillera de porter un *suspensoir* et on proscrira tout exercice violent.

En cas d'orchite, d'épididymite, d'arthrite, de conjonctivite, de complication quelconque blennorrhagique, on appliquera le traitement propre à cette complication, tel que nous l'avons vu ou que nous le verrons.

II. — *Uréthrite chronique.*

Quelquefois produite par un rétrécissement ou une déviation de l'urèthre, par des brides ou des replis valvulaires, etc., elle succède le plus souvent à une blennorrhagie aiguë, mal ou pas soignée, ou entretenue par des excès.

TRAITEMENT. — L'inflammation causée par un *rétrécissement* n'exige pas d'autre traitement que la suppression de celui-ci par un des procédés que nous verrons plus loin, par la dilatation en particulier. La rectification du canal dévié, au moyen de bougies flexibles à courbure fixe qu'on introduit pendant 5 ou 6 jours dans l'urèthre en augmentant progressivement leur calibre, est également indiquée.

S'il existe des *replis valvulaires* mous et flottants, il est possible de les déchirer par l'explorateur à boule; s'ils sont durs, résistants, des scarifications peuvent les faire revenir sur eux-mêmes.

La blennorrhagie, dans ses formes subaiguë et chronique, est souvent rebelle et persistante. L'écoulement peut être entretenu, à défaut d'excès ou de fatigues, par un mauvais état général qui exige un régime tonique et reconstituant. Les médicaments internes, nous l'avons dit, fatiguent l'estomac et l'intestin. On peut sans danger, sinon avec efficacité, faire des *injections astringentes* (alun, acétate de plomb, extrait de ratanhia, tannin, etc.), ou *balsamiques* (térébenthine, goudron, etc.) : ces dernières substances peuvent aussi être prises à l'intérieur, à dose modérée. Quant aux injections *caustiques*, elles peuvent dépasser le but modificateur qu'on cherche et déterminer une inflammation qui se propage au tissu sous-muqueux ; aussi ne doivent-elles être employées qu'avec la plus grande surveillance : un excellent moyen de les appliquer consiste à déposer sur le point qu'on veut atteindre un véritable collyre uréthral (Guyon), au moyen d'un instrument spécial muni d'une vis dont chaque demi-tour laisse échapper une goutte de liquide ; on peut ainsi, en cas de blennorrhée avec rétrécissement, toucher la partie malade avec 2, 3 ou 4 gouttes d'une solution de nitrate d'argent au 50ᵉ. Cependant le procédé le plus généralement employé pour prévenir les coarctations consécutives à la gonorrhée consiste dans le passage quotidien de bougies en gomme élastique, dont on augmente graduellement le volume (A. Guérin, Horteloup, etc.)

En même temps on recommandera, comme dans la forme

aiguë, de prendre des tisanes délayantes, du bicarbonate de soude; d'éviter tout excès et toute fatigue, etc.

§ 2. — LÉSIONS TRAUMATIQUES.

I. — *Plaies et contusions.*

I. — Les *plaies par instruments tranchants* de la portion pénienne sont presque toujours le résultat d'une mutilation volontaire ou criminelle; celles de la portion périnéale sont ordinairement chirurgicales (taille).

II. — Les *perforations* sont produites par un calcul, un corps étranger, introduits dans l'urèthre; ou par une sonde, un instrument chirurgical : il y a alors une ou plusieurs fausses routes, le plus souvent incomplètes.

III. — Les véritables *contusions* sont produites de dehors en dedans, par une violence extérieure; les *plaies contuses* sont surtout fréquentes chez la femme, à la suite d'un accouchement laborieux; les *plaies par armes* à feu produisent des désordres en général très étendus : aussi ces deux dernières variétés sont-elles les plus sérieuses, surtout lorsqu'elles s'accompagnent de perte de substance.

TRAITEMENT. — Toutes ces lésions sont fort graves : si elles n'amènent pas d'infiltration urineuse mortelle, elles laissent à leur suite des fistules urinaires difficiles à fermer, et presque fatalement des rétrécissements du canal. Toutes présentent une indication thérapeutique capitale: *prévenir l'infiltration d'urine*; or, le seul moyen de la remplir consiste à introduire immédiatement une *sonde dans la vessie*, de préférence une sonde en caoutchouc vulcanisé, mieux supportée par le canal qu'une sonde rigide; s'il est impossible de pénétrer dans la vessie ou plutôt de franchir le point lésé, soit parce que les deux lèvres de la plaie ne sont pas dans le même plan, soit parce que le gonflement est déjà assez considérable pour rendre l'urèthre imperméable, si d'ailleurs la rétention d'urine est absolue, il faut ou débrider la plaie et pratiquer une *boutonnière périnéale*, ou *ponctionner la vessie par l'hypogastre*.

Dans le cas heureux où la sonde sera arrivée dans la vessie, il faudra immédiatement la fixer et la laisser à demeure tant que le travail de cicatrisation ne sera pas assez avancé pour que l'infiltration ne soit plus à craindre.

Quant aux *complications consécutives*, il n'est aussi possible de les prévenir, jusqu'à un certain point, que par le cathétérisme; et si on voit apparaître un rétrécissement par rétraction cicatricielle ou une fistule urinaire par défaut de réunion, on traitera ces accidents secondaires par une des opérations spéciales indiquées en pareil cas.

II. — *Corps étrangers.*

Un corps étranger introduit dans l'urèthre passe ordinairement dans la vessie : pour qu'il reste dans le canal, il faut que celui-ci présente un rétrécissement, ou que le corps se fixe par une pointe dans la membrane muqueuse, ou encore qu'il se loge dans une lacune.

TRAITEMENT. — Lorsqu'il est arrêté au méat, il peut être saisi et extrait par une pince ordinaire; situé plus profondément, il est quelquefois encore attiré au dehors par la pince d'Amussat, etc. Mais souvent sa forme et surtout la position qu'il a prise dans le canal rendent l'extraction difficile et nécessitent des tâtonnements, des recherches, des manœuvres, variant nécessairement avec chaque circonstance; quelquefois enfin ces tentatives restent sans effet, et on est réduit à inciser l'urèthre pour extraire le corps étranger par la plaie. En tout cas l'extraction, par un procédé quelconque, est inévitable : on ne doit laisser dans l'urèthre aucun corps, si petit qu'il soit, sans chercher à le faire sortir, en raison des accidents inflammatoires, purulents, hémorrhagiques, etc., dont il peut être l'origine.

§ 3. — TUMEURS.

I. — *Polypes de l'urèthre.*

Ce sont de petites tumeurs, rarement pédiculées (Richet), qui s'insèrent le plus souvent sur la paroi inférieure du canal, au voisinage du méat, et qui ont une structure papillaire nettement accusée (Churchill, Verneuil, etc.): ces papillomes se rencontrent presque exclusivement *chez la femme;* cependant chez l'homme on rencontre parfois des végétations dans la fosse naviculaire (Voillemier).

TRAITEMENT. — La *ligature,* l'*ablation* par un instrument analogue à l'amygdalotome (Phillips), ne sont applicables qu'aux tumeurs pédiculées.

Lorsque celles-ci sont plus volumineuses, on peut se contenter de les *cautériser* avec le nitrate d'argent (A. Guérin), les acides acétique, nitrique, chromique, le cautère actuel : mais la cautérisation seule est ordinairement insuffisante, et servira surtout à prévenir les récidives et l'hémorrhagie après l'*excision* (Lisfranc, Richet).

II. — *Valvules du col vésical.*

Ce sont des saillies qui, placées au niveau de l'orifice interne de l'urèthre, gênent ou empêchent complètement l'excrétion de l'urine (Mercier), et exposent le malade à tous les accidents qui résultent d'un obstacle à la miction. C'est le plus souvent à la suite d'une uréthrite chronique, d'un rétrécissement du canal, que le col, longtemps contracturé, finit par former une valvule musculo-muqueuse persistante (Phillips).

Traitement. — La rétention d'urine exige qu'on vide soùvent la vessie par le cathétérisme ; de plus, il faut s'adresser à la valvule elle-même pour la faire disparaître.

La *compression du col* au moyen d'une sonde en gomme droite et munie d'un mandrin, répétée plusieurs fois et pendant 10 minutes chaque fois, peut amener une amélioration, mais souvent elle n'est que passagère ; il en est de même de la *cautérisation*, qui soulage momentanément, mais n'empêche pas la reproduction des accidents.

L'*excision* (Mercier) n'est pas exempte de dangers ; l'*incision* simple détruit aussi bien, et plus facilement, la valvule : on se sert d'un instrument en forme de cathéter muni d'une lame qu'on fait saillir au niveau de la valvule, puis on maintient une sonde dans la vessie pour empêcher celle-ci de se reproduire.

§ 4. — Rétrécissement de l'urèthre.

Les diminutions de calibre du canal uréthral produites par la pression d'une tumeur voisine ne sont pas plus de véritables rétrécissements, que les coarctations spasmodiques et temporaires qui résultent de la contraction passagère des faisceaux musculaires de certains points de l'urèthre.

Les états morbides des parois du canal qui ont pour effet d'en diminuer la largeur et l'extensibilité d'une manière progressive produisent seuls de vrais rétrécissements, qui peuvent ainsi être ramenés à deux variétés : les rétrécissements *cicatriciels*, causés par le retrait graduel d'un tissu pathologique qui s'est substitué à une portion plus ou moins étendue des parois de l'urèthre, à la suite de cautérisations, contusions, plaies, déchirures du canal ; et les rétrécissements *inflammatoires*, ordinairement consécutifs à une blennorrhagie, surtout chronique, à l'action d'injections irritantes, à la présence d'un corps étranger, etc., et déterminés non par des épaississements, des indurations de la muqueuse, mais par la rétraction des fibres indurées du tissu lamineux sous-jacent à cette membrane (Voillemier, A. Guérin).

TRAITEMENT. — Deux méthodes principales sont applicables aux rétrécissements de l'urèthre : la *dilatation, l'incision* (uréthrotomie) ; il en existe deux secondaires, la *cautérisation* et la *divulsion*.

I. — La *dilatation* est la méthode la plus simple et la plus générale ; c'est le seul procédé qui puisse modifier le tissu pathologique (cicatriciel ou plastique) constitutif de la lésion, par le travail physiologique qu'elle provoque : elle agit probablement en amenant une inflammation, une véritable uréthrite, sous l'influence de laquelle les tissus morbides se ramollissent, et qu'il y a intérêt cependant à ne pas pousser trop loin : son action est dynamique et non mécanique (Voillemier).

Quelle que soit la méthode employée dans le traitement des rétrécissements, elle ne peut se passer du concours de la dilatation ; de plus, celle-ci peut être employée seule : alors elle est *temporaire* ou *permanente*.

1° La *dilatation temporaire et graduelle* constitue la méthode la plus rationnelle pour les rétrécissements inflammatoires ordinaires (Guyon, Trélat, Désormeaux, Duplay, etc.). On emploie des bougies coniques, ou, pour les rétrécissements étroits et difficilement franchissables, des bougies à pointe contournée en spirale (Leroy d'Étiolles, Guyon) ; les instruments doivent être très régulièrement calibrés, et, pour commencer la dilatation, on se guide sur l'explorateur à boule en prenant une bougie d'un calibre un peu inférieur à celui-ci et passant très facilement ; de même, lorsqu'on augmente le numéro, on commence par passer celui qui a servi précédemment, car il est très important de ne pas chercher à accélérer les choses.

Les uns se contentent de passer la sonde, les autres la laissent assez longtemps en place : or il est remarquable que le simple passage de la sonde détermine des changements très rapides, et pour peu que l'urèthre soit irritable, on doit éviter de laisser longtemps les instruments en place (Guyon).

La durée de ce traitement est, en moyenne, de 28 jours (Guyon), à moins qu'il ne soit interrompu par une prostatite, une cystite, ou par des accès fébriles répétés.

Le traitement général, régime et hygiène, a une certaine importance : le malade devra donc éviter les aliments abondants, les boissons (surtout alcooliques) en excès, la station verticale prolongée, etc. (Trélat). La guérison obtenue, il faut, pour qu'elle se maintienne, que le malade se passe ou s. fasse passer une bougie à intervalles variables : dans ces conditions, la dilatation extemporanée progressive par le passage immédiat et successif de plusieurs cathéters Béniqué (Tillaux) constitue une bonne méthode.

2° La *dilatation permanente* consiste dans le séjour continu d'une sonde dans l'urèthre, sans qu'il soit nécessaire qu'elle soit engagée dans le rétrécissement, le simple contact avec celui-ci (cathétérisme appuyé, Guyon) produisant d'excellents effets ; l'instrument doit jouer librement dans la partie rétrécie ; après 2 ou 3 jours on peut en doubler le calibre : le propre de cette méthode est d'agir promptement (Duplay) ; mais, outre que ses résultats sont très peu durables, elle peut donner lieu à des accidents graves, prostatite, abcès du périnée, etc.

3° La *dilatation brusque* (Mayor) est également dangereuse, et ne doit être employée que dans certains cas déterminés de rétention complète (Voillemier) : cependant le procédé dit de *dilatation immédiate progressive* (Le Fort), qui a pour but de supprimer les lenteurs habituelles de la dilatation en pratiquant celle-ci en une seule séance à l'aide de trois cathéters graduellement croissants, aurait donné de bons résultats entre les mains de son auteur.

II. *Uréthrotomie.* — 1° C'est à l'*uréthrotomie interne*, à l'incision faite de dedans en dehors, qu'on a ordinairement recours dans les conditions suivantes (Guyon, Trélat, etc.) :

Lorsque la dilatation simple est impossible, qu'elle s'accompagne d'accidents, ou qu'elle donne des résultats incomplets, rapidement perdus ;

Lorsque le rétrécissement est fibreux et cicatriciel, d'origine traumatique ;

Lorsqu'un rétrécissement organique s'accompagne de dilatation derrière le point rétréci, de fausse route, de rétention ou d'incontinence d'urine ;

Quand il est très étroit et très épais, quand il est irritable, ou insensible mais incomplètement dilatable.

L'uréthrotomie interne a fait imaginer un grand nombre d'instruments, parmi lesquels nous signalerons les uréthrotomes de Maisonneuve, de Voillemier, de Trélat, d'Horteloup. L'incision doit atteindre les brides sous-jacentes à la muqueuse, et ne pas se borner à scarifier cette membrane (A. Guérin) ; elle doit être faite d'avant en arrière, intéresser toute la portion rétrécie et se prolonger à la partie antérieure et postérieure de celle-ci (Maisonneuve, Voillemier). Pour éviter le contact de l'urine avec la plaie après l'opération, ainsi que l'infiltration urineuse, l'hémorrhagie, le passage du sang dans la vessie, on placera immédiatement une sonde à demeure qui sera fermée pendant la nuit, et débouchée toutes les 2 heures (Maisonneuve, Reybard, Voillemier) : il n'est pas nécessaire qu'elle soit d'un volume excessif ; la dilatation consécutive ne doit pas être commencée avant 15 jours ou 3 semaines (Guyon). Le repos le plus complet, l'usage du sulfate de quinine, sont recommandés après l'opération.

2° Les indications de l'*uréthrotomie externe* sont très limitées : on la réserve aux rétrécissements accompagnés de fistules multiples, de décollements du périnée, et à ceux qui sont in-franchissables mais dans lesquels on ne juge pas convenable de recourir au cathétérisme forcé (Voillemier). L'opération ne consiste pas seulement à ouvrir l'urèthre de dehors en dedans, il faut qu'elle ait pour but la division du rétrécissement (Tillaux, Voillemier, etc.). Selon qu'on introduit ou non un cathéter dans l'urèthre, elle est faite avec ou sans conducteur : c'est le plus souvent sans conducteur qu'on la pratiqu e.

III. — La *divulsion* (Voillemier) est une opération qui a pour but d'opérer la dilatation forcée du point rétréci, au moyen d'instruments agissant par une expansion brusque qui amène une rupture limitée : en somme, c'est une méthode par déchi-rement plutôt que par dilatation qui peut être tentée avant l'u-réthrotomie interne, à moins d'indications spéciales, dans un cas rebelle à la dilatation.

IV. — Nous citerons seulement la *cautérisation*, qui peut être. faite à l'aide de la galvano-caustique chimique (Crusell, Wer-theimber, Tripier et Mallez), ou des caustiques, azotate d'ar-gent, pâte de Vienne, directement portés sur l'obstacle par des instruments spéciaux (Lallemand, Demarquay) : généralement abandonnée comme procédé employé isolément, la cautéri-sation pourrait être un adjuvant de la dilatation (Voillemier).

§ 5. — Vices de conformation.

L'absence totale ou partielle de l'urèthre, les modifications dans la configuration et la longueur du canal (importantes à connaître au point de vue du cathétérisme), la dilatation d'une partie du conduit, sont au-dessus des ressources de l'art : nous ne parlerons donc que des *rétrécissements congénitaux*, des *im-perforations complètes*, de l'*épispadias* et de l'*hypospadias*.

I. — *Rétrécissements congénitaux.*

Il en existe quelques exemples (Nélaton, Phillips, J. Syme),

siégeant presque toujours au niveau du méat (atrésie du méat) :
le jet d'urine peut être plus ou moins délié, sans que la miction
soit bien difficile ; mais si le méat est très étroit, il faut l'élargir,
non par la dilatation, qui est impuissante, mais en débridant
l'ouverture et empêchant le rétrécissement consécutif au moyen
d'une sonde placée entre les lèvres de la plaie.

II. — *Imperforation complète.*

Elle présente plusieurs variétés (Guyon) : tantôt elle est
simple, et constituée par les téguments seuls, par la muqueuse
seule, ou par la transformation en cordon plein d'un segment
plus ou moins long de l'urèthre : il y a un obstacle absolu à la
miction qu'il est indispensable de détruire par une incision ou
par une ponction, à la suite de laquelle on place entre les
lèvres de la plaie une sonde en gomme ; tantôt avec l'occlusion
existe un *canal de dérivation* dont l'orifice interne peut se trouver dans la vessie, de sorte que l'urine s'écoule à la face inférieure ou supérieure de la verge (hypospadias, épispadias) : elle
s'accumule au contraire dans son réservoir lorsque cet orifice
fait défaut, et si l'ouraque est perméable, il se forme une fistule
urinaire de l'ombilic : dans ces trois cas, hypospadias, épispadias,
fistule ombilicale, il devient nécessaire de faire une opération
spéciale.

III. — *Hypospadias.*

Il est caractérisé par l'ouverture anormale de l'urèthre soit
sur la face inférieure de la verge (au niveau de la fosse naviculaire, ou entre le gland et le scrotum), soit *sur le scrotum* ;
en même temps la verge est incurvée en bas par une bride
cutanéo-muqueuse qui s'étend du gland à l'ouverture hypospadienne, ce qui met obstacle à la fécondation ; de plus, le
gland est ordinairement imperforé.

Traitement. — I. La *variété scrotale*, la plus grave, distinguée
en péno-scrotale et périnéo-scrotale (Duplay) suivant le degré
de la malformation, a été considérée comme incurable jusqu'à
ce que des *opérations autoplastiques* régulières lui fussent appliquées (Bouisson, Duplay, Th. Anger).

Quelle que soit la méthode employée, la *première indication*
est de redresser la verge incurvée en incisant la bride transversalement, et en faisant la section sous-cutanée de l'enveloppe fibreuse des corps caverneux et de leur cloison (Bouisson, Duplay).

La *seconde* est de créer un nouveau canal depuis l'orifice anormal jusqu'au gland, après avoir restauré le méat en avivant et suturant les deux lèvres de l'échancrure qu'il présente. Pour créer un nouvel urèthre, deux procédés ont été mis en usage :

1° Dans l'un (Duplay), on dissèque de chaque côté de la ligne médiane un lambeau longitudinal quadrilatère qui s'arrête à 1 centimètre ou 1 centimètre 1/2 de l'ouverture hypospadienne, et qu'on fait basculer de façon à ce que sa face cutanée soit tournée en dedans sur la sonde élastique introduite dans le méat, tandis que sa face saignante est recouverte par un second lambeau emprunté à la peau assez lâche des parties latérales et attiré par glissement : on suture les 4 lambeaux, superposés 2 à 2 ; plus tard on suture l'ouverture hypospadienne, laissée à dessein ; le principe général de cette méthode est d'éviter de restaurer d'un seul coup la totalité de l'urèthre (Duplay, Tillaux) ;

2° Dans l'autre (Thiersch, de Leipzig ; Th. Anger), on dissèque à gauche de la ligne médiane une première bande cutanée qu'on renverse sur la sonde de façon que sa surface épidermique se continue avec la muqueuse de l'urèthre, et on renverse sur sa face saignante la face également saignante d'un second lambeau cutané disséqué à droite de la ligne médiane : dans ce *procédé en double pont* ou *en volet*, les lambeaux sont superposés, et non adossés comme dans le précédent.

II. L'*hypospadias de la portion pénienne*, plus facile à guérir, présente trois indications : détruire les brides qui produisent l'incurvation de la verge ; rétablir la perméabilité de la portion antérieure du canal quand le gland est imperforé ; oblitérer la fistule.

Les brides seront sectionnées comme précédemment ; le gland peut être perforé d'avant en arrière ou d'arrière en avant (Chassaignac) ; l'oblitération de la fistule ne peut pas être obtenue par la cautérisation ni par la suture : il faut avoir recours à l'*autoplastie*, et le procédé dit *par redoublement* (Nélaton) convient ici comme en cas d'épispadias.

IV. — *Epispadias.*

Bien plus rare que l'hypospadias, il est caractérisé par l'ouverture de l'urèthre sur la face dorsale de la verge, qui est incurvée en haut au lieu de l'être en bas comme dans l'hypospadias.

TRAITEMENT. — La première indication est d'abaisser la verge en pratiquant de chaque côté de la gouttière une incision sous-cutanée qui intéresse la face supérieure des corps caverneux dans une grande partie de leur épaisseur (Duplay).

Le méat étant reconstitué, on restaure le canal soit par le *procédé en double pont* ou en volet dans lequel deux lambeaux se superposent (Thiersch) ; soit par l'*autoplastie par redoublement* qui emprunte un lambeau à la peau de l'abdomen, et le recouvre avec deux valves détachées de la peau de la verge (Nélaton, Jobert, Dolbeau, Follin) ; soit encore en se servant simplement des corps caverneux avivés sur une large surface et suturés (Duplay) : dans ce dernier procédé, un petit lambeau abdominal est nécessaire pour obturer l'orifice postérieur. Ici, comme pour l'hypospadias, il vaudrait mieux procéder graduellement et par étapes que de reconstituer le canal de toutes pièces et d'un seul coup : ce serait là un élément indispensable de succès (Duplay).

ARTICLE V. — **Affections dépendant de la lésion d'un point variable des voies urinaires.**

§ 1ᵉʳ. — RÉTENTION D'URINE.

Tantôt l'urine stagne dans la vessie (Civiale) parce que ce réservoir a perdu sa force expulsive sous l'influence d'une des causes que nous avons énumérées à propos de la paralysie vésicale ; tantôt elle y est mécaniquement retenue par un obstacle siégeant au niveau du col de la prostate, ou dans l'urèthre : hypertrophie partielle ou totale de la prostate ; valvules du col ; rétrécissements, déviations, compression du canal, etc.

TRAITEMENT. — La première indication thérapeutique, en dehors du traitement des causes, est de vider la vessie et de l'empêcher de se distendre outre mesure : la rupture spontanée, sans violence extérieure, n'est pas à craindre ; mais on a à redouter la dilatation des uretères, des bassinets, des calices et des tubes urinifères, qui amène l'atrophie des reins et les accidents urémiques (Gosselin). Le *cathétérisme répété* est le seul moyen à employer quand il est possible : on sondera donc le malade deux et trois fois par jour avec une sonde molle, et non métallique, la sonde à demeure exposant aux accidents de cystite purulente (Gosselin, Guyon).

Mais si l'on ne peut faire pénétrer la sonde, si le cathétérisme a échoué plusieurs fois, si la rétention d'urine est complète, c'est à la *ponction* qu'il faut avoir recours, après avoir tenté de faire cesser l'état congestif et spasmodique par les grands bains tièdes (Verneuil), les applications de sangsues au périnée, les frictions belladonées sur l'hypogastre, etc. La ponction par l'urèthre, par le rectum, par le périnée, étant abandonnée, c'est la *ponction hypogastrique*, sus-pubienne, qu'on pratique exclusivement, et, grâce à la méthode d'aspiration (Dieulafoy ou Potain) appliquée à cette opération, celle-ci ne présente plus la gravité qui peut résulter de l'emploi du trocart : on peut sans inconvénient répéter plusieurs fois la ponction à des intervalles très rapprochés ; on peut aussi laisser la canule à demeure.

§ 2. — INCONTINENCE D'URINE.

I. — L'écoulement involontaire de l'urine se présente dans des circonstances variables qui donnent à l'affection des formes distinctes.

Tantôt le liquide s'échappe à mesure qu'il est versé dans la vessie : y a *distension et paralysie du sphincter vésical;* tantôt l'écoulement a lieu goutte à goutte, mais est précédé de l'accumulation de l'urine dans la vessie : il y a *incontinence par regorgement.*

TRAITEMENT. — Il est subordonné à la cause de l'affection ; lésions traumatiques, affections organiques, paralysie ou atonie du col ou du corps de la vessie, fongus, ulcérations, calculs; tumeurs de la prostate, etc.

II. — Dans une autre forme, l'urine s'accumule dans la vessie, puis s'écoule par jet, sans que la volonté participe à l'excrétion, surtout pendant la nuit et chez les enfants (incontinence nocturne).

TRAITEMENT. — Il consiste dans l'administration, à l'intérieur, de noix vomique en extrait associée à l'oxyde noir de fer (Mondière) : d'extrait de belladone (Trousseau) ; de strychnine, d'arsenic : dans l'emploi des préparations toniques, des excitants de la peau, des bains simples ou aromatiques (Dupuytren, Lallemand), etc.

Lorsqu'on est impuissant à remédier aux causes de l'incontinence, il faut chercher à rendre l'infirmité supportable, en adoptant, chez l'homme, un réservoir de caoutchouc ou de métal ; en recueillant les urines sur une éponge, chez la femme.

§ 3. — Tumeurs, abcès urineux, infiltration d'urine.

I. — *Tumeurs ou poches urineuses.*

I. — Tantôt l'urine s'accumule dans une *poche* qui se forme en arrière d'un *rétrécissement* de l'urèthre ou d'un *calcul* oblitérant le canal : il faut donc traiter le rétrécissement ou extraire le calcul.

II. — Tantôt on observe de véritables *tumeurs*, des nodosités sous-cutanées qui adhèrent à l'urèthre, en restant indépendantes du canal (Voillemier) : elles paraissent dues à une petite éraillure de la muqueuse, qui, après avoir laissé filtrer l'urine, a cessé de lui livrer passage, ce qui a empêché une véritable infiltration. Ces tumeurs peuvent être abandonnées à elles-mêmes quand elles sont peu volumineuses, et ne déterminent pas d'accidents : dans le cas contraire, il faut les inciser ou les extirper.

II. — *Abcès urineux.*

La suppuration apparaît rapidement dans les épanchements limités de l'urine, consécutifs à la rupture de la vessie, à la taille ou à la ponction sus-pubienne (abcès hypogastriques), aux fissures de la région pénienne de l'urèthre (abcès de la verge et du scrotum), et surtout aux perforations des portions membraneuse et prostatique (abcès ano-périnéaux).

Traitement. — Il faut donner au liquide une issue prompte et facile en ouvrant largement le foyer ; puis placer une sonde à demeure dans la vessie pour éviter la formation ou la persistance d'une fistule (Voillemier, Nélaton, etc.).

III. — *Infiltration d'urine.*

L'urine peut s'infiltrer dans le *tissu cellulaire du bassin* à la suite d'une solution de continuité de la vessie, après la taille hypogastrique ou l'incision du col dans la taille latéralisée.

Bien plus souvent, l'infiltration se fait dans le *tissu cellulaire du périnée*, dans un point variable (loge moyenne ou inférieure) avec la situation de la perforation du canal ; la migration ultérieure du liquide est aussi subordonnée au siège de l'infiltration, dont l'étendue varie surtout avec la laxité du tissu cellulaire et la quantité de liquide sorti des voies naturelles.

La mort survient le plus souvent par des accidents primitifs d'in-

flammation et d'intoxication, par épuisement, ou par infection putride :
la guérison ne s'obtient ordinairement qu'au prix de cicatrices difformes ou de fistules urinaires très rebelles.

TRAITEMENT. — La première préoccupation du chirurgien
doit être de favoriser l'issue de l'urine épanchée et de prévenir
l'extension de l'infiltration. Ce double but est atteint par des
incisions dont le nombre, l'étendue, la profondeur, varieront
nécessairement avec le siège et l'étendue de l'épanchement,
mais qui doivent toujours être suffisamment larges pour permettre l'écoulement au dehors du liquide déjà sorti des voies
naturelles, et pour ouvrir un passage facile à celui qui peut
sortir encore de ces voies malgré l'introduction immédiate
d'une sonde dans la vessie (quand le cathétérisme peut être
pratiqué).

Pour soutenir les forces du malade et prévenir ou enrayer
les phénomènes d'intoxication générale, on administrera les *toniques*, le sulfate de quinine, le quinquina à l'intérieur ; localement, les incisions seront lavées plusieurs fois par jour avec
une *décoction de quinquina*, avec une *solution antiseptique* d'acide
phénique, de permanganate de potasse, etc., et recouvertes de
cataplasmes saupoudrés de quinquina, de charbon, de coaltar;
pour éviter les cicatrices difformes, les eschares seront coupées
à mesure qu'elles se détachent et les pansements méthodiques
faits en vue de parer à ces difformités.

Enfin quand la guérison a pu être obtenue, le périnée est
souvent le siège *d'indurations*, de *fistules*, qui nécessitent de
nouvelles incisions (Notta) ; *le canal de l'urèthre peut être détruit*
dans sa portion périnéale, *son bout antérieur peut être oblitéré*,
l'urine sortant en totalité par le périnée : le bout postérieur
étant parfois fort difficile à trouver si l'on cherche à restaurer
le canal immédiatement, il vaut mieux, après avoir ponctionné
la vessie, attendre que les tissus soient dégorgés (Le Fort,
Tillaux) : au bout de quelques jours, on reprend les recherches
en suivant la paroi supérieure de l'urèthre ordinairement conservée ; le canal se rétablit parfois de lui-même. sans qu'on
mette de sonde ; le bout antérieur peut être traité par l'uréthrotomie interne.

§ 4. — FISTULES URINAIRES.

On donne ce nom à toute ouverture ou à tout trajet anormal
qui livre passage à l'urine. Parmi ces fistules, les unes sont
communes aux deux sexes ; les autres sont *particulières* à chacun.

I. — *Fistules communes aux deux sexes.*

I. — Les *fistules ombilicales* résultent de la présence d'un obstacle à l'écoulement de l'urine par les voies ordinaires, et, en même temps, de la persistance de la perméabilité de l'ouraque : l'obstacle est ici presque toujours *congénital*, tandis qu'il est *accidentel* dans les autres variétés.

II. — Les *fistules hypogastriques*, plus fréquentes que les précédentes, succèdent à un traumatisme accidentel ou chirurgical de la vessie ; les *fistules inguinales*, très rares, sont presque toujours consécutives à l'ouverture d'une cystocèle méconnue et incisée ; les *fistules intestinales* sont déterminées par une communication de la vessie avec l'intestin, à la suite d'abcès, de calcul, de corps étranger ; les *fistules lombaires* résultent d'une plaie, d'un abcès, d'un calcul du rein et de l'urèthre.

TRAITEMENT. — Toutes ces fistules présentent des indications thérapeutiques communes, dont l'application seule varie avec le siège et la nature de l'obstacle qui empêche l'écoulement de l'urine par les voies ordinaires. En même temps qu'on cherchera à *détruire cet obstacle* et à *rendre à l'urèthre son calibre normal*, on aura soin de placer dans la vessie une *sonde à demeure*, qui, évacuant au dehors l'urine à mesure qu'elle y arrive, contribuera à lui rendre son cours naturel. Puis on s'attaquera à la fistule elle-même, dont on tentera d'obtenir l'occlusion soit en *cautérisant* l'orifice, soit en exerçant sur le trajet une *compression* méthodique et soutenue, soit encore en faisant dans ce trajet des *injections irritantes* et légèrement caustiques : s'il présente des fongosités ou des callosités, on les excisera. Ces moyens suffisent ordinairement dans cette première variété de fistules, sans qu'il y ait besoin de recourir à l'autoplastie.

II. — *Fistules urinaires chez l'homme.*

1° *Fistules de la vessie.*

Les fistules *vésico-périnéales* sont rares ; bien plus souvent, la vessie communique avec le rectum, la fistule est *vésico-rectale*, consécutivement à une plaie de la cloison (taille ou ponction de la vessie par le rectum), à un abcès de la cloison, à l'ulcération produite par un corps étranger rectal ou vésical, à un abcès de la prostate.

TRAITEMENT. — Lorsque la fistule est constituée par un pertuis étroit et unique, la *cautérisation* des lèvres avec un crayon de nitrate d'argent, ou avec un petit stylet rougi d'avance ou sur place (par un courant galvanique) peut en amener l'occlusion.

Dans le cas contraire, il est indiqué de *suturer* les bords de la solution de continuité après les avoir avivés : malheureusement la réunion échouera souvent à cause du contact incessant des bords de la plaie avec l'urine ; d'un autre côté, ce contact ne peut guère être prévenu par une sonde à demeure dans la vessie, parce que la fistule occupe ordinairement les parties les plus déclives de ce réservoir, c'est-à-dire une région inférieure à celle où la sonde peut recueillir l'urine versée par les uretères ; la sonde n'en devra pas moins être appliquée, elle sera surtout utile quand l'orifice fistuleux est oblique, valvulaire, et ne livre passage à l'urine qu'au moment de la miction.

2° *Fistules de l'urèthre.*

Les fistules *congénitales* de l'urèthre ont été déjà vues sous le nom d'épispadias et d'hypospadias, il nous reste à parler des fistules *accidentelles* ou *acquises* du canal, qui peuvent s'ouvrir dans le *rectum*, au *périnée*, au *scrotum*, sur le *pénis*.

I. — Les *fistules uréthro-rectales*, rares, peuvent être observées à la suite d'une taille latéralisée ayant intéressé le rectum, ou consécutivement à un abcès prostatique ou stercoral ouvert à la fois dans le rectum et dans l'urèthre.

TRAITEMENT. — Il a deux indications capitales :

1° Rétablir la liberté du canal et empêcher l'urine de passer par la fistule, ce qu'on peut obtenir soit en pratiquant le *cathétérisme* dès que le besoin d'uriner se fait sentir, dans les cas ordinaires ; soit en plaçant une *sonde à demeure* lorsqu'il y a un rétrécissement difficile à franchir, et surtout quand il existe de l'incontinence d'urine ;

2° Provoquer l'oblitération de la fistule, en *cautérisant* ses bords après avoir excisé les callosités.

De plus, il est bon d'entretenir la liberté du ventre, de prévenir l'accumulation des matières fécales dont la pression augmenterait l'écartement de ces bords.

II. — Les *fistules uréthro-périnéales* et *uréthro-scrotales*, assez fréquentes (surtout les premières), sont le plus souvent consécutives à un rétrécissement de l'urèthre ou à un abcès urineux.

TRAITEMENT. — 1° La première chose à faire est de *rétablir le calibre du canal* et *d'empêcher l'urine de passer dans le trajet fistuleux*, à moins toutefois que le rétrécissement soit infranchissable : dans ce cas, il faut avant tout assurer l'écoulement du liquide au dehors, et c'est par la fistule qu'on laissera se faire cette évacuation ; si l'orifice livre difficilement passage à l'urine, si l'on a à craindre des accidents de rétention, d'infiltration, de cystite, on incisera l'urèthre en arrière du rétrécissement, au niveau de l'ouverture périnéale, et on introduira par cette ouverture une sonde ou une canule jusque dans la vessie, pour faciliter l'écoulement de l'urine et faire dans le trajet des injections détersives et antiseptiques : puis, les premiers accidents ainsi prévenus, on traitera le rétrécissement par les moyens ordinaires, par l'uréthrotomie interne en particulier (Ledran, Boyer, Reliquet). Si le rétrécissement est franchissable, on s'occupera dès les premiers moments de le traiter par la dilatation, qui suffit ordinairement.

2° Le calibre de l'urèthre rétabli, il faut chercher à *obtenir l'oblitération du trajet fistuleux*, ce qui est souvent difficile.

Dans les fistules *uréthro-scrotales*, la peau est ordinairement décollée, il existe des clapiers qui doivent être incisés : une opération autoplastique est quelquefois nécessaire.

Les fistules *uréthro-périnéales* sont souvent multiples et accompagnées de nombreuses indurations : le meilleur traitement consiste alors (Voillemier, Lannelongue) à inciser sur une sonde cannelée le trajet fistuleux le plus long et le plus central, à disséquer tous les tissus indurés, et à les exciser avec un bistouri ou des ciseaux courbes.

Quant à la cautérisation au fer rouge, utilisée par les uns (Bonnet, Lannelongue), elle est formellement rejetée par d'autres (Voillemier).

III. — Les *fistules uréthro-péniennes* (*accidentelles*) ont été observées à la suite de plaies de l'urèthre par armes à feu, d'extraction de calculs ou de corps étrangers, de mortification par constriction du pénis, etc. En réalité, le trajet fistuleux n'existe pas : il y a un simple orifice de dimensions variables.

Traitement. — Lorsque cet orifice est très étroit, récent, sans perte de substance, la *cautérisation* avec l'acide azotique ou le nitrate d'argent peut quelquefois suffire, à condition qu'on évite le contact incessant de l'urine à l'aide d'une sonde à demeure ou du cathétérisme souvent renouvelé, mais cette pratique est rarement suffisante.

L'uréthrorraphie (avivement des bords de la fistule et suture entortillée, entrecoupée, en gousset, Dieffenbach) a rarement été suivie de succès : ces échecs ont été attribués, avec raison, à ce qu'on mettait en contact des lignes simples, dont la réunion manque souvent, tandis qu'elle réussit le plus souvent lorsqu'on avive et suture des surfaces (Jobert).

L'uréthroplastie est donc supérieure au procédé qui précède : elle a été faite au moyen d'un lambeau taillé sur le scrotum et retourné ou glissé de façon à recouvrir la fistule (A. Cooper, Delpech, Jobert) ; on a appliqué aussi l'autoplastie par dédoublement (Nélaton), qui détruit d'abord la juxtaposition des orifices cutané et uréthral, et qui, de plus, détachant la peau dans une certaine étendue, donne de larges surfaces qu'on peut affronter. Toutefois la cicatrisation peut encore être retardée ou empêchée par le contact de l'urine avec la surface suturée, aussi a-t-on proposé de parer à cet accident en établissant au périnée une fistule qui donne passage à la totalité de l'urine et qu'on obture ultérieurement (Ségalas, Ricord).

III. — *Fistules urinaires chez la femme.*

1° *Fistules vésico-utérines.*

A la suite d'un accouchement laborieux, qui a donné lieu à la formation d'une eschare sur un point contus ou comprimé, une communication s'établit entre la vessie et l'utérus, de sorte que l'urine, passant par ce dernier organe, s'écoule par le vagin (Jobert de Lamballe).

TRAITEMENT. — On traite ces fistules (Jobert) :
1° En divisant le col utérin dans le sens des commissures et vers le corps de l'organe, de façon à écarter les deux lèvres du col, puis en disséquant le vagin jusqu'au niveau de la fistule, dont on avive et suture les bords ; le col conserve sa perméabilité :
2° En avivant la face interne du col, et suturant les deux surfaces saignantes : le col est oblitéré ; après la cicatrisation, les menstrues s'écoulent par la vessie.

2° *Fistules vésico-utéro-vaginales.*

Plus communes que les précédentes, également déterminées par un accouchement laborieux, elles font communiquer la vessie avec l'utérus et le vagin tout à la fois, par mortification des parties.

TRAITEMENT. — Malgré la perte de substance dont elles s'accompagnent, elles sont susceptibles de guérir par le procédé opératoire suivant (Jobert) :

Dans un *premier temps*, on décolle le vagin du col de l'utérus par des incisions longitudinales qui permettent au vagin de se relâcher et aux lèvres de la fistule de se rapprocher ;

Dans le 2me *temps*, on avive ces lèvres, c'est-à-dire les restes du col utérin et la cloison vésico-vaginale ;

Dans le 3mo *temps*, on rapproche et suture les surfaces avivées.

Un *second procédé* s'applique aux fistules vésico-utéro-vaginales dites superficielles, dans lesquelles la cloison vésico-vaginale est comme simplement détachée du col utérin (Jobert) : il consiste à raviver toutes les parties recouvertes par du tissu inodulaire, c'est-à-dire le bord du vagin et le col, et à les rapprocher par des sutures.

Enfin il existe un *troisième procédé* pour les cas où la cloison est détruite en partie, le col lui-même n'étant lésé que superficiellement (Jobert) : dans une première opération, on ravive et on réunit par suture entre-coupée la division antéro-postérieure ; dans la seconde, on fixe à la partie antérieure du col la cloison reformée.

3° *Fistules vésico-vaginales.*

Comme celles qui précèdent, ces fistules sont le plus souvent consécutives à un accouchement laborieux; cependant la cloison vésico-vaginale est quelquefois perforée par un calcul vésical, un corps étranger, une pessaire ayant longtemps séjourné dans le vagin, un plaie qui du vagin a pénétré dans le réservoir urinaire : dans ces conditions, une communication directe et anormale peut persister entre le vagin et la vessie; une fistule rebelle s'établit: l'urine coule sans cesse sur les téguments, d'où résultent des souffrances et des phénomènes généraux et locaux plus ou moins graves.

Traitement. — L'application d'une sonde à demeure dans la vessie et d'un tampon dans le vagin (Chopart et Desault), l'autoplastie (Jobert, Roux, Leroy d'Etiolles, etc.), sont généralement abandonnées, et c'est la *suture par le procédé américain* (Bozemann, Marion Sims) qui semble le procédé le plus généralement admis.

Cette méthode comprend deux temps :

Dans *le premier* on avive la muqueuse vaginale seule, avec la pointe d'un bistouri spécial, par une incision circulaire, parallèle aux bords de l'orifice, et située à 5 millimètres environ de ce bord, puis avec les ciseaux on excise la muqueuse dans une étendue de 10 à 12 millimètres, sans intéresser le liséré qui se trouve au point d'union des surfaces vaginales et vésicales: l'avivement est donc fait en surface et non sur des lignes; de plus, il est horizontal (autrefois il était perpendiculaire);

Le *second temps*, aussi minutieux que le premier, consiste à affronter la plus grande étendue possible de la surface avivée, et à pratiquer la suture à l'aide de fils d'argent (Bozeman, Verneuil, etc.) passés en nombre variable, espacés de 5 millimètres, respectant toujours la paroi vésicale, et assujettis au moyen de plaques de plomb trouées et de boutons ou de tubes de Galli: toutefois les fils métalliques ne sont pas indispensables, on a employé avec succès des fils de soie d'assez fort diamètre (Courty, L. Labbé, etc).

Cette méthode a l'avantage de faire un avivement, un affrontement, une suture, suffisamment étendus pour amener une réunion plus sûre que les anciens procédés, mais son exécution est difficile, longue et parfois gênée par l'hémorragie (Verneuil): aussi a-t-on récemment proposé de lui substituer la *suture métallique combinée avec la réunion immédiate secondaire* (méthode italiano-belge), procédé mixte qui consiste à cautériser d'abord la fistule avec le thermo-cautère, ou mieux, pour éviter les eschares plus ou moins épaisses que celui-ci produit, avec l'acide sulfurique, et à répéter cette cautérisation plusieurs fois, de façon à détruire l'épithélium, avant de poser les points de suture: ce mode d'opérer, simple et rapide, serait le meilleur (Verneuil) pour peu que la fistule soit profonde et les lèvres épaisses; mais il n'est pas applicable à tous les cas.

Enfin quand la fistule est étroite, qu'elle a une tendance à se rétrécir et peut-être à guérir spontanément (Nélaton), on peut se contenter d'en toucher les bords avec le fer rouge, le cautère électrique, le nitrate d'argent, l'ammoniaque liquide, la teinture de cantharides: cette *cautérisation simple*, bien distincte de la précédente, a des indications très restreintes; elle est surtout employée lorsqu'après l'opération il reste un pertuis étroit, ou qu'on veut modifier le tissu inodulaire en voie de formation; dans le dernier cas, la teinture d'iode réussit souvent (Verneuil).

4° *Fistules uréthro-vaginales.*

Ces fistules présentent la plus grande analogie étiologique et thérapeutique avec les fistules vésico-vaginales : suture, cautérisation, procédé mixte, peuvent être appliqués comme dans cette dernière variété; nous n'y insisterons pas.

DECAYE. 29

CHAPITRE XXV

Nous avons à passer en revue dans ce chapitre les affections du *testicule*, de ses *enveloppes*, du *cordon spermatique* et du *pénis*.

ARTICLE I. — Maladies du testicule.

§ 1ᵉʳ — AFFECTIONS INFLAMMATOIRES.

L'*orchi-épididymite* se présente sous la forme *aiguë* ou *chronique*.

I. — Orchite aiguë.

I. *Orchi-épididymite blennorrhagique*. — L'épididyme est ordinairement le siège principal, quelquefois unique, de l'inflammation qui survient dans le cours d'une blennorrhagie : cependant le testicule offre habituellement un gonflement notable ; de plus, la tunique vaginale est presque toujours le siège d'un épanchement le plus souvent circonscrit, constamment situé en avant et un peu en dehors, ne se transformant jamais en hydrocèle vraie (Horteloup). L'épididyme, surtout au niveau de sa queue, est le siège d'indurations persistantes, qui s'accompagnent quelquefois d'oblitération, au moins temporaire, des voies spermatiques (Gosselin), d'où résulte l'infécondité dans l'épididymite bilatérale.

TRAITEMENT. — Il doit être aussi simple que possible : *repos* au lit ; *bourses relevées et soutenues* au moyen d'une plaque en carton, en caoutchouc, en liège, échancrée, et recouvertes de cataplasmes laudanisés, ou *d'eau simple*, ou de *compresses résolutives et astringentes*, imbibées d'eau blanche, d'une solution d'alun, de sulfate de fer, etc., *onctions belladonées* et non mercurielles (Horteloup) : ces moyens suffisent le plus souvent.

Les compressions de toutes sortes, avec des bandelettes agglutinatives (Velpeau), avec une couche de collodion (Bonnafont), ne sont plus employées : il en est de même des applications de sangsues, qu'on a conseillées dans les cas où il y a vive réaction fébrile, où le cordon est dur et douloureux : si pourtant on en faisait usage, c'est sur le trajet du cordon, et non sur le scrotum, que les sangsues devraient être placées. Il vaut mieux, lorsque la douleur est très-intense, faire avec une lancette 5 ou 6 *mouchetures* qu'on peut répéter sans inconvénients à plusieurs reprises (Velpeau, Horteloup, Sichel, etc.) et qui agissent probablement en débridant la tunique vaginale et en produisant un écoulement de sang salutaire. La *ponction* peut même atteindre le centre du testicule lorsque celui-ci est très-tuméfié et la douleur très-vive : elle amène une sédation plus rapide que les mouchetures de la tunique vaginale et évite parfois la gangrène, sans déterminer aucun accident (Fournier, Gillette).

II. *Orchite non blennorrhagique.* — Plus rare que la précédente, cette inflammation testiculaire peut s'observer à la suite des affections de l'urèthre, de la prostate, du col vésical ; à la suite d'une violence extérieure ; enfin pendant le cours ou au déclin d'une fièvre grave, surtout de la variole.

1° L'*orchite varioleuse* (Béraud) peut être périphérique (vaginalite ou inflammation avec dépôt plastique vers la queue de l'épididyme), ou parenchymateuse ; en tout cas, c'est un épiphénomène d'une maladie bien plus sérieuse.

2° L'*orchite dite métastatique* (oreillons) a une marche très-rapide et se termine très-promptement par résolution sous l'influence du repos, des cataplasmes, des compresses résolutives.

3° Il en est de même de l'*orchite secondaire* qui accompagne les affections organiques des voies urinaires ; mais cette forme reparaît souvent par intervalles tant que durent ces affections.

4° Enfin l'*orchite consécutive à un traumatisme* exige au début, un traitement antiphlogistique plus énergique, car elle peut se terminer par suppuration : il est souvent difficile de se rendre exactement compte du moment où l'abcès est formé, et où il doit être ouvert ; si, au moment de l'ouverture, on trouve une désorganisation partielle, il faut se garder de toucher aux fragments de canaux encore intacts.

II. — *Orchite chronique.*

L'orchite chronique simple, indépendante de toute manifestation diathésique (tuberculisation, syphilis, cancer), est rare, et succède à la forme aiguë ou apparaît d'emblée après les contusions de la glande ou les affections de l'urèthre ; assez souvent, elle atteint les deux testicules à la fois.

Traitement. — C'est lorsqu'un état aigu tend à prendre des allures subaiguës ou chroniques qu'on a particulièrement conseillé l'usage des lotions astringentes d'acétate de plomb, d'alun, etc. ; des vésicatoires volants ; des emplâtres de Vigo et de ciguë; en même temps qu'un régime général tonique ; malgré tout, on voit parfois apparaître un abcès, ordinairement unique et indolent, qui peut être le point de départ d'un fongus du testicule (Curling).

§ 2. — Lésions traumatiques.

I. — Les *piqûres* sont sans gravité et ne laissent pas de troubles physiologiques.

II. — Les *coupures* sont plus sérieuses, et peuvent annihiler les fonctions de l'organe : cependant celles-ci sont le plus souvent conservées.

III. — Les *contusions* sont parfois l'occasion d'une simple douleur qui, bien que très vive, diminue peu à peu sans laisser de traces ; ailleurs, nous l'avons dit, elles sont le point de départ d'une violente inflammation qui peut se terminer par la formation d'un abcès; dans d'autres cas, la désorganisation est immédiate ou complète ; quelquefois enfin il se fait un épanchement sanguin, un hématocèle du testicule, qui se termine ordinairement par résolution, mais qu'on a vu suppurer (Bouisson).

Traitement. — Il faut donc, dès le début, s'attacher à prévenir les accidents inflammatoires par les *antiphlogistiques*, le *repos*, la *position*, les *émollients*, les *résolutifs*. Si l'on avait à craindre une mortification rapide par compression des éléments glandulaires, le testicule étant tuméfié ou distendu par l'épanchement de sang, ou une désorganisation consécutive à la suppuration du parenchyme ou de l'hématocèle, il ne faudrait pas hésiter à *débrider la tunique albuginée,* en évitant toutefois de toucher aux canaux séminifères.

§ 3. — Tumeurs.

I. — *Fongus.*

I. — Le traitement du *fongus malin* (hématode) est celui du cancer.

II. — Le *fongus bénin* est constitué par une hernie de la substance tubuleuse à travers l'albuginée et les enveloppes scrotales consécutivement à une blessure du testicule, à une inflammation simple ou tuberculeuse de l'organe : ce qui le distingue de la hernie du testicule proprement dite, c'est que la substance tubuleuse qui le constitue laisse toujours voir à la coupe (Hennequin, Bouchut, etc.) une masse jaunâtre, compacte, sillonnée par des vaisseaux, qui résulte de l'orchite parenchymateuse chronique (A. Cooper, Brodie, Curling).

TRAITEMENT. — Une médication interne ne peut convenir que lorsque le fongus est compliqué d'un état syphilitique (Gosselin). Les moyens qui entraînent fatalement la perte totale ou partielle du testicule, ligature, excision, castration, n'ont pas de raison d'être appliqués dans le fongus bénin. Restent deux procédés plus rationnels :

L'un consiste à débrider le scrotum autour du champignon, à réintégrer les parties herniées, et à les recouvrir avec la peau scrotale disséquée et suturée au-devant de la tumeur (Brodie, Syme, etc.);

Dans l'autre, un pansement compressif fait avec de la charpie imprégnée de préparations résolutives, ou légèrement caustiques, facilite la cicatrisation des bords de la solution de continuité scrotale (Curling, Gosselin): ce n'est que si le mode de traitement n'amenait pas la guérison qu'il faudrait en adopter un plus radical (Gosselin).

II. — *Kystes.*

Les uns se développent entre la tunique séreuse et l'albuginée, *hydrocèle enkystée du testicule* ; les autres, dans le testicule même, *maladie kystique* du testicule (Curling).

I. — L'*hydrocèle enkystée* est encore désignée sous le nom de *kystes de l'épididyme* parce que c'est sur cet organe qu'ils siègent, à sa face postérieure quand ils sont petits, sur sa face antéro-inférieure lorsqu'ils ont un plus grand volume (Gosselin). Renfermant très souvent un nombre plus ou moins considérable de spermatozoaïres, dont la présence a été diversement expliquée, ils sont aussi appelés *kystes spermatiques, spermatocèle.*

TRAITEMENT. — La *ponction* et l'*injection iodée* constituent le traitement de ces kystes, comme celui de l'hydrocèle vaginale ordinaire.

II. — La *maladie kystique* du testicule, sarcocèle cystique, caractérisée par l'existence dans l'intérieur de la tunique albuginée de kystes de nombre et de volume variables, ne paraît pas être autre chose qu'une variété de cancer, et, comme le sarcocèle cancéreux, elle doit être traitée d'une seule façon par l'*ablation de l'organe*. Or la *castration*, pratiquée dans un cas quelconque de dégénérescence testiculaire, est toujours une opération grave, qui présente deux dangers principaux, l'*hémorragie secondaire*, les *accidents nerveux et tétaniques* (Verneuil); comme il paraît prouvé que l'une des causes capitales, sinon la seule, de ces complications, consiste dans la ligature en masse du cordon, il est probable que la pratique qui consiste à lier isolément chacun des vaisseaux du cordon, et qui, en étant plus sûre, n'est pas beaucoup plus difficile (Gillette, Lannelongue, Nicaise, etc.), se répandra de plus en plus. Nous devons encore signaler les tentatives qui ont été faites à plusieurs reprises pour obtenir l'atrophie d'une tumeur quelconque du testicule par la ligature de l'artère spermatique, et qui ont été suivies de succès, au moins relatifs (Harvey, Mayor, Meunier, Lannelongue).

III. — *Tubercules, sarcocèle tuberculeux.*

L'altération débute ordinairement par l'épididyme, et envahit secondairement le testicule. Elle se traduit par des bosselures plus saillantes que les points indurés du sarcocèle syphilitique ; ces bosselures deviennent douloureuses, se ramollissent, contractent des adhérences avec les téguments, qui s'enflamment, bientôt s'ulcèrent et donnent issue à un pus grumeleux : il peut se produire un fongus. L'hydrocèle, de règle dans le sarcocèle syphilitique, est exceptionnelle ici. Dans le sarcocèle syphilitique, le mal ne s'étend jamais au delà de l'épididyme, tandis que l'affection tuberculeuse envahit souvent le canal déférent, la prostate, les vésicules séminales.

La marche lente et chronique est la plus fréquente : cependant il existe certainement une orchite tuberculeuse aiguë (Reclus).

Sous le nom d'*état caséeux* du testicule on a décrit des lésions de cet organe qui ne sont autre chose que des granulations grises (Hayem), et qui, en conséquence, doivent être traitées comme le sarcocèle tuberculeux (Nicaise).

I. TRAITEMENT GÉNÉRAL. — La tuberculisation du testicule réclame, comme toutes les affections du même genre, un traitement général iodé, tonique, reconstituant.

II. TRAITEMENT LOCAL. — La *temporisation* doit être poussée jusqu'aux dernières limites (Verneuil, Nicaise, Gillette): s'il existe des symptômes inflammatoires, le repos et les émollients sont indiqués; s'il se fait un épanchement séreux dans la tunique vaginale, on le traitera, comme d'ordinaire, par la ponction et les injections iodées ; les abcès seront incisés, ou mieux ponctionnés et cautérisés par la méthode de l'ignipuncture (Verneuil), c'est-à-dire ouverts au moyen d'un cautère très effilé : cette méthode amène une modification du parenchyme, qui, s'il a perdu ses fonctions, reste du moins inerte à sa place.

Enfin la *castration* est une dernière ressource lorsqu'il y a des fistules nombreuses dont la suppuration abondante et prolongée fait perdre les forces du malade.

IV. — *Cancer, sarcocèle cancéreux.*

Toutes les variétés de dégénérescence cancéreuse ont été observées dans le testicule : le sarcocèle encéphaloïde est le plus fréquent.

TRAITEMENT. — La *castration* est le seul traitement rationnel, quoiqu'elle puisse être suivie de récidives, souvent très rapides ; elle n'est pas praticable lorsque le mal a envahi le cordon, les ganglions lombaires et les organes intra-abdominaux.

V. — *Tumeurs fibreuses, cartilagineuses, calcaires.*

Les tumeurs fibreuses, les dépôts calcaires, siégeant dans le testicule et l'épididyme, sont très rares.

L'enchondrôme, ordinairement partiel, peut être généralisé au point que le testicule presque tout entier a subi la transformation cartilagineuse : ici encore c'est à la *castration* qu'il faut avoir recours, à moins que le cordon et les ganglions lymphatiques soient altérés.

§ 4. — LÉSIONS SYPHILITIQUES, SARCOCÈLE SYPHILITIQUE.

Les lésions que la syphilis détermine sur le testicule sont tantôt *diffuses, interstitielles,* tantôt *circonscrites, gommeuses* (Lancereaux).

TRAITEMENT. — C'est celui des accidents tertiaires : on donnera donc l'iodure de potassium à l'intérieur, en commençant par une dose de 50 centigrammes par jour, et l'élevant successivement jusqu'à trois ou quatre grammes, à moins que quelqu'accident du côté de la peau ou des muqueuses ne fasse diminuer la dose ou même suspendre momentanément l'administration du médicament. En même temps, on donne chaque jour une pilule de 1 à 2 centigrammes de protoiodure de mercure.

§ 5. — NÉVRALGIE DU TESTICULE ET DU CORDON. TESTICULE IRRITABLE (A. COOPER).

Assez rarement, le testicule devient le siège d'une douleur spontanée, résultant d'une dilatation variqueuse des veines du cordon, d'une contusion testiculaire et funiculaire, d'une orchi-épididymite blennorrhagique.

TRAITEMENT. — Les antiphlogistiques, les grands bains tièdes et prolongés, les bains de siège froids, les douches froides, les vésicatoires, les préparations sédatives et narcotiques, morphine, camphre, valériane, asa fœtida, etc., ont donné des résultats variés ; le sulfate de quinine a une action plus fidèle lorsque la névralgie est périodique. Malgré les échecs fréquents de la thérapeutique, on ne doit jamais pratiquer la castration, la maladie finissant par disparaître complètement.

§ 6. — VICES DE CONFORMATION.

I. — La diminution et l'augmentation du nombre des testicules, leur atrophie par arrêt de développement ou diminution prématurée, la cryptorchidie, ne présentent aucune indication thérapeutique.

II. — Dans la *monorchidie*, un seul testicule est dans le scrotum ; l'autre est resté dans la cavité abdominale, dans le canal inguinal, ou il est logé dans la région crurale, dans la fosse iliaque, au périnée, et offre certaines altérations de nature fibreuse ou graisseuse (Follin, Godard) ; en outre, il est sujet aux différentes maladies du testicule descendu (orchite, sarcocèle).

TRAITEMENT. — Lorsque le testicule est dans un autre point que le canal inguinal, il n'y a aucun traitement possible ; lorsqu'il occupe le canal, on peut, par des pressions de haut en bas, chercher à le faire descendre dans le scrotum, et l'y maintenir par un bandage : mais ces manœuvres, comme la contention, doivent être modérées, la pression exercée sur le cordon pouvant amener l'atrophie du testicule par oblitération de l'artère spermatique.

Une question intéressante en thérapeutique est de savoir si la castration faite sur un testicule en état d'ectopie inguinale (dans le cas de sarcocèle carcinomateux) présente les dangers qui lui ont été attribués (Curling, Le Dentu) et qui résulteraient de la possibilité du développement d'une péritonite : or, si la tunique vaginale communique quelquefois avec le péritoine (Godard et Follin), cette tunique forme le plus souvent une cavité close ; il existe un cas de mort par péritonite (Langenbeck), mais dans l'immense majorité des cas, cette terminaison n'a pas été observée (Monod), et la castration jugée nécessaire peut être faite sans crainte de péritonite (Guyon, Monod, Terrillon, etc.).

ARTICLE II. — **Maladies du cordon spermatique.**

§ 1ᵉʳ. — AFFECTIONS INFLAMMATOIRES.

L'inflammation du cordon, *funiculite,* est assez rare : une violence extérieure, une opération chirurgicale, peuvent en être le point de départ.

TRAITEMENT. — Les émollients et antiphlogistiques locaux suffisent ordinairement ; quelquefois pourtant le gonflement inflammatoire est assez considérable pour qu'il y ait menace d'étranglement et nécessité de débrider l'anneau inguinal externe.

Un *abcès* peut se former après la ligature du cordon dans l'opération de la castration : son traitement ne présente rien de particulier.

§ 2. — TUMÉFACTIONS ET TUMEURS.

I. — *Hydrocèle du cordon.*

La sérosité peut être *infiltrée* ou *enkystée.*

I. — Dans l'*hydrocèle par infiltration,* la gaîne du cordon contient une quantité plus ou moins considérable de sérosité, dont la présence est due à la compression des veines spermatiques ou à un obstacle au retour du sang, et coïncide quelquefois avec l'existence d'un anasarque, d'une ascite, d'une tumeur abdominale.

TRAITEMENT. — Le passage d'un *séton,* autrefois en usage, donne lieu à la formation d'un abcès qu'il faut ensuite ouvrir largement et qui l'a fait abandonner ; l'*incision* simple serait préférable pour donner issue au liquide.

II. Dans l'*hydrocèle enkystée,* la sérosité est épanchée dans une poche plus ou moins épaisse, quelquefois multiloculaire.

29.

TRAITEMENT. — Comme dans l'hydrocèle vaginale, la *ponction suivie de l'injection iodée* est le meilleur mode de traitement ; le séton et l'incision peuvent déterminer une inflammation vive ; rarement l'épaisseur des parois nécessite l'excision de la poche.

Lorsque l'hydrocèle du cordon communique avec la tunique vaginale, le traitement est le même que si cette séreuse seule contenait du liquide.

Enfin, l'hydrocèle peut se développer dans le canal vagino-péritonéal oblitéré à une distance variable au-dessous de l'anneau et gardant une longueur suffisante pour offrir au liquide une cavité de réception : cette cavité communique donc avec le péritoine, et on ne doit jamais y faire d'injections irritantes.

II. — *Hématocèle du cordon.*

A la suite d'une contusion des bourses et de la région inguinale, quelquefois après un effort, après une opération de castration, le sang se répand entre les tissus qui constituent le cordon : tantôt il est infiltré (*hématocèle par infiltration*), tantôt réuni en foyer dans une cavité à parois plus ou moins épaisses (*hématocèle par épanchement*).

TRAITEMENT. — En cas d'*hématocèle diffuse*, le sang infiltré est le plus souvent repris en totalité par l'absorption, dont on se bornera à favoriser l'effet par le repos, la position, les émollients.

Lorsque le liquide est *réuni en foyer*, il s'entoure d'un kyste dans lequel les parties les plus fluides sont graduellement résorbées, tandis qu'il reste des caillots plus ou moins durs : si le foyer sanguin vient à s'enflammer, si les antiphlogistiques, les topiques émollients et résolutifs restent inefficaces, si enfin il survient un abcès, la ponction ou l'incision sont nécessaires.

III. — *Varicocèle.*

Cette affection, caractérisée par la dilatation variqueuse des veines spermatiques, s'observe le plus souvent chez des individus lymphatiques, à système musculaire peu développé, qui exercent une profession exigeant la station debout longtemps prolongée, accompagnée ou non d'efforts, ou qui se livrent à des excès vénériens ; ailleurs, son développement résulte de la présence d'une tumeur inguinale ou abdominale (Périer).

I. TRAITEMENT PALLIATIF. — Un varicocèle léger ne doit jamais être opéré : on se bornera à combattre la constipation et surtout à faire porter un suspensoir bien fait (Jobert de Lamballe ; Richet, Périer).

II. TRAITEMENT CURATIF. — L'opération est indiquée quand la tumeur est volumineuse ou très douloureuse, les veines pouvant alors s'enflammer.

La *cautérisation avec le fer rouge*, l'*excision des veines variqueuses*, la *ligature* de ces vaisseaux mis à nu par une incision, la *castration*, etc., sont des moyens abandonnés.

Le procédé qui consiste à rassembler le paquet variqueux dans un pli de la peau du scrotum et à *lier les veines et la peau* à la fois par deux épingles embrassées par un fil fortement serré (Velpeau), n'est plus mis en usage ; non plus que celui qui a pour but d'amener la mortification et la séparation du paquet variqueux et de la peau scrotale par la *compression* au moyen d'une pince (Breschet).

La *cautérisation par les caustiques*, comprenant la peau et les veines (Bonnet) ou les veines seules (Valette, de Lyon), a eu quelques succès : de même, des *injections de perchlorure de fer* (Maisonneuve).

Les deux procédés les plus employés sont :

1° La *ligature sous-cutanée des veines spermatiques*, qui produit une section lente, sans danger de phlébite, et qu'il vaut mieux pratiquer en trois points entre le testicule et l'anneau (Jobert, Périer) qu'en un seul (Ricord, Demarquay) pour éviter les récidives ;

2° Et l'*enroulement des veines* (Vidal de Cassis, Richet), qui consiste à passer un fil métallique derrière le paquet variqueux, puis en avant de ce paquet, par-dessous la peau, et de façon à ce qu'il y ait une seule ouverture d'entrée et de sortie : ses deux chefs sont tordus ensemble de manière à former un cordon, qui, en se tordant toujours, entraîne dans ce mouvement les veines comprises entre les deux fils : la hauteur du cordon se trouve diminuée, et la circulation est arrêtée dans une grande étendue.

L'usage du suspensoir après l'opération est absolument nécessaire : c'est un des moyens de diminuer la fréquence des récidives.

Récemment, on a appliqué avec succès à la cure du varicocèle (H. Henry de New-York) un procédé qui avait été appliqué comme palliatif (A. Cooper), et qui consiste à *réséquer une portion du scrotum* : une pince spéciale en forme d'arc de cercle étant placée d'avant en arrière suivant le raphé scrotal de façon à laisser au-dessous d'elle la portion exubérante du scrotum, celle-ci est excisée avec des ciseaux spéciaux à branches puissantes ; puis on applique une suture enchevillée à points séparés : la cicatrice relève le testicule de telle sorte que les symptômes pénibles disparaissent.

IV. — *Cancer*.

Le cancer primitif est extrêmement rare ; assez souvent, il est consécutif à un sarcocèle cancéreux : l'ablation du cordon ne sera faite que si l'altération ne remonte pas au delà de l'anneau inguinal interne.

Nous citerons seulement les autres tumeurs, *kystes* (Giraldès), *gommes* (Ricord,) *lipomes*, qui ont été observées dans le cordon et dont l'existence est tout à fait exceptionnelle : les premières seraient ponctionnées ; les secondes, traitées par une médication interne ; contre les dernières, aucune intervention n'est nécessaire.

ARTICLE III. — **Maladies des enveloppes du testicule.**

§ 1er. — AFFECTIONS INFLAMMATOIRES.

I. — Le *phlegmon simple*, consécutif aux plaies, contusions des bourses, à leur contact prolongé avec l'urine, etc., n'exige pas d'autre traitement que celui des autres régions : repos, topiques antiphlogistiques, émollients, réfrigérants, etc., auxquels on joindra la position élevée des bourses par une plaque échancrée.

II. — Le *phlegmon diffus*, gangréneux, des bourses, est extrêmement grave ; c'est surtout chez les sujets affaiblis qu'on l'observe, après une violence extérieure, une infiltration urineuse ou stercorale, une injection iodée (dans l'hydrocèle) dont le liquide s'est infiltré dans le tissu cellulaire des bourses, etc. ; il peut aussi compliquer une maladie générale infectieuse, la fièvre typhoïde par exemple.

Le traitement général et local est celui du phelgmon diffus en général.

§ 2. — LÉSIONS TRAUMATIQUES.

I. — Les *plaies simples* présentent une tendance particulière à l'enroulement de leurs bords : cependant, comme on ne peut espérer une réunion immédiate, il est sage de s'abstenir de suturer les lèvres de la plaie (Maisonneuve, de Saint-Germain), ou du moins de se borner, pour combattre cette tendance, à placer un seul point de suture à la partie moyenne de la solution de continuité.

II. — Les topiques réfrigérants, eau simple ou alcoolisée, sont ceux qui conviennent le mieux ici comme en cas de *contusion*.

III. — Les *plaies contuses* présentent souvent des bords irréguliers, qu'il peut être utile de régulariser par l'excision.

IV. — Les larges plaies par instrument tranchant peuvent donner lieu à la *hernie du testicule*, qui se produit parfois aussi quand le scrotum a été détruit en partie par un phlegmon diffus, et qu'il ne faut pas confondre avec le fongus bénin. Si la plaie scrotale, revenue sur elle-même, n'est plus assez large pour que le testicule puisse être remis en place, il est indiqué de l'élargir suffisamment pour replacer l'organe, puis de suturer ses lèvres pour empêcher une nouvelle issue (Voillemier) ; cependant, dans un cas semblable, la rescision de la glande fut pratiquée (Gosselin), c'est-à-dire qu'on enleva avec le bistouri toute la portion qui débordait le scrotum.

§ 3. — Tuméfactions et tumeurs.

I. — *Hydrocèle.*

Tumeur formée par une accumulation de sérosité, soit dans le tissu lamineux du scrotum (*hydrocèle externe* ou *par infiltration*, œdème du scrotum), soit dans la tunique vaginale (*hydrocèle interne* ou *par épanchement*).

1° *Hydrocèle par infiltration, œdème des bourses.*

Le plus souvent, c'est un épiphénomène d'une affection viscérale ou d'une dyscrasie sanguine ; plus rarement, l'œdème scrotal existe isolément, sans anasarque, par exemple chez les individus à bourses pendantes, ou par suite de la rupture de la tunique vaginale distendue par un hydrocèle ordinaire.

Cet œdème ne présente d'autres indications thérapeutiques que le repos horizontal, la position élevée des bourses, et quelques petites ponctions très fines si la rupture cutanée est imminente.

2° *Hydrocèle vaginale.*

L'hydropisie de la tunique vaginale est simple ou double, suivant que l'épanchement existe d'un seul côté ou des deux ; elle peut être compliquée d'une hydrocèle enkystée du testicule, d'une hydrocèle du cordon, d'une hématocèle vaginale. La tumeur que forme le scrotum distendu est oblongue, plus grosse en bas, demi-transparente : le testicule en occupe ordinairement, c'est-à-dire à moins d'inversion, la partie postérieure, inférieure, et un peu interne.

I. Traitement palliatif. — Il consiste à évacuer la sérosité en pratiquant une *ponction* avec la pointe d'une lancette ou d'un bistouri, ou mieux avec un trocart : consécutivement, on conseillera d'éviter les fatigues et de porter un bon suspensoir. Cette méthode est très-simple, mais le liquide se reproduit fatalement, et l'on est obligé d'avoir recours au traitement curatif.

II. Traitement curatif. — La guérison, sans récidives, ne s'obtient pour ainsi dire jamais par les révulsifs, dérivatifs, frictions et lotions astringentes, etc., qui ont été conseillés à tort ; d'autre part, on a renoncé aux opérations également très nombreuses qui ont été pratiquées au grand préjudice du malade : incision, excision générale ou partielle de la tunique, introduction de charpie, de canules, dans la tumeur, etc.

1° Le moyen presque exclusivement employé consiste dans la *ponction suivie d'injections irritantes*. Un trocart moyen, dit à hydrocèle, ponctionne la poche dans sa partie antérieure, inférieure et externe, et donne issue au liquide qu'elle contient ; puis, par la canule restée en place, on injecte dans la cavité de la *teinture d'iode*, qu'on évacue après l'avoir laissée séjourner quelques minutes dans la tunique vaginale : il se manifeste, le deuxième ou le troisième jour, une congestion inflammatoire qui va en augmentant, qui est nécessaire à la guérison, et dont on peut limiter l'action par l'application de cataplasmes et de réfrigérants ; la résorption commence vers le dixième jour et est terminée le vingtième. L'injection iodée a l'avantage de laisser persister la cavité vaginale (Gosselin) ; elle est donc préférable, et doit être employée dans tous les cas d'hydrocèle simple, bien transparente, qui n'a pas été précédée de vaginalite et d'épaississement des tuniques ; mais dans les conditions inverses, on substituera avantageusement à la teinture d'iode, en injection, le *vin chaud* (Denonvilliers, Gosselin) ou *froid* (Dolbeau), qui détermine une inflammation plus vive et des adhérences, sans lesquelles la guérison ne peut être obtenue lorsqu'il y a production de fausses membranes par inflammation antérieure. Après l'injection, il est bon d'exercer une compression continue sur le scrotum au moyen d'une cuirasse de diachylon, pour diminuer la tendance au gonflement (Tillaux).

2° Un autre procédé consiste à *favoriser la résorption du liquide* en injectant dans la poche une *petite quantité d'alcool* (Monod) : le trocart d'une seringue d'Anel chargée d'alcool est enfoncé à la partie supérieure, et celui d'une deuxième seringue vide l'est à la partie déclive; à mesure qu'on évacue par celle-ci le liquide de l'hydrocèle, la première le remplace par une quantité égale d'alcool : cette méthode exclut tout danger, mais n'assure pas une guérison persistante.

3° La méthode de Defer, de Metz, qui consiste à *cautériser la face interne de la poche* avec une ou deux gouttes de nitrate d'argent fondu dans la rainure d'une sonde cannelée, et qui a été employée à diverses époques (Maisonneuve, de Saint-Germain, Désormeaux, Terrier), est simple, mais quelquefois suivie de récidive : de plus, elle peut amener la suppuration (Duplay).

4° *Chez les très-jeunes enfants*, où l'on a toujours à redouter la persistance du canal vagino-péritonéal dans une étendue quelconque, il vaut mieux ne pas opérer, ou, si l'on est forcé d'intervenir par le volume de la tumeur, par la gêne et les accidents qu'elle détermine, c'est par la ponction simple, sans injection iodée, qu'on agira (de Saint-Germain). Cette persistance de communication entre la tunique vaginale et la cavité péritonéale peut aussi exister chez l'adulte, en cas de descente tardive du testicule; la conduite à tenir lorsqu'on a reconnu cette anomalie avant d'opérer une hydrocèle est la même que chez les enfants, l'inflammation produite par l'injection iodée pouvant également se propager au péritoine et amener la mort. C'est à ces cas particuliers qu'on donne le nom impropre d'*hydrocèle congénitale* du testicule.

II. — *Hématocèle.*

1° *Hématocèle pariétale.*

Lorsqu'un coup sur le scrotum, une chute, une violence quelconque, a déterminé la rupture des vaisseaux des enveloppes testiculaires extérieures à la tunique vaginale, le sang s'*infiltre* ou s'*épanche* dans ces enveloppes.

TRAITEMENT. — I. L'*hématocèle pariétale par infiltration* disparaît sous l'influence d'une compression légère, mais très exacte, exercée par un bon suspensoir qui en même temps soutient les bourses, ou du repos au lit, des applications résolutives et émollientes.

II. Dans les *épanchements* circonscrits, peu considérables, les mêmes moyens peuvent amener la résolution. Si, au contraire, l'épanchement est très-étendu, s'il reste stationnaire malgré la position et les résolutifs, si surtout les symptômes locaux et généraux annoncent que le foyer s'enflamme, il faut pratiquer une incision au scrotum.

2° *Hématocèle vaginale.*

Tumeur résultant d'une accumulation de sang dans la séreuse testiculaire, d'origine *traumatique* ou *spontanée.*

Dans l'*hématocèle traumatique*, l'épanchement intra-vaginal est compliqué d'une hématocèle pariétale ; les deux foyers communiquent entre eux lorsque la séreuse est déchirée. Le contenu de la cavité est variable suivant la période à laquelle on l'observe ; il en est de même de ses parois, qui, peu altérées au début, présentent plus tard un épaississement notable.

L'*hématocèle dite spontanée* est consécutive à une vaginalite chronique qui a amené le développement d'une fausse membrane, d'épaisseur variable, tapissant la tunique vaginale dans toute ou presque toute son étendue, et produisant l'épaississement de la paroi du foyer sanguin ; l'épanchement lui-même serait fourni par la fausse membrane en voie d'organisation, soit par exhalation spontanée, soit par une rupture consécutive à un choc, à une pression légère, au simple froissement produit par la marche (Gosselin). Souvent il existe une hydrocèle concomitante.

TRAITEMENT. — Il est subordonné à l'état de la tunique vaginale, à l'épaisseur de la fausse membrane.

Rarement, le repos, la position des bourses, les antiphlogistiques, les résolutifs, les réfrigérants, peuvent amener la résorption de l'épanchement. Cependant lorsque celui-ci est peu considérable, qu'il n'y a aucun épaississement des parois, dans l'hématocèle traumatique par exemple, ces moyens déterminent parfois la résolution.

Si cette terminaison n'a pu être obtenue, si pourtant la tumeur ne présente ni caillots ni inflammation, ou bien si l'hématocèle succède à une hydrocèle simple, récente, et si les tuniques ne sont pas épaissies, on peut tenter la ponction suivie d'une injection iodée. Le drainage et les injections iodées donnent aussi de bons résultats (Baudens, Chassaignac, Richet) dans le cas d'hydro-hématocèle suppurée : le passage d'un tube est alors bien supérieur à la ponction, parce que les liquides peuvent s'écouler continuellement au dehors ; peu à peu la tumeur diminue, il reste un simple abcès dont la cavité est lavée plusieurs fois par jour par des injections détersives et antiseptiques.

Lorsque la tumeur est ancienne, épaissie, dure, comme cela se rencontre surtout dans l'hématocèle spontanée, avec vaginalite et développement d'une fausse membrane, on a le choix entre les trois méthodes suivantes : *incisions multiples, décortication, castration*.

1° L'*incision* a pour but de déterminer la suppuration de la poche, pour modifier la vitalité et favoriser le rapprochement de ses parois : cette méthode est loin d'être exempte de danger ; la suppuration peut se prolonger d'une façon interminable.

2° La *décortication* (Gosselin) consiste à faire, sur la face antérieure et sur toute la longueur de la tumeur, une incision verticale qui divise les enveloppes couche par couche jusqu'à ce qu'il ne reste qu'une petite épaisseur de tissus, qui est incisée de bas en haut avec un bistouri boutonné ; puis à saisir avec une pince à griffes le feuillet le plus interne et le plus dense de la fausse membrane, de façon à l'attirer en dedans, en s'aidant du doigt ou d'une spatule, jusqu'en arrière, près du testicule, où les adhérences sont plus grandes, et où on s'arrête, pour décoller l'autre côté de la même façon ; enfin, la fausse membrane détachée est coupée avec le bistouri ou des ciseaux. On évite, par ce procédé, de léser les organes sécréteurs et excréteurs du sperme : mais il expose à l'hémorragie, et quelquefois à des accidents inflammatoires sérieux, sinon aussi graves qu'après l'incision.

3° Enfin la *castration* est d'une exécution rapide ; elle est promptement suivie de guérison, mais elle supprime un organe ordinairement sain : aussi ne doit-elle être faite que si la décortication est rendue impraticable par l'épaisseur de la fausse membrane.

III. — *Eléphantiasis du scrotum.*

Cette affection, fort rare en France, est caractérisée par le développement énorme du scrotum, causé par l'intumescence de la peau et du tissu lamineux sous-jacent résultant d'inflammations réitérées du derme et des lymphatiques.

TRAITEMENT. — Peut-être le changement de climat pourrait-il, au début, enrayer la marche de la tumeur. Les ponctions et scarifications, le séton (Larrey), peuvent la faire diminuer ; mais l'*extirpation* seule peut faire disparaître la difformité, c'est-à-dire qu'on devrait réséquer une tranche plus ou moins volumineuse du scrotum.

ARTICLE IV. — Maladies du pénis.

§ 1er. — AFFECTIONS INFLAMMATOIRES.

I. — *Posthite, balanite.*

La *posthite*, inflammation du prépuce, et la *balanite*, inflammation du gland, sont ordinairement réunies.

La *balano-posthite* peut être symptomatique d'herpès préputial, de blennorrhagie, de chancre : le traitement est alors subordonné aux causes. Ailleurs, elle résulte d'un coït avec une femme atteinte de leucorrhée, de blennorrhagie ou ayant ses règles ; d'excès de coït, d'accumulation de matière sébacée entre le gland et le prépuce, etc.

TRAITEMENT. — Lorsqu'elle est locale, des bains locaux, des lotions avec de l'eau fraîche ou une solution d'extrait de saturne, suffisent. Il est bon d'isoler les surfaces suppurantes avec de la charpie saupoudrée ou non de calomel, pour éviter les adhérences qui se produisent quand l'inflammation est intense.

Lorsqu'on emploie des sangsues, c'est au périnée ou au pli de l'aine qu'on doit les appliquer, et non sur le prépuce (Horteloup).

Les injections avec une solution légère d'azotate d'argent (1/200) entre le gland et le prépuce sont préférables aux cautérisations directes avec le crayon, comme ayant une action plus uniformément répandue.

II. — *Inflammation du pénis.*

I. — L'inflammation *superficielle*, bien que prenant souvent la forme érysipélateuse, n'est pas grave en général, et cède à l'emploi des bains locaux, des fomentations émollientes. S'il survient de petits abcès, ils guérissent vite après incision. Rarement on voit un véritable phlegmon ou un sphacèle circonscrit, qui nécessitent des incisions longitudinales comprenant toute l'épaisseur du derme.

II. — Les inflammations *profondes*, traumatiques ordinairement, sont plus graves, et peuvent amener la mortification du pénis : on n'aura qu'à faciliter la chute des eschares, en la surveillant d'ailleurs attentivement, et à favoriser ensuite la cicatrisation, par des topiques successivement émollients et excitants.

§ 2. — LÉSIONS TRAUMATIQUES.

I. — Les *plaies superficielles* ne présentent aucune particularité : leurs bords sont facilement réunis par des bandelettes agglutinatives ou de petites serre-fines.

II. — Les *plaies profondes*, intéressant les corps caverneux, sont bien plus graves, surtout les plaies transversales, qui sont aussi les plus fréquentes. Elles sont plus ou moins complètes : dans tous les cas, la réunion peut être tentée sans inconvénient, et si une notable portion d'un corps caverneux a été conservée, on peut espérer une guérison telle que la copulation puisse encore se faire : pourtant ce résultat n'est pas toujours atteint.

III. — Les *plaies par armes à feu* atteignent en même temps l'urèthre, et souvent les parties voisines. Lorsque les corps caverneux sont frappés par une balle, il n'y a pas en général d'hémorragie grave ; mais l'engorgement des tissus, comprimant l'urèthre, détermine de la rétention d'urine. Si un seul corps caverneux est frappé, la guérison s'accompagne d'une déformation qui rend l'érection impossible du côté intéressé, sans qu'on puisse remédier à cet état.

IV. —La *contusion* et les *plaies contuses* produisent ordinairement une ecchymose du tissu cellulaire de la verge qui disparaît facilement. Si une veine sous-cutanée est rompue, il se fait une infiltration sanguine très-rapide, qui peut encore céder à l'usage des résolutifs, des réfrigérants ; mais lorsque le tissu érectile des corps caverneux est intéressé, il se forme une tumeur hématique dont l'incision, si elle est rendue nécessaire par la persistance ou l'inflammation du foyer, peut avoir les conséquences les plus graves.

§ 3. — TUMEURS.

I. — Le pénis présente parfois de petites *tumeurs sébacées*, qu'il suffit d'ouvrir et de cautériser ; ou des *lipômes*, qu'on peut extirper par une incision superficielle.

II. — Sous le nom de *nœuds*, de *ganglions des corps caverneux*, on désigne de petites tumeurs, probablement produites par un petit épanchement sanguin résultant de la rupture d'une maille du tissu caverneux, et siégeant dans l'épaisseur ou à la surface de ces corps : l'extirpation, qui seule pourrait les faire disparaître, est assez dangereuse pour n'être pratiquée qu'en cas d'absolue nécessité.

III. — Les opérations propres à faire disparaître les *tumeurs vasculaires* qui communiquent avec les corps caverneux présentent les mêmes dangers (inflammation profonde de la verge, gangrène), et leurs indications sont aussi limitées. Quant aux tumeurs érectiles limitées aux téguments, elles ne présentent rien de particulier.

IV. — L'*éléphantiasis* du pénis coïncide presque toujours avec celui du scrotum. Lorsque l'hypertrophie atteint les corps caverneux, l'art n'y peut remédier; lorsqu'elle est bornée au prépuce, on en pratique l'excision comme en cas de phimosis ; lorsque le fourreau de la verge est tout entier affecté, on peut tenter la dissection et l'ablation des tissus malades, suivie d'autoplastie (Delpech).

V. — Les *affections cancéreuses* du pénis, carcinôme et cancroïde, ne sont justiciables que de l'amputation, qu'on pratique ordinairement avec l'écraseur linéaire (Chassaignac, Horteloup, etc.) et qui doit être totale lorsque la totalité de la verge est envahie par la dégénérescence : si celle-ci est encore partielle, on doit s'efforcer de disséquer, pour les conserver, les tissus sains, en ayant soin avant l'opération d'introduire une sonde dans l'urèthre et de la maintenir assez longtemps pour éviter l'atrésie consécutive de l'orifice. L'amputation a aussi été pratiquée par une application circulaire de pâte caustique, chez des malades âgés ou affaiblis auxquels on voulait éviter la moindre perte de sang (Polaillon).

§ 4. — Vices de conformations et difformités.

I. — *Phimosis.*

L'impossibilité de découvrir le gland résulte tantôt de l'étroitesse naturelle, tantôt du resserrement de l'ouverture du prépuce au-devant de l'extrémité de la verge : le phimosis est donc *congénital* ou *accidentel.*

I. — Le *phimosis congénital* peu prononcé ne nécessite pas d'opération immédiate ; au contraire, l'imperforation et l'étroitesse excessive du prépuce, qui déterminent une grande gêne de la miction et même de la rétention d'urine, une balano-posthite rebelle avec suintements purulents, commandent une intervention rapide.

Lorsque le prépuce est très court, on peut en faire la *dilatation forcée*, au moyen d'un instrument à trois branches (Nélaton, Reliquet) : cette méthode est peu employée.

C'est encore lorsque le prépuce a peu de longueur qu'on a recours à l'*incision*, comprenant la peau et la muqueuse et s'étendant jusqu'à la racine du gland : pour éviter la présence de deux lambeaux pendants et disgracieux, on excise les deux oreilles préputiales circulairement ; puis on réunit au moyen de serre-fines qu'on laisse en place pendant 24 heures à peine pour éviter la formation d'eschares.

Le procédé le plus usité est l'*opération de la circoncision* qui consiste à exciser d'un seul coup un lambeau plus ou moins large du prépuce. Dans cette opération, la plupart des chirurgiens s'attachent à sectionner au même niveau et en même temps la peau et la muqueuse, qu'ils fixent ensemble, avant de les sectionner, au moyen de deux pinces à torsion introduites entre le gland et le prépuce (Chassaignac, Demarquay), ou à l'aide de pinces à branches fenêtrées maintenant le gland en arrière tandis qu'un bistouri glissé dans la fenêtre sectionne les téguments (Panas). D'autres (Duplay, Horteloup, Gillette) circoncisent d'abord la peau seule, attirée en avant ; puis incisent la muqueuse jusqu'au gland et excisent largement les lambeaux latéraux. Il est nécessaire, pour que la réunion immédiate soit possible, que tout écoulement sanguin soit arrêté.

II. — Le *phimosis accidentel* aigu, qui accompagne des chancres ou une blennorrhagie intense, peut céder à l'emploi des lotions émollientes, des bains locaux ou généraux ; s'il tend à passer à l'état chronique, ou s'il se présente d'emblée sous cette forme, avec de la dureté, des callosités, de l'épaississement du prépuce, comme cela peut s'observer chez les personnes âgées à la suite de balanites répétées (Trélat), il faut réséquer le prépuce par la circoncision.

II. — *Paraphimosis.*

Le prépuce est porté en arrière du gland, et, ne pouvant être ramené en avant, étrangle l'extrémité antérieure de la verge. Lorsque le paraphimosis est récent, on doit tenter la *réduction* en ramenant le prépuce en avant et en faisant glisser ses deux feuillets l'un sur l'autre, tandis que les pouces appuyés sur les côtés du gland le repoussent fortement en arrière. La réduction du gland a pu aussi être obtenue par la compression élastique faite à l'aide d'un lac en caoutchouc (Maisonneuve, Lépine).

Si le taxis reste sans effet, si le paraphimosis date de huit à neuf jours il vaut mieux *temporiser* en combattant l'inflammation par des émollients que d'inciser l'orifice préputial (Gosselin) : car à cette époque des adhérences sont déjà établies entre le gland et le prépuce, et rendent l'incision impuissante à faire glisser les deux surfaces l'une sur l'autre.

CHAPITRE XXVI

MALADIES DES ORGANES GÉNITAUX DE LA FEMME.

Nous étudierons successivement les affections des *annexes de l'utérus*, de l'*utérus* lui-même, du *vagin*, de la *vulve*.

ARTICLE I. — **Maladies des annexes de l'utérus.**

§ 1er. — KYSTES DE L'OVAIRE.

Ce sont des tumeurs pouvant acquérir un volume très considérable, formées par une ou plusieurs poches membraneuses de diverses dimensions, développées dans l'immense majorité des cas aux dépens du tissu de l'ovaire. Ces kystes sont dits *simples* ou *composés*, suivant qu'ils sont constitués uniquement par des kystes (uniloculaires, ou multiples et multiloculaires), ou par l'association aux kystes proprement dits de cystoïdes et d'éléments solides de tumeurs non fluctuantes, de volume variable et de nature diverse (Courty) : tumeurs colloïdes, cysto-sarcômes, cysto-carcinômes.

Quand la tumeur est volumineuse, elle gêne les fonctions digestives (vomissements, constipation, etc.), urinaires (envies fréquentes d'uriner ou rétention), respiratoires (dyspnée par refoulement du diaphragme) ; au bout d'un certain temps, elle produit de la pâleur, de l'amaigrissement, de l'épuisement général. Elle peut se compliquer de rupture, d'hémorragie intra-loculaire, d'inflammation partielle ou générale, de suppuration, de péritonite, d'ascite, etc.

Il faut chercher à reconnaître les relations du kyste avec les parties voisines, très importantes au point de vue des indications opératoires : indépendance de la tumeur, glissement de sa surface péritonéale sur la surface abdominale du péritoine, adhérences entre la tumeur et divers organes de l'excavation pelvienne ou de l'abdomen. La nature du contenu, principalement l'existence de parties solides dans le kyste, n'est pas moins indispensable à connaître pour établir le traitement.

I. TRAITEMENT MÉDICAL. — La mort par épuisement est la-

terminaison la plus habituelle, et ordinairement rapide, de l'affection : aussi l'intervention chirurgicale est-elle presque toujours indiquée et ne doit-elle pas se faire attendre. Cependant comme l'absorption partielle, et même totale, du contenu, a été observée (West, Huss, Hélie de Nantes, Courty), il est permis, avant d'entreprendre une opération, de soumettre la malade au traitement dit médical, qui comporte un grand nombre d'agents plus ou moins efficaces : préparations d'or (2 millig. à 5 centigr. de chlorure d'or et de sodium), chlorate de potasse, bicarbonate de soude, toniques, reconstituants, à l'intérieur ; frictions résolutives, iodurées, sur le bas-ventre ; diurétiques ; surtout large compression méthodique de la surface abdominale : toutefois ces agents ne doivent pas être employés au delà d'un certain temps, leur essai se prolongerait au grand préjudice des malades.

II. Traitement chirurgical. — Les méthodes chirurgicales proposées sont nombreuses, mais d'inégale valeur.

1° La *ponction* est une opération purement palliative, qui soulage momentanément les malades, mais n'est pas exempte de dangers : mort instantanée par syncope ou hémorragie, ou consécutive par péritonite, par inflammation et suppuration du kyste ;

2° L'*aspiration soutenue*, lente, faite avec une force croissante (L. Buys), est trop nouvelle pour qu'on en précise la valeur ;

3° La *canule à demeure* (Barth), proposée pour les kystes uniloculaires, et qui pourrait servir à faire des injections iodées après la ponction, expose à l'entrée de l'air, à l'inflammation et à la suppuration ; cette méthode est abandonnée, comme le séton et le drainage (Chassaignac) qui en dérivent ;

4° Les *injections iodées* (Boinet) ne seraient applicables qu'aux kystes uniloculaires, à contenu séreux et non filant (Verneuil, Courty, etc.) : partout ailleurs elles échouent ; de plus elles peuvent être suivies d'accidents mortels, assez rares d'ailleurs, dans les kystes simples ;

5° L'*incision* et l'*excision* sont plus dangereuses que les deux procédés qui précédent, puisque leur but est de provoquer la suppuration qui fait la gravité de ceux-ci : l'incision, surtout vaginale (Récamier), pourrait être admise tout au plus pour des grossesses extra-utérines, les kystes fœtaux, etc., menaçant de se rompre ; l'excision est presque nécessairement mortelle ;

6° Des méthodes que nous venons d'énumérer, les unes sont simplement inefficaces ; les autres sont, de plus, dangereuses il en résulte que le traitement curatif consiste presque uniquement dans l'*extirpation* ou *ovariotomie* : opération très-grave

sans doute, mais qui, pouvant seule amener une guérison complète et définitive, est acceptée par la majorité des chirurgiens,
surtout depuis que les bases du diagnostic sont mieux assurées,
que les indications et contre-indications sont mieux posées.

Les indications peuvent se résumer ainsi : l'ovariotomie doit
réussir très-bien dans les kystes simples, séreux, uniloculaires,
mais elle n'est pas indispensable, la ponction et l'injection iodée
pouvant alors être des moyens curatifs, ou tout au moins des
palliatifs suffisants, dont l'échec diminuera seulement les
chances de guérison par l'extirpation ; elle est, au contraire, la
seule méthode praticable pour les kystes visqueux, purulents,
compliqués, multiloculaires, dans lesquels la ponction n'est pas
même palliative et ne peut servir que comme moyen explorateur, et pour les kystes simples, séreux, que les injections
n'ont pu améliorer.

Les contre-indications se tirent d'abord du mauvais état de
la santé générale (Spencer Wells) ; puis de l'existence avérée de
parties solides et surtout de cancer dans la tumeur, et du
nombre, de l'étendue, de la solidité des adhérences de la poche
(le plus souvent multiloculaire) aux parois et aux viscères de
l'abdomen ; c'est par la ponction qu'on cherchera d'abord à apprécier ces conditions locales, on peut même s'en rendre un
compte plus exact encore par une incision exploratrice faite
avec précaution. En dehors de l'existence de tumeurs solides
dans les kystes et d'adhérences étendues, il n'y a pas de contre-
indication locale sérieuse (Kœberlé, Courty, etc.).

§ 2. — HÉMATOCÈLE PÉRI-UTÉRINE.

L'hématocèle est une tumeur enkystée constituée par du sang épanché dans les culs-de-sac péritonéaux situés autour de l'utérus, et
principalement en arrière de cet organe (hématocèle rétro-utérine plus
souvent que péri-utérine). Le plus souvent, elle est la conséquence
d'une pelvi-péritonite chronique avec épaississement et hypertrophie
vasculaire (Tardieu, Bernutz, Virchow, Courty) ; ailleurs le sang provient d'une hémorragie consécutive à une lésion de la trompe (Puech),
à l'inflammation (Denonvilliers) ou à la congestion d'un ovaire, ou
d'un kyste de grossesse extra-utérine, ou de la rupture du plexus
utéro-ovarien (Richet, Puech).

Quelle que soit la source de l'hémorragie, quel que soit le lieu où
le sang s'est accumulé, il ne tarde pas à se concréter en caillots dont
la présence irrite la séreuse avec laquelle il se trouve généralement
en contact : aussi à la période d'hémorragie interne succède celle de
péritonite ; mais les symptômes fonctionnels de l'une et de l'autre sont

peu accusés. Abandonnée à elle-même, la tumeur reste d'abord stationnaire; puis elle diminue de volume en se rétractant plus ou moins vite, sans disparaître complètement; dans d'autres cas, les caillots se ramollissent, le pus se forme et s'épanche dans le péritoine en déterminant une péritonite promptement mortelle, ou parvient à se vider par le vagin ou par le rectum. L'hématocèle n'est pas toujours mortelle, mais son pronostic est toujours sérieux : elle laisse à sa suite des adhérences qui peuvent être un obstacle à une fécondation ultérieure.

I. TRAITEMENT MÉDICAL. — Les principales indications sont les suivantes (Courty):

1º *Modérer la fluxion sanguine et arrêter l'hémorragie* (quand on peut en reconnaître l'apparition) par la glace sur l'hypogastre, le perchlorure de fer, l'ergotine, la digitale, à l'intérieur;

2º *Combattre les symptômes de péritonite partielle* par des applications de sangsues à l'anus, ou même sur le col de l'utérus, ou la partie vaginale de la tumeur; par les cataplasmes laudanisés, les fomentations émollientes, la diète; par les boissons froides et gazeuses, pour calmer les vomissements; par les opiacés à l'intérieur, ou mieux par la belladone en cas de constipation; celle-ci réclame aussi l'emploi de purgatifs doux, de lavements laxatifs;

3º *Favoriser et activer le travail de résorption*, par des vésicatoires volants sur l'hypogastre, des onctions mercurielles, l'administration interne du calomel à petites doses;

4º *Soutenir les forces et prévenir l'infection purulente* par les toniques, fer, quinquina, vins et alimentation reconstituants.

Ces moyens médicaux suffisent le plus souvent à assurer la résorption, c'est-à-dire la guérison de l'hématocèle.

II. TRAITEMENT CHIRURGICAL. — La *ponction de la tumeur* (Récamier, Malgaigne), qui le constitue, a des indications bien plus restreintes qu'autrefois, depuis qu'on l'a vue suivie d'accidents d'infection purulente et surtout depuis qu'on connaît mieux la marche naturelle de la maladie. On ne l'applique plus qu'aux hématocèles extra-péritonéales (Nonat) et aux hématocèles intra-péritonéales liquides, enkystées, douloureuses, accompagnées de phénomènes généraux persistants, et qui menacent de s'ouvrir dans le péritoine (Nélaton) : c'est par le vagin (Récamier) plutôt que par l'abdomen, l'hypogastre ou le rectum, et au moyen d'un trocart simple, ou plutôt d'un trocart capillaire aspirateur, qu'on pratiquera la ponction; il est important de vider le kyste des caillots qu'il contient, en l'incisant au besoin si le contenu est putride et n'a pas une issue facile, et de laver complètement les parois du foyer, une ou deux fois par jour, par des injections détersives et antiseptiques.

§ 3. — Phlegmon péri-utérin.

Sous ce nom (Nonat), et sous plusieurs autres, on décrit les inflammations qui peuvent atteindre divers tissus et diverses régions autour de l'utérus, le plus souvent à l'occasion d'une phlegmasie utérine. Le siège de la maladie peut varier : tissu cellulaire compris entre les deux feuillets du ligament large (Nonat, Gosselin, Gallard, Aran); péritoine pelvien, pelvi-péritonite partielle (Bernutz et Goupil); plus souvent encore, annexes de l'utérus, ovaire et trompe, d'où part ordinairement le processus inflammatoire (Aran, Peter, Courty); enfin adénites et angioleucites péri-utérines (Courty, Lucas-Championnière).

Lorsqu'elle nait dans le cours de l'état puerpéral, l'inflammation est plus grave, a une marche plus rapide, se termine plus souvent par la suppuration (Bennet) : le foyer peut s'ouvrir dans le péritoine et amener une mort rapide; ou dans le rectum, le vagin, la vessie, ou encore à l'extérieur; la suppuration peut se prolonger indéfiniment et amener la mort par épuisement ou par infection putride. Hors de l'état puerpéral, la résolution est assez fréquente (Gallard).

I. Traitement médical. — Ici comme dans l'hématocèle, le traitement médical tient une large place dans les premières phases de l'affection, et a les mêmes indications principales : combattre l'inflammation et les complications (vomissements, constipations, douleurs et névralgies); provoquer la ré sorption des produits plastiques péritonéaux; reconstituer l'organisme affaibli.

II. Traitement chirurgical. — Le chirurgien n'a à intervenir qu'en cas de suppuration, lorsqu'on craint que le pus, en s'évacuant spontanément au dehors, produise des accidents plus graves que l'évacuation artificielle, ou lorsqu'il amène des phénomènes généraux graves.

Si l'abcès est sous-tégumentaire, c'est par la paroi abdominale qu'on l'ouvrira, au moyen des caustiques, de préférence au bistouri; s'il pointe vers le vagin ou le rectum, c'est là qu'il faut l'ouvrir, et mieux dans le premier point, avec un trocart capillaire plutôt qu'avec le bistouri: les injections dans le foyer, simplement émollientes ou détersives (Récamier), ou iodées (Demarquay), ou antiseptiques, ne sont indiquées que si la suppuration se prolonge, si l'ouverture reste lontemps fistuleuse, si l'écoulement est sanieux, fétide, et si sa persistance entretient la fièvre hectique ; elles sont le plus souvent inutiles, le foyer ne contenant pas habituellement beaucoup de pus, et ne se remplissant que d'une façon exceptionnelle ; elles peuvent être très-dangereuses à cause du voisinage du péritoine (H. Bourdin, Bernutz).

ARTICLE II. — **Maladies de l'utérus.**

§ 1ᵉʳ — AFFECTIONS INFLAMMATOIRES.

Sous ce titre, nous comprendrons les *granulations, fongosités* et *ulcérations* de l'utérus, qui relèvent manifestement d'un travail inflammatoire, que celui-ci soit regardé comme la cause unique ou seulement comme une des causes de ces lésions : quant à la phlegmasie elle-même, c'est-à-dire aux différentes variétés de métrite, nous pensons que leur traitement est bien plutôt du domaine médical que chirurgical.

I. — *Granulations et fongosités.*

On peut regarder ces deux lésions comme deux formes un peu différentes du même processus, qui se succèdent et se donnent réciproquement naissance. Les granulations sont de petites excroissances grenues, fibro-vasculaires, ordinairement confluentes, habituellement développées à l'orifice du col, mais pouvant envahir tous les points de sa surface externe et interne, et même la cavité du corps ; les fongosités sont des granulations plus développées, plus saignantes, développées surtout dans la cavité du corps, remarquables par la prédominance de l'élément vasculaire qui les rend saignantes, infiniment moins fréquentes que les granulations proprement dites.

Pour les uns (Bennet, Aran, Becquerel, Nonat) les granulations ne sont qu'un symptôme de métrite ; pour d'autres (Chomel, Valleix, Pidoux, Courty, Durand-Fardel, etc.), l'inflammation ne joue pas le principal rôle dans leur développement, et il faut tenir grand compte des états diathésiques, syphilis, scrofule, herpétisme, cancer, qui peuvent, en se fixant sur le col, donner naissance aux granulations utérines.

TRAITEMENT. — 1° *Pour les granulations,* la première indication thérapeutique consiste à combattre l'affection générale par un traitement antidiathésique.

La seconde consiste à détruire plus ou moins profondément les produits morbides, et à modifier les tissus qui les supportent en leur imprimant une tendance atrophique exactement inverse de la disposition hypertrophique qu'ils présentent: or les astringents de toute sorte, en injections ou en poudres, alun, tannin, ratanhia, écorce de chêne, nitrate d'argent, etc., sont insuffisants et on est aujourd'hui unanime à reconnaître que, comme moyen destructeur et modificateur, la *cautérisation directe* peut seule être efficace : elle peut être faite *au moyen des caustiques*, nitrate d'argent fondu (Chomel), nitrate acide de mercure (Velpeau), etc. ; mais la *cautérisation actuelle* (Jobert) leur est supérieure parce qu'elle exige moins de précaution, qu'elle a une action plus facile à limiter, qu'elle amène une guérison plus prompte et plus radicale.

2° *Pour les fongosités*, dont le siège le plus fréquent est la cavité du corps, la cautérisation est impuissante, très-douloureuse, difficile à appliquer : donnant lieu à des hémorragies qui conduisent à l'anémie, elles doivent être enlevées le plus vite possible, et le meilleur moyen de traitement consiste dans *l'abrasion de la face interne de l'utérus* pratiquée avec une curette spéciale (Récamier, Sims), qu'on introduit dans l'utérus avec lenteur et précaution ; on lui imprime alors plusieurs mouvements de rotation sur son axe : les hémorragies s'arrêtent en général après une seule abrasion, et il n'est pas toujours nécessaire de cautériser la muqueuse avec le nitrate d'argent (Nélaton).

II. — *Ulcérations.*

L'état morbide caractérisé par une solution de continuité non traumatique du col utérin, qui s'étend en largeur plus qu'en profondeur, et qui est entretenue par une cause générale ou locale, porte le nom d'exulcération lorsque la perte de substance est superficielle, légère, ou lorsqu'elle attaque une partie proéminente, végétations, granulations, fongosités ; on réserve ordinairement le nom d'ulcérations aux ulcères ordinaires du col, ceux qui se développent souvent sous l'influence d'un état purement local, qui ont une tendance granuleuse ; et on désigne sous le nom d'ulcères ceux qui, outre qu'ils dépendent d'un vice diathésique, se font remarquer par une tendance destructive. Très souvent ces pertes de substance résultent de l'inflammation (Bennet, Aran, Nonat) ou de l'engorgement du col (Lisfranc, Duparcque), ou d'une métrite chronique avec leucorrhée (Gosselin) ; mais fréquemment aussi elles sont la conséquence d'une altération générale, d'une diathèse herpétique, dartreuse, scrofuleuse, syphilitique, cancéreuse, et sont précédées d'éruptions du col érythémateuses, vésiculeuses, pustuleuses, tuberculeuses, etc. (Courty).

TRAITEMENT. — Il est indispensable de combattre d'abord la

cause générale par un *traitement antidiathésique* variable, et de traiter rationnellement (par les *émissions sanguines*, le *repos*, les *bains*, les *irrigations prolongées*, les *résolutifs* généraux et locaux), les états morbides locaux tels que fluxion, congestion, inflammation, hypertrophie, leucorrhée.

De plus, il est nécessaire d'entretenir une propreté excessive sur l'ulcère et les tissus voisins, au moyen de *lotions* et *irrigations* répétées plusieurs fois par jour, avec de l'eau pure ou additionnée d'une substance désinfectante, chlorure de chaux, liqueur de Labarraque, permanganate de potasse, coaltar, acide phénique, etc.

Pour beaucoup de chirurgiens (West, Gosselin, Tyler-Smith, Robert Lee, Després, etc.), ces moyens généraux et locaux suffisent, l'ulcération du col n'ayant qu'une importance très restreinte en dehors des causes qui lui donnent naissance ; cependant, dans beaucoup de cas, il est utile d'exciter la vitalité de l'ulcère, d'y réveiller une tendance vers la cicatrisation : si cette modification n'est pas obtenue par les *poudres inertes* ou *astringentes*, bismuth, amidon, calomel, alun, etc., insufflées sur le col ou portées par un tampon d'ouate, ou par des *solutions médicamenteuses*, alun, tannin, sulfate de zinc, sulfate de cuivre, nitrate d'argent, teinture d'iode, chlorure de zinc, perchlorure de fer, etc., mises en contact avec les surfaces malades, ou encore par des *attouchements* avec le crayon de nitrate d'argent, on agira d'une manière plus énergique en détruisant par la *cautérisation* les granulations, fongosités, callosités, qui s'opposent au travail naturel de la cicatrisation : le fer rouge est le meilleur moyen de remplir cette indication, mais à la condition expresse qu'il n'existe pas la moindre complication inflammatoire du côté des annexes de l'utérus ; si une pareille complication existait, c'est aux caustiques solides, potasse, pâte de Vienne, caustique Canquoin, qu'on donnerait la préférence (Courty).

§ 2. — Lésions traumatiques.

I. — Les *plaies* de l'utérus, très rares dans l'état de vacuité de l'organe, plus communes dans l'état de gestation, amènent des accidents inflammatoires, métrite ou métro-péritonite, qu'il faut chercher à prévenir ou à enrayer par tous les moyens antiphlogistiques dont on peut disposer, mais qui, malgré toute l'énergie de l'intervention, se terminent presque toujours d'une façon fatale.

30.

II. — Les *ruptures* qui se produisent pendant la grossesse ont un pronostic plus grave encore. Ces lésions, on le voit, relèvent plutôt de l'art obstétrical que chirurgical.

§ 3. — Tumeurs.

I. — *Hypertrophie du col.*

L'hypertrophie limitée au col utérin est caractérisée spécialement par son élongation, dépendant d'un vice de nutrition par suite duquel tous les éléments anatomiques sont devenus plus abondants sans que la structure intime du tissu soit sensiblement modifiée. Elle a été longtemps confondue avec le prolapsus de la matrice, dont elle est cependant bien distincte (Huguier). Elle peut porter sur la portion inférieure du col (hypertrophie sous-vaginale) ou sur sa partie supérieure (sus-vaginale) : exceptionnellement, les deux portions sont affectées simultanément (A. Guérin, Huguier).

1° *Hypertrophie sous-vaginale.*

Elle porte presque indistinctement sur les trois diamètres du col (Gallard). Elle peut exister à titre de malformation congénitale (Huguier, Bennet) ; plus souvent, elle est le résultat d'un défaut d'involution de l'utérus après l'accouchement (Courty) ; la plupart du temps, elle succède au gonflement de l'organe, produit par la persistance de la congestion, de l'inflammation, et même par l'ulcération de la muqueuse.

Traitement. — C'est dans ces cas d'hypertrophie congestive et inflammatoire qu'on a conseillé, pour amener une déplétion salutaire, soit des *scarifications* plus ou moins profondes suivies d'*applications de perchlorure de fer* ou de *pointes de feu* (Courty), soit une *cautérisation* par la potasse caustique (Bennet) ou le thermo-cautère. Mais, lorsque l'élongation est considérable, il faut en venir à l'excision de la partie hypertrophiée, c'est-à-dire à la *résection du col* pratiquée à un demi-centimètre au-dessous de l'insertion du vagin (Huguier, Scanzoni, Courty, Gallard, etc.) : l'emploi du bistouri ou des ciseaux permet d'appliquer la réunion immédiate de la plaie nette et régulière (Marion Sims), mais elle expose à l'hémorragie : aussi fait-on usage, de préférence, du thermo-cautère, de l'écraseur linéaire (Chassaignac), ou de la ligature extemporanée par le serre-nœud de Maisonneuve.

Quant aux pessaires, ils n'ont pu être appliqués qu'à une

époque où on confondait le prolapsus de la matrice avec l'é-
longation hypertrophique ; dans le dernier cas, ils sont gênants,
inutiles ou dangereux.

2° *Hypertrophie sus-vaginale.*

C'est surtout cette variété d'élongation cervico-utérine (Huguier) qui
a été longtemps confondue avec les affections décrites sous le nom de
prolapsus, chute de la matrice, etc. Cet allongement survient de préférence chez les femmes qui éprouvent des fatigues ou qui restent
longtemps debout, et surtout chez celles qui ont eu des enfants, après
un accouchement laborieux (Huguier, Scanzoni, Gallard, Courty) : il
se pourrait même qu'un travail phlegmasique, succédant aux irritations traumatiques (opération ou manœuvre obstétricale), favorisât
l'hypertrophie du col (Gallard).

TRAITEMENT. — Comme il est impossible de faire et surtout
de maintenir la réduction par le repos, les pessaires, les hys-
térophores; comme, d'autre part, la position horizontale, l'u-
sage de l'iodure de potassium, du seigle ergoté, des lavements
froids, des frictions fondantes et résolutives, etc., ne sont que
des moyens palliatifs, impuissants à faire disparaître l'allongement confirmé, celui-ci, lorsqu'il constitue une infirmité in-
tolérable, exige la destruction d'une partie du col hypertrophié : or les caustiques sont un moyen bien lent et dont il est
difficile de limiter exactement l'action ; aussi est-ce à L'ablation, à l'*amputation conoïde du col* qu'il faut avoir recours (Huguier). Cette opération a pour but d'enlever non-seulement
la partie sous-vaginale du col, mais aussi une portion assez
étendue de la partie sus-vaginale ; pour éviter de léser le rectum ou la vessie, on doit faire des incisions obliques, de façon
à évider l'utérus de dehors en dedans et à donner à la portion enlevée la forme d'un cône (Huguier). Malheureusement
cette opération, pour laquelle on est obligé de se servir du
bistouri, expose à des accidents graves, parmi lesquels l'hémorragie et la péritonite tiennent le premier rang.

II. — *Tumeurs fibreuses.*

Par ce nom et par plusieurs autres (*corps fibreux, myômes, hystérô-
mes,* etc.,) on désigne des tumeurs d'aspect fibreux, qui se développent souvent au sein du parenchyme de l'utérus (Courty). Constituées
surtout par des fibres du tissu conjonctif, par des fibres-cellules lisses
hypertrophiées en bien moins grande quantité, et par une matière

amorphe, grisâtre, granuleuse (Robin), ces tumeurs sont tantôt *inters-titielles*, situées dans l'épaisseur de la paroi utérine ; tantôt *sous-mu-queuses* ou *sous-péritonéales*, refoulant alors au-devant d'elles la muqueuse utérine ou le péritoine, dont elles restent toujours séparées par une couche mince de tissu utérin (Courty) ; elles naissent bien plus souvent dans le corps que dans le col.

Celles qui proéminent vers une des deux membranes se détachent souvent du tissu utérin en lui restant adhérentes par une large base ou un simple pédicule : c'est aux tumeurs sous-muqueuses pédiculées qu'on donne le nom de *polypes fibreux*, lesquels peuvent franchir le col, proéminer dans le vagin, atteindre l'orifice vulvaire, et pendre au dehors. Quelquefois le pédicule se rompt : s'il s'agit d'une tumeur sous-muqueuse, elle peut être expulsée au dehors par le vagin ; si c'est une tumeur sous-péritonéale, elle reste flottante dans l'abdomen où elle peut séjourner sans accidents.

Leur accroissement est très lent, mais illimité ; bien rarement ils s'atrophient par suite d'une condensation, et même d'une incrustation calcaire ou d'une pétrification de leurs éléments ; plus souvent, ils présentent des altérations qui paraissent être sous la dépendance d'une inflammation véritable (Courty), ramollissement, suppuration, gangrène : il en résulte qu'ils compromettent l'existence non seulement par les pertes incessantes de sang auxquelles ils donnent lieu, mais aussi par les accidents d'intoxication putride auxquels ils exposent.

1. Traitement médical. — Il a pour but de combattre les accidents, surtout l'*hémorragie*, de *modérer le développement* de la tumeur, d'*entretenir la santé générale* assez longtemps pour atteindre la ménopause, époque à laquelle on peut espérer que la tumeur, se flétrissant ou s'incrustant, pourra décroître et même disparaître (Courty).

C'est par l'*ergotine* qu'on réussira le mieux contre la *métror-rhagie*, soit qu'on l'emploie en injections vaginales, soit qu'on injecte à l'hypogastre : 20 gouttes, chaque jour, de la solution suivante : eau, 15 gr. ; glycérine, 15 gr. ; ergotine, 2 gr.

Les *altérants* sous diverses formes, bromure ou iodure de potassium à l'intérieur, onctions mercurielles et iodurées à l'hypogastre, etc., seront employés pour *entraver la marche* du corps fibreux ; on pourrait ajouter l'électricité, en appliquant le pôle positif sur l'abdomen (Courty, Roustan, Aimé Martin). Le *régime* et les *préparations toniques* compléteront cette thérapeutique médicale, qui peut être appliquée seule contre les tumeurs sous-péritonéales, et qui, pour les autres tumeurs, est au moins palliative et préparatoire du traitement chirurgical (Courty).

II. **Traitement chirurgical.** — Il diffère suivant que le corps fibreux est interstitiel, ou sous-muqueux, ou sous-péritonéal, mais il a toujours pour but *l'ablation de la tumeur*, qui doit être pratiquée toutes les fois qu'elle est possible sans compromettre sérieusement la vie du malade.

1° Pour les *corps fibreux sous-muqueux pédiculés*, faisant saillie dans le vagin, la *torsion* et l'*arrachement du pédicule*, lorsque celui-ci est mince, suffisent; si le pédicule est plus volumineux, la *section* simple avec de gros ciseaux convient parfaitement, l'hémorragie à laquelle elle donne lieu pouvant alors être arrêtée facilement.

Mais si la tumeur siège dans la cavité du col ou du corps, c'est à l'*écrasement linéaire* ou à la *ligature* appliquée par le serre-nœud de Maisonneuve qu'il faut avoir recours, en attirant la tumeur avec une pince à griffes de Museux, ou en appliquant un anse métallique sur la partie adhérente du polype au moyen du constricteur porté dans la matrice comme les branches du forceps et sans déplacer la tumeur ni la matrice. Lorsque le pédicule est très-profond, on peut le mâchonner au moyen de fortes pinces à mors mousses et garnis de fines dentelures pouvant s'engrener (Richet); si la tumeur est trop volumineuse pour sortir en bloc, on la morcellera (Velpeau) par des ligatures successives.

2° Quand la tumeur est *interstitielle*, l'intervention est discutable, difficile, dangereuse : ce n'est que par l'*énucléation* qu'on peut réussir, après avoir fortement abaissé et incisé le col quand celui-ci est le siège du corps fibreux, après avoir dilaté ou débridé l'orifice quand il est contenu dans la cavité du corps.

3° Si le fibrôme est *sous-péritonéal*, s'il ne peut être toléré, s'il n'y a pas de contre-indication à l'opération, on peut faire l'*ablation par la gastrotomie* (Kœberlé), comme pour l'extirpation des kystes de l'ovaire et avec les mêmes dangers.

III. — *Cancer.*

Au point de vue thérapeutique qui nous occupe, le siège de la dégénérescence cancéreuse est plus important à noter que sa forme : cependant l'épithélioma parait plus curable que le squirrhe et l'encéphaloïde, sa forme végétante l'est plus que la forme rongeante (Courty). Mais encore faut-il, pour que l'épithélioma soit opérable avec quelque chance de succès, qu'il occupe le col dans sa portion vaginale : lorsqu'il s'étend jusqu'aux insertions vaginales, à plus forte raison quand le cancer, de forme quelconque, a envahi le corps de la matrice, un traitement palliatif seul convient.

I. TRAITEMENT CURATIF. — Les moyens chirurgicaux qui ont pour but l'ablation ou la destruction complète de la partie malade ne sont donc applicables qu'aux cas où le cancer est limité à la partie du col saillante dans le vagin, au museau de tanche proprement dit. *L'ablation de la tumeur cancéreuse*, ou mieux *l'amputation du col*, a été dans ces conditions pratiquée souvent avec succès (Dupuytren, Lisfranc, Jobert, Courty, Sims, Léon Labbé, etc.) : le bistouri donnant souvent lieu à des hémorragies graves, l'écraseur linéaire et le serre-nœud de Maisonneuve étant difficiles à appliquer et surtout à maintenir sur le col hypertrophié et déformé, c'est à la *section par l'anse galvano-caustique* qu'on donne généralement la préférence, bien que ces difficultés ne soient qu'amoindries et non supprimées (L. Labbé, Gallard, Leblond, etc.) : malheureusement les récidives sont très-fréquentes après l'amputation du col, et la guérison radicale est loin d'être certaine ; mais souvent elle prolonge la vie de la malade ; quelquefois la guérison est définitive.

Si le cancer remontait assez haut dans le col utérin, sans pourtant intéresser ses insertions vaginales, pour que l'ablation simple n'en pût être faite, on pourrait encore l'enlever par l'amputation conoïde du col à sommet supérieur (Huguier), pratiquée rapidement par le fer rouge (Jobert) ou mieux lentement par le cautère électrique ou le thermo-cautère (Gallard) : mais là doivent s'arrêter les limites du traitement chirurgical, à l'envahissement des insertions supérieures du vagin par la dégénérescence cancéreuse ; au delà commence le traitement purement palliatif.

II. TRAITEMENT PALLIATIF. — Il combat les *douleurs* par les préparations opiacées, sous toutes les formes, à l'intérieur, en injections sous-cutanées, en applications locales, en suppositoires, vésicatoires morphinés, etc., et par l'iodoforme, le chloroforme, le chloral, la belladone ; les *hémorragies*, par l'extrait de ratanhia, le tannin, le perchlorure de fer, l'eau glacée, les injections astringentes, la cautérisation directe des surfaces ulcérées ; *l'abondance et la fétidité de l'écoulement* vaginal par des lavages fréquents, des lotions antiseptiques ; la *tendance à l'émaciation*, la perte des forces, la cachexie cancéreuse, par un régime alimentaire reconstituant et les préparations toniques les plus variées.

ARTICLE III. — **Maladies du vagin.**

§ 1ᵉʳ. — Affections inflammatoires.

Il existe une *vaginite simple*, purement inflammatoire, le plus souvent d'origine traumatique, et une *vaginite blennorrhagique*, résultant de la contamination : dans tous les cas, il y a un écoulement purulent dont les caractères physiques et microscopiques sont les mêmes, sans qu'un seul signe permette de distinguer l'écoulement blennorrhagique de celui qui appartient à la vaginite simplement inflammatoire (Bernutz, Gallard); la distinction entre les deux formes de phlegmasie ne repose que sur l'étiologie, la marche, la persistance, la ténacité de la maladie, plus rebelle dans la blennorrhagie, qui s'étend ordinairement à l'urèthre et aux conduits des diverses glandes qui s'ouvrent à la vulve, et qui peut gagner le col utérin, sa cavité, puis celle de la matrice.

Traitement. — *Dans la vaginite simple* et légère, il suffit d'isoler les surfaces enflammées par une poudre inerte, bismuth ou amidon, et de conseiller des soins hygiéniques de propreté, des ablutions et des injections d'eau tiède ; rarement la phlegmasie est assez intense pour nécessiter quelques sangsues, des bains tièdes prolongés, des injections émollientes (racine de guimauve, tête de pavot), des applications narcotiques (badigeonnages avec du laudanum pur).

Dans la vaginite blennorrhagique, ce traitement antiphlogistique n'est utile qu'au début, et doit être vite remplacé par des astringents ou même des caustiques locaux : les injections avec une décoction de roses de Provins, de feuilles de noyer, avec une solution d'alun, de tannin, de sulfate de zinc, d'acétate de plomb, de nitrate d'argent, sont utiles, moins cependant que l'action directe de ces substances portées sur la surface malade, soit qu'on applique au fond du vagin un tampon d'ouate aluné (A. Guérin), soit qu'on badigeonne la cavité vaginale avec une solution concentrée de nitrate d'argent, au $\frac{1}{2}$ ou au $\frac{1}{4}$, ou qu'on cautérise toute la surface avec le crayon : celui-ci doit aussi être introduit dans l'urèthre et jusque dans les canaux des glandes dont les orifices s'ouvrent à la vulve. Les lotions, les injections, les bains, doivent être employés en même temps.

§ 2. — Lésions traumatiques.

I. — Les *plaies* et *contusions* qui n'intéressent qu'*une partie de l'épaisseur du vagin* n'entraînent aucun accident; en cas d'hémorragie, la cautérisation avec le nitrate d'argent, le perchlorure de fer en application locale, ont facilement raison de l'écoulement sanguin.

Mais les lésions qui comprennent *toute la paroi* sont souvent suivies de fistules vésico-vaginale, uréthro-vaginale, recto-vaginale.

II. — Les *corps étrangers* du vagin doivent être extraits le plus tôt possible à cause des accidents assez graves dont ils peuvent être l'origine, dysurie, ulcérations, fistules, etc. Tantôt ils sont fixés dans la paroi par une extrémité pointue (aiguilles, épingles); tantôt ils restent dans le conduit par suite de la pression que celui-ci exerce sur eux (pessaires, éponge préparée, etc.). Si le corps est très-volumineux, il est nécessaire de le couper pour le retirer par fragments; il est important d'agir avant que des sels calcaires, incrustant le corps étranger, en rendent l'extraction plus difficile et plus douloureuse.

§ 3. — FISTULE RECTO-VAGINALE.

Congénitale ou *accidentelle* (corps étranger du rectum ou du vagin, accouchement laborieux, abcès et ulcérations de la cloison), la fistule recto-vaginale présente exactement les mêmes indications thérapeutiques que la fistule vésico-vaginale : *avivement de la muqueuse vaginale* (à l'exclusion de la muqueuse rectale) et *suture entrecoupée* du côté du vagin par le procédé américain ; dans certains cas, *combinaison de la cautérisation avec la suture métallique* (Verneuil, Périer). Nous renvoyons donc, pour plus de détails, à la fistule vésico-vaginale.

§ 4. — TUMEURS.

I. — Les *productions kystiques* du vagin ne sont pas d'origine glandulaire (les glandes du vagin n'existent pas), mais de nature irritative et se développent aux dépens des alvéoles de la tunique fibreuse ou du tissu conjonctif sous-jacent. Ce sont de véritables tumeurs hygromateuses (G. Eustache).

TRAITEMENT. — L'intervention chirurgicale est la règle : quand le kyste a un pédicule, on l'*extirpe* par une incision ovalaire à l'extrémité libre du pédicule et on suture les bords de l'incision ; dans le cas contraire, on pratiquera une *incision cruciale* ou l'*excision* d'une des parois du kyste (A. Guérin, Tillaux), et on cautérisera profondément la face interne par le nitrate d'argent.

II. — Le *cancer* du vagin est très rarement primitif : il est presque toujours déterminé par la propagation du cancer de l'utérus ou du rectum, et son histoire se confond avec celle de ces dégénérescences.

III. — La *chute du vagin* est une tumeur formée par la saillie de la membrane interne du vagin dans l'intérieur même du conduit (chute incomplète) ou entre les grandes lèvres (chute complète) : le plus souvent, la paroi antérieure seule est en prolapsus. Il en résulte une émission involontaire d'urine, en petite quantité, à propos du moindre effort soudain, de la difficulté dans la marche, une douleur à la partie antérieure de l'abdomen, etc.

TRAITEMENT. — Si la tumeur est enflammée, il faut commencer par lui appliquer un traitement successivement antiphlogistique et astringent, puis réduire la tumeur ; quelquefois le repos, un pessaire, préviennent la récidive : l'excision du bourrelet muqueux ne serait indiquée que si, la contention étant impossible, la muqueuse exposée à l'air était menacée de gangrène.

§ 5. — VICES DE CONFORMATION.

I. — L'*imperforation de l'hymen*, s'accompagnant à l'âge de la puberté de la rétention des menstrues, exige une intervention chirurgicale qui ne sera efficace que si, après avoir donné issue à celles-ci, elle corrige la difformité : donc, lorsqu'on a donné issue au liquide sanguin par une incision verticale faite à la partie la plus proéminente de la poche, il est nécessaire d'exciser les angles de la division et d'entretenir l'ouverture béante soit en y introduisant chaque jour l'extrémité d'un doigt, soit en y plaçant une canule ou une mèche, et mieux encore une bougie temporaire.

II. — Si le vagin est *étroit* congénitalement ou *rétréci* par des brides accidentelles, des cicatrices vicieuses, l'introduction de bougies de plus en plus grosses, de racine de gentiane, d'éponge préparée, etc., fera une dilatation lente et progressive : mais si l'étroitesse du vagin rend un accouchement difficile ou impossible, il faut se frayer un passage plus large et plus rapide en incisant les tissus ou en les lacérant avec l'ongle ou le manche d'un scalpel.

III. — Enfin il peut y avoir *oblitération* du vagin, plus souvent *congénitale* qu'*accidentelle* : dans le second cas, l'atrésie est produite par des brides qui réunissent les parois opposées ; dans le premier, il peut y avoir à la vulve une ouverture aboutissant à un cul-de-sac, ou l'orifice vulvaire est oblitéré tandis que le conduit existe dans sa partie supérieure ; parfois il est cloisonné par une membrane plus ou moins épaisse ; enfin il peut manquer complètement.

Si l'oblitération du vagin, même complète, coïncide avec l'absence ou l'atrophie de l'utérus, il n'y a souvent aucun accident qui nécessite une intervention.

Si, au contraire, les organes génitaux internes sont normalement développés, il y a des phénomènes de rétention menstruelle qui sont la source des trois indications thérapeutiques suivantes (Verneuil) : évacuer le foyer sanguin ; créer une voie permanente d'écoulement aux règles ; empêcher l'oblitération consécutive de l'ouverture artificielle. Or on pourra ordinairement remplir les deux premières indications par une seule opération qui consiste à aller chercher le col utérin entre la vessie et le rectum, et à établir ainsi un vagin artificiel à l'aide du bistouri ou en déchirant les tissus (Amussat), opération minutieuse, longue, qui exige beaucoup de patience et de lenteur ; il faut, avant de l'entreprendre, déterminer l'étendue de l'oblitération : en introduisant un doigt dans le rectum et une sonde dans la vessie, on pourra apprécier l'espace qui sépare les deux organes. Il est souvent très difficile d'empêcher l'oblitération de l'ouverture nouvelle, qui, malgré tout, tend à revenir sur elle-même.

ARTICLE IV. — Maladies de la vulve.

§ 1er. — AFFECTIONS INFLAMMATOIRES.

I. — Les inflammations superficielles n'offrent aucune particularité :

L'*érythème*, assez fréquent, réclame surtout des soins de propreté, des lotions fréquentes, et l'isolement des surfaces ;

L'*érysipèle* s'accompagne d'un gonflement considérable, et présente de la tendance à la suppuration et à la gangrène ;

La *vulvite* superficielle sera traitée comme la vaginite.

II. — Les *abcès des grandes lèvres* sont *furonculeux* (principalement à la face externe et sur le bord libre) et n'exigent aucun soin spécial ; ou *phlegmoneux* : les phlegmons profonds ne sont autres que ceux qui se développent dans la glande vulvo-vaginale ; les abcès phlegmoneux superficiels, peu volumineux, aplatis, doivent être incisés, de préférence du côté de la muqueuse.

III. — La *folliculite vulvaire* (Huguier) est caractérisée par l'inflammation des glandes en grappe simples de la vulve et des parties voisines (Robin), et non de follicules. Elles forment sur la face externe des grandes lèvres et sur les petites lèvres des petites saillies rouges, confluentes, douloureuses ou simplement prurigineuses, qui se terminent par résolution ou par suppuration suivie de dessiccation.

Les soins de propreté, le repos, les bains, la séparation des parties constituantes de la vulve par un linge fin cérate, suffisent dans cette affection, qui est peu grave. S'il y a un prurit insupportable, on le combattra par les applications émollientes, les bains alcalins, les lotions avec une solution de sublimé très étendue. Si les boutons tardaient à se cicatriser, on les toucherait avec le crayon de nitrate d'argent.

Quant aux pustules d'*acné varioliforme* (Bazin) qui parfois accompagnent ou terminent les boutons de la folliculite ordinaire, on peut les vider en les incisant avec la pointe d'un bistouri et en cautériser ensuite la cavité, ou les exciser (Huguier).

IV. — Le *phlegmon de la glande vulvo-vaginale* peut se fixer dans le conduit excréteur ou dans le parenchyme glandulaire (Huguier). Tantôt l'inflammation est d'origine vénérienne ou syphilitique ; tantôt elle est la conséquence de la suractivité fonctionnelle de la glande à l'époque des premiers rapprochements sexuels, ou résulte d'une grande fatigue, d'une marche forcée : elle affecte presque toujours un seul côté, le gauche de préférence (Huguier).

Quoique la résolution soit rare, il faut, au début, employer les antiphlogistiques, les émollients, les narcotiques. Mais la suppuration survient le plus souvent : alors, au lieu d'attendre que le pus se fraie un passage au dehors, on doit lui ouvrir une issue par une incision pratiquée à la face interne de la grande lèvre, au point le plus fluctuant, et prolongée jusqu'au niveau de la fourchette pour éviter les clapiers. Si l'ouverture reste fistuleuse, on pourra hâter sa cicatrisation par de légères cautérisations avec le nitrate d'argent. Enfin les récidives sont toujours à redouter, surtout quand l'abcès s'est formé dans le conduit excréteur de la glande : dans ce cas, on a conseillé l'extirpation de la glande avec le bistouri (A. Guérin).

V. — Quelquefois la vulve est le siège d'un *phlegmon diffus* qui s'étend vers l'anus, le rectum, le vagin, l'urèthre, et dont les progrès ne peuvent être arrêtés que par de larges incisions.

§ 2. — Affections traumatiques.

On donne le nom de *thrombus* de la vulve et du vagin à des tumeurs constituées par du sang épanché ou infiltré dans le tissu cellulaire de ces organes, principalement dans l'état puerpéral, et quelquefois en dehors de la grossesse (coups, chutes, efforts violents, etc.). L'épanchement vulvaire se fait dans l'épaisseur des grandes et des petites lèvres, mais il peut se propager au périnée et dans les parties voisines.

Traitement. — Quand la tumeur est *petite*, le traitement consiste à attendre et à favoriser la résolution, plus fréquente en dehors de l'état puerpéral.

Quand elle a des *dimensions considérables*, qu'elle gêne l'accouchement, il faut l'inciser dans l'endroit le plus déclive et la vider de ses caillots ; l'ouverture de la poche est encore indiquée lorsque la suppuration l'a envahie.

La *rupture spontanée* de la tumeur sanguine n'est pas très rare, et peut avoir des conséquences fort graves, l'hémorrhagie qui la suit étant difficile à arrêter au moment où le fœtus presse sur les veines de la région ; si l'accouchement est terminé, il est plus facile d'arrêter l'écoulement sanguin par la compression directe et le perchlorure de fer.

§ 3. — Tumeurs.

I. — L'*éléphantiasis* de la vulve présente les plus grandes analogies avec celui des organes génitaux de l'homme : dans les deux cas, l'*extirpation* ou l'*excision* des parties hypertrophiées est souvent suivie de récidive.

II. — L'*esthiomène* (ou lupus rongeant) de la vulve présente trois variétés principales (Huguier) : l'une, superficielle, est simplement *érythémateuse* ou *tuberculeuse;* la seconde, *perforante*, détruit profondément les tissus ; la troisième, *hypertrophique*, est remarquable par le développement anormal des parties malades.

1° Traitement général. — Dans tous les cas, on a affaire à une manifestation de la scrofule : on doit donc d'abord instituer un traitement général antiscrofuleux.

2° Traitement local. — Les indications varient avec la gravité de la maladie.

Dans la *forme superficielle*, les soins de propreté, les bains répétés, les badigeonnages avec la teinture d'iode, les pansements à l'iodoforme, peuvent suffire ; sinon, l'application de l'huile de croton, de la pâte de Vienne, du cautère actuel, est indiquée.

Dans la *forme perforante*, la cautérisation doit être plus profonde (A. Guérin) : pâte de Vienne, pâte arsénicale, chlorure de zinc, pommade au bi-iodure de mercure (Cazenave).

Enfin la *variété hypertrophique* réclame l'excision par l'instrument tranchant de toutes les parties molles qui ne sont pas aptes à donner une cicatrice naturelle (A. Guérin, Dubreuil).

III. — Les *kystes de la glande vulvo-vaginale* apparaissent à la partie inférieure de la grande lèvre, d'où ils remontent peu à peu vers sa partie supérieure, en général d'un seul côté : ils siègent dans le canal excréteur de la glande (Huguier), qui est oblitéré.

Traitement. — Les petits kystes peuvent guérir par la ponction simple ou mieux suivie d'une injection iodée (A. Guérin). Mais comme les récidives sont fréquentes, comme la tumeur peut devenir gênante par son poids ou par son volume, comme elle peut donner naissance à une fistule rebelle, il est préférable d'inciser largement la poche et de provoquer la suppuration de ses parois par de la charpie sèche. Quant à l'extirpation, elle est souvent rendue difficile par les prolongements que la tumeur envoie dans tous les sens.

IV. — Les autres tumeurs de la vulve, *tumeurs fibreuses, lipomes, cancroïde, cancer, tumeurs variqueuses*, donnent lieu aux mêmes indications que dans les autres parties du corps : extirpation des tumeurs fibreuses et lipomateuses ; ablation du cancer, suivie ou non d'autoplastie, quand l'opération est possible ; sinon, traitement palliatif ordinaire ; en cas de tumeurs variqueuses, réfrigérants, styptiques, compression, injections de perchlorure de fer, ignipuncture.

CHAPITRE XXVII

MALADIES DU MEMBRE SUPÉRIEUR

Nous ne nous occuperons dans ce chapitre, comme dans le suivant consacré au membre inférieur, que de quelques affections qui se rencontrent exclusivement dans ces parties du corps, et dés indications spéciales auxquelles donne lieu la localisation dans ces régions des affections générales que nous avons étudiées dans les deux premières sections : nous aurons le droit d'être bref sur ce dernier point; car en étudiant les maladies des tissus, ce sont justement les membres supérieur et inférieur que nous avons eus en vue, de sorte que les anévrysmes, varices, fractures, luxations, etc. qu'ils peuvent présenter nous sont déjà connus.

ARTICLE I. — **Maladies de l'aisselle.**

§ 1er. — AFFECTIONS INFLAMMATOIRES.

Les *abcés de l'aisselle* présentent plusieurs variétés :

I. — Les *abcès tubériformes* (Velpeau) siègent dans les follicules sébacés et forment de véritables furoncles, ou dans les glandes sudoripares et constituent l'hydrosadénite (Verneuil).

TRAITEMENT. — Ils sont toujours circonscrits, et on peut abandonner leur ouverture à la nature; cependant il est utile de donner issue au pus lorsqu'ils sont volumineux et très douloureux.

II. — Les *phlegmons sous-cutanés*, superficiels, occasionnent des douleurs vives, et parfois quelques symptômes généraux.

TRAITEMENT. — Dès que le pus est réuni en foyer, il faut pratiquer une large incision pour empêcher la migration du liquide, qui peut s'étendre au voisinage et envahir la paroi latérale du thorax, en avant du grand pectoral.

III. — Les *phlegmons sous-aponévrotiques*, profonds, peuvent succéder à un phlegmon superficiel; plus souvent, l'inflammation siège d'abord dans les ganglions, un adéno-phlegmon succède à l'adénite, résultant elle-même d'une plaie, comme une piqûre anatomique : dans ce dernier cas, les phénomènes généraux peuvent être formidables.

Ces phlegmons profonds ont une grande tendance à s'étendre de l'excavation axillaire vers les parties voisines, et dans tous les sens : en haut, vers le cou ; en avant et en arrière, vers les parois pectorale et dorsale de la cage thoracique.

TRAITEMENT. — Il est nécessaire d'ouvrir promptement une large issue au pus, quoique le liquide, quand il est très profondément situé, ne révèle sa présence que par des signes assez obscurs pendant les premiers jours : quant à la résolution, elle est fort rare ; et il faut intervenir avant que des décollements étendus, des fusées purulentes se soient formés.

L'incision n'est pas exempte de dangers, à cause de la présence de troncs vasculaires et nerveux considérables dans la région : on la pratiquera avec de grandes précautions, en portant le bistouri vers le tiers interne de la base de l'aisselle, le tranchant de l'instrument dirigé vers la paroi thoracique.

Consécutivement, on a à prévenir l'établissement d'une *fistule* et la formation de *cicatrices vicieuses*. Le décollement des tissus, les mouvements du bras, et la profondeur de l'excavation, sont les causes des fistules, qu'on parvient souvent à prévenir par une compression méthodique, qui rapproche les parois du creux axillaire, et par une immobilité relative, et non absolue, pour ne pas souder des parties dont la mobilité est ultérieurement nécessaire aux mouvements du bras. Les cicatrices vicieuses qui succèdent aux vastes abcès, aux brûlures, aux plaies avec perte de substance, ne peuvent pas toujours être prévenues par le traitement le mieux conduit, et on peut être obligé de faire une opération autoplastique, lorsque de la gêne ou des accidents résultent de la compression des artères, des veines, des nerfs, par la cicatrice.

IV. Quant aux *abcès froids*, symptomatiques d'une adénopathie ou d'une lésion osseuse, ils doivent être traités comme partout ailleurs.

§ 2. — Lésions traumatiques.

Les lésions traumatiques de *l'aisselle,* ne donnent lieu à aucune indication thérapeutique qui n'ait été vue dans nos généralités.

ARTICLE II. — Maladies du bras et de l'avant-bras.

Nous ne dirons rien de ces maladies : nous nous contenterons de renvoyer aux deux premières sections.

ARTICLE III. — Maladies de la main.

§ 1er. — Inflammations de la main.

I. — Les *phlegmons et abcès de la face dorsale* de la main, bien plus rares que ceux de la face palmaire, ne présentent aucune particularité : mêmes caractères, même traitement que partout ailleurs.

II. — Les *affections inflammatoires de la paume* de la main présentent, comme à l'aisselle, trois formes variables suivant qu'elles sont *superficielles, sous-cutanées,* ou *sous-aponévrotiques* :

1° Les *inflammations superficielles*, érythémateuse, érysipélateuse, phlycténoïde, anthracoïde, résultent ordinairement de travaux manuels plus ou moins rudes, surtout chez les individus qui n'y sont pas accoutumés, et se terminent sans accident, par résolution, en quatre ou cinq jours, à l'exception de la forme anthracoïde, rare du reste à la paume de la main, et analogue au panaris anthracoïde.

2° Les *phlegmons et abcès sous-cutanés* sont remarquables par leur disposition en bouton de chemise (Velpeau) : il existe deux collections, l'une située entre l'aponévrose et la face profonde du derme, l'autre entre sa face superficielle et l'épiderme, communiquant par un canal plus ou moins large.

TRAITEMENT. — Lorsque les antiphlogistiques, les émissions sanguines, les bains locaux, les onctions mercurielles, la position de la main plus élevée que le coude, n'ont pas amené la résolution ; lorsque, la présence du pus constatée, on incise le foyer, il ne faut pas omettre d'élargir le conduit intradermique pour ouvrir largement la poche sous-cutanée dans sa totalité ; on devra aussi retrancher les lambeaux épidermiques décollés, ramollis, impropres à la cicatrisation.

3° Les *phlegmons sous-aponévrotiques* ont une gravité toute particulière à cause de leur extension rapide, de la douleur et des phénomènes d'étranglement qu'ils déterminent, de la rétraction des doigts qu'ils entraînent et qui peut persister après la disparition des phénomènes inflammatoires.

Tantôt les gaînes synoviales sont le siège primitif de la phlegmasie : les doigts se fléchissent, des adhérences se forment entre la face interne des gaînes et les tendons, il s'établit une rétraction à peu près incurable des doigts ; l'inflammation peut s'étendre au tissu cellulaire, donner naissance à des fusées purulentes qui se propagent au poignet et même à l'avant-bras, dont les muscles, nerfs, vaisseaux, sont comme disséqués ; la gangrène même peut apparaître.

Tantôt le tissu cellulaire sous-aponévrotique est le point de départ de l'inflammation phlegmoneuse, qui se propage rapidement au tissu sous-cutané de la face dorsale et de la paume de la main, et aussi dans les directions précédentes.

TRAITEMENT. — Pour ces phlegmons et abcès sous-aponévrotiques, le traitement doit être très énergique.

Au début, on peut espérer la résolution par l'emploi des *antiphlogistiques*, des *onctions mercurielles*, des *bains locaux* prolongés, et en maintenant l'extrémité du membre dans une *position élevée*.

Dès que la suppuration est évidente, il faut *donner issue au pus* : toutefois, lorsque l'inflammation occupe les gaînes synoviales, on attendra que le liquide soit réuni en foyer, une incision prématurée amenant la dénudation des tendons, qu'il y a intérêt à éviter quand on le peut. Dans tous les cas pourtant, des accidents graves d'étranglement sont une indication de débridement hâtif.

Lorsque le phlegmon est profond, on peut être embarrassé pour porter à coup sûr le bistouri sur la collection purulente : on se rappellera que les phlegmons et abcès de la main et de l'avant-bras résultent souvent d'une angioleucite suppurée des troncs lymphatiques profonds et correspondent exactement au *trajet des artères principales* dn membre, d'où cette indication de *pratiquer les incisions sur ce trajet*, comme s'il s'agissait de faire une ligature artérielle (Dolbeau); cette pratique fera éviter en même temps la lésion des gros troncs vasculaires.

§ 2. — PANARIS.

Le panaris est l'inflammation phlegmoneuse des doigts.

On en a distingué trois variétés : 1° le *superficiel* (érythémateux, vésiculeux ou phlycténoïde), qui siège entre l'épiderme et la peau, et fait souvent le tour de l'ongle (*tourniole*) ; 2° celui qui occupe le *tissu cellulaire sous-cutané* (panaris phlegmoneux); 3° celui qui réside dans a *gaine des tendons*. La variété dite *anthracoïde* (Ravaton) est intermédiaire entre les deux premières espèces et résulte de l'inflammation des bulbes pileux situés sur la face dorsale des deux premières phalanges (Bauchet).

D'une façon générale, le panaris s'accompagne d'une douleur très violente déterminée par la compression de gros filets nerveux et l'inextensibilité du tissu fibreux qui les entoure. Le panaris *sous-épidermique* est limité en surface et en profondeur, puisqu'il ne dépasse par le pourtour de l'ongle dans un sens et le derme dans l'autre; la chute de l'ongle est assez fréquente. Les panaris *phlegmoneux*, et surtout *tendineux*, ont des symptômes et des conséquences bien plus graves : ils peuvent amener des phénomènes généraux alarmants; leurs progrès et leur extension sont rapides : il se fait une exfoliation des tendons entraînant leur destruction ou leur adhérence, des caries et des nécroses plus ou moins étendues, des suppurations profondes qui peuvent gagner la paume de la main et l'avant-bras, quelquefois même une gangrène qui, limitée au doigt, entraîne la perte de la partie mortifiée, et qui, étendue, peut devenir mortelle.

TRAITEMENT. — Il faut, dès le début, faire des applications de *sangsues*, non sur la partie enflammée (Roux), mais en arrière, à la base du doigt, ou sur la main, et les remplacer à mesure qn'elles tombent (Samson); de plus on insistera sur les *topiques émollients*, *narcotiques*, et *résolutifs* : cataplasmes laudanisés, bains locaux d'eau tiède ou de laudanum pur, onctions mercurielles.

Les panaris sous-cutanés et des gaînes synoviales cèdent rarement à ces moyens, et ne tardent pas à suppurer au milieu d'atroces douleurs : c'est pour calmer celles-ci et empêcher, en même temps, la propagation du mal, qu'on a conseillé les *débridements prématurés*, qui pourtant sont souvent inutiles, parfois même dangereux (Roux).

A la période de suppuration, le doute ne peut plus exister au sujet d'une *évacuation large et rapide* : dans le panaris phlegmoneux, il est de règle de faire l'incision sur les côtés de la face palmaire du doigt, en un point tel qu'on ne puisse blesser une artère collatérale ni ouvrir la gaîne des tendons; si celle-ci présentait une ou plusieurs ouvertures spontanées au niveau où l'on incise un panaris tendineux, on inciserait la synoviale sur une sonde cannelée; mais dans tout autre cas on s'abstiendrait de cette pratique, forcément suivie d'exfoliation tendineuse et de perte du doigt. Pour que la guérison se fasse, il faut que le pus s'écoule facilement au dehors; pour qu'elle s'achève complètement, il est nécessaire qu'il ne subsiste dans la plaie aucune partie de tissu mortifié, ni tendon exfolié, ni portion d'os nécrosé.

Quant à l'*amputation*, elle ne serait justifiée que par la tendance invincible à l'extension, par l'apparition de la gangrène, par l'existence de symptômes locaux et généraux inquiétants : on cherchera à conserver un doigt qui, même difforme, pourra encore rendre des services, surtout dans la classe ouvrière.

§ 3. — LÉSIONS TRAUMATIQUES.

Nous devons attirer l'attention sur les particularités que présentent les lésions de la *main* et des *doigts*, et qui tiennent à la nature même du traumatisme ou aux complications dont il est suivi. Ainsi ces parties sont très souvent le siège de *plaies contuses* et *écrasements*. L'action d'une machine industrielle, l'explosion d'une arme à feu, sont peut-être les causes les plus fréquentes de ces traumatismes, qui entraînent les accidents les plus sérieux : lacération, broiement, décollement des tissus ; déchirure des tendons ; ouverture des articulations ; dénudation, luxation, fracture des os ; arrachement presque complet d'un doigt ou d'une phalange, etc. De plus, la division d'un tendon peut entraîner la perte du doigt correspondant ; celle des nerfs, la paralysie ou le tétanos.

TRAITEMENT. — En présence de lésions si graves, auxquelles nous devons ajouter les inflammations profondes, sous-aponévrotiques, qui résultent presque fatalement des traumatismes de la main et des doigts et-dont nous avons précédemment parlé, on comprend que l'amputation immédiate et la régularisation des plaies plus ou moins déchiquetés aient été conseillées et pratiquées par les chirurgiens dont l'autorité est le moins contestable (Boyer, Roux, Lisfranc, etc.) ; mais depuis qu'il est démontré (Denonvilliers, Velpeau, Verneuil) que cette pratique fait courir au malade plus de dangers que la chirurgie conservatrice, et qu'une portion de doigt conservé peut encore être très utile, surtout au pouce, il est de principe de *chercher à éviter l'amputation*, qu'on remplace par l'*expectation* aidée de l'*irrigation continue*, propre à combattre les accidents inflammatoires ; de plus, on extraira les esquilles complètement mobiles, les portions d'os adhérentes devant être éliminées par la suppuration, et, en cas de sphacèle, on favorisera la chute des eschares par des topiques émollients, et au besoin par des débridements. Plus tard, on s'attachera à conserver aux parties leur forme normale au moyen de palettes, de petites attelles maintenues par des bandelettes de diachylon ; la cicatrisation achevée, on s'efforcera de leur rendre leur mobilité en leur imprimant des mouvements appropriés : une petite opération autoplastique est parfois très utile.

Il nous reste à parler d'une complication fréquente, et quelquefois très embarrassante, des plaies de la paume de la main, de l'*hémorrhagie*, due à la lésion de l'arcade palmaire superficielle ou profonde, de l'artère radiale ou cubitale, et souvent extrêmement rebelle à cause des anastomoses nombreuses des vaisseaux. La conduite à tenir, en pareil cas, consiste (Nélaton) à tenter d'abord la *ligature des deux bouts du vaisseau lésé dans la plaie* de la main ou de l'avant-bras ; même si cette plaie suppure, il n'y a pas d'accidents à craindre, tandis que la méthode d'Anel (ligature au-dessus du point atteint) est infidèle, souvent insuffisante, ainsi que la compression directe dans la plaie et sur les grosses artères : la *compression* ne convient donc que si la branche lésée est trop profonde pour qu'on puisse lier ses deux bouts, et la *méthode d'Anel* doit être considérée comme une dernière ressource, lorsque les autres moyens, y compris l'application d'un cautère actuel sur le point saignant, ont échoué. Quant à la *flexion forcée* de l'avant-bras sur le bras, conseillée pour arrêter la circulation dans les artères de l'avant-bras et de la main, on peut l'essayer à titre provisoire, mais rarement elle donnera un résultat définitif.

§ 4. — Vices de conformation et difformités de la main et des doigts.

Les vices de conformation de la main sont assez rares ; tantôt le carpe est déplacé congénitalement en avant, et la main est dans l'extension forcée ; tantôt il est dévié en arrière, la main est fléchie ; dans d'autres cas, la déviation est latérale, la main se porte dans le sens du déplacement. Ces déviations (main bote) correspondent à celles des pieds connues sous le nom de pied bot, et résultent d'un vice de développement du squelette ou d'une rétraction des muscles (Malgaigne) : dans ce dernier cas, la ténotomie, section sous-cutanée des tendons, est indiquée.

Bien plus souvent la déformation est acquise, et résulte de lésions qui nous sont déjà connues : cicatrices vicieuses consécutives aux brûlures, fracture comminutive de l'extrémité inférieure du radius, luxations non réduites, tumeurs blanches au poignet.

Les doigts présentent des déformations (congénitales ou acquises) de plusieurs sortes, *polydactylie, syndactylie, flexion* ou *extension permanente, déviations latérales.*

I. — *Polydactylie.*

Les pouces et les doigts surnuméraires du bord cubital doivent être *enlevés* de bonne heure.

Lorsqu'il tiennent seulement par des parties molles au reste de la main, l'ablation se fait facilement par une incision circulaire faite à la base du doigt.

Lorsqu'ils renferment un os, mais sans que celui-ci soit articulé, on peut encore les enlever d'un coup de bistouri ou de ciseaux, en ayant soin, pour éviter l'hémorrhagie, d'appliquer au préalable une ligature sur le pédicule du doigt (Guyon) ou de faire la compression par la bande d'Esmarch (de Saint-Germain).

Lorsque l'os du pouce surnuméraire est articulé avec la tête du métacarpien ou avec la première phalange du pouce normal, on a conseillé d'ouvrir l'articulation vicieuse pour extraire l'appendice osseux, et de réunir par première intention (Nélaton) ; il vaut mieux pourtant opérer dans la continuité que dans la contiguité du doigt surnuméraire (de Saint-Germain), par conséquent sans ouvrir l'article. L'emploi de la scie ou du davier est également indiqué quand le doigt est en continuité osseuse avec les parties voisines.

Enfin dans la plupart des cas de main bifurquée, il vaut mieux ne pas opérer (Giraldès).

II. — *Syndactylie*.

On réserve ordinairement le nom de syndactylie aux *adhérences congénitales* des doigts, qui tantôt sont réunis par une membrane se portant de la face latérale d'un doigt au doigt voisin sur une étendue variable, et tantôt sont complètement enveloppés par les téguments. Quant aux *adhérences accidentelles*, elles sont consécutives aux brûlures ou aux ulcérations de deux doigts voisins, soudés par une membrane cicatricielle plus ou moins épaisse et extensible.

TRAITEMENT. — Dans la syndactylie congénitale, il y a avantage à opérer de bonne heure (Chassaignac, Maisonneuve, Nélaton), vers trois ou quatre ans (Verneuil), les plaies se cicatrisant vite chez les enfants et les brides s'opposant au développement des doigts.

L'opération comporte deux indications : séparer les doigts réunis ; — obtenir la cicatrisation isolée des surfaces qui étaient adhérentes.

1° On peut *former la commissure interdigitale :* par l'*incision simple de la partie unissante,* prolongée sur la face dorsale de façon à rappeler la commissure normale (Boyer), procédé simple, mais exposant à l'hémorrhagie par lésion d'une collatérale ; — au moyen d'une *anse caustique* placée dans l'interstice des doigts à séparer ; — à l'aide d'un *fil de fer* passé dans la partie la plus reculée de la membrane et *servant d'écraseur* (de Saint-Germain).

3° Pour remplir la *seconde indication,* on a cherché à obtenir la réunion immédiate et isolée des plaies latérales des doigts (Velpeau) : on a comblé la perte de substance par un lambeau pris sur la palme interdigitale (Morel, Lavallée, Dieffenbach, Desés) ; on a tenté de lutter contre la rétraction cicatricielle par la traction élastique (Delore) : mais tous ces moyens préservent moins de la récidive que le *procédé dit par bordure* (Didot, de Liège ; Sédillot ; Nélaton) qui consiste à tailler d'abord deux lambeaux rectangulaires, l'un dorsal, l'autre palmaire, et à rabattre ensuite chacun d'eux sur la face saignante d'un doigt, le premier de la face dorsale à la face palmaire, le second en sens contraire : des bandelettes agglutinatives ou quelques points de suture assurent la réunion. On augmenterait les chances de succès en se servant de greffes épidermiques pour les points non recouverts (Gillette). Quelquefois pourtant il est indiqué de sacrifier un doigt, de façon à avoir assez de téguments pour recouvrir les doigts dénudés.

III. — *Flexion permanente des doigts.*

Rarement congénitale, cette déformation est ordinairement déterminée par des affections osseuses articulaires (luxations non réduites, tumeurs blanches, panaris suivis d'ankylose) ; par des cicatrices vicieuses ; par des maladies des extenseurs (paralysie, destruction des tendons), ou des fléchisseurs (rétraction, contracture, irritation des nerfs afférents) ; par la rétraction de l'aponévrose palmaire et des tissus de la paume de la main, peau, tissu sous-cutané des doigts, prolongements fibro-celluleux que leurs tendons reçoivent de l'aponévrose, ligaments latéraux des articulations digitales (Dupuytren).

Traitement. — Rarement on réussira à rendre aux doigts leur souplesse en leur imprimant des mouvements d'extension. Dès lors, le traitement varie avec la cause de la difformité.

La section des cicatrices vicieuses, suivie d'une extension forcée des doigts et prolongée longtemps après la fin de la cicatrisation (Malgaigne), suffit ordinairement dans le cas de *brides cicatricielles* ; cependant on a pu exciser celles-ci ou faire une opération autoplastique (Robert, Denonvilliers).

La *paralysie des extenseurs* est justiciable de l'électrisation localisée, mais à la destruction de leurs tendons on ne peut opposer que l'emploi d'appareils prothétiques faisant l'office de tendons artificiels (Duchenne, de Boulogne ; Rigal, de Gaillac).

Contre la *rétraction des fléchisseurs*, la ténotomie peut être utile.

Enfin lorsque l'*aponévrose palmaire est rétractée* ainsi que les tissus qui en émanent, on a préconisé la section des brides tendineuses (Dupuytren, A. Cooper, Goyrand), qui expose à l'inflammation profonde de la main et à l'exfoliation des tendons.

IV. — *Extension permanente.*

Plus souvent acquise que congénitale, l'extension permanente des doigts est bien plus rare que leur flexion. Lorsqu'elle dépend d'une cicatrice vicieuse, on peut la sectionner et fixer le doigt dans la flexion : mais cette opération, aussi dangereuse que dans les circonstances qui précèdent, ne doit être pratiquée que quand la condition du malade, particulièrement la profession qu'il exerce, l'exige.

CHAPITRE XXVIII

MALADIES DU MEMBRE INFÉRIEUR

ARTICLE I. — **Maladies de l'aine.**

§ 1er. — AFFECTIONS D'ORIGINE INFLAMMATOIRE.

Il nous suffira d'énumérer les principales de ces affections, dont le traitement a été vu précédemment.

I. — L'*érythème* est assez fréquent, surtout sous forme d'intertrigo.

II. — Les *ulcérations* sont simples ou diathésiques. Les premières sont consécutives à un phlegmon suppuré, à une adénite strumeuse ou vénérienne (Verneuil); la gangrène de la peau, la destruction du tissu cellulaire sous-cutané, la présence d'un ou plusieurs ganglions presqu'entièrement séparés des parties molles (Blandin), leur donnent naissance : l'ablation de ces ganglions, l'excision des bords décollés de l'ulcération, un traitement général antiscrofuleux, permettront d'obtenir la cicatrisation.

Quant aux ulcérations diathésiques, elles résultent d'un chancre simple, très rarement d'un chancre infectant (Verneuil), et peuvent devenir phagédéniques (Ricord); ou elles sont de nature cancéreuse, et déterminent parfois l'ouverture de l'intestin (Verneuil) ou de l'artère fémorale (Boyer).

III. — Les *fistules* peuvent être divisées (Verneuil) en : fistules purulentes, consécutives à un abcès de la région inguinale ou des régions voisines ; — fistules stercorales (anus contre nature) ; — fistules urinaires, résultant d'une lésion de la vessie herniée, ou d'un abcès urineux ouvert au pli de l'aine ; — fistules lymphatiques, par section d'un vaisseau blanc sain ou lésion d'une varice lymphatique ; — enfin certaines fistules sont entretenues par la présence d'un corps étranger venu de l'extérieur, ou, plus souvent, des organes de la digestion.

§ 2. — LÉSIONS TRAUMATIQUES.

Les *plaies* empruntent une gravité spéciale à la présence de nerfs et vaisseaux très volumineux.

Les *contusions* donnent lieu à la formation d'abcès plus ou moins graves, qui peuvent aussi résulter des froissements entretenus par un bandage mal fait ; ces frottements peuvent aussi déterminer l'apparition de véritables bourses séreuses sous-cutanées, dont l'hydropisie ou l'inflammation est un sujet d'embarras dans le diagnostic de la hernie étranglée ou dans la kélotomie (Verneuil).

Les *brûlures* amenant la rétraction primitive ou consécutive de la cuisse sur l'abdomen, l'extension complète doit être maintenue pendant toute la durée des cicatrisations pour éviter cette flexion qui peut nécessiter ultérieurement une opération autoplastique.

§ 3. — TUMEURS.

Parmi les tumeurs, si nombreuses et de nature si variée, de la région de l'aine, les unes se développent dans cette région même, les autres sont constituées par le déplacement d'organes plus ou moins éloignés, ou par l'extension, la migration de produits morbides dont le point de départ est à une distance variable.

Nous avons déjà vu le *traitement* de la plupart d'entre elles, abcès (nés sur place ou par congestion), tumeurs vasculaires (anévrysmes), tumeurs solides (graisseuses, cancéreuses, ganglionnaires, osseuses, etc.), hernies, etc. : elles sont surtout importantes à connaître au point de vue du diagnostic, souvent très difficile.

Mais nous devons dire un mot d'une variété de tumeurs constituées par des collections séreuses ou hydatiques, qui, sans être spéciales à la région de l'aine, y sont souvent observées et peuvent offrir un certain embarras thérapeutique.

Sous le nom de *collections séreuses de l'aine* on doit comprendre les vrais kystes et les pseudo-kystes de la région, c'est-à-dire toutes les tumeurs renfermant un liquide séreux, isolées ou non de la cavité péritonéale (Duplay) : celles qui communiquent avec cette cavité sont l'hydrocèle congénitale et l'hydrocèle herniaire; parmi les autres, les unes sont primitivement indépendantes du péritoine (hygromas des bourses séreuses normales ou accidentelles, kystes ganglionnaires et séreux, kystes développés dans des néoplasmes, kystes hydatiques), les autres sont consécutivement indépendantes (hydrocèle enkystée vaginale, hydrocèle herniaire enkystée).

Traitement. — Lorsqu'une tumeur de l'aine s'accompagne d'accidents, on doit (Bérard) mettre les choses au pire et se comporter comme s'il s'agissait d'une hernie étranglée : quand une opération méthodique montre qu'on est en présence d'une collection séreuse enflammée, on se borne à évacuer le liquide (Duplay); si les symptômes sont peu intenses, on peut temporiser en appliquant un traitement antiphlogistique.

Quand il n'y a pas d'accidents, que la marche est lente, le traitement varie avec les circonstances : si la collection communique avec le péritoine, il faut s'en tenir à la compression, aux frictions excitantes, et en dernier lieu à la ponction simple, sans jamais faire d'injections irritantes (Duplay); celles-ci doivent être également rejetées dans tous les cas d'hydro-épiplocèle ou d'hydro-entérocèle : il est donc nécessaire que la poche soit parfaitement isolée du péritoine et ne contienne aucun viscère abdominal pour qu'on soit autorisé à y faire une injection iodée.

Quant aux kystes hydatiques, on doit les ouvrir largement et les faire suppurer.

ARTICLE II. — **Maladies de la cuisse et de la jambe.**

Les lésions chirurgicales de la cuisse et de la jambe ont été étudiées d'une façon spéciale en parlant des anévrysmes, des fractures, des luxations, etc.

ARTICLE III. — **Maladies de la région poplitée.**

La *région poplitée* est remarquable, comme celle de l'aine, par le grand nombre de tumeurs dont elle peut être le siège : lipomes (Chassaignac), tumeurs fibro-plastiques (Desprès), anévrysmes, adénopathies, kystes (Foucher), tumeurs de la peau, du tissu cellulaire, des os ; comme elles n'empruntent à la région qu'elles occupent aucune particularité thérapeutique importante, sauf en ce qui concerne les anévrysmes poplités (que nous avons vus ailleurs), nous ne nous arrêterons pas davantage sur la région poplitée.

ARTICLE IV. — Maladies du pied.

§ 1er. — Pied bot.

Toutes les déviations permanentes du pied sont comprises sous ce nom générique de pied bot. On en distingue quatre espèces principales :

Le *pied équin*, dans lequel le pied, dans l'extension forcée, ne touche le sol que par l'extrémité des orteils;

Le *talus*, dans lequel le pied, fléchi, ne pose que sur le talon;

Le *varus*, constitué par une déviation en dedans telle, que le pied repose sur le bord externe;

Le *valgus*, où la déviation est externe, le pied ne touchant le sol que par son bord interne.

Ordinairement ces quatres espèces de pied bot se combinent deux à deux : par exemple, le pied équin est en même temps varus ou valgus.

Ces déviations sont *congénitales* ou *acquises*. L'hérédité et la consanguinité ont une influence incontestable sur le développement des *déviations congénitales* (Lannelongue); de plus, on a attribué leur apparition à diverses affections du fœtus : rétraction musculaire (Duverney, Delpech) survenant par suite de convulsions (Rudolphi, J. Guérin); affaiblissement, paralysie des muscles; maladies du squelette, telles que fracture congénitale, absence d'un des os de la jambe ou du tarse, déviations (Scarpa) ou malformations congénitales des surfaces articulaires (Broca). Quant au pied bot *accidentel*, il est le plus souvent déterminé par une affection du système musculaire, rétraction ou paralysie; il est consécutif à la paralysie infantile (Duchenne, Bouvier, Laborde); il résulte de brides cicatricielles qui entraînent la partie antérieure du pied dans le sens de leur rétraction, ou d'un raccourcissement des os du membre inférieur.

Traitement. — L'*orthopédie* et la *ténotomie* constituent le traitement de ces difformités.

1º *Orthopédie.* Chez les nouveau-nés il suffit parfois de ramener le pied dans sa direction normale et de l'y maintenir par un appareil inamovible. Chez les jeunes sujets et chez ceux dont la difformité est peu considérable, celle-ci peut être corrigée par des moyens mécaniques, qui consistent en manipulations méthodiques journellement répétées, et en appareils movibles ou inamovibles, qui agissent comme des leviers et quelquefois en même temps comme des ressorts : ces moyens mécaniques agissent d'aulant mieux que le sujet est plus jeune, que le vice congénital est moins prononcé ; ils doivent avoir pour but non seulement de rendre au pied sa forme normale, mais encore de lui restituer sa solidité et ses fonclions, et c'est en faisant suivre l'application des appareils orthopédiques d'une gymnastique locale bien entendue, qu'on arrivera à ce résultat.

2° Quant à la *ténotomie* (Delpech), plus particulièrement indiquée en cas de pied bot accidentel, elle doit porter sur les musclès rétractés, et présente des indications variables avec la forme et l'étendue de la déviation : le ténotome coupera donc le tendon d'Achille dans le pied bot équin et dans le pied bot varus équin ; les tendons des muscles extenseurs, dans le talus ; les tendons des péroniers, dans le valgus. Cette petite opération rend aussi de grands services dans le pied bot congénital par rétraction : elle doit être faite dès la première année. Trois ou quatre jours après la ténotomie, le pied est placé dans un appareil prothétique ou simplement plâtré qui le maintient dans sa rectitude normale.

§ 2. — Tarsalgie des adolescents.

Cette affection, qui n'est en somme qu'un pied valgus, accidentel et douloureux, plat ou creux (J. Guérin, Bonnet), est caractérisée par de la douleur, de la claudication, la gêne ou la perte des mouvements du pied, le renversement de celui-ci en dehors, la contracture des muscles des régions externe et antérieure de la jambe. Pour les uns (Guérin, Bonnet, Duchenne, Nélaton, Duplay), la maladie dépend d'un affaiblissement ou d'une contracture primitive du long péronier latéral ; pour d'autres (Gosselin), cette contracture est un effet réflexe et secondaire d'une arthrite médio-tarsienne primitive.

Traitement. — La pratique thérapeutique se ressent naturellement de l'idée qu'on se fait de la nature de l'affection.

Si l'on admet son origine inflammatoire, le meilleur traitement consiste dans le repos, l'immobilisation du pied, préalablement redressé, dans un appareil inamovible gardé pendant deux ou trois mois (Gosselin).

Si l'on donne à la déviation une origine musculaire, deux cas peuvent se présenter : quand le long péronier latéral est contracturé, c'est par la ténotomie de ce muscle et accessoirement par la faradisation de son antagoniste, c'est-à-dire du jambier antérieur, qu'on corrigera l'exagération de la voûte plantaire telle qu'elle se présente dans le pied creux (Duchenne, de Boulogne); dans le pied plat, où il y a impotence fonctionnelle du long péronier, on agira par l'électrisation localisée à ce muscle.

§ 3. — MAL PERFORANT.

Cette affection s'observe principalement à la plante du pied, au niveau des articulations métatarso-phalangiennes, et au talon : la pression exercée par la chaussure sur un durillon voisin d'une saillie osseuse paraît être la cause déterminante ; mais il faut reconnaître une grande importance à un vice de nutrition qu'on est en droit de rapporter à l'athérome artériel (Delsol, Dolbeau, Péan, etc.), entretenu lui-même par l'alcoolisme (Gosselin, Lancereaux).

TRAITEMENT. — Au début, lorsqu'il y a une *simple hypersécrétion épidermique*, le repos, les antiphlogistiques, peuvent amener une guérison au moins momentanée, si l'on a soin de matelasser la chaussure au niveau des parties qui commencent à être malades.

Lorsque le durillon persiste, qu'il se fait une *exulcération du derme*, que des *fongosités* apparaissent, il faut pratiquer l'ablation complète et souvent répétée de l'induration épidermique, en attaquant un peu le derme; puis la plaie est traitée par des excitants ou des caustiques, dont on varie la forme suivant l'action plus ou moins énergique qu'on veut obtenir : teinture d'iode, acide phénique ou acétique, chlorate de potasse, nitrate d'argent, potasse caustique, fer rouge, etc. (Delsol, Dolbeau).

Enfin, lorsque le mal est arrivé au troisième degré, que l'*ulcère est large et profond*, recouvert de *fongosités épaisses et saignantes*, que les *os sont à nu*, il faut en venir à une opération plus radicale, la résection osseuse, qui elle-même ne préserve pas toujours des récidives : aussi vaut-il mieux s'en abstenir quand cette récidive a déjà eu lieu (Dolbeau).

§ 4. — EXOSTOSE SOUS-UNGUÉALE DU GROS ORTEIL.

Ces tumeurs, qui se rencontrent surtout aux orteils, au gros principalement, bien qu'on les ait observés aux doigts (Lisfranc, Nélaton, Richet), se composent de deux parties (Dolbeau) : l'une superficielle, constituée par le derme sous-unguéal; l'autre profonde, osseuse, constituée à la périphérie par du tissu compacte, et au centre par du tissu spongieux, continus le plus souvent aux tissus semblables de la phalange.

Traitement. — L'ablation (Dupuytren), même suivie de la cautérisation, est insuffisante ; il en est de même de l'extirpation du pédicule avec la gouge et le maillet (Malgaigne) : la fréquence des récidives force à une opération plus radicale.

Sans aller jusqu'à la désarticulation de la phalange (Liston, Lenoir), on peut séparer d'abord l'exostose qui se coupe facilement avec un fort bistouri concave, et râcler ensuite ou évider la surface osseuse correspondante (Gosselin) ; ce procédé est moins grave, mais peut-être aussi moins sûr que celui qui consiste à enlever seulement la portion antérieure et élargie de la phalangette, sur laquelle se fait constamment l'implantation de l'exostose (Debrou, d'Orléans) : on respecte ainsi l'articulation, les tendons et le corps de la phalangette (Dolbeau).

§ 5. — Onyxis latéral, ongle incarné.

L'inflammation du lit de l'ongle et des replis du derme qui le circonscrivent en arrière et sur les côtés porte le nom d'onyxis : or l'onyxis latéral à forme chronique, surtout lorsqu'il siège au côté interne du gros orteil, donne lieu le plus souvent à l'incarnation de l'ongle, par suite de la compression et de la déformation que des chaussures trop étroites font subir à cet organe.

Traitement. — La cure de cette affection a fait imaginer un grand nombre de procédés opératoires, dans le détail desquels nous ne pouvons entrer. On peut, en résumé, distinguer deux cas (Duplay) :

1° Dans l'un, le mal récent, peu étendu, existe chez des individus soigneux de leur personne, et peut guérir par le soulèvement de l'ongle à l'aide d'un rouleau de charpie, par la simple excision de la portion décollée de l'ongle, par quelques cautérisations des fongosités, par une douce compression ;

2° Dans l'autre, l'onyxis ancien, profond, chez un malade peu soigneux, oblige d'avoir recours à une opération de cure prompte et radicale, et c'est l'ablation partielle de l'ongle et de son derme qu'il faut pratiquer, précédée de l'anesthésie locale avec un mélange réfrigérant de glace et de sel marin, et suivie d'une compression ouatée : la guérison de la plaie se fait en quelques jours.

TABLE DES MATIÈRES

DEUXIÈME SECTION

MALADIES DES TISSUS EN PARTICULIER

Decaye.   32

TROISIÈME SECTION
MALADIES DES RÉGIONS.

FIN DE LA TABLE DES MATIÈRES.

ANATOMIE CHIRURGICALE, ANATOMIE PATHOLOGIQUE

ANGER. — **Nouveaux Éléments d'anatomie chirurgicale,** par Benjamin ANGER, agrégé de la Faculté de médecine. 1 vol. in-8 de 1055 pages, avec 1079 figures et atlas in-4 de 12 pl. col. 40 fr.

LABOULBÈNE. — **Nouveaux Éléments d'anatomie pathologique** descriptive et histologique, par le Dr J.-A. LABOULBÈNE, professeur à la Faculté de médecine. Paris, 1879, 1 vol. in-8 de 1080 pages, avec 298 fig., cart... 20 fr.

MALGAIGNE (J.-F.). — **Traité d'anatomie chirurgicale et de chirurgie expérimentale,** par J.-F. MALGAIGNE, professeur à la Faculté de médecine. *Deuxième édition,* 2 vol. in-8.......... 18 fr.

RINDFLEISCH (Édouard). — **Traité d'histologie pathologique,** traduit et annoté par F. GROSS, professeur à la Faculté de médecine de Nancy. 1 vol. gr. in-8 de 739 pages, avec 260 fig.........., 14 fr.

CHIRURGIE ET MÉDECINE OPÉRATOIRE

BERGERON (A.). — **Précis de petite chirurgie et de chirurgie d'urgence,** par le docteur Albert BERGERON. Paris, 1881, 1 vol. in-18 jésus de 600 pages, avec 350 figures................. 5 fr.

BERNARD (Cl.) et HUETTE. — **Précis iconographique de médecine opératoire et d'anatomie chirurgicale.** *Nouveau tirage.* 1 vol. in-18 jésus, avec 113 planches, figures noires. Cartonné... 24 fr.

— Le même, figures coloriées, cartonné..................... 48 fr.

BERNARD (H). — **Premiers secours aux blessés** sur le champ de bataille et dans les ambulances. 1 vol. in-18 avec 79 figures. 2 fr.

CHAUVEL. — **Précis d'opérations de chirurgie,** par le docteur J. CHAUVEL, professeur de médecine opératoire à l'École du Val-de-Grâce. 1877, in-18 jésus, 692 pages, avec 281 fig.......... 6 fr.

CHRÉTIEN. — **Nouveaux Éléments de médecine opératoire,** par H. CHRÉTIEN, professeur à la Faculté de médecine de Nancy. Paris, 1881, 1 vol. in-18 jésus de 528 pages avec 184 figures... 6 fr.

CORLIEU (A). — **Aide-mémoire de médecine, de chirurgie et d'accouchements,** vade-mecum du praticien. *Troisième édition.* 1877, 1 vol. in-18 jésus de VIII-600 pages avec 420 fig., cart. 6 fr.

CORRE. — **La pratique de la chirurgie d'urgence,** par le docteur A. CORRE, médecin de la marine. 1 vol. in-18 avec 51 figures... 2 fr.

DESPRÉS. — **La chirurgie journalière,** leçons de clinique chirurgicale. *Deuxième édition.* Paris, 1881. 1 vol. gr. in-8°, 790 pages avec figures.. 12 fr.

GERDY. — **Traité des bandages, des pansements et de leurs appareils,** par P.-N. GERDY, professeur à la Faculté de médecine de Paris, etc. 2 vol. in-8 et atlas de 20 planches in-4....... 6 fr.

GILLETTE. — **Chirurgie journalière des hôpitaux de Paris**, répertoire de thérapeutique chirurgicale, par P. GILLETTE, chirurgien des hôpitaux. 1878, 1 vol. in-8 avec 662 fig., cart.... 12 fr.

GOFFRES. — **Précis iconographique de bandages, pansements et appareils.** 1 vol. in-18 jésus avec 81 planches, figures
noires. Cartonné... 18 fr.
— Le même, figures coloriées, cartonné..................... 36 fr.

GOSSELIN (L.). — **Clinique chirurgicale de l'hopital de la
Charité**, par L. GOSSELIN, membre de l'Institut, professeur de la
Faculté de médecine, chirurgien de la Charité. *Troisième édition*,
1879. 3 vol. in-8, avec figures............................. 36 fr.

GUYON. — **Éléments de chirurgie clinique**, comprenant le
diagnostic chirurgical, les opérations en général, l'hygiène, le traitement des blessés et des opérés, par J.-C. Félix GUYON, professeur
à la Faculté de Paris. 1873. 1 vol. in-8, avec 63 figures.... 12 fr.

SÉDILLOT (Ch.). — **Contributions à la chirurgie.** 1869, 2 vol.
in-8 avec figures... 25 fr.

VALLETTE. — **Clinique chirurgicale de l'Hôtel-Dieu de
Lyon**, par A.-D. VALETTE, professeur à l'École de médecine de
Lyon. 1875, 1 vol. in-8 avec figures...................... 12 fr.

VERNEUIL. — **De la gravité des lésions traumatiques et
des opérations chirurgicales chez les alcooliques**, 1871,
1 vol. in-8... 3 fr.

VIDAL. — **Traité de Pathologie externe et de Médecine
opératoire**, avec des Résumés d'anatomie des tissus et des régions
par A. VIDAL (de Cassis), agrégé à la Faculté de médecine de
Paris, etc. *Cinquième édition*, 5 vol. in-8, avec 761 figures. 40 fr.

MONOGRAPHIES DE CHIRURGIE

BONNAFONT (J.-P.). — **Traité théorique et pratique des maladies de l'oreille et des organes de l'audition**, par
J. P. Bonnafont, membre de l'Académie de médecine. *Deuxième
édition* 1873, 1 vol. in-8 de XVI-700 pages avec 43 figures.. 10 fr.

BOUCHUT. — **Atlas d'ophtalmoscopie médicale** et de cérébroscopie, montrant, chez l'homme et chez les animaux, les lésions
du nerf optique, de la rétine et de la choroïde. 1876, 1 vol. in-4
avec 14 planches en chromolithographie, comprenant 137 figures et
19 figures intercalées dans le texte. Cartonné............. 35 fr.

BONNET. — **Traité de la thérapeutique des maladies articulaires**, par le docteur Am. Bonnet, professeur de clinique
chirurgicale et chirurgien de l'Hôtel-Dieu de Lyon. 1 vol. in-8 de
700 pages, avec 97 figures................................ 9 fr.
— **Nouvelles méthodes de traitement des maladies articulaires.** *Seconde édition*, augmentée d'un recueil d'observations
sur la rupture de l'ankylose, par MM. Barrier, Berne, Philippeaux et
Bonnes. 1 vol. in-8, avec 7 figures...................... 4 fr. 50

BOUILLY (G.). **Des lésions traumatiques portant sur des
tissus malades.** Paris, 1877, grand. in-8, 153 pages...... 3 fr.
— **Comparaison des arthropathies rhumatismales, scrofuleuses et syphilitiques.** Paris, 1878, in-8, 108 pages. 3 fr. 50

BRAIDWOOD. — **De la pyohémie ou fièvre suppurative.**
1869, 1 vol. in-8, avec 12 planches chromolithographiées...   8 fr.

CHURCHILL (FLEETWOOD). — **Traité pratique des maladies
des femmes**, hors l'état de grossesse, pendant la grossesse et
après l'accouchement par Fleetwood CHURCHILL et A. LEBLOND,
Troisième édition, 1881, 1 vol. grand in-8 de 1258 p., avec 339
figures.....................   18 fr.

CIVIALE (J). — **Traité pratique sur les maladies des organes génito-urinaires**, *Troisième édition*, 3 vol. in-8, avec
figures......   24 fr.

DELEFOSSE. — **Pratique de la chirurgie des voies urinaires.** 1877, 1 vol. in-18 jésus, avec 133 figures....   6 fr.

GALEZOWSKI. — **Traité iconographique d'ophthalmoscopie**
1876, grand in-8, avec 28 pl. chromolithographiées, cart....   30 fr.

— **Traité des maladies des yeux.** *Deuxième édition.* 1875,
1 vol. in-8 de XXI, 896 pages, avec 416 figures....   20 fr.

— Le même, cartonné....   21 fr.

— **Échelles portatives des caractères et des couleurs** pour
mesurer l'acuité visuelle. 1880, in-18 oblong, 34 planches cartonné....   2 fr. 50

GAUJOT et SPILLMANN (E.). **Arsenal de la chirurgie contemporaine.** Description, mode d'emploi et appréciation des appareils
et instruments en usage pour le diagnostic et le traitement des
maladies chirurgicales, l'orthopédie, la prothèse, les opérations
simples, générales, spéciales et obstétricales, par G. GAUJOT, professeur à l'École du Val-de-Grâce et E. SPILLMANN, professeur à
l'École de médecine d'Alger. 2 vol. in-8 avec 1855 figures..   32 fr.

GRAEFE. — **Clinique ophthalmologique**, par A. de GRAEFE,
professeur à la Faculté de médecine de Berlin. Édition française, par
M. le docteur E. Meyer. 1 vol. in-8, avec figures....   8 fr.

GROSS. — **La méthode antiseptique de Lister**, histoire et
résultats obtenus, par Fréd. GROSS, professeur de la Faculté de
médecine de Nancy, 1879, in-8....   3 fr.

GUYON (Félix). — **Leçons cliniques sur les maladies des
voies urinaires**, 1 vol. in-8 xx-1008 pages, avec 46 figures.   14 fr.

HARRIS. — **Traité théorique et pratique de l'art du dentiste**, comprenant l'anatomie, la physiologie, la pathologie, la
thérapeutique, la chirurgie et la prothèse dentaire. Traduit de
l'anglais et annoté par le docteur E. ANDRIEU, chirurgien-dentiste
des hôpitaux de Paris. 1874, 1 vol. gr. in-8, XVI 960 p., avec 465 fig.
Cartonné....   17 fr.

HOLMES. — **Thérapeutique des maladies chirurgicales
des enfants**, par T. HOLMES, chirurgien de l'hôpital des Enfants
malades, 1 vol. in-8 de 917 pages avec 330 figures....   15 fr.

JEANNEL. — **L'infection purulente ou pyohémie.** Paris 1880.
in-8 de 550 pages....   7 fr.

JOBERT. — **De la réunion en chirurgie**, par le docteur A.-J. JO-
BERT (de Lamballe), professeur à la Faculté de médecine de Paris,
chirurgien de l'Hôtel-Dieu, membre de l'Institut (Académie des
sciences) et de l'Académie de médecine. 1 vol. in-8 avec 7 planches
gravées et coloriées....   12 fr.

JOBERT. — **Traité de chirurgie plastique.** 2 vol. in-8 et atlas in-fol. de 18 pl. color.................................... 50 fr.

KOEBERLÉ. — **Des maladies des ovaires** et de l'ovariotomie, 1878. 1 vol. in-8, avec figures...................... 4 fr. 50

LE FORT (Léon). — **De la résection de la hanche** dans le cas de coxalgie et de plaies par armes à feu, par Léon LE FORT, professeur à la Faculté de médecine de Paris. 1 vol, in-4...... 4 fr.

LEGOUEST. — **Traité de Chirurgie d'armée** par L. LEGOUEST, inspecteur général du service de santé de l'armée, *Deuxième édition*, 1 fort vol. in-8 avec 149 figures........................ 14 fr.

LÉTIÉVANT. — **Traité des sections nerveuses,** physiologie pathologique, indications, procédés opératoires. 1 vol. in-8, 500 pages avec 20 figures................................... 8 fr.

MARCHAND (A.-H.). — **Étude sur l'extirpation de l'extrémité inférieure du rectum,** par le docteur A.-H. MARCHAND, chirurgien des hôpitaux, professeur agrégé de la Faculté de médecine de Paris, in-8, 124 pages....................... 2 fr. 50

— **Des accidents qui peuvent compliquer la réduction des luxations traumatiques.** 1 vol. in-8 de 149 pages....... 3 fr.

MONOD. — **Étude comparative des diverses méthodes de l'exérèse,** par Ch. MONOD, professeur agrégé de la Faculté de médecine de Paris. 1 vol. in-8 de 175 pages.............. 2 fr. 50

— **Étude sur l'angiome** simple, sous-cutané circonscrit (nævus vasculaire sous-cutané, angiome lipomateux, angiome lobulé), in-8, 87 pages avec 2 planches......................... 2 fr. 50

PEYROT. — **De la valeur thérapeutique et opératoire de l'iridectomie.** Paris, 1878, gr. in-8..................... 3 fr. 50

ROCHARD. — **Histoire de la chirurgie française au XIX⁰ siècle,** étude historique et critique sur les progrès faits en chirurgie et dans les sciences qui s'y rapportent, par le docteur JULES ROCHARD, inspecteur du service de santé de la marine. 1 vol. in-8 de XVI-800 pages........................... 12 fr.

SAUREL. — **Traité de Chirurgie navale,** suivi d'un Résumé de leçons sur le service chirurgical de la flotte, par J. ROCHARD. 1 vol. in-8, avec 106 figures............................. 8 fr.

SCHWARTZ. — **Recherches anatomiques et cliniques sur les gaines synoviales** de la face palmaire de la main. Paris, 1878, in-8 de 100 pages avec 3 pl........................... 3 fr. 50

— **Des ostéosarcomes des membres.** Paris, 1880. 1 vol. in-8 de 267 pages.. 4 fr.

SIMPSON. — **Clinique obstétricale et gynécologique,** par sir James Y SIMPSON, professeur à l'Université d'Edimbourg. 1 vol. grand in-8 de 820 pages avec figures..................... 12 fr.

TARDIEU (Amb.). — **Étude médico-légale sur les blessures** comprenant les blessures en général et les blessures par imprudence, les coups et l'homicide involontaire, 1879, 1 vol. in-8. 6 fr.

THOMPSON. — **Traité pratique des maladies des voies urinaires,** par Sir Henry THOMPSON, professeur à University Collège Hospital, *Deuxième édition*, précédée de Leçons cliniques sur les maladies des voies urinaires, 1881. 1 vol. in-8, avec 200 figures. Cartonné.. 20 fr.

4597-82. — CORBEIL. Imprimerie CRÉTÉ.

Bulletin mensuel. — N° 292.

LIBRAIRIE J.-B. BAILLIÈRE et FILS
Rue Hautefeuille, 19, près du boulevard Saint-Germain, à Paris

JUIN 1882

DERNIÈRES NOUVEAUTÉS

NOUVEAUX ÉLÉMENTS D'HYGIÈNE, par Jules Arnould, professeur d'hygiène à la Faculté de médecine de Lille. 1 vol. gr. in-8, de 1360 pages avec 284 figures, cartonné. . . . . 20 fr.

TRAITÉ DE JURISPRUDENCE MÉDICALE ET PHARMACEUTIQUE, comprenant : la Législation ; — l'Etat civil et les questions qui s'y rattachent ; les Dispositions à titre gratuit ; la Responsabilité médicale ; — le Secret professionnel ; — les Expertises, les Honoraires des médecins et les créances des pharmaciens ; l'Exercice illégal de la médecine, les contraventions aux lois sur la pharmacie ; — les rentes viagères, les Assurances sur la vie ; — la Police sanitaire ; — les ventes de clientèle médicale ; — l'Inaptitude au service militaire, — les eaux minérales et thermales, etc., par F. Dubrac président du tribunal de Barbezieux. 1 vol. in-8 de 800 pages. . . . . 12 fr.

TRAITÉ PRATIQUE DE MARÉCHALERIE, comprenant le pied de cheval, la maréchalerie ancienne et moderne, la ferrure rationelle appliquée aux divers genres de services, la médecine et l'hygiène du pied, par L. Goyau, médecin-vétérinaire à Paris 1. vol. in-18 jésus, avec 360 figures. . . . . 10 fr.

ICONOGRAPHIE PHOTOGRAPHIQUE DES MALADIES DE LA PEAU, par le docteur C.-H. Fox. 1 vol. in-4 avec 48 planches photographiées et coloriées. . . . . 120 fr.

MANUEL DE VIVISECTIONS, par le docteur Charles Livon, professeur à l'Ecole de médecine de Marseille. 1 vol. in-8 avec figures noires et coloriées. . . . . 7 fr.

PRÉCIS D'AUSCULTATION, par le docteur Coiffier. 1 vol. in-18, avec 71 figures coloriées. . . . . 3 fr.

ÉTUDES DE THÉRAPEUTIQUE générale et spéciale avec applications aux maladies les plus usuelles, par A. Luton, directeur de l'Ecole de médecine de Reims. 1 vol. in-8. 472 pages avec figures. . . . . . . 6 fr.

MERVEILLES DE LA NATURE. LES INSECTES, les Arachnides, les Myriapodes et les Crustacés, par A.-E. Brehm. Edition française par J. Kunckel d'Herculais, aide-naturaliste au Muséum d'histoire naturelle. Tome I, 800 pages avec 900 figures et 18 planches hors texte. 11 fr. Sous presse. Tome II. . . . .

LA FEMME STÉRILE, par le docteur P.-M. Dechaux 1 vol. in-18 jésus 200 pages. . . . .

HYGIÈNE DE LA JEUNE FILLE, de la puberté au mariage, par le docteur G.-A. Coriveaud, 1 vol. in-18 jésus de 250 pages. . . . .

PRÉCIS DE TOXICOLOGIE, par le docteur J.-A. Chapuis, professeur agrégé à la Faculté de médecine et de pharmacie de Lyon. 1 vol. in-18 jésus de 600 pages avec 50 figures. . . . .

PRÉCIS DE THÉRAPEUTIQUE CHIRURGICALE, par le docteur Paul Decaye. 1 vol. in-18 jésus de 500 pages. . . . .

PRINCIPAUX ARTICLES

DES TRENTE-TROIS PREMIERS VOLUMES

TOME XXIV (726 pages avec 124 figures).

NEZ. . . . . Poinsot et Desprès.	ŒSOPHAGE. . . . . Luton.
NUTRITION. . . . . Duval.	ONANISME. . . . . , ... Mauriac.
ŒIL. . . . . . . Gosselin et Longuet.	

TOME XXV (774 pages avec 167 figures.)

OREILLE. . . . . . Poinsot et Després.	OVAIRES. . . . . Duval et Kœberlé.
ORTHOPÉDIE. . . . . Panas.	PANCRÉAS. . . . . Mollière.
OS. . . . . Merlin et Gosselin.	PANSEMENT. . . . . J. Rochard.

TOME XXVI.

PARALYSIE GÉNÉRALE. A. Foville fils.	PENIS. . . . . Merlin et Voelker.
PARASITES (anim. et végétaux). J. Chatin.	PERCUSSION. . . . . Luton.
PAUPIÈRES. . . . , ... Panas.	PÉRICARDE. . . . . Raynaud.
PEAU. , ... Richet, Cuffer et Hardy.	PÉRITONITE. . . . . Siredey et Danlos.

TOME XXVII.

PESSAIRE. . . . . Gallard et Leblond.	PHLEGMON . . . . Ledentu.
PESTE. . . . . Proust.	PHTHISIE. . . . . Hanot.
PHAGÉDÉNISME. . . . . . A. Fournier.	PIED. . . . . Delorme.

TOME XXVIII.

PLAIE . . . . . Rochard et Bergeron.	PNEUMONIE. . . . . Lépine et Balzer.
PLEURÉSIE. . . . . Fernet et D'Heilly.	POITRINE. Merlin, Luton et Dieulafoy.

TOME XXIX.

PONCTION. . . . . Dieulafoy.	PROSTATE. . . . . Campenon.
PORTE. (veine) . . . . Straus.	PSEUDARTHROSE. . . . . Denucé
POULS. . . . . . Straus et Rigal	PSORIASIS, PUSTULES. . . . . Hardy.
POUMONS. Duval, Merlin et Dieulafoy.	PUBIS. . . . . Schwartz.
PROFESSIONS . . . . Proust.	PRURIGO, PRURIT, ... Hardy

TOME XXX.

PUERPÉRAL (état) . . . . . Stoltz.	RACHIS, RACHITISME. . Lannelongue.
PUPILLE. . . . . Abadie.	RAGE. . . . . Doléris et Signol.
PURGATIFS. . . . . Luton.	RATE. . . . . Jeannel.
PURULENTE (infection). . Alph. Guérin.	RECTUM. . . . . . Gosselin et Dubar.
PUS. . . . . Delorme.	RÉGIME. . . . . Luton
QUINQUINAS. . . . . Prunier et Guès.	REIN. . . . . Labadie-Lagrave et Marduel.

TOME XXXI.

RÉSECTION. . . . . Delorme.	RÉVULSION. . . . . Raynaud
RESPIRATION. . . . . . Mathias Duval.	RHUMATISME. . . . . Homolle
RÉTINE . . . . Duval et Panas.	SANG. . . . . Danlos et Vibert.

TOME XXXII.

ROUGEOLE. . . . . D'Espine.	SCLÉROSE. . . . . Balzer.
SAIGNÉE. . . . . G. Ballet.	SCORBUT. . . . . Rey.
SALIVATION, SCLÉRÈME. . Letulle.	SCROFULE. . . . . Brissaud.
SANG. . . . . Danlos-Vibert.	SCROTUM. . . . . Jullien.
SARCOME. . . . . Heurtaux.	

TOME XXXIII.

SECRÉTION. . . . . Duval.	SOURCILS. . . . . Després.
SENSIBILITÉ. . . . . . . G. Ballet.	SOUS-CLAVIERE. . . . . . . Poinsot.
SEPTICÉMIE. . . . . . . A. Guérin.	SPÉCULUM . . . . Gallard.
SIMULÉES (Maladies). . . . . Laugier.	SPERME. . . . . Duval et Vibert.
SOMMEIL. . . . . . . Duval et Rey.	STÉRILITÉ. . . . . Siredey et Danlos

ANDOUARD. Nouveaux éléments de pharmacie, par Andouard, profes. seur à l'Ecole de médecine de Nantes. 2ᵉ *édition*. Paris, 1882, 1 vol. in-8 de 880 p. avec 120 figures . . . . 16 fr.

ANGER. Nouveaux éléments d'anatomie chirurgicale, par Benjamin Anger, chirurgien des hôpitaux, professeur agrégé à la Faculté de médecine. Paris, 1869, 1 vol. grand in-8 de xvi-1056 pages, avec 1079 figures et Atlas in-4 de 12 planches gravées et coloriées, et représentant les régions de la tête, du cou, de la poitrine, de l'abdomen, de la fosse iliaque interne, du périnée et du bassin. . . . . 40 fr.

Séparément, le texte. 1 vol. in-8. . . . . 20 fr.
Séparément, l'Atlas. 1 vol. in-4. . . . . 25 fr.

ANGLADA. Études sur les maladies nouvelles et les maladies éteintes, pour servir à l'histoire des évolutions séculaires de la pathologie, Paris, 1869, 1 vol. in-8 de 700 pages. . . . . 8 fr.

Annales d'hygiène publique et de médecine légale, par MM Arnould, Bertin, Brouardel, L. Colin, Du Mesnil, Fonssagrives, Foville, Gallard, Gauchet, A. Gautier, Ch. Girard, Hudelo, Jaumes, Lacassagne, G. Lagneau, Lhote, Lutaud, Morache, Motet, Poincaré, Riant, Vibert, avec une revue des travaux français et étrangers.

Paraissant tous les mois par cahiers de 6 feuilles in-8, avec pl. Prix de l'abonnement annuel pour Paris.. . . . . 22 fr.
Pour les départements . . . . 24 fr.
Pour l'Union postale. 1ʳᵉ série : 25 fr — 2ᵉ série. . . . . . . 27 fr.
La première série, collection complète (1829 à 1853), dont il ne reste que peu d'exemplaires, 50 vol. in-8, avec figures. . . . . . . 500 fr.
Tables alphabétiques par ordre des matières et des noms d'auteurs des Tomes I à L (1829 à 1853). Paris, 1855, in-8 de 136 pages à 2 col. 3 fr. 50
La seconde série collection complète (1854 à 1878), 50 vol. in-8, avec figures. . . . . 470 fr.
Tables alphabétiques, par ordre des matières et des noms d'auteurs des Tomes I à L (1854 à 1878). Paris, 1880, in-8, à 2 colonnes. 3 fr. 50.
Chaque année séparément, jusqu'à 1871 inclus. . . . . 18 fr.
— Depuis 1872 jusqu'à 1875 inclusivement. . . . . 20 fr.
Chaque année, à partir de 1876. . . . . 22 fr.
On ne vend pas séparément : 1ʳᵉ *série*, tomes I et II (1829), tomes XI et XII (1834), tomes XV et XVI (1836). — 2ᵉ *série*, tomes XI et XII (1859), tomes XXXI et XXXII (1869).

Annuaire pharmaceutique, par O. Reveil et L. Parisel, continué par C. Méhu. Paris, 1863-1874, 11 vol. in-18, de chacun 360 pag., avec fig. Prix de chacun. . . . . 1 fr. 50.

ARNOULD. Nouveaux éléments d'hygiène, par Jules Arnould, professeur d'hygiène à la Faculté de médecine de Lille, 1882. 1 vol. in-8, de 1360 pages, avec 284 figures, cartonné. . . . . 20 fr.

BARD (L.). De la phthisie fibreuse chronique, ses rapports avec l'emphysème pulmonaire et la dilatation du cœur droit. 1879, gr. in-8°, 140 pages et 3 planches. . . . . 3 fr. 50

BARELLA. Quelques considérations pratiques sur le diagnostic et le traitement des maladies organiques du cœur. 1872, 1 vol. in-8. 5 fr.

BARTHÉLEMY (A. J. C.). Instruction raisonnée pour l'examen de la vision devant les conseils de révision et de réforme dans la marine et dans l'armée. 1880, in 8 156 pag. avec fig. . . . . 3 fr. 50

BEALE. De l'Urine, des dépôts urinaires et des calculs, de leur composition chimique, de leurs caractères physiologiques et pathologiques et des indications thérapeutiques qu'ils fournissent dans le traitement de maladies. Traduit par Auguste OLLIVIER et BERGERON. 1865, 1 vol. in-18, 40 p. avec 136 figures . . . . 7 fr.

BEAUNIS. Nouveaux éléments de physiologie humaine, comprenant les principes de la physiologie comparée et de la physiologie générale, par H. BEAUNIS, professeur de physiologie à la Faculté de médecine de Nancy. *Deuxième édition* revue et augmentée. Paris, 1881, 2 vol. in-8 de 1484 p. avec 513 fig. Cart . . . . 25 fr.

BEAUNIS et BOUCHARD. Nouveaux éléments d'anatomie descriptive et d'embryologie, par H. BEAUNIS et H. BOUCHARD, professeur à la Faculté de médecine de Bordeaux. *Troisième édition*. Paris, 1879, 1 vol. grand in-8 de 1072 pages avec 456 figures. Cart . . . . 20 fr.

— **Précis d'anatomie et de dissection**. Paris, 1877, 1 vol. in-18, 450 p. 4 fr. 50

BECLU (H.). Nouveau manuel de l'herboriste ou traité des propriétés médicinales des plantes exotiques et indigènes du commerce, suivi d'un Dictionnaire pathologique, thérapeutique et pharmaceutique. 1872, 1 vol. in-12 de xiv-256 pages, avec 55 figures . . . . 2 fr. 50

BERGERET (L.-F.). Des fraudes dans l'accomplissement des fonctions génératrices, causes, dangers et inconvénients pour les individus, la famille et la société, remèdes. *Septième édition*. Paris, 1881, 1 vol. in-18 jésus de 228 pages . . . . 2 fr. 50

— **Les passions**, dangers et inconvénients pour les individus, la famille et la société, hygiène morale et sociale. 1878, in-18 jésus 250 pages. 2 fr. 50

— **De l'abus des boissons alcooliques**, dangers et inconvénients pour les individus, la famille et la société. Moyens de modérer les ravages de l'ivrognerie. Paris, 1870, in-18 jésus de viii-380 pages . . . . 3 fr.

BERGERON. (Al). Précis de petite chirurgie et de chirurgie d'urgence. Par le docteur A. BERGERON, ancien interne des hôpitaux, chef du laboratoire de clinique chirurgicale de la Faculté de médecine. 1882, in-18 jésus de 436 pages, avec 374 figures . . . . 5 fr.

BERNARD (Claude). Physiologie. Physiologie expérimentale, substances toxiques, système nerveux, liquides de l'organisme, pathologie expérimentale, médecine expérimentale, anesthésiques et asphyxie, chaleur animale, diabète, physiologie opératoire, phénomènes de la vie, table alphabétique, par Claude BERNARD, professeur au Muséum et au Collège de France, membre de l'Académie des sciences. 16 volumes in-8, avec figures . . . . 114 fr.

— **Leçons de Physiologie expérimentale appliquée à la médecine.** Paris, 1855-1856, 2 vol. in-8, avec fig. . . . . 14 fr.

— **Leçons sur les effets des substances toxiques et médicamenteuses.** Paris, 1857, 1 vol. in-8, avec 32 figures . . . . 7 fr.

— **Leçons sur la physiologie et la pathologie du système nerveux.** Paris, 1858, 2 vol. in-8, avec figures. . . . . 14 fr.

— **Leçons sur les propriétés physiologiques et les altérations pathologiques des liquides de l'organisme.** Paris, 1859, 2 vol. in-8, avec fig. 14 fr.

— **Introduction à l'étude de la médecine expérimentale.** Paris, 1865, in-8, 400 pages . . . . 7 fr.

— **Leçons de pathologie expérimentale.** 2e édition. Paris, 1880, 1 vol. 1 vol. in-8 . . . . 7 fr.

— **Leçons sur les anesthésiques et sur l'asphyxie.** Paris, 1875, 1 vol. in-8 de 520 pages avec figures . . . . 7 fr.

— **Leçons sur la chaleur animale,** sur les effets de la chaleur et sur la fièvre. Paris, 1876, in-8 de 469 pages, avec fig. . . . . 7 fr.

— **Leçons sur le diabète et la glycogénèse animale.** 1877, in-8°, fig. 7 fr.

— **Leçons de physiologie opératoire.** 1879, 1 vol. in-8, xvi-614 pages avec 116 figures . . . . 8 fr.

— **Leçons sur les phénomènes de la vie** communs aux animaux et aux végétaux. 1878, 2 vol. in-8, pl. col. et fig. . . . . 15 fr.

Séparément : Tome II. Paris, 1879, 1 vol. in-8 de 550 pages avec 3 pl. et figures . . . . 8 fr.

BERNARD (Claude). La science expérimentale. 2ᵉ édition. Paris, 1878, in-18 jésus de 449 pages et figures . . . . 4 fr.

— **L'œuvre de Claude Bernard,** introduction par MATHIAS DUVAL ; notices par E. RENAN, PAUL BERT et ARMAND MOREAU ; table alphebétique et analytiqué des œuvres complètes de Claude Bernard par le Dr ROGER DE LA COUDRAIE ; bibliographie des travaux scientifiques, mémoires, lectures et communications aux Académies et sociétés savantes par G. MALLOIZEL, 1881, 1 vol. in-8, avec un portrait de CLAUDE BERNARD . . . . 7 fr.

— **Portrait de Claude Bernard** . . . . 1 fr.

BERNARD (Claude) et HUETTE. Précis iconographique de médecine opératoire et d'anatomie chirurgicale, 1873, 1 vol. in-18 jésus, avec 113 planches, figures noires. Cartonné. . . . . 24 fr.

— LE MÊME, figures coloriées . . . . 48 fr.

BERNARD (H.). Premiers secours aux blessés sur le champ de bataille et dans les ambulances, par le docteur H. BERNARD, ancien chirurgien des armées, précédé d'une introduction par J. N. DEMARQUAY, 1870, in-18 de 164 p. avec 79 figures. . . . . 2 fr.

BERNHEIM. Leçons de clinique médicale, par H. BERNHEIM, professeur à la Faculté de médecine de Nancy. 1877, 1 vol. in-8. . . . . . . 10 fr.

BERT (Paul). Leçons sur la physiologie comparée de la respiration, 1870, 1 vol. in-8 de 500 pages avec 150 fig. . . . . 10 fr.

BEURMANN (L. de). Recherches sur la mortalité des femmes en couches dans les hôpitaux. Paris, 1879, gr. in-8 . . . . 2 fr.

BLANCHARD. Les poissons des eaux douces de la France. Anatomie, physiologie, description des espèces, mœurs, instincts, industrie, commerce, ressources alimentaires, pisciculture, législation concernant la pêche, par EMILE BLANCHARD, membre de l'Institut, professeur au Muséum d'histoire naturelle. Paris, 1879, 1 volume, grand in-8, avec 151 fig. dessinées d'après nature et 32 pl. sur papier teinté. . . . . . . 16 fr.
Relié en demi-maroquin, doré sur tranches . . . . 20 fr.

BOISSEAU. Des maladies simulées et des moyens de les reconnaître, par le docteur Edm. BOISSEAU, professeur agrégé. Paris, 1870, 1 vol. in-de 500 pages. . . . . 7 fr.

BOIVIN (Mme) et DUGÈS. Anatomie pathologique de l'utérus et de ses annexes, fondée sur un grand nombre d'observations classiques. Paris, 1866, Atlas in-folio de 41 planches, gravées et coloriées, *représentant les principales altérations morbides des organes génitaux de la femme,* avec explication. . . . . 45 fr.

BONNAFONT. Traité théorique et pratique des maladies de l'oreille et des organes de l'audition. 2ᵉ édition. Paris, 1873, 1 vol. in-8 de 700 pages, avec 43 figures. . . . . 10 fr.

BONNET. Traité de thérapeutique des Maladies articulaires, Paris, 1853, 1 vol. in-8, xviii-684 pages, avec 97 figures. . . . . 9 fr.

— **Nouvelles méthodes de traitement des Maladies articulaires.** *Seconde édition,* revue et augmentée, accompagnée d'observations sur la rupture de l'ankylose, par MM. BARRIER, BERNE, PHILIPEAUX et BONNES. Paris, 1860, in-8 de 356 pages, avec 17 figures. . . . . 4 fr. 50

BOUCHUT. Traité pratique des Maladies des nouveau-nés, des enfants à la mamelle et de la seconde enfance, par le docteur E. BOUCHUT, médecin de l'hôpital des Enfants malades, *Septième édition.* 1878, 1 vol. in-8 de xvii-1128 pages, avec 179 figures. . . . . 18 fr.
     Ouvrage couronné par l'Institut de France (Académie des sciences).

— **Atlas d'ophthalmoscopie médicale** et de cérébroscopie montrant, chez l'homme et chez les animaux, les lésions du nerf optique, de la rétine et de la choroïde produites par les maladies du cerveau, par les maladies de la moelle épinière et par les maladies constitutionnelles et humorales. Paris, 1876, 1 vol. in-4 de viii-148 pages, avec 14 planches en chromolithographie, comprenant 137 figures et 19 figures intercalées dans le texte. Cartonné. . . . . 35 fr.

BOUCHUT. Hygiène de la Première Enfance, guide des mères pour l'allaitement, le sevrage le choix de la nourrice, chez les nouveau-nés. *Septième édition*, 1879, in-18 de VIII-523 pages, avec 49 fig. . . . 4 fr.
— **La vie et ses attributs dans leurs rapports avec la philosophie et la médecine.** *Deuxième édition.* Paris, 1876, 1 vol. in-18 jés. de 450 p. 4 fr. 50
— **Nouveaux éléments de pathologie générale** comprenant la nature de l'homme, l'histoire générale de la maladie, les différentes classes de maladies, l'anatomie pathologique générale, et l'histologie pathologique, le pronostic, la thérapeutique générale. *Quatrième édition.* 1882, 1 vol gr. in-8 de 900 pages avec 250 figures intercalées dans le texte.
— **Nouveaux éléments de diagnostic médical et de sémiologie** comprenant l'emploi des moyens physiques : auscultation, percussion, cérébroscopie, laryngoscopie, microscopie, chimie pathologique, et l'étude des symptômes dans leurs rapports avec le diagnostic des maladies. *Quatrième édition.* 1882, 1 vol gr. in-8, 700 pages avec 250 figures. . .
— **Du Nervosisme aigu et chronique et des maladies nerveuses.** *Deuxième édition.* Paris, 1877, 1 vol. in-8, VIII-408 pages . . . 6 fr.
— **Compendium annuel de thérapeutique française et étrangère** pour 1880, 1881 et 1882. Paris, 1880-1881, 3 vol. gr. in-8., . . 9 fr.
BOUILLY. Comparaison des arthropathies rhumatismales, scrofuleuses et syphilitiques. Paris, 1878, 1 vol in-8, 107 pages. . . . . . 3 fr. 50
BOURGEOIS (L. X.). Les passions dans leurs rapports avec la santé et les maladies, l'amour et le libertinage. 1877, in-12 de 214 p. 2 fr.
— **De l'influence des maladies de la femme** pendant la grossesse sur la constitution et la santé de l'enfant. Paris, 1861, 1 vol. in-4. 3 fr. 50
BOURGUIGNAT (J. R.). Les Spicilèges malacologiques. Paris, 1862, 1 vol. in-8, avec 15 planches en partie coloriées. . . . . . . 25 fr.
Cet important ouvrage comprend 15 monographies : 1° genre Choanomphalus; 2° catalogue des Paludinées recueillies en Sibérie et sur le territoire de l'Amour; 3° Limaciens; 4° Limaces algériennes; 5° Parmacella; 6° genre Testacella; 7° genre Pyrgula ; 8° genre Gundlachia ; 9° genre Poeyia; 10° genre Brondelia; 11° Limaces d'Europe; 12° Paludinées de l'Algérie ; 13° et 14° Vivipara; 15° genre Ancylus.
BRAIDWOOD (P. M.). De la Pyohémie ou fièvre suppurative, 1870, 1 vol. in-8 avec 12 planches chromolithographiées. . . . . . . 8 fr.
BRAUD. Recherches sur l'air confiné. 1880, in-8 de 76 pages 2 fr.
BRAUN, BROUWERS et DOCX. Gymnastique scolaire en Hollande, en Allemagne et dans les pays du Nord, suivie de l'état de l'enseignement de la gymnastique en France. Paris, 1874, in-8 de 168 pages. 3 fr. 50
BREHM (A. E.). Les Merveilles de la nature, L'homme et les animaux. Description populaire des races humaines et du règne animal.
Les *Mammifères*. Édition française, par Z. GERBE. Ouvrage complet. 2 vol. gr. in-8 avec 800 figures et 40 planches. . . . . . . 22 fr.
Les *Oiseaux*. Édition française par Z. GERBE. Ouvrage complet. 2 vol. grand in-8 avec 500 figures et 40 planches. . . . . . . 22 fr.
Chaque volume broché. . . . . 11 fr.
Relié en demi-maroquin, doré sur tranches. . . . . 16 fr.
— Les *Insectes*. Édition française par J. KUNCKEL D'HERCULAIS. Formant 200 livraisons environ ou 20 séries avec 40 planches. hors texte et 1800 figures. Paraît à partir du 14 juin 1881, en livraison de 8 pages à 2 colonnes avec figures et planches sur papier teinté et en série de 80 pages. Prix de chaque livraison : 10 c. Prix de chaque série. 1 fr.
Le tome I des *Insectes* : les Arachnides, les Myriapodes et les Crustacés. 1 vol. in-8 est en vente.
Le tome II est sous presse.
BRIAND et CHAUDÉ. Manuel complet de Médecine légale, ou Résumé des meilleurs ouvrages publiés jusqu'à ce jour sur cette matière, et des jugements et arrêts les plus récents, contenant un *Traité élémentaire de chimie légale,* par J. BOUIS, *Dixième édition.* Paris, 1879, 2 vol. grand in-8 avec 5 planches gravées et 37 figures. . . . . 24 fr.

BROTTET. Du traitement des abces par congestion du mal de Pott, par la méthode antiseptique de Lister, par le D' BROTTET, Lyon, 1881, in-8, 75 pages. . . . . 2 fr.

BRUCKE. Des couleurs au point de vue physique, physiologique, artistique et industriel, par le docteur ERNEST BRUCKE, professeur à l'Université de Vienne, membre de l'Académie des sciences et du Conseil du musée pour l'art et l'industrie, traduit par P. SCHUTZENBERGER. Paris, 1866, in-18 jésus, 344 pages avec 46 figures. . . . . 4 fr.

BUIGNET. Manipulations de physique. Cours de travaux pratiques professé à l'Ecole de pharmacie de Paris. Paris, 1877, 1 vol. in-8 de 800 pages, avec 265 figures et 1 planche coloriée, cart. . . 16 fr.

CAMPENON (V.). Recherches anatomiques et cliniques sur l'Entorse des Ankyloses, 1879, grand in-8°, 85 pages. . . . . 2 fr.

CAPUS. Guide du naturaliste préparateur et du naturaliste collectionneur pour la recherche, la chasse, la récolte, le transport, l'empaillage, le montage et la conservation des animaux, végétaux, minéraux et fossiles, par G. CAPUS, docteur ès sciences naturelles, attaché au Muséum d'histoire naturelle. 1879, 1 vol. in-18, VIII-340 p. avec 100 fig., cart. 5 fr.

CARLES (P.). Influence exercée sur les réactions chimiques les agents physiques autres que la chaleur. Paris, 1880, gr. in-8 de 144 pag. 5 fr. 50

Carnet (Le) du médecin praticien, formules, ordonnances, tableaux du pouls, de la respiration et de la température, comptabilité. 1 cahier oblong avec cartonnage souple. . . . . 1 fr.

CARRIÈRE. Le climat de l'Italie et des stations du midi de l'Europe, sous le rapport hygiénique et médical. *Deuxième édition*, 1876, 1 vol. in-8 de 640 pages. . . . . 9 fr.
Voy. REVEILLÉ-PARISE. Guide des Goutteux, et Physiologie et Hygiène des hommes livrés aux travaux de l'esprit.

CARUS. Histoire de la zoologie, depuis Aristote jusqu'à nos jours, par V. CARUS, professeur à l'Université de Leipzig, traduit par HAGENMULLER et annoté par A. SCHNEIDER, professeur à la Faculté des sciences de Poitiers, 1880, 1 vol. in-8 de 800 pages. . . . . 15 fr.

CAUVET. Nouveaux éléments d'histoire naturelle médicale. *Deuxième édit.* Paris 1877, 2 vol. in-18 jésus d'environ 600 pages, avec 824 fig. 12 fr.
— **Cours élémentaire de botanique.** 1879, 1 vol. in-18 jésus, 700 pages avec 617 figures. . . . . 7 fr.

CHAILLY. Traité pratique de l'Art des accouchements. *Sixième édition.* 1878, 1 vol. in-8 de xx-1036 pages, avec 1 pl. et 282 fig. 10 fr.

CHANTREUIL. Des dispositions du cordon (la procidence exceptée) qui peuvent troubler la marche régulière de la grossesse et de l'accouchement. 1875, gr. in-8, 176 pages avec figures. . . . . 4 fr.
Voy. SIMPSON. Clinique obstétricale.

CHAPUIS. Précis de toxicologie par CHAPUIS, profeseur agrégé à la Faculté de médecine de Lyon. 1882. 1 vol. in-18 de 600 pages avec figures dans le texte. . . . .

CHARGÉ. Traitement homœopathique des maladies des organes de la respiration, cavités nasales, larynx, trachée, bronches, poumons, plèvres, toux et crachats. *Deuxième édition.* Paris, 1878, 1 vol. in-18 de xxIII-460 pages . . . . 6 fr.

CHARPENTIER. Traité élémentaire et pratique de l'art des accouchements, par le docteur CHARPENTIER, professeur agrégé à la Faculté de médecine de Paris. 1883, 1 vol. gr. in-8 de 1000 pages avec 250 figures dans le texte. . . . .

CHATIN (Joannès). Les organes des sens dans la série animale. Leçons d'anatomie et de physiologie comparées, faites à la Sorbonne par Joannès CHATIN, professeur agrégé à l'Ecole supérieure de pharmacie et à la Faculté des sciences. 1880, 1 vol. in-8°, VIII-726 pages avec 156 figures. . . . . 12 fr.

CHAUFFARD (P. E.). **La Vie.** Etudes et problèmes de biologie générale- Paris, 1878, 1 vol. in-8 de 525 pages. . . . . 7 fr. 50
— **De la fièvre traumatique** et de l'infection purulente, 1873, 1 vol. in-8 de 229 pages. . . . . 3 fr. 50
CHAUFFARD (An.) **Etude sur les déterminations gastriques de la fièvre typhoïde.** 1882, gr. in-8 avec 2 planches. . . . . 3 fr. 50
CHAUVEAU. Traité d'anatomie comparée des animaux domestiques 5e édition, revue et augmentée avec la collaboration de M. Arloing. Paris, 1878, 1 vol. in-8 avec 368 figures. . . . . 24 fr.
CHAUVEL. Précis d'opérations de chirurgie, par J. Chauvel, professeur de médecine opératoire à l'Ecole du Val-de-Grâce. 1877, in-18 jésus, 692 pages, avec 281 fig. dessinées par le docteur E. Charvot . . . 6 fr.
CHEVREUL. Des couleurs et de leurs applications aux arts industriels à l'aide des cercles chromatiques. 1864, petit in-1°, avec 27 pl. gravées sur acier et imprimées en couleur, cart. en toile. . . . . 35 fr.
CHRETIEN (H.). **Nouveaux éléments de médecine opératoire** par H. Chrétien, professeur à la Faculté de médecine de Nancy. Paris, 1881, in-18, 528 pages avec 184 fig. . . . . 6 fr.
CHURCHILL et LE BLOND. Traité pratique des maladies des femmes. hors l'état de grossesse, pendant la grossesse et après l'accouchement. *Troisième édition,* contenant l'exposé des travaux français et étrangers les plus récents. Paris, 1881, 1 v. gr. in-8 de 1158 p., et 365 fig. 18 fr.
CIVIALE. Traité pratique sur les Maladies des Organes génito-urinaires. *Troisième édit.* aug. Paris, 1858-1860. 3 v. in-8, avec fig. 24 fr.
CLAUDE. Premières notions d'homœopathie à l'usage des familles. 1879, 1 vol. in-18 de 200 pages . . . . 1 fr. 50
Codex medicamentarius, Pharmacopée française rédigée par ordre du gouvernement, la commission de rédaction étant composée de professeurs de la Faculté de médecine et de l'École supérieure de pharmacie de Paris, et de membres de l'Académie de médecine et de la Société de pharmacie de Paris. Paris, 1866, 1 vol. gr. in-8, cart. . 9 fr. 50
Franco par la poste. . . . . 11 fr. 50
— Le même, interfolié de papier réglé et solidement relié en demi-maroquin. . . . . 16 fr. 50
Commentaires thérapeutiques du Codex. Voy. Gubler. page 19.
COIFFIER. Précis d'auscultation. 1882, in-18, 94 pages, avec 171 figures coloriées intercalées dans le texte. . . . . 5 fr.
COLIN (G.) **Traité de physiologie comparée des animaux,** considérée dans ses rapports avec les sciences naturelles, la médecine, la zootechnie et l'économie rurale, par G. Colin, professeur à l'école vétérinaire d'Alfort *Deuxième édition.* Paris, 1871-72, 2 vol. in-8 avec 250 figures. 26 fr.
COLIN (Léon). **Traité des fièvres intermittentes,** 1870, 1 vol. in-8 de 500 pages, avec un plan médical de Rome. . . . . 8 fr.
— **Traité des maladies épidémiques.** Origine, évolution, prophyaxie, 1879, 1 vol. in-8 de xx-1032 pages. . . . . 16 fr.
— **De la Variole,** au point de vue épidémiologique et prophylactique. Paris, 1873, 1 vol. in-8 de 200 pages avec 3 figures. . . . . . . 3 fr. 50
— **De la fièvre typhoïde dans l'armée.** 1878, in-8 de 200 pages . 4 fr.
— **Nouvelle étude sur la fièvre typhoïde** dans l'armée ; période triennale 1877-1878-1879. 1882 gr. in-8, 70 pages. . . . . . 2 fr.
Comité consultatif d'Hygiène publique de France (Recueil des travaux et des actes officiels de l'Administration sanitaire). Paris, 1872. Tome I, in-8, 8 fr. — Tome II, 1873, in-8 avec 2 cartes, 8 fr. — Tome II, 2e partie, contenant l'Enquête sur le goître et le crétinisme. Rapport par M. Baillarger, 1873, in-8 avec 3 cartes (pas séparément de la collection), 7 fr. — Tome III. 1874, in-8, 8 fr. — Tome IV, 1875, in-8 avec cartes, 8 fr. — Tome V, 1876, in-8 avec carte coloriée, 8 fr. Tome VI.

1877, in-8, avec cartes et graphiques, 8 fr. — Tome VII, 1878, in-8, 8 fr.
— Tome VIII, 1879, in-8°, 8 fr. — Tome IX, 1880, in-8, 8 fr. — Tome
X, 1881. in-8. . . . . 8 fr.

COMTE (A.). Cours de philosophie positive. *Quatrième édition*, augmentée de la préface d'un disciple et d'une Étude sur les progrès du
positivisme, par E. Littré, et d'une table alphabétique des matières,
Paris, 1877, 6 vol. in-8 . . . . 48 fr.

— **Principes de philosophie positive**, précédés de la préface d'un
disciple, par E. Littré. Paris, 1868, 1 vol. in-18 jésus, 208 pag. 2 fr. 50
   Les *Principes de philosophie positive* sont destinés à servir d'introduction à
l'étude du *Cours de philosophie*, ils contiennent : 1° l'exposition du but du cours,
ou considérations générales sur la nature et l'importance de la philosophie positive ; 2° l'exposition du plan du cours, ou considérations générales sur la hié-
rarchie des sciences.

— **La philosophie positive**, résumé par Jules Rig. Paris, 1881, 2 vol.
in-8 de 600 pages chacun. . . . . 20 fr.

CONTEJEAN. Éléments de géologie et de paléontologie, par Contejean
professeur d'histoire naturelle à la Faculté des sciences de Poitiers,
Paris, 1874, 1 vol. in-8 de 750 pages, avec 467 figures. Cartonné. 16 fr.

— **Géographie botanique**, influence du terrain sur la végétation. Paris,
1881, un vol. in-8, 142 pages. . . . . 3 fr. 50

CORIVEAUD. Hygiène de la jeune fille. Paris 1882. 1 vol. in-18
jésus. . . . .

**CORLIEU (A.). Aide-mémoire de médecine, de chirurgie et d'accouche-
ments**, vade-mecum du praticien, par le docteur A. Corlieu. 3° *édition*.
Paris, 1877, 1 vol. in-18 jésus de viii-690 pages avec 420 fig. Cart. 6 fr.

— **Memorandum de medicina, cirurjia y partos**, traducido por Don Cal-
deron, 1878, in-18, cartonné. 10 fr.

CORNARO (L.). Le régime de Pythagore, d'après le Dr. Cocchi; **de la
sobriété**, conseils pour vivre longtemps, par L. Cornaro; **Le vrai
moyen de vivre plus de cent ans dans une parfaite santé**, par
L. Lessius. 1880, 1 vol. in-18 jésus avec 5 planches. . . . . . . 3 fr.
Papier de Hollande, tiré à 100 exemplaires. . . . . 6 fr.

CORNIL. Leçons sur la syphilis faites à l'hôpital de Lourcine, par
V. Cornil, professeur à la Faculté de médecine de Paris, 1879, 1 vol.
in-8, ix-482 pages avec 9 pl. lithographiées et figures. . . . . 10 fr.

CORRE. La pratique de la chirurgie d'urgence, 1872, in-18 de viii-
216 p., avec 51 figures. . . . . 2 fr.

CRUVEILHIER. Anatomie pathologique du Corps humain, ou Descrip-
tions, avec figures lithographiées et coloriées, des diverses altérations
morbides dont le corps humain est susceptible. Paris, 1830-1842, 2 vol.
in-folio, avec 230 pl. col. 456
   Demi-rel., dos de maroquin, non rog. Prix pour les 2 v. gr. in-fol. 24 fr.
   Ce bel ouvrage est complet en 41 livraisons, chacune, avec 5 pl.
   Chaque livraison . . . . 11 fr.

— **Traité d'Anatomie pathologique générale.** *Ouvrage complet.* Paris,
1849-1864, 5 vol. in-8. . . . . 35 fr.

— Tome V et dernier, dégénérations aréolaires et gélatiniformes, dégénérations cancéreuses proprement dites, par J. Cruveilhier; pseudo-cancers
et tables alphabétiques, par Ch. Houel. Paris, 1864, 1 v. in-8 de 420 p. 7 fr.

**CUFFER. Recherches cliniques et expérimentales sur les altérations
du sang**, dans l'urémie, et sur la pathogénie des accidents urémiques.
Respiration de Cheyne Stokes dans l'urémie. 1878, gr. in-8, 79 pages. 2 fr.

CUVIER (G.). Les Oiseaux, décrits et figurés d'après la classification de
Georges Cuvier, mise au courant des progrès de la science. Paris, 1870,
1 vol. in-8 avec 72 pl. contenant 464 fig. noires, 30 fr; fig. color. 50 fr.

CUVIER (G.). Les Mollusques Paris, 1868, 1 vol. in-8 avec 36 pl. contenant 520 figures noires, 15 fr.; fig. coloriées. . . . . 25 fr.

CUVIER. Les Vers et les Zoophytes. Paris, 1869, 1 vol. in-8 avec 37 planches, contenant 550 figures. — Fig. noires, 15 fr.; fig. color.   25 fr

CUYER et **KUHFF. Le corps humain.** Structure et fonctions, formes extérieures, régions anatomiques, situation, rapports et usages des appareils et organes qui concourent au mécanisme de la vie, démontrés à l'aide de planches coloriées, découpées et superposées, dessinées d'après nature, par Édouard Cuyer, lauréat de l'École des Beaux-Arts. Texte par G. A. Kuhff, docteur en médecine, préparateur au laboratoire d'Anthropologie de l'Ecole des Hautes Études. 1 vol. gr. in-8 de 314 et 56 pages de texte, avec atlas de 27 pl. coloriées. Ouvrage complet, cart. en 2 vol. 75 fr

Séparément :

— **Les organes génitaux de l'homme et de la femme.** Gr. in-8, 56 pages de texte avec 56 figures et 2 planches coloriées. . . . .   7 fr. 50

— **Le corps humain.** 25 planches. . . . .   70 fr.

CYON. Principes d'électrothérapie, 1873, 1 vol in-8 de VIII-275 pages avec figures. . . . .   4 fr.

CZERMAK. Du laryngoscope et de son emploi en physiologie et en médecine. Paris, 1860, in-8, avec 2 pl. grav. et 31 fig. . . . .   3 fr. 50

DAGONET. Nouveau Traité élémentaire et pratique des maladies mentales, suivi de Considérations pratiques sur les asiles d'aliénés, par H. Dagonet médecin de l'asile des aliénés de Sainte-Anne. Paris, 1876, in-8 de 732 pages, avec 8 planches en photoglyptie, comprenant 38 types d'aliénés et une carte statistique des établissements d'aliénés de la France.   15 fr.

DALTON. Physiologie et hygiène des écoles, des collèges et des familles, le Dr E. Acosta. Paris, 1870, 1 v. in-18 jés. de 500 p., avec 66 fig. . . . .   4 fr.

DARDENNE (L.). **De l'allaitement artificiel.** Paris, 1881, in-18, 319 pages. . . . .   3 fr.

DAREMBERG (Ch.). Histoire des sciences médicales, comprenant l'anatomie, la physiologie, la médecine, la chirurgie et les doctrines de pathologie générale, Paris, 1870, 2 vol. in-8 . . . .   20 fr.

DAVAINE (C.). Traité des Entozoaires et des maladies vermineuses chez l'homme et les animaux domestiques. *Deuxième édition.* Paris, 1877, 1 vol. in-8 de 1000 pages, avec 100 fig. . . . .   14 fr.

DAVASSE. La Syphilis, ses formes, son unité, 1865. 1 v. in-8, 570 p.   8 fr.

DECAYE. Précis de thérapeutique chirurgicale par le docteur Decaye, Paris, 1882, 1 vol. in-18 de 500 pages. . . . .

DECHAUX. La femme stérile, 1882, par le docteur Dechaux. 1 vol. in-18 de 240 pages. . . . .

DEGLAND et **GERBE. Ornithologie européenne,** ou Catalogue descriptif, analytique et raisonné des oiseaux observés en Europe. *Deuxième édition* entièrement refondue. Paris, 1867, 2 vol. in-8. . . . . . .   24 fr.

DELEFOSSE. Procédés pratiques pour l'analyse des urines, des dépôts et des calculs urinaires. *Deuxième édition,* Paris, 1876, 1 vol in-18 jésus, 200 pages avec 18 pl., comprenant 72 figures. . . . .   2 fr. 50

— **Pratique de la chirurgie des voies urinaires.** Paris, 1877, in-18 jésus de IX-539 pages avec 133 figures. . . . .   6 fr.

DELPECH. Salles d'asile et écoles primaires. Premiers symptômes des maladies contagieuses qui peuvent atteindre les jeunes enfants. Introduction demandée par M. le Préfet de la Seine au Conseil d'hygiène publique et de salubrité. 1880, in-18 jésus . . . .   25 c.

DESHAYES (G.-P.) **Conchyliologie de l'île de la Réunion** (Bourbon). Paris, 1863, gr. in-8, 144 pages, avec 14 planches coloriées. . .   10 fr.

— **Description des animaux sans vertèbres** découverts dans le bassin de Paris, comprenant une revue générale de toutes les espèces actuellement connues; 1860-1866. *Ouvrage complet,* 3 vol. in-4 de texte et 2 vol. in-4 de 196 planch., publiés en 50 livraisons Prix de chaque livrais., 5 fr. — Prix de l'ouvrage complet . . . .   250 fr.

1..

DESPINE et PICOT. Manuel pratique des maladies de l'enfance, par A. Despine, professeur de pathologie interne à l'Université de Genève, et C. Picot, médecin de l'infirmerie du Prieuré de Genève. *Deuxième édition.* Paris, 1879, 1 vol. in-18 jésus, VIII-596 pages. . . . . . 6 fr.

DESPRÉS. La Chirurgie journalière, leçons de clinique chirurgicale, professées à l'hôpital Cochin. *Deuxième édition.* Paris, 1881. 1 vol. gr. in-8° 850 pages avec figures . . . . 12 fr.

Dictionnaire de Médecine, de Chirurgie, de Pharmacie, de l'Art vétérinaire et des Sciences qui s'y rapportent, publié par J.-B. Baillière et Fils. *Quatorzième édition,* entièrement refondue par E. Littré, membre de l'Institut de France (Académie française et Académie des inscriptions), et Ch. Robin, professeur à la Faculté de médecine de Paris, membre de l'Académie de médecine. Ouvrage contenant la synonymie *grecque, latine, allemande, anglaise, italienne et espagnole* et le Glossaire de ces diverses langues. Paris, 1878, 1 beau volume grand in-8 de 1880 pag. à deux colonnes, avec 532 figures. . . . . 20 fr.

    Demi-reliure maroquin, plats en toile . . . . 4 fr.

    Demi-reliure maroquin à nerfs, plats en toile, très-soignée. . . 5 fr.

    Il y a plus de soixante-dix ans que parut pour la première fois cet ouvrage longtemps connu sous le nom de *Dictionnaire de médecine de Nysten* et devenu classique par un succès de treize éditions.

DOLÉRIS (A.). La fièvre puerpérale et les organismes inférieurs, pathogénie et thérapeutique des accidents infectieux des suites de couches. Paris, 1880, 1 vol. in-8, 334 pages avec 3 pl. comprenant 25 fig. 6 fr.

DONNÉ. Conseils aux mères sur la manière d'élever les enfants nouveau-nés. 7° *édition.* Paris, 1880, 1 vol. in-18 jésus de 350 p. 3 fr.

— **Hygiène des gens du monde,** *Deuxième édition.* Paris, 1879, in-18, 448 pages. . . . . 3 fr. 50

DUBAR. Des tuberculés de la mamelle, par le Dr Louis-Eugène Dubar. Paris, 1881 in-8, 116 pages, avec 3 planches chromolithographiées. 3 fr. 50

DUBRAC. Traité de jurisprudence médicale et pharmaceutique, comprenant la régislation, l'état civil et les questions qui s'y rattachent, les dispositions à titre gratuit, la responsabilité médicale, le secret professionnel, les expertises, les honoraires des médecins et les créances des pharmaciens, l'exercice illégal de la médecine, les contraventions aux lois sur la pharmacie, les rentes viagères, les assurances sur la vie, la police sanitaire, les ventes de clientèle médicale, l'inaptitude au service militaire, les eaux minérales et thermales etc., par F. Dubrac, président du tribunal civil de Barbezieux, 1882, un vol. in-8 de 800 pages. 12 fr.

DUCHARTRE. Eléments de Botanique comprenant l'anatomie, l'organographie, la physiologie des plantes, les familles naturelles et la géographie botanique, par P. Duchartre, de l'Institut (Académie des sciences), professeur à la Faculté des sciences. *Deuxième édition.* Paris, 1877, 1 vol. in-8 de 1110 pages, avec 541 figures. Cart. . . . . 20 fr.

DUCHENNE. De l'Électrisation localisée et de son application à la pathologie et à la thérapeutique. *Troisième édition,* entièrement refondue, Paris, 1872, 1 vol. in-8 avec 279 fig. et 3 pl. noires et coloriées. 18 fr.

— **Mécanisme de la physionomie humaine, ou analyse électro-physiologique de l'expression des passions,** publié en trois éditions :

1° *Édition grand in-octavo* formant 1 vol. de 264 pages, avec 9 planches représentant 144 fig. photographiées. *Deuxième édition.* . . 20 fr.

   2° *Édition de luxe* formant 1 vol. grand in-8, avec atlas composé de 74 planches photographiées et de 9 planches représentant 144 fig. *Deuxième édition.* Cart. . . . . 68 fr.

   3° *Grande édition* in-folio, dont il ne reste que 2 exemplaires, formant 84 pages de texte in-folio à deux colonnes et 84 planches, tirées d'après les clichés primitifs, dont 74 sur plaques normales et représentant l'ensemble des expériences électro-physiologiques. . . . . 200 fr.

DUCHENNE. Physiologie des mouvements, démontrée à l'aide de l'expérimentation électrique et de l'observation clinique, et applicable à l'étude des paralysies et des déformations. Paris, 1867, in-8, XVI-872 p. avec 101 fig. . . . . 14 fr.

DUVAL (Math). Précis de Technique microscopique et histologique, ou Introduction pratique à l'anatomie générale, avec une introduction par CH. ROBIN. 1878, in-18, 513 pages, avec 43 figures dans le texte. . . . . 4 fr.

— **Cours de physiologie.** Voyez KUSS, page 23.

École de Salerne (L'), traduction en vers français, par Ch. Meaux Saint-Marc avec le texte latin, précédée d'une introduction par le Dr. DAREMBERG, et suivie de commentaires, 1880. 1 vol. in-18 jésus de 600 pages avec 7 figures. . . . . 7 fr.

— Papier de Hollande, tiré à 100 exemplaires. . . . . 14 fr.

ELOUI. Recherches histologiques sur le tissu connectif de la cornée des animaux vertébrés par le docteur MOHAMMED ELOUI, attaché au laboratoire d'anatomie générale de la Faculté de médecine de Lyon. 1881, 1 vol. gr. in-8, 140 pages avec 6 planches chromolithographiées. . . . . . 6 fr.

ENGEL. Nouveaux éléments de chimie médicale et de chimie biologique, avec les applications à l'hygiène, à la médecine légale et à la pharmacie, par R. ENGEL, professeur à la Faculté de médecine de Montpellier. Deuxième édition, revue et augmentée. Paris, 1882, 1 vol. in-18 jésus de VIII-758 p. avec 117 fig. . . . . 8 fr.

ESMARCH. Chirurgie de guerre. Manuel de pansement et d'opérations traduit par le docteur ROUGE (de Lausanne). Paris, 1879, 1 vol. gr. in-8 316 pages avec figures. . . . . 30 fr.

ESPANET (Alexis). La pratique de l'homœopathie simplifiée. *Deuxième édition.* 1879. 1 vol. in-18 jésus de VIII-496 pages, cartonné. . . 5 fr.

— **Traité méthodique et pratique de Matière médicale et de Thérapeutique,** basé sur la loi des semblables. Paris, 1861, in-8 de 808 p. . 9 fr.

EUSTACHE (G.). Manuel pratique des maladies des femmes, médecine et chirurgie par le Docteur G. EUSTACHE, Professeur de clinique chirurgicale à la Faculté libre de médecine de Lille. Paris, 1881, in-18, 748 pages. . . . . 8 fr.

FAGET (J.-C.). Monographie sur le type et la spécificité de la fièvre jaune établie avec l'aide de la montre et du thermomètre. Paris, 1875, gr. in-8 de 84 p., avec 109 tracés graphiques (pouls et température). 4 fr.

— **L'art d'apaiser les douleurs de l'enfantement.** Paris, 1880, in-8 de 87 pages. . . . . 2 fr.

FALRET (J.-P.). Des maladies mentales et des asiles d'aliénés. Paris, 1864, in-8, LXX-800 pages avec 1 planche. . . . . 11 fr.

FAU (J.). Anatomie artistique élémentaire du corps humain. *Sixième édition.* Paris, 1880, 1 vol. in-8, 17 pl. gravées, avec texte explicatif, figures noires. . . . . 4 fr.

— LE MÊME, figures coloriées . . . . 10 fr.

FELTZ. Traité clinique et expérimental des embolies capillaires, *Deuxième édition.* 1870, in-8 de 450 pages, avec 11 planches chromolithographiées, comprenant 90 dessins. . . . . 12 fr.

FERRAND (A.). Traité de thérapeutique médicale, ou guide pour l'application des principaux modes de médication thérapeutique et au traitement des maladies, par le docteur A. FERRAND, médecin des hôpitaux. Paris, 1875, 1 vol. in-18 jésus de 800 pages, cart. . . . . 8 fr.

FERRAND (E.). Aide-mémoire de pharmacie, vade-mecum du pharmacien à l'officine et au laboratoire. *Troisième édition.* Paris, 1882, 1 v. in-18 jésus, de 700 p. avec 250 fig. cart. . . . . 6 fr.

FERRAND (E). Premiers secours aux empoisonnés, aux noyés, aux asphyxiés, aux blessés en cas d'accident, et aux malades en cas d'indisposition subite, avec 86 figures intercalées dans le texte. 1878, in-18 jésus, de 288 pages. . . . . 3 fr.

FEUCHTERSLEBEN. Hygiène de l'âme, traduit de l'allemand, *Troisième édition*, précédée d'études biographiques et littéraires. Paris, 1870, 1 vol. in-18 de 260 pages. 2 fr. 50

FIEBER (F. X.). Les Cicadines d'Europe. Traduit de l'allemand par Ferd. REIBER. Paris. 1876, 2 parties in-8, 388 pages avec 15 pl. 12 fr.

FOISSAC. La longévité humaine, ou l'art de conserver la santé et de prolonger la vie. Paris, 1873, 1 vol. grand in-8 de 567 pages. 7 fr.50

— **La chance ou la destinée.** Paris, 1876, 1 vol. in-8 de 662 pages. 7 fr. 50

FOLEY. Étude sur la statistique de la Morgue. Paris, 1880, in-8 de 84 pages avec 15 figures. 2 fr.

FONSSAGRIVES. Hygiène et assainissement des villes; campagnes et villes; conditions originelles des villes; rues; quartiers; plantations; promenades; éclairage; cimetières; égouts; eaux publiques; atmosphère; population; salubrité; mortalité; institutions actuelles d'hygiène municipale; indications pour l'étude de l'hygiène des villes. Paris, 1874, 1 vol. in-8 de xii-568 pages . . . . 8 fr.

— **Thérapeutique de la phthisie pulmonaire** basée sur les indications. *Deuxième édition.* 1880, in-8, LXIV 560 pages. . . . . 9 fr.

— **Principes de thérapeutique générale** ou le médicament étudié aux points de vue physiologique, posologique et clinique, par J.-B. FONSSAGRIVES, prof. à la Faculté de médecine de Montpellier, 1875, 1 v. in-8 de 468 p. 7 fr.

— **Hygiène alimentaire** des malades, des convalescents et des valétudinaires, ou du Régime envisagé comme moyen thérapeutique. *Troisième édition,* revue et corrigée. Paris, 1881, 1 vol. in-8 de xxxii-670 p. 9 fr.

— **Traité d'hygiène navale.** *Deuxième édition,* complètement remaniée et mise soigneusement au courant des progrès de l'art nautique et de l'hygiène générale. Paris, 1877, 1 vol. in-8°. xvi-920 p. et 145 fig. 15 fr

FOURNIER (H.). De l'Onanisme, causes, dangers et inconvénients pour les individus, la famille et la société, remèdes, par le docteur H. FOURNIER. Paris, 1875, 1 vol. in-12 de 175 pages. . . . . 1 fr. 50

FOVILLE (Ach.) Les aliénés aux États-Unis, législation et assistance. Paris, 1875, in-8 de 118 pages. . . . . 2 fr. 50

— **Les aliénés.** Étude pratique sur la législation et l'assistance qui leur sont applicables. Paris, 1870, 1 vol in-8 de xiv-207 pages. . . . 5 fr.

FRERICHS. Traité pratique des maladies du foie et des voies biliaires, traduit de l'allemand par DUMENIL et PELLAGOT. *Troisième édition.* Paris, 1877, 1 vol. in-8 de xvi-896 pages avec 158 figures. . . 12 fr.

FOX. Iconographie photographique des maladies de la peau, par G. H. Fox, professeur de clinique dermatologique au collège des médecins et des chirurgiens, à New-York, chirurgien du dispensaire de New-York, quarante-huit planches photographiées d'après nature, coloriées à la main, 1882, 1 vol. in-4 cartonné. . . . . 120 fr.

GALEZOWSKI (X.). Traité des maladies des yeux. *Deuxième édition.* Paris, 1875, 1 vol. in-8 de xvi-896 p. avec 416 fig. . . . . . . 20 fr.

— **Traité iconographique d'ophthalmoscopie,** comprenant la description des différents ophthalmoscopes, l'exploration des membranes internes de l'œil et le diagnostic des affections cérébrales et constitutionnelles. Paris, 1876, in-4 de 281 p., avec atlas de 20 pl. chromolithog. 50 fr.

— **Échelles portatives des caractères et des couleurs** pour mesurer l'acuité visuelle. Paris, 1880, in-18, 34 planches, cartonné. 2 fr. 50

— **Du diagnostic des maladies des yeux** par la chromatoscopie rétinienne, précédé d'une étude sur les lois physiques et physiologique, des couleurs. Paris, 1868, 1 v. in-8 de 267 p., avec 31 figures, une échelle chromatique comprenant 44 teintes et cinq échelles typographiques tirées en noir et en couleurs. . . . . 7 fr.

GALIEN. Œuvres anatomiques, physiologiques et médicales, traduites par le Dr CH. DAREMBERG. Paris, 1854-1857, 2 vol. gr. in-8 de 800 p. 20 fr. Séparément, le tome II. . . . . 40 fr.

GALISSET et MIGNON. Nouveau traité des vices rédhibitoires ou **Jurisprudence vétérinaire**, contenant la législation et les garanties dans les ventes et échanges d'animaux domestiques, la procédure à suivre, la description des vices rédhibitoires, le formulaire des expertises, procès-verbaux et rapports judiciaires, et un précis des législations étrangères. *Troisième édition*, mise au courant de la jurisprudence et augmentée d'un appendice sur les épizooties et l'exercice de la médecine vétérinaire. Paris, 1864, in-18 jésus de 542 pages . . .   6 fr.

GALLARD. Clinique médicale de la Pitié, par T. GALLARD, médecin de la Pitié. Paris, 1877, 1 vol. in-8 de XLIV-636 p. avec 25 fig. . . . . .   10 fr.

— **Leçons cliniques sur les maladies des femmes**, *Deuxième édition*, considérablement augmentée. 1879, 1 vol. in-8 de 800 pages avec 100 figures . . . .   14 fr.

GALLOIS. Formulaire de l'Union médicale. Douze cents formules favorites des médecins français et étrangers. *Troisième édition*. Paris, 1882, 1 vol. in-32 de XXVIII-622 pages, cart. . . . .   3 fr. 50

GALOPEAU. Manuel du pédicure, ou l'Art de soigner les pieds, par GALOPEAU. Paris, 1877, 1 vol. in-18, 132 p., avec 28 fig. . . .   2 fr. Structure, fonctions et hygiène ; sueurs, durillons, oignons, verrues, ou œil-de-perdrix, engelure, ongle incarné, etc.

GAUJOT et SPILLMANN (E.). Arsenal de la chirurgie contemporaine. Description, mode d'emploi et appréciation des appareils et instruments en usage pour le diagnostic et le traitement des maladies chirurgicales, l'orthopédie, la prothèse, les opérations simples, générales, spéciales et obstétricales, 1867-1872, 2 vol. in-8 avec 1855 fig. . .   32 fr. *Séparément :* Tome II, 1 vol. in-8 de 1086 p. avec 1437 figures. .   18 fr.

GAUTIER (A.). La sophistication des vins, coloration artificielle et mouillage, moyens pratiques de reconnaître la fraude, par A. GAUTIER, professeur agrégé de la Faculté de médecine. Paris, 1877, 1 vol. in-18 jésus de 200 pages.   2 fr. 50

GERBE. *Voy.* BREHM, DEGLAND, pages 9 et 13.

GERMAIN (de Saint-Pierre). **Nouveau Dictionnaire de botanique**, comprenant la description des familles naturelles, les propriétés médicales et les usages économiques des plantes, la morphologie et la biologie de végétaux (étude des organes et étude de la vie). Paris, 1870, 1 vol. in-8 de XVI-1388 pages avec 1640 fig . . . .   25 fr.

GIGOT-SUARD. L'Herpétisme, pathogénie, manifestations traitement, pathologie expérimentale et comparée. 1870, 1 vol. gr. in-8, 468 p. 8 fr.

— **Des climats** sous le rapport hygiénique et médical. Guide pratique dans les régions du globe les plus propices à la guérison des maladies chroniques. Paris, 1862, in-18, 600 pages avec 1 planche coloriée. 5 fr.

— **Pathologie expérimentale.** L'uricémie, affections de la peau, des muqueuses, du poumon, du foie, des reins, du système nerveux, du système circulatoire, des articulations, diabète et cancer, 1875, in-8. . .   4 fr. 50

GILLET. Les Champignons (fungi, hyménomycètes) qui croissent en France, description et iconographie, propriétés utiles ou vénéneuses. Paris, 1878, 1 vol. in-8, de 828 pages, avec Atlas de 133 planches coloriées, ensemble 2 vol. cart. . . . .   68 fr.

GILLETTE. Chirurgie journalière des hôpitaux de Paris, répertoire de thérapeutique chirurgicale. Paris, 1878, 1 vol. in-8 de XVI-772 pages avec 662 figures, cart. . . . .   12 fr.

— **Clinique chirurgicale des hôpitaux de Paris.** Paris, 1877, 1 vol. in-8, 324 p. avec 8 fi. . . . .   5 fr.

GIRARD (H.). Études pratiques sur les Maladies nerveuses et mentales, accompagnées de tableaux statistiques, par le docteur H. GIRARD DE CAILLEUX, 1863, 1 vol. grand in-8 de 234 pages . . . .   12 fr.

GIRARD (M.). Les Insectes, Traité élémentaire d'Entomologie, comprenant l'histoire des espèces utiles et leurs produits, des espèces nuisibles et des moyens de les détruire, l'étude des métamorphoses et des

mœurs, les procédés de chasse et de conservation, par Maurice Girard, président de la Société entomologique de France. Tome I, Introduction. Coléoptères. Paris, 1873, 1 vol. in-8 de 840 pages, avec atlas de 60 pl et Tome II, Névroptères, Orthoptères, Hyménoptères porte-aiguillon, in-8 de 1028 pages, avec atlas de 15 planches. — Tome III., Fasc. I Hyménoptères térébrants, Macrolépidoptères. p. 1 à 640 avec 23 planches. Figures noires. 70 fr. — Figures coloriées. . . . . 130 fr.
Séparément : Tome II, 2e partie (pages 577 à 1028), fig. noires. 10 fr. Figures coloriées. . . . . 14 fr.
Séparément : Tome III, fasc. I. — Fig. noires, 20 fr. — Fig. col. 40 fr.
— **Les abeilles,** organes et fonctions, éducation et produits miel et cire, Paris, 1878, 1 vol. in-18 jésus de viii-280 p. avec 1 planche color. et 30 figures . . . . 4 fr. 50
GIRAUD-TEULON (F.) La vision et ses anomalies, cours théorique et pratique sur la physiologie et les affections fonctionnelles de l'appareil de la vue, 1881, gr. in-8 936 pages avec 117 figures dans le texte. 20 fr.
GLONER. Nouveau dictionnaire de thérapeutique comprenant l'exposé des diverses méthodes de traitement employées par les plus célèbres praticiens pour chaque maladie, par le docteur J.-C. Gloner. Paris, 1874, 1 vol. in-18 de viii-805 pages. . . . . 7 fr.
GODET. Les Japonais chez eux, étude d'hygiène, 1881, 1 vol. in-8 2 fr. 50
GODRON (D.-A.). De l'espèce et des races dans les êtres organisés, et spécialement de l'unité de l'espèce humaine. 2e *édition.* Paris, 1872, 2 vol. in-8. . . . . 12 fr.
GOFFRES. Précis iconographique de bandages, pansements et appareils. Nouveau tirage. Paris, 1873, 1 vol. in-18 jésus, 596 pages avec 81 planches gravées. Figures noires, cartonné. . . . . 18 fr.
— Le même, figures coloriées, cartonné. . . . . 36 fr.
GORDON, Traité expérimental d'électricité et de magnétisme par J.-E.-H. Gordon, secrétaire adjoint de « The British Association » traduit de l'anglais et annoté par M. J. Raynaud, docteur ès sciences, Professeur à l'Ecole supérieure de télégraphie, précédé d'une introduction par M. A. Cornu, membre de l'Institut (Académie des sciences), Professeur de physique à l'Ecole polytechnique. Paris, 1881, 2 vol. in-8, ensemble 1332 pages, avec 371 fig. et 58 planches noires et coloriées. . . . . 35 fr.
GOSSELIN (L.). Clinique chirurgicale de l'hôpital de la Charité, par Troisième *édition.* Paris, 1879, 3 vol. in-8, avec figures. . . . . . 36 fr.
GOURRIER. Les lois de la génération, sexualité et conception, par le docteur H.-M. Gourrier. Paris, 1875, 1 vol. in-18 jésus de 200 p. 2 fr.
GOYAU. Traité pratique de maréchalerie, comprenant le pied du cheval, la maréchalerie ancienne et moderne, la ferrure rationnelle appliquée aux divers genres de service, la médecine et l'hygiène du pied, 1882, in-18, 528 pages avec 364 figures dans le texte. . . . . 10 fr.
GRAEFE. Clinique ophthalmologique. Edition publiée par le docteur Ed. Meyer. Paris, 1866, in-8 avec 21 figures. . . . . 8 fr.
GRENIER. Flore de la chaîne jurassique Edition complète, précédée de la *Revue de la Flore du mont Jura,* 3 parties formant 1 vol. in-8 de 1092 pages, cart. . . . . 12 fr.
GRIESINGER. Traité des maladies infectieuses. Maladies des marais, fièvre jaune, maladies typhoïdes (fièvre pétéchiale ou typhus des armées, fièvre typhoïde, fièvre récurrente ou à rechutes, typhoïde bilieuse, peste). choléra. *Deuxième édition* revue et annotée par le Dr E. Vallin, professeur à l'Ecole du Val-de-Grâce. Paris, 1877, 1 vol. in-8, xxxii-742 pages . . . . 10 fr.
GRIS (A.) Contributions à la physiologie végétale, par Arth. Gris, aide-naturaliste au Muséum. Paris, 1876, 10 mémoires in-8. . . . . 2 fr. 50

GRISOLLE. Traité de la pneumonie, *Deuxième édition*, refondue et augmentée. Paris, 1864, in-8, xvi-744 pages. . . . . 9 fr.
Ouvrage couronné par l'Académie des sciences et l'Académie de médecine (prix Itard).

GROS (C. H.). Mémoires d'un estomac, écrits par lui-même pour le bénéfice de tous ceux qui mangent et qui lisent, et édités par un ministre de l'intérieur, traduit de l'anglais par le docteur C.-H. Gros. 2ᵉ édition, Paris, 1875, 1 vol. in-12 de 186 pages. . . . . 2 fr.

GUARDIA (J. M.). La Médecine à travers les siècles. Histoire et philosophie, Paris, 1865, 1 vol. in-8 de 800 pages. . . . . . 10 fr.

GUBLER (A). Cours de thérapeutique, professé à la Faculté de médecine, 1880. 1 vol. in-8 de 600 pages. . . . . 9 fr.
— **Commentaires thérapeutiques du Codex medicamentarius** ou histoire de l'action physiologique et des effets thérapeutiques des médicaments inscrits dans la pharmacopée française. *Deuxième édition*, revue et augmentée. Paris, 1874, 1 vol. grand in-8, format du Codex, de 900 p. Cartonné. . . . . 15 fr.

GUÉGUEN. Étude sur la marche de la température dans les fièvres intermittentes et les fièvres éphémères. 1878, in-8, avec planches graphiques. . . . . 5 fr.

GUIBOURT. Histoire naturelle des drogues simples, ou Cours d'histoire naturelle professé à l'Ecole de pharmacie de Paris. *Septième édition*, par G. Planchon, professeur à l'Ecole de pharmacie. Paris, 1876, 4 forts vol. in-8, avec 1077 figures. . . . . 36 fr.

GUISLAIN. Leçons orales sur les phrénopathies ou traité théorique et pratique des maladies mentales par J. Guislain, Professeur à l'Université de Gand. *deuxième édition* publiée par les soins du docteur B.-C. Ingels. 1880, 2 vol. in-8 avec 54 figures et 2 plans. . . . . . 22 fr.

GUNTHER. Nouveau manuel de médecine vétérinaire homœopathique ou traitement homœopathique des maladies du cheval, des bêtes bovines, des bêtes ovines, des chèvres, des porcs et des chiens, à l'usage des vétérinaires, des propriétaires ruraux, des fermiers, des officiers de cavalerie et de toutes les personnes chargées du soin des animaux domestiques, 2ᵉ *édition*. Paris, 1871, 1 vol. in-18 de xii-504 pag. avec 34 fig. 5 fr.

GUYON. Eléments de chirurgie clinique, comprenant le diagnostic chirurgical, les opérations en général, l'hygiène, le traitement des blessés et des opérés, par J. C. Félix Guyon, professeur à la Faculté de Paris. Paris, 1873, 1 vol. in-8 de xxxviii-672 pages, avec 63 figures. 12 fr.
— **Leçons cliniques sur les maladies des voies urinaires,** professées à l'hôpital Necker. Paris, 1881, 1 vol. gr. in-8 de 1000 p. avec 46 fig. 14 fr.

HAHNEMANN. Exposition de la doctrine médicale homœopathique, ou Organon de l'art de guérir. *Cinquième édition*, augmentée de commentaires et précédée d'une notice sur l'auteur, par le docteur Léon Simon. Paris, 1873, 1 vol. in-8 de 640 pages avec le portrait de S. Hahnemann. 8 fr.
— **Traité de matière médicale homœopathique,** comprenant les pathogénésies du Traité de matière médicale pure et du Traité des maladies chroniques. Traduit sur les dernières éditions allemandes par Léon Simon, médecin de l'hôpital Hahnemann, et V.-F. Léon Simon, médecin-adjoint de l'hôpital Hahnemann. Paris, 1877-1880, tomes I et II, in-8. 16 fr.
— Séparément, t. II, in-8. . . . . 8 fr.
— **Etudes de médecine homœopathique.** Paris, 1855, 2 séries publiées chacune en 1 vol. in-8 de 600 p. Prix de chacune . . . . 7 fr

HALLOPEAU. Du mercure, action physiologique et thérapeutique, par le Dʳ H. Hallopeau, médecin des hôpitaux. Paris, 1878, gr. in-8, 275 p. 5 fr.

HAMMOND. Traité des maladies du système nerveux comprenant les maladies du cerveau, les maladies de la moelle et de ses enveloppes, les affections cérébro-spinales, les maladies du système nerveux périphérique et les maladies toxiques du système nerveux, par W. Hammond, professeur des maladies mentales et nerveuses à l'Université de New-York. Traduction française augmentée de notes et d'un appendice, par le docteur F. Labadie-Lagrave. 1879, 1 v. gr. in-8 de xxiv-1300 p. avec 116 fig. cart. 22 fr.

HANOT (V). Du traitement de la pneumonie aiguë. Paris, 1880, in-8 de 316 pages. . . . . 5 fr.

HARRIS et AUSTEN. Traité théorique et pratique de l'art du dentiste, traduit de l'anglais et annoté par E. Andrieu. Paris, 1874, 1 vol. in-8 de 976 pages avec 465 figures. Cartonné. . . . . 17 fr.

HÉRAUD. Nouveau dictionnaire des plantes médicinales, description, habitat et culture, récolte, conservation, partie usitée, composition chimique, formes pharmaceutiques et doses, action physiologique, usages dans le traitement des maladies, suivi d'une étude générale sur les plantes médicinales au point de vue botanique, pharmaceutique et médical, avec une clef dichotomique, tableau des propriétés médicales et mémorial thérapeutique, par le docteur A. Héraud, professeur d'histoire naturelle à l'École de médecine de Toulon. 1875, 1 vol. in-18, cartonné, de 600 pages, avec 261 figures. . . . . 6 fr.

— **Les secrets de la science, de l'industrie et de l'économie domestique.** Recettes, formules et procédés d'une utilité générale et d'une application journalière, Paris, 1879, 1 vol. in-18 jésus, x-654 p. avec 205 figures. . . . . 6 fr.

HERING. Médecine homœopathique domestique, par le Dr C. Hering. Traduction nouvelle, augmentée d'indications nombreuses et précédée de conseils d'hygiène et de thérapeutique générale, par Léon Simon. *Sixième édition.* 1873, in-12, xii-756 pages avec 169 figures, cart. 7 fr.

HIPPOCRATE. Œuvres complètes, traduction nouvelle, avec le texte en regard, collationnée sur les manuscrits et toutes les éditions; accompagnée d'une introduction, de commentaires médicaux, de variantes et de notes philologiques; suivie d'une table des matières, par E. Littré. Ouvrage complet. Paris, 1839-1861, 10 vol. in-8, de 700 p. chacun. 100 fr.
Il a été tiré quelques exemplaires sur jésus vélin. Prix de chaque volume. . . . . 15 fr.

HIRSCHEL. Guide du médecin homœopathe au lit du malade, pour le traitement de plus de mille maladies, et Répertoire de thérapeutique homœopathique. Nouvelle traduction par V. Léon Simon. *Deuxième édition.* Paris, 1874, in-18 jésus de xxiv-540 pages. . . . . 5 fr.

HOCQUARD. Contribution à l'étude des staphilomes antérieurs (cirsophthalmie), 1881, in-8, 46 pages avec planches coloriées. . . 3 fr.

HOFFMANN (Ach.). **L'homœopathie exposée aux gens du monde,** par le Dr Achille Hoffmann (de Paris). Paris, 1870, in-18 jésus de 142 p. 1 fr. 25

HOFMANN (E). Nouveaux éléments de médecine légale, par E. Hofmann, professeur à la Faculté de médecine de Vienne, introduction et commentaires par P. Brouardel, professeur à la Faculté de médecine. Paris, 1880, in-8, 846 pages avec 50 fig. . . . . 14 fr.

HOLMES. Thérapeutique des maladies chirurgicales des enfants, par T. Holmes, chirurgien de l'hôpital des Enfants malades, chirurgien de Saint-George's Hospital, Paris, 1870. 1 vol. in-8 de 917 pages avec 330 figures. . . . . 15 fr.

HORTOLÈS (Ch.) Étude du processus histologique des néphrites, 1881, gr. in-8, 182 pages avec figures et 5 planches coloriées. 6 fr.

HUBERT (Eug.). Cours d'accouchements professé à l'Université de Louvain. 1878, 2 vol. grand in-8 avec figures dans le texte. . . . . 18 fr.

HUFELAND. L'art de prolonger la vie ou la Macrobiotique, par C. W. Hufeland, nouvelle édition française, augmentée de notes par J. Pellagot. Paris, 1871, 1 vol. in-18 jésus de 640 pages. . . . . . 4 fr.

HUGHES (R.). Action des médicaments homœopathiques, ou éléments de pharmaco-dynamique, traduit de l'anglais et annoté par le docteur I. Guérin-Méneville. Paris, 1874, 1 vol. in-18 jésus de xvi-647 p. 6 fr.

HUGHES. Manuel de thérapeutique selon la méthode de HAHNEMANN, par Richard HUGHES, professeur de matière médicale et de thérapeutique à l'École homœopathique de Londres. Traduit de l'anglais par I. GUÉRIN-MÉNÉVILLE, 1881, 1 vol. in-18 jésus. XVI, 668 pages. . . . . 6 fr.

HUGUENIN. Anatomie des centres nerveux, par HUGUENIN, professeur à l'Université de Zurich, traduit par Th. KELLER et annoté par le docteur Mathias Duval. 1879, in-8 de 368 pages avec 149 figures. . . . . . 8 fr.

HUGUIER. Mémoire sur les allongements hypertrophiques du col de l'utérus dans les affections désignées sous les noms de *descente*, de *précipitation de cet organe*, et sur leur traitement par la résection ou l'amputation de la totalité du col suivant la variété de cette maladie, in-4, 231 pages, avec 13 planches lithographiées. . . . . 15 fr.

— **De l'hystérométrie** et du cathétérisme utérin, de leurs applications au diagnostic et au traitement des maladies de l'utérus et de ses annexes et de leur emploi en obstétrique. Paris, 1865, in-8 de 400 pages avec 4 planches . . . . 6 fr.

HURTREL-D'ARBOVAL. Dictionnaire de médecine, de chirurgie et d'hygiène vétérinaires, par L. H. J. HURTREL-D'ARBOVAL. Édition entièrement refondue et augmentée de l'exposé des faits nouveaux observés par les plus célèbres praticiens français et étrangers, par A. ZUNDEL, vétérinaire supérieur d'Alsace-Lorraine. Paris, 1877, 3 vol. grand in-8 à 2 colonnes, avec 1600 figures. *Ouvrage complet.* . . . . 60 fr.

HUXLEY. La place de l'homme dans la nature, traduit, annoté, précédé d'une introduction et suivi d'un compte rendu des travaux anthropologiques du Congrès international d'anthropologie et d'archéologie préhistoriques, tenu à Paris (session de 1867), par le docteur E. Dally, avec une préface de l'auteur. Paris, 1868, in-8 de 368 pages, avec 68 fig. 7 fr.

— **Éléments d'anatomie comparée des animaux vertébrés.** Traduit de l'anglais, revu par l'auteur et précédé d'une préface par CH. ROBIN, 1875, 1 vol. in-18 jésus de 600 pages, avec 122 figures. . . . . . 6 fr.

— **Les sciences naturelles** et les problèmes qu'elles font surgir (*Lay Sermons*). Edition française publiée avec le concours de l'auteur et accompagnée d'une Préface nouvelle. Paris, 1877, 1 vol. in-18 jésus de 500 pages. . . . . 4 fr.

IMBERT-GOURBEYRE. Des paralysies puerpérales. Paris, 1861, 1 vol. in-4 de 80 pages. 2 fr. 50

JAHR. Nouveau Manuel de Médecine homœopathique, divisé en deux partie : 1° Manuel de matière médicale, ou Résumé des principaux effets des médicaments homœopatiques, avec indication des observations, cliniques; 2° Répertoire thérapeutique et symptomatologique, ou table alphabétique des principaux symptômes des médicaments homœopathiques, avec des avis cliniques. *Huitième édition* 1872, 4 vol. in-18 jésus. 18 fr.

— **Principes et règles qui doivent guider dans la pratique de l'Homœopathie.** Exposition raisonnée des points essentiels de la doctrine médicale de HAHNEMANN. Paris, 1857, in-8 de 528 pages. . . . . . 7 fr.

— **Du Traitement homœopathique des Affections nerveuses** et des Maladies mentales. Paris, 1854, 1 vol. in-12 de 600 pages. . . . . . 6 fr.

JAHR. Du Traitement homœopathique des Maladies des Organes de la Digestion, comprenant un précis d'hygiène générale et suivi d'un répertoire diététique à l'usage de tous ceux qui veulent suivre le régime rationnel de la méthode de Hahnemann. Paris, 1859, 1 vol. in-18 jésus de 520 pages. . . . . 6 fr.

JEANNEL (J.). Formulaire officinal et magistral, international, comprenant environ 4,000 formules tirées des Pharmacopées légales de la France et de l'étranger ou empruntées à la pratique des thérapeutistes et des pharmacologistes, avec les indications thérapeutiques, les doses des substances simples et composées, le mode d'administration, l'emploi des médicaments nouveaux, etc., suivi d'un mémorial thérapeutique, par

J. Jeannel, pharmacien-inspecteur, professeur à la Faculté de Lille. *Deuxième édition*. Paris, 1876, 1 vol. in-18 de xxxvi-966 pages. cart.　6 fr.

— **De la prostitution dans les grandes villes, au dix-neuvième siècle**, et de l'extinction des maladies vénériennes ; questions générales d'hygiène, de moralité publique et de légalité, mesures prophylactiques internationales, réformes à opérer dans le service sanitaire ; discussion des règlements exécutés dans les principales villes de l'Europe. Ouvrage précédé de documents relatifs à la prostitution dans l'Antiquité. *Deuxième édition*, refondue et complétée par des documents nouveaux. Paris, 1874, 1 vol. in-18 de 650 pages avec figures.　　　　　5 fr.

JEANNEL (M.). Arsenal du diagnostic médical, mode d'emploi et appréciation des instruments d'exploration employés en séméiologie et en thérapeutique, avec les applications au lit du malade, par le docteur Maurice Jeannel. Paris, 1877, 1 vol. in-8 de xvi-440 p., avec 262 fig.　7 fr.

— **L'Infection purulente ou pyohémie**, ouvrage couronné par la Société de chirurgie, Paris, 1880, in-8.　　　　　　　7 fr.

JOBERT. De la réunion en chirurgie, 1864, 1 vol. in-8, xvi-720 pages, 7 pl. dessinées d'après nature, gravées en taille-douce et color.　12 fr.

JOLLY. Le tabac et l'absinthe, leur influence sur la santé publique, sur l'ordre moral et social, par le docteur Paul Jolly, membre de l'Académie de médecine Paris, 1876, 1 vol. in-18 jésus, de 216 pages.　　2 fr.

— **Hygiène morale**. Paris, 1877, 1 vol. in-18 jésus, 300 pages.　2 fr.
　Table des matières. L'homme, la vie, l'instinct, la curiosité, l'imitation, l'habitude, la mémoire, l'imagination, la volonté.

JOUSSET (P.). Éléments de pathologie et de thérapeutique générales, Paris, 1873, 1 vol. in-8 de 243 pages.　　　　　　　4 fr.

— **Leçons de clinique médicale**. Paris, 1877, gr. in-8° xi-552 p.　7 fr. 50

— **Éléments de médecine pratique**, contenant le traitement homœopathique de chaque maladie. *Deuxième édition*. Paris, 1877, 2 vol. in-8. 15 fr.

JULLIEN (Louis). Traité pratique des maladies vénériennes, 1879, 1 volume in-8 de 1120 pages avec 127 figures, cartonné.　　　20 fr.

— **De la transfusion du sang**, 1875, 1 vol. in-8 de 329 pag. avec fig.　5 fr.

KIENER (L. C.). Species général et iconographie des coquilles vivantes, comprenant la collection du Muséum d'histoire naturelle de Paris, la collection Lamarck et les découvertes récentes des voyageurs, par L. C. Kiener, continuée par le Dr Fischer, aide-naturaliste au Muséum d'histoire naturelle. Paris, 1837-1880, 12 vol. in-8° avec 902 planches col.　900 fr.
　L'ouvrage est complet en 165 livraisons. Prix de chacune, de 6 planches color. et 24 pages de texte, grand in-8, fig. color. 6 fr. — In-4, fig. col.　　　　　　　　　　　　　　12 fr.
　Les livraisons 139 et 140 contiennent le texte complet du genre TURBO rédigé par M. Fischer. 128 pages et 6 pl. nouv.
　Les livraisons 141 à 165 contiennent le texte du genre TROQUE et 70 planches nouvelles par M. Fischer, pl. 44, 47 à 49, 53, 54, 57 à 120 (fin de l'ouvrage).
　On peut acquérir chaque famille, chaque genre séparément.

KOEBERLÉ. Des maladies des ovaires et de l'ovariotomie, par E. Koeberlé. Paris, 1878, in-8, 135 pages avec figures.　　　　　4 fr. 50

KUSS et DUVAL. Cours de physiologie, d'après l'enseignement du professeur Kuss, publié par Mathias Duval, professeur agrégé de la Faculté de médecine de Paris. *Quatrième édition*, complétée par l'exposé des travaux les plus récents. Paris, 1879, 1 v. in-18 jés., viii-660 p., avec 160 fig., cart.　　　　　　　　　　　　　　8 fr.

LABADIE-LAGRAVE. Du froid en thérapeutique, par le docteur F. Labadie-Lagrave, médecin des hôpitaux de Paris. Paris, 1878, 1 volume, in-8°, 282 pages, avec 26 pl. et fig.　　　　　6 fr.
　Voy. Hammond, page 20.

LABOULBÈNE. Nouveaux éléments d'anatomie pathologique descriptive et histologique. Paris, 1879, 1 vol. gr. in-8, 930 pages, avec 297 fig. dans le texte, cartonné. . . . . 20 fr.

— **L'Hôpital de la Charité** de Paris. 1606-1878. Paris, 1879, in-8. 3 fr.

LANDOUZY (L.). Des paralysies dans les maladies aiguës. Paris, 1880, in-8. 362 pages. . . . . 6 fr.

LA POMMERAIS. Cours d'Homœopathie, par le docteur Ed. Couty de la Pommerais. Paris, 1863, in-8, 555 pages. . . . . 4 fr.

LAVALLÉE (A). Arboretum segrezianum, icones selectæ arborum et fruticum in hortis segrezianis collectorum. *Livraison* 1 à 5. Paris, 1880-1882, in-4 de 90 pages et 30 pl. . . . . 50 fr.

Cet ouvrage formera 2 volumes in-4 jésus, de 60 planches chacun; il paraîtra en livraisons de 6 pl. avec texte explicatif. Prix de chaque livraison . 10 fr.

LAVERAN (A.). Nature parasitaire des accidents de l'impaludisme, description d'un nouveau parasite, trouvé dans le sang des malades atteints de fièvre palustre. Paris, 1881, in-8, de 101 pages et 2 planches . . . . 3 fr. 50

LAVERAN et TEISSIER. Nouveaux éléments de pathologie et de clinique médicales, par A. Laveran, professeur agrégé à l'École de médecine militaire du Val-de-Grâce, et J. Teissier, professeur agrégé à la Faculté de médecine de Lyon. Paris, 1881, 2 vol. petit in-8 avec fig. Ouvrage complet. . . . . 18 fr.

LAYET. Hygiène des professions et des industries, précédé d'une étude générale des moyens de prévenir et de combattre les effets nuisibles de tout travail professionnel, 1875, 1 v. in-12 de xiv-560 pages. 5 fr.

LEBERT. Traité d'Anatomie pathologique générale et spéciale, ou Description et iconographie pathologique des affections morbides, tant liquides que solides, observées dans le corps humain. *Ouvrage complet.* Paris, 1855-1861. 2 vol. in-fol. de texte, et 2 vol. in-fol. comprenant 200 planches dessinées d'après nature, gravées et coloriées. . . . . . 615 fr.

Le tome Ier comprend : texte, 760 pages, et tome Ier, planches 1 à 94 (livraisons I à XX).

Le tome II comprend : texte, 734 pages, et le tome II, planches 95 à 200 (livraisons XXI à XLI).

On peut toujours souscrire en retirant régulièrement plusieurs livraisons. Chaque livraison est composée de 30 à 40 p. de texte, sur beau papier vélin, et de 5 pl in-folio gravées et coloriées. Prix de la livraison. 15 fr

Cet ouvrage est le fruit de plus de douze années d'observations dans les nombreux hôpitaux de Paris. Aidé du bienveillant concours des médecins et des chirurgiens de ces établissements, trouvant aussi des matériaux précieux et une source féconde dans les communications et les discussions des Sociétés anatomiques, de biologie, de chirurgie et médicale d'observation, M. Lebert réunissait tous les éléments pour entreprendre un travail aussi considérable.

Après l'examen des planches de M. Lebert, un des professeurs les plus compétents et les plus illustres de la Faculté de Paris, écrivait : « J'ai admiré l'exactitude, la beauté, la nouveauté des planches qui composent la majeure partie de cet ouvrage : j'ai été frappé de l'immensité des recherches originales et toutes propres à l'auteur qu'il a dû exiger. *Cet ouvrage n'a pas d'analogue en France ni dans aucun pays.* »

LE BLOND. Manuel de gymnastique hygiénique médicale, comprenant les exercices du corps et leurs applications au développement des forces, à la conservation de la santé et au traitement des maladies. Avec une Introduction par le docteur H. Bouvier. Paris, 1877, 1 vol. in-18 jésus, avec 80 fig. . . . . 5 fr.

LEFORT (Jules). Traité de chimie hydrologique comprenant des notions générales d'hydrologie et l'analyse chimique des eaux douces et des eaux minérales, 2e *édition*. Paris, 1873, 1 vol. in-8, 798 pages avec 50 figures et une planche chromolithographiée. . . . . 12 fr.

LEGOUEST. Traité de Chirurgie d'armée, par L. Legouest, médecin-inspecteur de l'armée. *Deuxième édition.* Paris, 1872, 1 fort vol. in-8 de 800 p. avec 149 fig. . . . . 14 fr.

LEGRAND du SAULLE. Les hystériques, Paris 1882 1 vol. in-8 de 400 pages. . . . .

LE JOLIS. Liste des algues marines de Cherbourg. Paris, 1880, in-8 168 pages, avec 6 planches. . . . . 5 fr.

LENHOSSEK. Des déformations artificielles du crâne. 1880, in-4, 134 pages, avec 3 pl. et 16 fig., cartonné. 14 fr.

LETIEVANT. Traité des sections nerveuses, physiologie pathologique, indications, procédés opératoires, par le docteur Letievant, chirurgien des hôpitaux de Lyon. Paris, 1873, 1 vol. in-8 avec 20 figures . . . . 8 fr.

LEUDET. Clinique médicale de l'Hôtel-Dieu de Rouen, 1874, 1 vol. in-8 de 650 pages. . . . . 8 fr.

LEURET et GRATIOLET. Anatomie comparée du système nerveux considérée dans ses rapports avec l'intelligence; 1839-1857. *Ouvrage complet.* 2 vol. in-8 et atlas de 32 pl. in-folio, dessinées d'après nature et gravées avec le plus grand soin. Fig. noires. . . . . 48 fr.
Le même, figures coloriées. . . . . 96 fr.
Séparément le tome II. Paris, 1857, in-8 de 692 pages, avec atlas de 16 planches dessinées d'après nature, gravées. Figures noires.. . 24 fr.
Figures coloriées. . . . . 48 fr.

LEVY (Michel). Traité d'hygiène publique et privée, par Michel Levy, directeur du Val-de-Grâce. *Sixième édition,* 1879, 2 vol. gr. in-8, ensemble 1900 pages avec figures. . . . . 20 fr.

LEYDEN (E). Traité clinique des maladies de la moelle épinière par E. Leyden, professeur de clinique médicale à l'Université de Berlin, traduit par les docteurs Eugène Richard et Ch. Viry, 1879, 1 vol. gr. 850 pages. . . . . 14 fr.

LIVON (Ch.) Manuel de vivisections par Ch. Livon, professeur d'anatomie et de physiologie à l'école de médecine de Marseille 1882, 1 vol. in-8 avec figures noires et col. . . . . 7 fr.
Dans une première partie, l'auteur passe en revue les généralités, c'est-à-dire tout ce que doit connaître celui qui veut entreprendre une vivisection ; dans une seconde il décrit les opérations qui se pratiquent sur les appareils digestif, circulatoire, urinaire, sur le système nerveux, etc.

LOCARD. Étude sur les variations malacologiques. Paris, 1881, 2 vol. gr. in-8, 1033 pages avec pl. . . . . 35 fr.

LOMBARD. Traité de climatologie médicale, comprenant la météorologie médicale et l'étude des influences du climat sur la santé, par le docteur H. C. Lombard, de Genève. Paris, 1877-1879, 4 vol. in-8°. 40 fr.

— **Atlas de la distribution géographique des principales maladies** dans ses rapports avec les climats. 1880, in-4° de 25 cartes imprimées en couleurs avec texte explicatif, cart. . . . . 12 fr.
Cet atlas est le complément nécessaire du *Traité de climatologie médicale.*

— **Les stations sanitaires au bord de la mer et dans les montagnes,** les stations hivernales, choix d'un climat pour prévenir ou guérir les maladies, 1880, in-8° 92 pages. . . . . 2 fr.

LORAIN. Études de médecine clinique et physiologique. *Le Choléra observé à l'hôpital Saint-Antoine.* Paris, 1868, 1 vol. grand in-8 raisin de 300 pages avec planches graphiques, dont plusieurs coloriées. 7 fr.

— *Le Pouls, ses variations et ses formes diverses dans les maladies.* Paris, 1870, 1 vol. gr. in-8, 372 pages avec 488 fig. . . . . 10 fr.

— **De la température du corps humain** et de ses variations dans les diverses maladies. Publication faite par les soins du professeur Brouardel, médecin de l'hôpital Saint-Antoine. 1878, 2 vol. gr. in-8, avec figures et portrait. . . . . 30 fr.

LORAIN. De l'Albuminurie. Paris, 1860, in-8, avec une planche. 2 fr. 50
— Voy. VALLEIX, *Guide du Médecin praticien.*

LUCAS-CHAMPIONNIÈRE (Just). Chirurgie antiseptique, principes, modes d'applications, et résultats. *Deuxième édition.* Paris, 1880, 1 vol. in-18, 305 pages et 15 figures. 5 fr.

LUTON. Études de thérapeutique, générale et spéciale avec applications aux maladies les plus usuelles, par A. LUTON, professeur de clinique médicale à l'École de médecine de Reims 1882, in-8, 472 pages.

LUYS (J.). Iconographie photographique des centres nerveux. Paris, 1873, 1 vol. gr. in-4° de texte et d'explication des planches VIII-74, 40 pages avec atlas de 70 photogr. et 65 schémas lithogr., cart. en 2 vol. . . . . 150 fr.
— **Études de physiologie et de pathologie cérébrales.** Des actions réflexes du cerveau dans les conditions normales et morbides de leurs manifestations. Paris, 1874, 1 vol. gr. in-8 de XII-200 pages, avec 2 pl. contenant 8 fig. tirées en lithographie et 2 fig. tirées en photoglyptie. 5 fr.

LYELL. L'Ancienneté de l'homme, prouvée par la géologie, et remarques sur les théories relatives à l'origine des espèces par variation. *Deuxième édition* française revue et corrigée par HAMY. Paris, 1870, in-8 de XVI-560 pag. avec 68 figures. — **Précis de Paléontologie humaine,** par HAMY, servant de supplément. Paris, 1870, 1 vol. in-8, avec figures. 16 fr.
— *Séparément,* **Précis de Paléontologie humaine,** par HAMY. Paris, 1870, 1 vol. in-8 avec fig. . . . . 7 fr.

MAGITOT (E.). Mémoire sur les tumeurs du périoste dentaire et sur l'ostéo-périostite alvéolo-dentaire. *Deuxième édit.* Paris, 1873, in-8, avec 1 pl. . . . . 3 fr.

MAGNE. Hygiène de la vue, par le docteur A. MAGNE. *Quatrième édition,* revue et augmentée. Paris, 1866, in-18 jés. de 350 p. avec 30 fig. 3 fr.

MAGNIN (Antoine). Recherches sur la géographie botanique du Lyonnais. Bas-plateaux lyonnais, Cotière méridionale de la Dombes, 1880, 1 vol. grand in-8° 160 pages avec 2 cartes coloriées. . . . . 8 fr.

MAHÉ. Manuel pratique d'hygiène navale, ou des moyens de conserver la santé des gens de mer, à l'usage des officiers mariniers et marins des équipages de la flotte. Ouvrage publié sous les auspices du ministre de la marine et des colonies. Paris, 1874, 1 vol. in-18 de XV-451 pages. Cartonné. . . . . 3 fr. 50
— **Programme de séméiotique et d'étiologie, pour l'étude des maladies exotiques et principalement des maladies des pays chauds,** 1879, 1 vol. in-8°, 428 pages. . . . . 7 fr.

MARCHAND (A. H.). Étude sur l'extirpation de l'extrémité inférieure du rectum, par le docteur A.-H. MARCHAND, professeur agrégé de la Faculté de médecine de Paris. Paris, 1873, in-8 de 124 pages. 2 fr. 50
— **Des accidents qui peuvent compliquer la réduction des luxations traumatiques.** 1875, 1 vol. in-8 de 149 pages. . . . . 3 fr.

MARCHANT (G.) Des épanchements sanguins intracraniens consécutifs autraumatisme, 1881 in-8, 200 pages. . . . . 4 fr. 50

MARTIN (F.). Les cimetières et la crémation, étude historique et critique. Paris, 1881, in-8, 182 pages. . . . . 5 fr.

MARTINS. Du Spitzberg au Sahara. Étapes d'un naturaliste au Spitzberg, en Laponie, en Écosse, en Suisse, en France, en Italie, en Orient, en Égypte et en Algérie par CHARLES MARTINS, professeur d'histoire naturelle à la Faculté de Montpellier. Paris, 1866, in-8, XVI-620 pages. . . 8 fr.

MARVAUD (Angel). Les aliments d'épargne : alcool et boissons aromatiques, café, thé, coca, cacao, maté, par le docteur MARVAUD. 2° édit. Paris, 1874, 1 vol. in-8 de 504 pages avec figures. . . . . 6 fr.

MARVAUD. Le sommeil et l'insomnie, étude physiologique, clinique et thérapeutique. Paris, 1881, in-8, 137 pages. . . . . 3 fr. 50

MAYER. Des Rapports conjugaux, considérés sous le triple point de vue de la population, de la santé et de la morale publique. *Septième édit.*, revue et augmentée. Paris, 1881, 1 v. in-18 jésus de 422 pag.. . . 3 fr.

— **Conseils aux femmes sur l'âge de retour**, médecine et hygiène. Paris, 1875, 1 vol. in-12 de 256 pages. . . . . 3 fr.

MEHU. Voir *Annuaire pharmaceutique*, page 6.

MÉLIER. Relation de la fièvre jaune, survenue à Saint-Nazaire en 1861, lue à l'Académie de médecine en avril 1863, suivie d'une réponse aux discours prononcés dans le cours de la discussion et de la loi anglaise sur les quarantaines. 1863, in-4 de 276 pages avec 3 cartes. . . . 10 fr.

MIARD (A.). Des troubles fonctionnels et organiques, de l'amétropie et de la myopie en particulier, de l'accommodation binoculaire et cutanée dans les vices de la réfraction, Paris, 1873, 1 vol. in-8 de viii-460 p. 7 fr.

MOITESSIER. La Photographie appliquée aux recherches micrographiques, Paris, 1866, 1 vol. in-18 jésus, avec 41 figures gravées d'après des photographies et 3 planches photographiques. . . . . . . 7 fr.

MOLINARI (Ph. de). Guide de l'homœopathiste, indiquant les moyens de se traiter soi-même dans les maladies les plus communes en attendant la visite du médecin. *Seconde édit.* Bruxelles, 1861, in-18, 256 pag. 5 fr.

MONDOT (Louis). De la stérilité de la femme, 1 vol. in-18, vii-400 pages. . . . . 5 fr.

MONOD. Étude sur l'angiome simple sous-cutané circonscrit, nævus vasculaire sous-cutané, angiome lipomateux, angiome lobulé, suivi de quelques remarques sur les angiomes circonscrits de l'orbite, 1873, in-8 de 86 pages avec 2 planches. . . . . 2 fr. 50

— **Étude comparative des diverses méthodes de l'Exérèse.** 1875, 1 vol. in-8 de 175 pages. . . . . 2 fr. 50

MOQUIN-TANDON. Éléments de Botanique médicale, contenant la description des végétaux utiles à la médecine et des espèces nuisibles à l'homme, vénéneuses ou parasites, précédée de Considérations sur l'organisation et la classification des végétaux. *Troisième édition.* Paris, 1875, 1 vol. in-18 jésus, avec 128 figures. . . . . 6 fr.

MOQUIN-TANDON. Histoire naturelle des Mollusques terrestres et fluviatiles de France, contenant des études générales sur leur anatomie et leur physiologie, et la description particulière des genres, des espèces, des variétés. Ouvrage complet. Paris, 1855, 2 vol. grand in-8 de 450 pages, avec un Atlas de 54 planches dessinées d'après nature et gravées. L'ouvrage complet, avec figures noires. . . . . . . 42 fr.

L'ouvrage complet avec figures coloriées. . . . . 66 fr.

Cartonnage de 3 vol. grand in-8. . . . . 4 fr. 50

Le tome Iᵉʳ comprend les études sur l'anatomie et la physiologie des mollusques. — Le tome II comprend la description particulière des genres, des espèces et des variétés.

L'ouvrage de M. Moquin-Tandon est utile non-seulement aux savants, aux professeurs, mais encore aux collecteurs de coquilles, aux simples amateurs.

MORACHE. Traité d'hygiène militaire, Paris, 1874, 1 vol. in-8 de 1050 pages avec 175 figures. . . . . 16 fr.

MOREL (Ch.) Traité élémentaire d'histologie humaine, normale et pathologique, précédé d'un exposé des moyens d'observer au microscope. par le docteur Ch. MOREL, professeur d'histologie à la Faculté de médecine de Nancy. *Troisième édition.* Paris, 1880, in-8, 418 pages avec atlas de 36 planches dessinées d'après nature par A. VILLEMIN. 16 fr.

NAEGELÉ et GRENSER. Traité pratique de l'art des accouchements, traduit sur la dernière édition allemande, annoté et mis au courant des derniers progrès de la science, par G. A. AUBENAS, profess. à la Faculté de médecine de Strasbourg. Ouvrage précédé d'une introduction par J. A. STOLTZ, doyen de la Faculté de médecine de Nancy. *Deuxième édition*. Paris, 1880, 1 vol. in-8 de 800 pages, avec une planche sur acier et 207 figures. 12 fr.

NOTHNAGEL et ROSSBACH. Nouveaux éléments de matière médicale et de thérapeutique, exposé de l'action physiologique et thérapeutique des médicaments, par les professeurs NOTHNAGEL et ROSSBACH. Traduction par le docteur ALQUIER, avec une introduction par Ch. BOUCHARD, professeur de pathologie et de thérapeutique générales à la Faculté de médecine de Paris. 1880, 1 vol. in-8 de xxxii-860 pages. . . . . 14 fr.

NUSSBAUM (J. N. de). Le pansement antiseptique, exposé specialement d'après la méthode de Lister. Traduit par le docteur E. DE LA HARPE, 1880, gr. in-8, 185 pages. . . . . 3 fr.

ORÉ. Le chloral et la médication intra-veineuse, études de physiologie expérimentale, application à la thérapeutique et à la toxicologie. 1877, 1 vol. gr. in-8, 384 p., avec 3 pl. chromolithograph. et graphiques. 9 fr.
— **Études historiques, physiologiques et cliniques sur la transfusion du sang**. *Deuxième édition*. Paris, 1876, in-8, 704 p., avec pl. et fig. 12 fr.

ORIARD (F.). L'homœopathie mise à la portée de tout le monde. *Troisième édition*. Paris, 1863, in-18 jésus, 370 pages. . . . . . 4 fr.

* **ORIBASE. Œuvres**, texte grec, en grande partie inédit, collationné sur les manuscrits, traduit pour la première fois en français, avec une introduction, des notes, des tables et des planches, par les docteurs BUSSEMAKER, DAREMBERG et A. MOLINIER. Paris, 1851-1876, 6 vol. in-8 de 700 pages chacun. Ouvrage complet. . . . . 72 fr.

OUDET. Recherches anatomiques, physiologiques et microscopiques sur les Dents et sur leurs maladies, comprenant : 1° Mémoire sur l'altération des dents désignée sous le nom de carie; 2° sur l'odontogénie; 3° sur les dents à couronnes; 4° de l'accroissement continu des dents incisives chez les rongeurs. Paris, 1862, in-8, avec une pl. . . . . 4 fr.

PARENT-DUCHATELET. De la Prostitution dans la ville de Paris, considérée sous le rapport de l'hygiène publique, de la morale et de l'administration; ouvrage appuyé de documents statistiques puisés dans les archives de la préfecture de police. *Troisième édition*, complétée par des documents nouveaux et des notes, par MM. A. TRÉBUCHET et POIRAT-DUVAL, chefs de bureau à la préfecture de police, suivie d'un précis hygiénique, statistique et administratif sur la prostitution dans les principales villes de l'Europe. Paris, 1857; 2 forts volumes in-8 de chacun 750 pages avec cartes et tableaux. . . . . 18 fr.

Le *Précis hygiénique, statistique et administratif sur la Prostitution dans les principales villes de l'Europe* comprend pour la France : Bordeaux, Brest, Lyon, Marseille, Nantes, Strasbourg, l'Algérie; pour l'Etranger : l'Angleterre et l'Ecosse, Berlin, Berne, Bruxelles, Christiania, Copenhague, l'Espagne, Hambourg, la Hollande, Rome, Turin.

PARISEL. *Voy.* ANNUAIRE PHARMACEUTIQUE, page 6.

PARSEVAL (LUD.). Observations pratiques de SAMUEL HAHNEMANN, et Classification de ses recherches sur les **Propriétés caractéristiques des médicaments**. Paris, 1857-1860, in-8 de 400 pages. . . . . 6 fr.

PAULET et LÉVEILLÉ. Iconographie des Champignons, de PAULET. Recueil de 217 planches dessinées d'après nature, gravées et coloriées, accompagné d'un texte nouveau présentant la description des espèces figurées, leur synonymie, l'indication de leurs propriétés utiles ou vénéneuses l'époque et les lieux où elles croissent, par J. H. LÉVEILLÉ. Paris, 1855, 1 vol. in-folio de 135 pages, avec 217 planches coloriées, cartonné. 170 fr.

Séparément le texte, par M. LÉVEILLÉ, pet. in-fol. de 135 pages. 20 fr.
Séparément chacune des dernières planches in-folio coloriées. . 1 fr.

PENARD. Guide pratique de l'Accoucheur et de la Sage-Femme. *Cinquième édition*. Paris, 1879, 1 vol. in-18, xxiv-550 p., avec 142 fig. 5 fr.

PERRET. Erreurs et superstitions, doctrines médicales, par le docteur L. Perret. Paris, 1879, 1 vol. in-8, xii-350 pages. . . . . . . 5 fr.

PERRUSSEL (H.) Guide médical et hygienique de la mère de famille, 1882, 1 vol. in-18 496 pages, cartonné. . . . . 7 fr.

PEYROT. De la valeur thérapeutique et opératoire de l'iridectomie, par le Dr J. J. Peyrot, chirurgien des hôpitaux. 1878, gr. in-8° 104 p. 5 fr. 50

PHARMACOPÉE FRANÇAISE. Voy. *Codex medicamentarius*, page 11.

PICTET. Traité de Paléontologie, ou Histoire naturelle des animaux fossiles considérés dans leurs rapports zoologiques et géologiques, *Deuxième édition*, corrigée et augmentée. Paris, 1853-1857, 4 volumes in-8, avec atlas de 110 planches grand in-4. . . . . 80 fr.

PIESSE. Des odeurs, des parfums et des cosmétiques, histoire naturelle, composition chimique, préparation, recettes, industrie, effets physiologiques et hygiène des poudres, vinaigres, dentifrices, pommades, fards, savons, eaux aromatiques, essences, infusions, teintures, alcoolats, sachets, etc., par S. Piesse, chimiste-parfumeur à Londres. *Seconde édition* française. 1877, in-18 jés. de xxxvi-580 p., avec 92 fig. 7 fr.

PINARD. Les vices de conformation du bassin, étudiés au point de vue de la forme et des diamètres antéro-postérieurs. Recherches nouvelles de pelvimétrie et de pelvigraphie, 1874, in-4 de 64 pages, avec 100 planches représentant 100 bassins de grandeur naturelle. . . . . . 7 fr.

— **Des contre-indications de la version dans la présentation de l'épaule et** des moyens qui peuvent remplacer cette opération. 1875, in-8 de 140 p. 3 fr.

POINCARÉ. Le système nerveux au point de vue normal et pathologique, leçons de physiologie, par le docteur Poincaré, professeur à la Faculté de Nancy. 1873-1876, 3 vol. in-8 de 500 p., avec fig. 18 fr.
— Séparément le tome III. *Le système nerveux périphérique* au point de vue normal et pathologique. Paris, 1876, in-8, 600 pages avec fig. 8 fr.

PROST-LACUZON. Formulaire pathogénétique usuel, ou G de homœopathique pour traiter soi-même les maladie *Cinquième édi on*, corrigée et augmentée. Paris, 1877, 1 vol. in-18 d xii-582 pages. . 6 fr.

PROST-LACUZON et BERGER. Dictionnaire vétérinaire homœopathique, ou guide homœopathique pour traiter soi-même les maladies des animaux domestiques, 1865, in-18 jésus de 486 pages. . . . . . 4 fr. 50

QUATREFAGES et HAMY. Les Crânes des races humaines décrits et figurés d'après les collections du Muséum d'histoire naturelle de Paris, de la Société d'Anthropologie de Paris et les principales collections de la France et de l'Etranger, par A. de Quatrefages, membre de l'Institut, professeur au Muséum, et Ern. Hamy, aide-naturaliste au Muséum. *Ouvrage omplet*. 1881, in-4 de 500 p. avec 100 planches lith. et fig. 160 fr.
L'ouvrage completen 11 livraisons, chacune de 5 à 6 feuilles de texte et de 10 pl. — Prix de chaque livraison. . . . . 14 fr.

RACLE. Traité de Diagnostic médical. Guide clinique pour l'étude des signes caractéristiques des maladies, contenant un Précis des procédés physiques et chimiques d'exploration clinique, par le docteur V. A. Racle. *Sixième édition*, par Ch. Fernet et I. Straus, médecins des hôpitaux, agrégés de la Faculté. Paris, 1878, 1 vol. in-18 jésus, xii-860 pages, avec 99 fig., cart. . . . . 8 fr.

RANVIER (L). Leçons d'anatomie générale, faites au Collège de France. *Appareils nerveux terminaux des muscles de la vie organique* : cœurs sanguins, cœurs lymphatiques, œsophage, muscles lisses par L. Ranvier, professeur au Collège de France. Leçons recueillies par MM. Weber et Lataste, revues par le professeur. 1880, 1 vol. in-8° vii-536 pages avec figures et tracés. . . . . 10 fr.

—, **Terminaisons nerveuses sensitives, cornée.** Paris 1881, 1 vol. in-8, avec figures. . . . . 10 fr.

RAOULT DESLONGCHAMPS. Du traitement des fractures des membres, nouvelle méthode dispensant du séjour au lit et permettant le transport du blessé, au moyen de nouveaux appareils en zinc laminé, par V. RAOULT DESLONGCHAMPS, médecin principal de l'armée. 1 vol. in-8, VIII-440 pages avec figures. . . . . 6 fr.

REDARD (Paul). De la section des nerfs ciliaires et du nerf optique, 1879, in-8°, 156 pages. . . . . 3 fr. 50

— **Examen de la vision chez les employés de chemins de fer.** Rapport présenté à M. le Ministre des Travaux publics. Paris, 1880, in-8, 64 pages avec quatre planches coloriées. . . . . 4 fr.

REMAK. Galvanothérapie, ou de l'application du courant galvanique constant au traitement des maladies nerveuses et musculaires. Paris, 1860, 1 vol. in-8 de 467 pages. . . . . 7 fr.

RENOUARD. Lettres philosophiques et historiques sur la Médecine au XIX° siècle. *Troisième édition*. Paris, 1861, in-8 de 240 p. . 3 fr. 50

REVEIL. Formulaire raisonné des Médicaments nouveaux et des médications nouvelles, suivi de notions sur l'aérothérapie, l'hydrothérapie, l'électrothérapie, la kinésithérapie et l'hydrologie médicale. *Deuxième édition*, revue et corrigée. Paris, 1865, 1 vol. in-18 jésus de XII-698 pages avec figures . . . . 6 fr.

—**Annuaire pharmaceutique.** *Voy.* ANNUAIRE, page 6.

RÉVEILLÉ-PARISE. Guide pratique des goutteux et des rhumatisants, Édition refondue par E. CARRIÈRE. Paris, 1878. 1 vol. in-18 jésus, VIII-306 pages. . . . . 3 fr. 50

— **Physiologie et hygiène** des hommes livrés aux travaux de l'esprit, édition entièrement refondue et mise au courant des progrès de la science par le D^r ED. CARRIÈRE, Lauréat de l'Institut. 1881, 1 vol. in-18 jésus, 435 pages. 4 fr.

REYNIER. (P.) Des nerfs du cœur, anatomie et physiologie. Paris, 1880, gr. in-8 de 171 pag. . . . . 4 fr.

RIANT. Matériel de secours à l'Exposition. Paris, 1878, in-8 avec fig. 4 fr.

RIBES. Traité d'Hygiène thérapeutique, ou Application des moyens de l'hygiène au traitement des maladies, 1860, 1 v. in-8 de 828 p. . . 10 fr.

RICHARD. Histoire de la génération chez l'homme et chez la femme, par le docteur David RICHARD. 1875, 1 vol. de 350 pages, avec 8 planches gravées en taille-douce et tirées en couleur. Cart. . . . . 12 fr.

— **Histoire de la génération** chez l'homme et chez la femme. 1881, 1 vol. in-18 jésus de 320 pages, avec figures. . . . . 3 fr. 50

RICHELOT. De la péritonite herniaire et de ses rapports avec l'étranglement, par L. G. RICHELOT, professeur agrégé de la Faculté de médecine. Paris, 1874, in-8 de 88 pages. . . . . 2 fr.

— **Du tétanos.** 1875, in-8 de 147 pages. . . . . 3 fr.

— **Des tumeurs kystiques de la mamelle.** Paris, 1878, gr. in-8°, 130 p., avec fig. dans le texte. . . . . 3 fr. 50

RICORD. Lettres sur la Syphilis adressées à M. le Rédacteur en chef de *l'Union médicale*, suivies des discours à l'Académie de médecine sur la syphilisation et la transmission des accidents secondaires. *Troisième édit*. Paris, 1863. 1 v. in-18 jésus de VI-558 pages. . . . . . . 4 fr.

RINDFLEISCH (Édouard). **Traité d'histologie pathologique**, traduit et annoté par .e docteur F. GROSS, professeur à la Faculté de médecine de Nancy. Paris, 1873, 1 vol. grand in-8 de 739 pages avec 260 figures. . . . . 14 fr.

RIVIÈRE (E.). **Paleoethnologie. Antiquité de l'homme** dans les Alpes-Maritimes. Paris, 1879-1881, livraisons I à VIII. In-4 avec planches lithographiées et figurés intercalées dans le texte. Prix de chaque livraison. 5 fr. Formera 10 livraisons

ROBIN (A). **Des troubles oculaires dans les maladies de l'encéphale.** Paris, 1880, 1 vol. in-8 de 601 pag., avec 46 fig. et 1 pl. lithogr.. . 9 fr.

ROBIN. (Ch) **Traité du microscope**, et des injections, de leur emploi, de leurs applications à l'anatomie humaine et comparée, à la physiologie, à la pathologie médico-chirurgicale, à l'histoire naturelle animale et végétale et à l'économie agricole. *Deuxième édition.* 1877, 1 vol. in-8 1101 pages avec 336 figures, cart.. 20 fr.

— **Leçons sur les humeurs** normales et morbides du corps de l'homme, professées à la Faculté de médecine de Paris. *Deuxième édition.* Paris, 1874, 1 vol. in-8 de 1008 pages avec 35 figures, cart.. . . . . . 18 fr.

— **Anatomie et physiologie cellulaires**, ou des cellules animales et végétales, du protoplasma et des éléments normaux et pathologiques qui en dérivent. Paris, 1873, 1 vol. in-8 de 640 p., avec 83 fig., cart. 16 fr.

— **Programme du cours d'Histologie.** *Deuxième édition.* Paris, 1870, 1 vol. in-8 de XL-416 pages. . . . . 6 fr.

— **Mémoire sur la rétraction, la cicatrisation et l'inflammation des vaisseaux ombilicaux** et sur le système ligamenteux qui leur succède. Paris, 1860, 1 vol. in-4 avec 5 planches lithographiées, . . . 3 fr. 50

— **Mémoire sur les modifications de la muqueuse utérine** pendant et après la grossesse. Paris, 1861, in-4, avec 5 pl. lithographiées. 4 fr. 50

— **Mémoire sur l'évolution de la notocorde**, des cavités des disques intervertébraux et de leur contenu gélatineux. Paris, 1868, 1 vol. in-4, 202 pages avec 12 planches . . . . 12 fr.

— **Mémoire sur le développement embryogénique des Hirudinées.** Paris, 1875, in-4 de 472 p., avec 19 planches . . . . 20 fr.

— **et LITTRÉ.** Voy. *Dictionnaire de médecine.* Quatorzième édition, p. 14

ROBIN (Ch.). **et VERDEIL. Traité de Chimie anatomique et physiologique** normale et pathologique, ou des Principes immédiats normaux et morbides qui constituent le corps de l'homme et des mammifères. 1853, 3 forts volumes in-8, avec atlas de 45 planches dessinées d'après nature, gravées, en partie coloriées. . . . . 36 fr.

ROBINSKI. Du développement du typhus exanthématique, sous l'influence des eaux malsaines et d'une mauvaise alimentation 1881, in-8. . . . . 4 fr.

ROCHARD. Histoire de la chirurgie française au XIX⁰ siècle, étude historique et critique sur les progrès faits en chirurgie et dans les sciences qui s'y rapportent, depuis la suppression de l'Académie royale de chirurgie jusqu'à l'époque actuelle, par le docteur JULES ROCHARD, inspecteur du service de santé de la marine. Paris, 1875, 1 v. in-8 de xvi-800 p. 12 fr.

ROUBAUD (Félix). **Traité de l'impuissance et de la stérilité**, chez l'homme et chez la femme, comprenant l'exposition des moyens recommandés pour y remédier. 3ᵉ *édition*. Paris, 1876, in-8 de 804 pages. 8 fr.

ROUSSEL (A.). **De la syphilis tertiaire** dans la seconde enfance et chez les adolescents. Etude accompagnée d'observations recueillies à l'hospice de l'Antiquaille de Lyon. Paris, 1881. gr. in-8, 141 pages. . . 4 fr. 50

ROUSSEL. (**Th**). **Traité de la pellagre et des pseudo-pellagres**. Ouvrage couronné par l'Institut de France. 1866, 1 vol. in-8 de 656 pages. . . . . 10 fr.

ROUX (J.). De l'ostéomyélite et des amputations secondaires, d'après les observations recueillies à l'hôpital de la marine de Saint-Mandrier (Toulon, 1859) sur les blessés de l'armée d'Italie, 1860, 1 vol. in-4, avec 6 planches lithographiées. . . . . 5 fr.

RUFUS (**d'Ephèse**). **Œuvres**. Texte collationné sur les manuscrits, traduit pour la première fois en français avec une introduction. Publication commencée par le docteur Ch. DAREMBERG, continuée et terminée par Ch.-Émile RUELLE. 1880, 1 vol. grand in-8°, LIV-678 pages. . 12 fr.

SABATIER (Z. L.). Des températures générale et locale, dans les maladies du cœur, 1881, in-8 avec planches. . . . . 5 fr. 50

SAINT-VINCENT. Nouvelle médecine des familles à la ville et à la campagne, à l'usage des familles, des maisons d'éducation, des écoles communales, des curés, des sœurs hospitalières, des dames de charité et de toutes les personnes bienfaisantes qui se dévouent au soulagement des malades : remèdes sous la main, premiers soins avant l'arrivée du médecin et du chirurgien, art de soigner les malades et les convalescents, par le docteur A. C. DE SAINT-VINCENT. *Cinquième édition*. Paris, 1879, 1 vol. in-18 jésus de 451 pages avec 142 figures. Cartonné. . 3 fr. 50

SAUREL. Traité de Chirurgie navale, suivi d'un Résumé de leçons sur **le service chirurgical de la flotte**, par le docteur J. ROCHARD, inspecteur du service de santé de la marine. Paris, 1861, in-8 de 600 pages, avec 106 figures. . . . . 8 fr.

SCHWARTZ (Ch. E.). Ostéosarcomes des membres. Paris, 1880, gr. in-8 de 267 pages. . . . . 4 fr.

SCHIMPER. Traité de Paléontologie végétale, ou la flore du monde primitif dans ses rapports avec les formations géologiques et la flore du monde actuel, par W. P. SCHIMPER, professeur de géologie à la Faculté des sciences et directeur du Musée d'histoire naturelle de Strasbourg. Paris, 1869-1874, 3 vol. grand in-8, avec atlas de 110 planches grand in-4, lithographiées. . . . . 150 fr.
    Séparément, t. III. Paris, 1874, 1 vol. gr. in-8 de 850 p. avec atlas de 20 pl. 50 fr.

SCHRIBAUX et NANOT. Éléments de botanique agricole, à l'usage des Écoles d'agriculture, des Écoles normales et de l'enseignement agricole départemental, 1882, 1 vol. in-18 de 328 pages, avec 262 figures intercalées dans le texte. . . . . 7 fr.

SEMMOLA. Médecine vieille et médecine nouvelle, par le Dr M. SEMMOLA, professeur de thérapeutique à l'Université de Naples, traduit par GIRERD. 1881, 1 vol. in-8, 109 pages. 2 fr. 50

SERRES (E.). Anatomie comparée transcendante, Principes d'embryogénie, de zoogénie et de tératogénie. Paris, 1859, 1 vol. in-4 de 942 pages avec 26 planches . . . . 16 fr.

SICHEL. Iconographie opththalmologique, ou Description avec figures coloriées des maladies de l'organe de la vue, comprenant l'anatomie pathologique, la pathologie et la thérapeutique médico-chirurgicales, par le docteur J. SICHEL, professeur d'ophthalmologie. Paris, 1852-1859. *Ouvrage complet*. 2 vol. grand in-4 dont 1 vol. de 840 pages de texte, et 1 volume de 80 planches dessinées d'après nature, gravées et coloriées avec le plus grand soin, accompagnées d'un texte descriptif. . . . . 172 fr. 50
    Demi-rel. des deux vol, dos de maroquin, tr. supérieure dorée. 15 fr.
    Cet ouvrage est complet en 23 livraisons. Prix de chaque livraison. . . 7 fr. 50
    On peut se procurer séparément les dernières livraisons.

SIEBOLD. Lettres obstétricales, traduit de l'allemand, avec introduction et des notes, par J. A. Stoltz, Paris, 1866, in-18, 268 pages. 2 fr. 50

SIMON (LÉON). Des Maladies vénériennes et de leur traitement homœopathique, 1860, 1 vol. in-18 jésus, xii-744 pages. . . . . . 6 fr.
— *Voy.* Hering, p. 20.

SIMPSON. Clinique obstétricale et gynécologique. Traduit et annoté par G. Chantreuil, professeur agrégé à la Faculté de médecine de Paris. 1874, 1 vol. grand in-8 de 820 p. avec fig. . . . . 12 fr.

SOUBEIRAN. Nouveau dictionnaire des falsifications et des altérations des aliments, des médicaments et de quelques produits employés dans les arts, l'industrie et l'économie domestique ; exposé des moyens scientifiques et pratiques d'en reconnaître le degré de pureté, l'état de conservation, de constater les fraudes dont ils sont l'objet, par J. Léon Soubeiran, professeur à l'École supérieure de pharmacie de Montpellier. Paris, 1874, 1 vol. grand in-8 de 640 pages avec 218 fig. Cart. . . . . . 14 fr.

STRAUS. Des ictères chroniques, par le docteur Isidore Straus, médecin du bureau central des hôpitaux. Paris, 1878, in-8°, 176 p. . 3 fr. 50
— Voy. Racle. *Diagnostic.*

SYPHILIS VACCINALE (De la). Communications à l'Académie de médecine, par MM. Depaul, Ricord, Blot, Jules Guérin, Trousseau, Devergie, Briquet, Gibert, Bouvier, Bousquet, suivies de mémoires sur la transmission de la syphilis par vaccination animale, par A. Viennois Pellizari, Palasciano, Phillipeaux et Auzias-Turenne. Paris, 1865, in-8 de 392 pages . . . . 6 fr

TARDIEU (A). Médecine légale : folie, pendaison, empoisonnement, attentats aux mœurs, avortement, infanticide, blessures, maladies accidentelles, identité. 9 vol. in-8. . . . . 54 fr.
— **Étude médico-légale sur la folie.** 2° édition, Paris, 1880. 1 vol. in-8 de xxii-610 pages avec 15 fac-simile d'écriture d'aliénés. . . . . . 7 fr.
— **Étude médico-légale sur la pendaison, la strangulation et la suffocation,** 2° édit., Paris, 1879, 1 vol. in-8, xii-354 pages avec pl. 5 fr.
— **Étude médico-légale et clinique sur l'empoisonnement** (avec la collaboration de M. Z. Roussin, pour la partie de l'expertise médico-légale relative à la recherche chimique des poisons). *Deuxième édition.* Paris, 1875, 1 vol. in-8 de 1072 pages avec 2 planches et 52 figures. . 14 fr.
— **Étude médico-légale sur les Attentats aux mœurs.** *Septième édition.* Paris, 1878, in-8 de 224 pages, 5 planches gravées. . . . . 5 fr.

TARDIEU (A.). Étude médico-légale sur l'Avortement, suivie d'une note su l'obligation de déclarer à l'état civil les fœtus mort-nés et d'observations et recherches pour servir à l'histoire médico-légale des grossesses fausses et simulées. 4° *édition.* Paris, 1881, in-8, viii-300 pages. . 4 fr.
— **Étude médico-légale sur l'infanticide.** 2° édit. 1880, Paris, 1 vol. in-8, avec 3 planches coloriées. . . . . 6 fr.
— **Étude médico-légale sur les blessures** comprenant les blessures en général et les blessures par imprudence, les coups et l'homicide involontaire. 1879, in-8. . . . . 6 fr.
— **Étude médico-légale sur les maladies accidentellement ou involontairement produites** par imprudence, négligence ou transmission contagieuse. Paris, 1878, in-8, de 300 pages. . . . . 4 fr.
— **Question médico-légale de l'identité** dans ses rapports avec les vices de conformation des organes sexuels, contenant les souvenirs et impressions d'un individu dont le sexe avait été méconnu. *Deuxième édition.* Paris, 1874, 1 vol. in-8 de 176 pages. . . . . 3 fr.

TCHIHATCHEF (P. de). **Espagne, Algérie et Tunisie.** Paris, 1880, 1 vol. gr. in-8 de 995 pag. et 1 carte de l'Algérie. . . . . . . 12 fr.

TEISSIER. De la valeur thérapeutique des courants continus, par le docteur L. J. Teissier, professeur agrégé de la Faculté de médecine de Lyon. Paris, 1878, in-8°, 176 pages. . . . . 3 fr. 50
— *Voy.* Laveran.

TEMMINCK et LAUGIER. Nouveau Recueil de planches coloriées d'Oiseaux, pour servir de suite et de complément aux planches enluminées de Buffon. Ouvrage complet en 102 livr. Paris, 1822-1838, 5 vol. grand in-folio, avec 600 planches dessinées d'après nature, par Prêtre et Huet, gravées et coloriées. . . . . 1,000 fr.
   Le même avec 600 planches grand in-4, figures coloriées. . . . 750 fr.
   Demi-reliure, dos en maroquin, des 5 vol. grand in-fol. . . . 90 fr.
          Dito   des 5 vol. grand in-4. . . . . 60 fr.
   L'ouvrage est *complet* en 102 livraisons. La dernière livraison contient des tables scientifiques et méthodiques.

TESTE. Manuel pratique de Magnétisme animal. Exposition méthodique des procédés employés pour produire les phénomènes magnétiques et leur application à l'étude et au traitement des maladies. *Quatrième édition*, 1853, in-12. . . . . 4 fr.
— **Systématisation pratique de la Matière médicale homœopathique.** Paris, 1853, 1 vol in-8 de 616 pages. . . . . 8 fr.
— **Traité homœopathique des maladies aiguës et chroniques des Enfants.** *Deuxième édition.* Paris, 1856, in-18 de 420 pages . . 4 fr. 50
— **Comment on devient homœopathe.** *Troisième édition*, Paris, 1873. 1 vol. in-18 jésus de 322 pages. . . . . 3 fr. 50
— **Du Brome** contre la diphthérie. 1879, in-8. . . . . 1 fr. 50

THOMPSON (H). **Traité pratique des maladies des voies urinaires,** par sir Henry Thompson, professeur de clinique chirurgicale et chirurgien à University Collège hospital. 2° édition, revue et complétée avec le concours d: l'auteur; précédé de **Leçons cliniques sur les maladies des voies urinaires.** Traduction par le docteur E. Le Juge de Segrais, *Deuxième édition.* Paris, 1881. 1 vol. in-8 de 1,000 pages avec 280 figures. . . . . 20 fr.

TRIPIER (Aug.). **Manuel d'électrothérapie.** Exposé pratique et critique des applications médicales et chirurgicales de l'électricité. Paris, 1861, 1 vol. in-18 jésus, xii-624 pages, avec 89 figures. . . . . 6 fr.

TROUSSEAU. Clinique médicale de l'Hôtel-Dieu de Paris, par A. Trousseau, professeur à la Faculté de médecine de Paris, médecin de l'Hôtel-Dieu. *Sixième édition*, par le docteur Michel Peter. Paris, 1882, 3 v. in-8, ensemble 2616 p., avec un portrait gravé de l'auteur. 32 fr.
   Cette Sixième édition a reçu des augmentations considérables. Les sujets principaux que j'ai ajoutés à cette édition sont : les névralgies, la paralysie glosso-laryngée, l'aphasie, la rage, la cirrhose, l'ictère grave, le rhumatisme noueux, le rhumatisme cérébral, la chlorose, l'infection purulente, la phlébite utérine, la phlegmatia alba dolens, les phlegmons périhystériques, les phlegmons iliaques, les phlegmons périnéphriques, l'hématocèle rétro-utérine, l'ozène, etc., etc. (*Extrait de la préface de l'auteur.*)

TURCK. Méthode pratique de laryngoscopie. Paris, 1861, in-8 de 80 p., avec une pl. lithographiée et 29 figures. . . . . 3 fr. 50

VALETTE. Clinique chirurgicale de l'Hôtel-Dieu de Lyon, par 1875, 1 vol. in-8 de 720 pages avec figures . . . . 12 fr.

VALLEIX. Guide du Médecin praticien, ou Résumé général de Pathologie interne et de Thérapeutique appliquées *Cinquième édition*, entièrement refondue et contenant le résumé des travaux les plus récents, par P. Lo-

RAIN, médecin des hôpitaux de Paris, professeur agrégé de la Faculté de médecine, avec le concours de médecins civils et de médecins appartenant à l'armée et à la marine. Paris, 1866, 5 volumes grand in-8 de chacun 800 pages, avec 411 figures. . . . . 50 fr.

TOME I. Fièvres, maladies pestilentielles, maladies constitutionnelles, névroses. — TOME II. Maladies des centres nerveux, maladies des voies respiratoires. — TOME III. Maladies des voies circulatoires, maladies des voies digestives. — TOME IV. Maladies des annexes des voies digestives, maladies des voies génito-urinaires. — TOME V. Maladies des femmes, maladies du tissu cellulaire, de l'appareil locomoteur, maladies de la peau, maladies des yeux et des oreilles. Intoxications par les venins, par les virus, par les poisons d'origine animale, végétale et minérale. Table générale.

VERLOT. Guide du botaniste herborisant. Conseil sur la récolte des plantes, la préparation des herbiers, l'exploration des stations des plantes phanérogames et cryptogames et les herborisations aux environs de Paris, dans les Ardennes, la Bourgogne, la Provence, le Languedoc, les Pyrénées, les Alpes, l'Auvergne, les Vosges, au bord de la Manche, de l'Océan et de la mer Méditerranée. *Deuxième édition.* 1879, in-18, 650 pages avec figures, cartonné. . . . . 6 fr.

VERNEAU. Le bassin dans les sexes et dans les races. Paris, 1875, in-8 de 156 pages, avec 16 planches. . . . . 6 fr.

VERNEUIL. De la gravité des lésions traumatiques et des opérations chirurgicales chez les alcooliques, communications à l'Académie de médecine, par MM. VERNEUIL, HARDY, GUBLER, GOSSELIN, BÉHIER, RICHET, CHAUFFARD et GIRALDÈS. Paris, 1871, in-8 de 160 pages. . . . . . . 3 fr.

VERNOIS. Traité pratique d'Hygiène industrielle et administrative, comprenant l'étude des établissements insalubres, dangereux et incommodes. Paris, 1860, 2 vol. in-8 de chacun 700 pages . . . . . 16 fr.

— **De la Main des ouvriers et des artisans** au point de vue de l'hygiène et de la médecine légale, Paris, 1862, in-8 avec 4 pl. chromolithographiées. . . . . 3 fr. 50

VIDAL Traité de Pathologie externe et de Médecine opératoire, avec des Résumés d'anatomie des tissus et des régions, par A. VIDAL (de Cassis), chirurgien de l'hôpital du Midi, professeur agrégé à la Faculté de médecine de Paris, etc. *Cinquième édition,* par le docteur FANO, 1861, 5 vol. in-8, avec 761 figures. . . . . 40 fr.

VIGOUROUX (P.) De l'électricité statique, et de son emploi en thérapeutique, 1882 in-8, 103 pages. . . . . 3 fr. 50

VILLEMIN. Études sur la tuberculose, preuves rationnelles et expérimentales de sa spécificité et de son inoculation, 1868, 1 vol. in-8 de 640 pages. . . . . 8 fr.

VIRCHOW. La pathologie cellulaire basée sur l'étude physiologique et pathologique des tissus. *Quatrième édition,* par I. SRAUS, professeur agrégé à la Faculté de médecine. Paris, 1874, 1 vol. in-8 de XXIV-582 pages avec 157 fig. . . . . 9 fr.

VOISIN. Traité de la paralysie générale des aliénés, par le docteur Auguste VOISIN, médecin de l'hospice de la Salpêtrière. 1879, 1 vol. gr. in-8, XVI-540 pages avec 15 planches dessinées d'après nature, lithographiées et coloriées, graphiques et fac-similé. . . . . 20 fr.

— **De l'Hématocèle rétro-utérine** et des Épanchements sanguins non enkystés de la cavité péritonéale du petit bassin, considérés comme accidents de la menstruation. Paris, 1860, in-8 de 368 pages, avec une planche. . . . . 4 fr. 50

VOISIN. Leçons cliniques sur les maladies mentales, par M. Voisin, professeur à l'hospice de la Salpêtrière, 1882. 1 vol. grand in-8 avec planches et photographies.

WATELET (A. D.). Description des plantes fossiles du bassin de Paris. Paris, 1865-1866, 2 vol. in-4 de 300 pages et de 60 planches lithographiées, cartonnés. . . . . 60 fr.

WUNDT. Traité élémentaire de physique médicale, par le docteur Wundt, professeur à l'Université de Heidelberg, traduit avec de nombreuses additions, par le docteur Imbert. 2e édition. Paris, 1883, 1 vol. in-8 de 704 p. avec 396 fig. y compris 1 pl. en chromolith. . . . . 12 fr.

YVAREN. Entretiens d'un vieux médecin sur l'hygiène et la morale, par le Dr P. Yvaren. 1882, 1 vol. in-18 jésus de 671 pages. . . . . 5 fr.

ZEILLER (R.). Végétaux fossiles du terrain houiller de la France. Paris, 1880, 1 vol. in-8, 185 pages avec atlas de 18 pl. lith. . . . 18 fr.

Tous les ouvrages portés dans ce Catalogue seront expédiés par la poste, dans les départements, l'Algérie et les pays de l'Union postale, franco et sans augmentation de prix, à toute personne qui en aura envoyé le montant en un mandat sur Paris ou en un mandat postal ou en timbres-poste.

— Tous les ouvrages dont le poids dépassera deux kilogr. pour l'Union postale ou trois kilogr. pour la France seront divisés pour l'envoi par la poste.

— Toute personne qui désirera que l'envoi à elle fait soit recommandé à la poste, devra joindre 25 centimes par paquet.

EN DISTRIBUTION

CATALOGUE GÉNÉRAL DES LIVRES DE SCIENCES PHYSIQUES NATURELLES ET MÉDICALES.

Grand in-8, 96 pages à 2 colonnes, avec table alphabétique, sera envoyé *gratis* et *franco* à toute personne qui en fera la demande par lettre affranchie.

CATALOGUE GÉNÉRAL

DES LIVRES D'HISTOIRE NATURELLE

Histoire naturelle générale, 16 pages. — **Géologie, Minéralogie, Paléontologie,** 36 p. (Mai 1874). — **Botanique,** 80 pages (Avril 1877). — **Zoologie,** 128 pages (octobre 1877).

Les Catalogues spéciaux seront envoyés *franco* à toute personne qui en fera la demande par lettre affranchie.

Nous publions tous les 2 mois une notice de nos nouvelles publications, et nous l'envoyons régulièrement à toute personne qui nous en fait la demande par lettre affranchie.

Pour paraître en 1882 :

TRAITÉ CLINIQUE ET PRATIQUE DES MALADIES DU CŒUR, par Michel Peter, professeur à la Faculté de médecine. 1 vol. in-8 de 800 pages avec 3 planches col. et 150 figures.

LEÇONS SUR LES MALADIES VENERIENNES professées à l'Hôpital du midi par M. le Docteur Ch. Mauriac, médecin de l'hôpital du midi. 1 vol. in-8 de 600 pages.

ENCYCLOPÉDIE INTERNATIONALE DE CHIRURGIE, publiée sous la direction du docteur Ashhurst. Tome I. 1 vol. in-8 de 800 pages à 2 colonnes avec 300 figures intercalées dans le texte.

*Principaux articles du Tome I*er I. *Pathologie générale chirurgicale.* Troubles de la nutrition, par S. Stricker (de Vienne). — Inflammation, par Van Buren. — Conditions constitutionnelles chez les blessés et les opérés, par A. Verneuil (de Paris). — Scrofule et tubercule, par Bultin. — Rachitisme, par Lewis Smith. — Scorbut, par Wales. — Tumeurs, par Kraske et Wolkmann (de Halle), Snock, par Mansell Moulin. — Delirium tremens, par Hunt. — II *Maladies chirurgicales infectieuses ou virulentes* : Erysipèle, par Stillé — Pyoehémie, par Delafield. — Septicémie, Infection purulente et pourriture d'hôpital, par M. Jeannel. — Rage et Hydrophobie, par Fordes, etc. — III. *Chirurgie générale et petite chirurgie* : Anesthésiques, par Lyman, — Technique de l'anesthésie, par L. Gosselin. — Diagnostic chirurgical, par Agnew. — Petite chirurgie, par Hunter. — Chirurgie opératoire, par Brinton. — Chirurgie plastique, par Johnston. — Amputation, par Ashhurst.

TRAITÉ PRATIQUE D'ACCOUCHEMENTS, par M. le docteur Charpentier, professeur agrégé à la Faculté de médecine, 1 vol. in-8 de 1000 pages avec 500 figures.

ÉLÉMENTS DE ZOOLOGIE, par H. Sicard, professeur à la Faculté des sciences de Lyon. 1 vol. in-8 de 800 pages avec 600 figures. .

MERVEILLES DE LA NATURE. LES VERS, MOLLUSQUES INFUSOIRES, par A.-E. Brehm. Edition française, par M. le docteur Trémeau de Rochebrune, aide-naturaliste au Muséum d'histoire naturelle, 1 vol. gr. in-8 à 2 colonnes, avec 1500 figures et 20 planches hors texte sur papier tienté, se publie en livraisons à 10 centimes. . . . . .

TRAITÉ D'EMBRYOLOGIE COMPARÉE, par Francis M. Balfour. Traduction française et notes par H.-A.-M. Robin. 2 vol. in-8 avec 700 figures. . . . .

PRECIS DE L'HISTOIRE DE LA MÉDECINE, par le docteur J. Bouillet, 1 vol. in-8 de 500 pages. . . . .

LES HYSTÉRIQUES, par le docteur Legrand du Saulle, médecin de l'hospice de la Salpêtrière. 1 vol. in-8 de 400 pages. . . .

LEÇONS CLINIQUES SUR LES MALADIES MENTALES, professées à la Salpêtrière par le docteur A. Voisin, médecin de la Salpêtrière, 1 vol. gr. in-8 de 700 pages avec planches et photographies.

6274. — Typographie A. Lahure, rue de Fleurus, 9, à Paris.

BERGERON (Al.). **Précis de petite chirurgie et de chirurgie d'urgence**, par le docteur A. Bergeron. 1882, 1 vol. in-18 jésus de 436 pages, avec 374 figures............. 5 fr.

BERNARD (Claude) et HUETTE. **Précis iconographique de médecine opératoire et d'anatomie chirurgicale.** 1873, 1 vol. in-18 jésus, avec 113 planches, figures noires. Cartonné....................... 24 fr.
— Le même, figures coloriées................. 48 fr.

CHAUVEL. **Précis d'opérations de chirurgie**, par J. Chauvel, professeur à l'École du Val-de-Grâce. 1877, 1 vol. in-18 jésus, 692 pages, avec 281 fig................ 6 fr.

CHRÉTIEN (H.). **Nouveaux éléments de médecine opératoire**, par H. Chrétien, professeur à la Faculté de médecine de Nancy. 1881, in-18, 528 pages avec 184 fig.......... 6 fr.

CORRE. **La pratique de la chirurgie d'urgence.** 1 vol. in-18 de VIII-216 p., avec 51 figures................. 2 fr.

DESPRÉS (Arm.). **La chirurgie journalière**, leçons de clinique chirurgicale. *Deuxième édition* 1881. 1 vol. gr. in-8° de 850 pages avec figures....................,,.... 12 fr.

GAUJOT et SPILLMANN (E.). **Arsenal de la chirurgie contemporaine.** Description, mode d'emploi et appréciation des appareils et instruments en usage pour le diagnostic et le traitement des maladies chirurgicales, l'orthopédie, la prothèse, les opérations simples, générales, spéciales et obstétricales. 2 vol. in-8 avec 1855 fig...................... 32 fr.

GILLETTE. **Chirurgie journalière des hôpitaux de Paris**, répertoire de thérapeutique chirurgicale. 1878, 1 vol. in-8 de XVI-772 pages avec 662 figures, cart............. 12 fr.

GOSSELIN (L.). **Clinique chirurgicale de l'hôpital de la Charité.** *Troisième édition.* 1879, 3 vol. in-8, avec fig. 36 fr.

GUYON. **Éléments de chirurgie clinique**, comprenant le diagnostic chirurgical, les opérations en général, l'hygiène, le traitement des blessés et des opérés, par J. C. Félix Guyon, professeur à la Faculté de Paris. 1 vol. in-8 de XXXVIII-672 pages, avec 63 figures............................. 12 fr.

HOLMES. **Thérapeutique des maladies chirurgicales des enfants.** 1 vol. in-8 de 917 pages avec 330 figures. 15 fr.

LEGOUEST. **Traité de chirurgie d'armée**, par L. Legouest, inspecteur général du service de santé de l'armée. *Deuxième édition.* 1 vol. in-8 de 800 p. avec 149 fig............. 14 fr.

VALETTE. **Clinique chirurgicale de l'Hôtel-Dieu de Lyon**, 1 vol. in-8 de 720 pages avec figures.......... 12 fr.

VIDAL. **Traité de Pathologie externe et de Médecine opératoire**, avec des Résumés d'anatomie des tissus et des régions. *Cinquième édition.* 5 vol. in-8, avec 761 figures. 40 fr.

4597-82. — Corbeil. Typ. et stér. Crété.